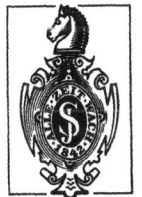

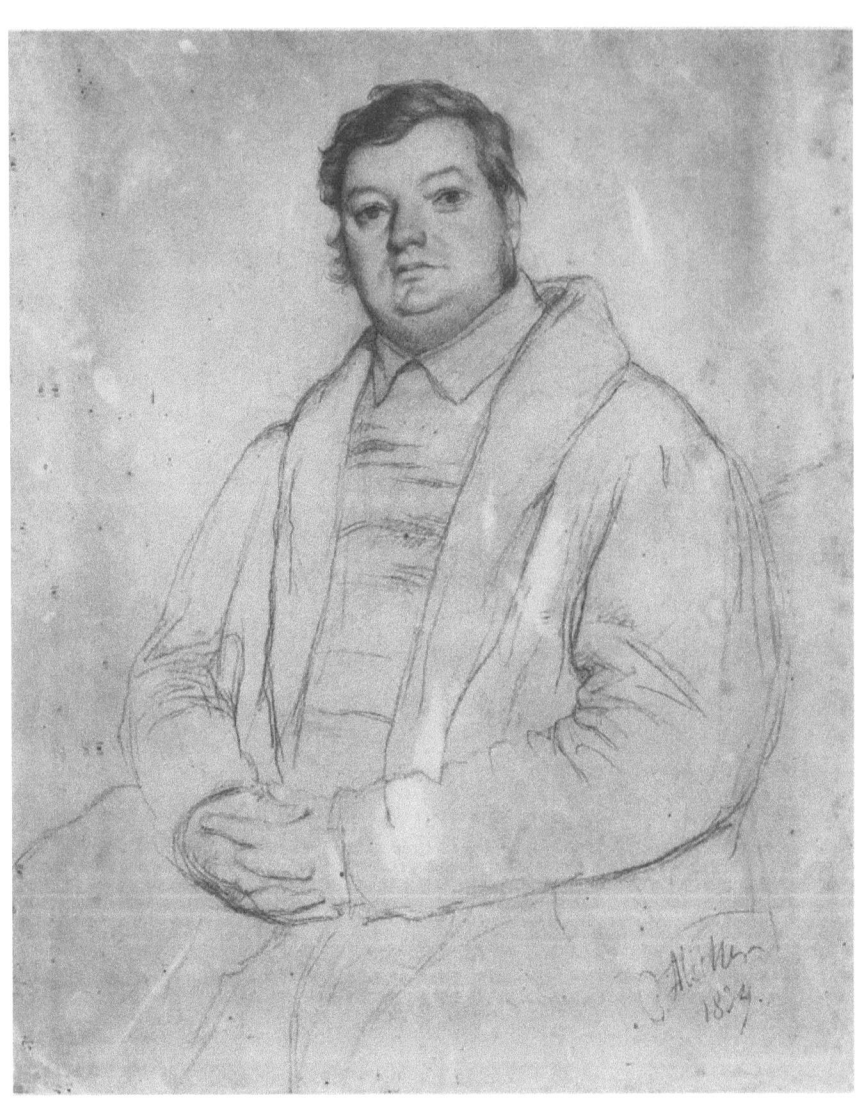

Justinus Kerner 1834. Bleistiftzeichnung von O. Müller (DLM)

Otto-Joachim Grüsser

Justinus Kerner
1786 – 1862

Arzt – Poet – Geisterseher

nebst
Anmerkungen zum Uhland-Kerner-Kreis
und zur Medizin- und Geistesgeschichte
im Zeitalter der Romantik

Springer-Verlag
Berlin Heidelberg New York
London Paris Tokyo

Prof. Dr. Otto-Joachim Grüsser
Physiologisches Institut der Freien
Universität Berlin
Arnimallee 22, 1000 Berlin 33

Mit 36 Abbildungen

ISBN-13:978-3-540-17080-8   e-ISBN-13:978-3-642-71594-5
DOI: 10.1007/978-3-642-71594-5

CIP-Kurztitelaufnahme der Deutschen Bibliothek
Grüsser, Otto-Joachim:
Justinus Kerner: 1786 – 1862; Arzt – Poet –
Geisterseher; nebst Anm. zum Uhland-Kerner-Kreis
u. zur Medizin- u. Geistesgeschichte im Zeitalter
d. Romantik/Otto-Joachim Grüsser. – Berlin;
Heidelberg; New York; London; Paris; Tokyo:
Springer, 1987.
ISBN-13:978-3-540-17080-8

Satz: Fotosatz & Design, Berchtesgaden

In Dankbarkeit
meiner Mutter zum 85. Geburtstag
und meiner Frau Ursula und unseren Kindern
zur „Feierabendlektüre"

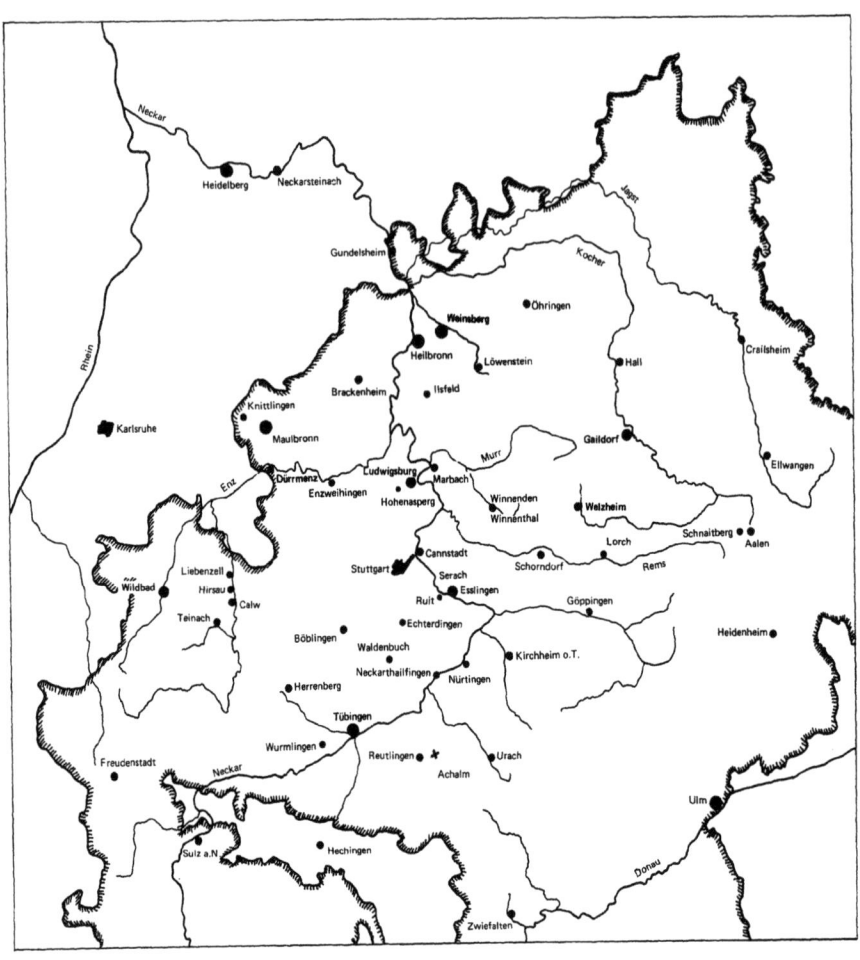

Karte des nördlichen Teils des Königreichs Württemberg (nach 1820) mit den im Text erwähnten Städten und Dörfern

Vorwort

Einige Gedichte von Justinus Kerner gehörten während meiner Schulzeit zum Lesestoff des Deutschunterrichts; irgendwann einmal mußten wir als Kinder „Preisend mit viel schönen Reden" und „Wohlauf noch getrunken den funkelnden Wein" auswendig lernen. Als Kind hörte ich meine Mutter einige der Kerner-Lieder Schumanns singen, doch hoben sich diese für einen Zehnjährigen kaum gegen die Mörike-Lieder Hugo Wolfs, die Heine-Lieder Schumanns oder die Balladen Löwes ab. Die erste Prosa Kerners, die ich las, war die „Seherin von Prevorst". Während der ersten Jahre nach dem Zweiten Weltkrieg zogen einige „Wunderheiler" durch meine schwäbische Heimat und Gesundbeter machten von sich reden. Nach einer Diskussion darüber brachte mir ein Klassenkamerad Kerners „Seherin von Prevorst" zum Lesen mit. Ich weiß nicht mehr, ob er mich von der Existenz von Geistern überzeugen wollte. Ich las das Buch und war ratlos, wie es möglich sei, daß ein Arzt an Geister glauben konnte und darüber hinaus noch mit ihnen zu experimentieren versuchte. An der Nase herumgeführt habe Kerner seine Leser, sagte ich, als ich das Buch zurückgab, er gehöre wohl noch ins Mittelalter. Doch hatte mich die Ernsthaftigkeit seines Experimentierens beeindruckt.

Ich stieß wieder auf Justinus Kerner, nachdem ich mich während meiner Studentenzeit für Hölderlins Erkrankung interessierte. Hans Gruhle – damals Professor für Psychiatrie in Bonn – gab dazu in einem Psychopathologieseminar während des Sommersemesters 1955 den Anstoß, als er die „auffällige Wortwahl und Satzstellung" in Gedichten Hölderlins (vor 1802) als Vorboten von dessen Geisteskrankheit deutete. Mir erschienen damals die „Abweichungen" der Hölderlinschen Sprache überwiegend Auswirkungen des schwäbischen Dialektes zu sein. Bei weiterem Nachlesen über Hölderlins Erkrankung stieß ich später auf Berichte über seine Behandlung in Autenrieths Tübinger Klinikum und schließlich auch auf Rezepteintragungen des Medizinstudenten Justinus Kerner. Der Medizinprofessor Autenrieth hatte Kerner mit der Betreuung Hölderlins im Klinikum beauftragt. Ich fragte mich, ob zwischen dem jungen Romantiker und dem großen, kranken Dichter ein literarischer Dialog zustandegekommen war und begann dazu auch bei Kerner nachzulesen. Je länger ich in Kerners Briefen und Schriften las, umso mehr faszinierte mich die Mischung von naturwissenschaftlicher Beobachtungsgabe und versponnener romantischer Weltsicht, durch die einer der Enkel der Aufklärung das durch diese verloren gegebene

Land der Phantasie und des Gemüts auf seine Weise wieder zurückerobern wollte und eine großartige, aber auch großartig verschrobene romantische Synthese versuchte. Diese Synthese war nicht nur durch den Einfluß der zeitgenössischen romantischen Naturphilosophie geprägt, sondern ebenso von ärztlicher Erfahrung, wissenschaftlichen Untersuchungen von Vergiftungen, psychotherapeutischen Bemühungen bei der Behandlung psychisch gestörter Patienten und einem sonderlichen „Geisterglauben", der aus Kerners eigener psychischer Grenzsituation verständlich wird.

Die folgenden Kapitel sind das Ergebnis meiner Bemühungen, diese Synthese zu verstehen. Die Literaturhistoriker mögen mir nachsehen, wenn ich als Fachfremder in ihren Gärten erntete, wo ich bisher weder gepflanzt noch gearbeitet habe. Ich wollte jedoch den „ganzen" Kerner kennenlernen, nicht nur den Arzt, Forscher und „Geisterseher", sondern auch den Literaten. Justinus Kerner hat sich selbst auf einem in den Grundstein seines Weinsberger Hauses eingemauerten Pergamentblatt als „Arzt, der auch Lieder sang" bezeichnet, und nicht – wie er in der Literaturgeschichte häufig erscheint – als romantischen Dichter, der auch ärztlich tätig war. Die folgenden Kapitel sollen zeigen, daß er seinen Beruf mit viel Wirklichkeitssinn, Begabung und Verantwortung ausgefüllt hat und trotz wiederholt aufgetretener Phasen einer endogenen Depression ungewöhnlich erfolgreich war.

Die Kapitel dieses Buches sind im Laufe der letzten zehn Jahre beim Lesen in den Ferien, an Wochenenden und Abenden entstanden und Ergebnis eines, die naturwissenschaftliche Tätigkeit des Alltags ausgleichenden Nachdenkens. Daß ich die für die Niederschrift notwendige Literatur fand, verdanke ich vor allem Frau Diplombibliothekarin E. Vesper, Leiterin der Bibliothek des Physiologischen Instituts der Freien Universität Berlin. Sie wurde nicht müde zu versuchen, auch meine ausgefallensten Bücher- und Zeitschriftenwünsche zu erfüllen. Dank schulde ich für ihre freundliche Hilfe den Mitarbeitern des württembergischen Staatsarchivs in Ludwigsburg und des Deutschen Literaturarchivs (Schiller – Nationalmuseum) Marbach, insbesondere Herrn W. Feifel. In Marbach sind zahlreiche Handschriften, Abbildungen und ein großer Teil des Briefwechsels von Kerner mustergültig und leicht zugänglich archiviert. Der Leiter der Handschriftenabteilung des Deutschen Literaturarchivs Marbach, Herr Dr. W. Volke, hat mir freundlicherweise erlaubt, aus den unveröffentlichten Briefen und anderen Archivunterlagen zu zitieren. Zu danken habe ich auch der Bayerischen Staatsbibliothek München für die Genehmigung der Veröffentlichung der aus ihrem Archiv stammenden Abb. 34. Soweit ich die Zitate den Handschriften entnahm, habe ich die ursprüngliche Orthographie und Zeichensetzung beibehalten. Zitate aus schon veröffentlichten Briefen oder anderen Texten folgen dagegen der zum Teil modernisierten Schreibweise der Veröffentlichungen. Bis auf wenige Ausnahmen habe ich die schon veröffentlichten Texte nicht mit den Originalen verglichen und damit mögliche Ungenauigkeiten in Kauf genommen, was mir jedoch im Hinblick auf das Ziel dieses Buches unwesentlich erschien.

Die einzelnen Kapitel sind so verfaßt, daß jedes fast unabhängig von den anderen verständlich sein sollte. Leser, die sich nicht für die medizinischen

Arbeiten Kerners interessieren, können daher die entsprechenden Kapitel überschlagen. Ganz bewußt habe ich in mehreren Kapiteln den medizin- und geistesgeschichtlichen Hintergrund der Zeit Kerners ausführlicher dargestellt, als dies üblicherweise in Biographien der Fall ist. Im Anhang habe ich einen Abschnitt zur Frage der Erkrankung Hölderlins angefügt und eine kurze Zusammenfassung dessen, was man heute über die Pathophysiologie der Wurstvergiftung (Botulismus) weiß. Diese Teile sind für jene Leser gedacht – meist wohl ärztliche Kolleginnen und Kollegen – die sich für die medizinischen Fragen bei Justinus Kerner besonders interessieren. Dieses Buch kann und will nicht die noch ausstehende literaturwissenschaftliche Auswertung und Aufarbeitung von Kerners mehrere tausend Briefe umfassender Korrespondenz ersetzen, was für einen Literaturhistoriker eine reizvolle Aufgabe sein sollte. Ich habe dennoch ausführlich aus unveröffentlichten Briefen Kerners zitiert und hoffe, daß sich das Vergnügen auch dem Leser mitteilt, das ich beim Lesen in diesen Dokumenten einer vergangenen Zeit hatte.

Justinus Kerners Lebensbeschreibung ist ohne ein eingehendes Kapitel über seine Frau Friederike unvollständig. Ich habe nur einen kurzen Abschnitt über Friederike Kerner verfaßt und diesen Mangel bewußt in Kauf genommen, weil ich mir kein hinreichend deutliches Bild von ihr machen konnte. Justinus Kerners Persönlichkeit ist durch die Tradition der schwäbischen Literaturgeschichte sehr verhüllt überliefert. Das Bild seiner Frau Friederike erscheint noch mehr in einer alle Konturen verwischenden Gloriole. Dies ist nicht nur Folge der Familientradition und der Neigung der schwäbischen Literaturgeschichte, das Bild des „Rickele" in den etwas schiefen Rahmen einer liebenswerten Hausfrau der Biedermeierzeit zu zwängen, sondern vermutlich auch durch das hohe Ansehen bedingt, das sie bei allen Gästen des Weinsberger Kernerhauses hatte. Ihr Leben und ihre allmähliche Emanzipation an der Seite von Justinus Kerner nachzuzeichnen, müßte eine interessante Aufgabe für eine psychologisch vorgebildete Literaturhistorikerin sein.

In den folgenden biographischen Kapiteln habe ich keineswegs Vollständigkeit angestrebt, sondern hervorgehoben, was mir wichtig erschien. Bewußt habe ich auf eine Darstellung der Kernerrezeption verzichtet; diese gehört zu den Aufgaben der Literaturgeschichte. Im Literaturverzeichnis habe ich alle im Text zitierten Arbeiten und Quellen angegeben, aber auch jene nicht zitierten Veröffentlichungen, die ich während der Arbeit an diesem Buch las und deren Inhalt mich möglicherweise bei der Abfassung des vorliegenden Textes beeinflußt hat. Wer eine umfassende Kerner-Bibliographie für die Zeit nach 1945 sucht, sei auf die ausführliche Arbeit von W. Froeschle (1982) hingewiesen.

Die Mühe meiner Arbeit wäre belohnt, wenn der Leser die Kapitel dieses Buches nicht nur mit Interesse und Vergnügen liest, sondern auch überzeugt würde, daß Justinus Kerner für die Geistes- und Medizingeschichte unseres Landes wichtig genug ist, um nicht allmählichem Vergessen anheimzufallen. Wenn darüberhinaus dieses Buch Anregungen zum Weiterlesen gibt – etwa in den „Reiseschatten", Kerners Gedichten oder im medizinischen Umfeld seines Wirkens – so würde ich dies ebenfalls als erfreuliche „Belohnung" meiner Arbeit ansehen.

Für das Schreiben mannigfacher Texte – auch bei den historischen Vorarbeiten im Umfeld der romantischen Medizin – konnte ich mich auf die zuverlässige Hilfe von Frau B. Hauschild, Frau I. Knierim, Frau U. Saykam und besonders von Frau cand. med. M. Schilling verlassen; ihnen sei auch an dieser Stelle gedankt. Für die kritische Durchsicht einzelner Kapitel oder des ganzen Textes danke ich herzlich Frau Dr. K. Berndl, Berlin, Herrn Prof. Dr. G. Fichtner, Tübingen, Herrn Dr. W. Guldin, Berlin, Herrn Dr. M. Hagner, Berlin, Herrn Dr. A. Roll, Tübingen, Herrn Dr. M. Warth, Ludwigsburg, Herrn Dr. V. Schäfer, Tübingen, Herrn Prof. Dr. E. Scheerer, Oldenburg, Frau Diplombibliothekarin E. Vesper, Berlin, und Frau Dr. C. Zrenner, München.

Berlin, Mai 1986   O.-J. Grüsser

Inhaltsverzeichnis

Abkürzungen

Br: Justinus Kerners Briefwechsel mit seinen Freunden, herausgegeben von Th. Kerner, Stuttgart und Leipzig: Deutsche Verlagsanstalt 1897, 2 Bände

BK: Justinus Kerner: Das Bilderbuch aus meiner Knabenzeit. Erinnerungen aus den Jahren 1786–1804, zitiert nach der Ausgabe der Werke Kerners von W. Heichen, Berlin: A. Weichert 1904 (Sämtliche Werke, Band 1)

DLM: Deutsches Literaturarchiv – Schiller Nationalmuseum Marbach

JE: Marie Niethammer: Justinus Kerner, Jugendliebe und Ehestand, nach Briefen und eigenen Erinnerungen. Ausgabe von K. Pörnbacher, München: Kösel 1967

KH: Theobald Kerner: Das Kernerhaus und seine Gäste. 2. Auflage, Stuttgart 1897

RS: Justinus Kerner: Die Reiseschatten 1811. Herausgegeben von W.P.H. Scheffler, Stuttgart: Steinkopf 1964

StA: Große Stuttgarter Hölderlin-Ausgabe, herausgegeben von F. Beissner und A. Beck, Stuttgart: Kohlhammer 1961–1985

StAL: Württembergisches Staatsarchiv Ludwigsburg

        Die Gedichte Kerners sind, wenn nicht anders angegeben, zitiert nach der Ausgabe von J. Gaismaier: Justinus Kerners sämtliche poetischen Werke in vier Bänden, Leipzig: Hesse und Becker 1905

I

Einleitung

Die Aufklärung des 18. Jahrhunderts befreite die gebildeten und sozial privilegierten Schichten Mitteleuropas von ideologischer und religiöser Bevormundung und öffnete den Naturwissenschaften ihren erfolgreichen Weg in die Neuzeit. „Aufklärung ist der Ausgang des Menschen aus seiner selbstverschuldeten Unmündigkeit. Unmündigkeit ist das Unvermögen, sich seines Verstandes ohne Leitung eines anderen zu bedienen", schrieb Kant 1784. Während der Entwicklung des europäischen Denkens wurde diese Befreiung mehrfach versucht. Eine umfassende, die meisten Gebildeten unseres Landes beeinflussende Aufklärungsbewegung setzte sich jedoch erst in der 2. Hälfte des 18. Jahrhunderts durch, als in unserem Land wichtige Denkanstöße von den französischen Encyclopädisten (z. B. Diderot, d'Alembert), von Voltaire und den materialistischen Philosophen d'Holbach und de LaMettrie übernommen wurden und auch die englischen Empiristen wie Locke und Hume einigen Einfluß auf das mitteleuropäische Denken bekamen. In Deutschland waren es besonders die Schriften von Christian Wolff, Gotthold Ephraim Lessing, Moses Mendelssohn und Friedrich Nicolai, die Förderung durch Friedrich II. von Preussen und schließlich der nachhaltige Einfluß Kants, die der Aufklärung ihre Breitenwirkung verschafften. Der Weg zu einer rationalen Erforschung der Natur und der Welt des Menschen wurde frei und damit die Voraussetzungen zur Entwicklung der modernen Naturwissenschaften und der Technik geschaffen. Die Aufklärung änderte nicht nur den Geist der Universitäten unseres Landes und das Bewußtsein der Gebildeten, sondern hatte auch durch die Reformen des allgemeinen Schulsystems eine breitere Wirkung. Vorübergehend herrschte die Vorstellung, daß es möglich sei, alle wesentlichen Probleme des Menschen durch eine rationale Analyse lösbar zu machen.

Kaum hatte die Aufklärung jedoch ihren Höhepunkt erreicht, so setzte in unserem Land eine mächtige Gegenbewegung ein, überwiegend getragen von der spekulativen Philosophie des nach-hegelianischen deutschen Idealismus und dem Kulturbewußtsein der romantischen Dichtung. Die Aufklärer hatten keine dem emotionalen und religiösen Bedürfnis der Menschen entsprechenden Strukturen in ihr Weltbild aufgenommen und sich z. T. in der Abstraktheit ihrer Theorien zu weit vom allgemein Verständlichen entfernt. Die Entstehung von Gegenbewegungen war daher zu erwarten: die Entfaltung des Pietismus innerhalb der protestantischen Kirche, der Ausbau des Marienkults in der katholischen Kirche und die literarische und kulturelle Bewegung der deutschen Romantik waren solche antirationalen Gegenbewegungen. In Preussen und Thüringen, wo die Aufklärung am weitesten fortgeschritten war, setzte die romantische Gegenbewegung am frühesten und stärksten ein. Friedrich und August Wilhelm Schlegel, Ludwig Tieck, Wilhelm H. Wackenroder und Novalis (Friedrich von Hardenberg) waren die führenden Dichter und Theoretiker der frühen Romantik, deren Lebensgefühl durch die spekulativ-dunkle Naturphilosophie Schellings ergänzt wurde.

In Württemberg setzte sich die Aufklärung relativ langsam und weniger bilderstürmerisch durch, entsprechend entwickelte sich die romantische Gegenbewegung verzögert und weniger kämpferisch. Erst als im Norden unseres Landes die Romantiker der zweiten Generation wirksam wurden und mit Clemens von Brentano, Joseph Görres und Achim von Arnim sich in Heidelberg eine junge Gruppe romantischer Dichter mit „Des Knaben Wunderhorn" (1806–1808) und der „Zeitung für Einsiedler" Gehör verschaffte, bildete sich in Tübingen der Studentenkreis um Justinus Kerner und Ludwig Uhland, der zur Urzelle der schwäbischen Romantik wurde. Diese entfaltete sich zur Zeit der napoleonischen Kriege, zu einer Zeit also, in der das Land immer mehr verarmte, viele tausende zwangsrekrutierter Soldaten auf den Schlachtfeldern blieben und die Versorgung der Bevölkerung mit Lebensmitteln immer schlechter wurde, so daß schließlich im Jahr der größten Hungersnot (1816/17) der Tübinger Mediziner Autenrieth allen Ernstes eine "Gründliche Anleitung zur Brodzubereitung aus Holz" veröffentlichte. Unter solchen Bedingungen mußte das romantische Lebensgefühl als Flucht aus der widrigen Wirklichkeit des Alltags erscheinen. Eine solche Flucht war selbst in der Stille eines abgelegenen Universitätsstädtchens für einen Medizinstudenten, der täglich seine Patienten im „Ambulatorium" der Klinik zu versorgen hatte, kaum vollständig zu verwirklichen. Die jungen Tübinger Romantiker blieben, sofern sie Studenten der Naturwissenschaften, Medizin oder Jurisprudenz waren, stets konfrontiert mit den an den praktischen Bedürfnissen orientierten rationalen Analysen und Verhaltensregeln, die sie im Universitätsunterricht lernten. Die Tübinger medizinische Fakultät hielt lange dem Geist der Empirie und Rationalität die Treue und blieb – abgesehen vom Wirken Eschenmayers nach 1813 – bemerkenswert immun gegen die romantischen Spekulationen Schelling'scher Provenienz. Die Medizinstudenten lernten trotz des romantischen Zeitgeistes der Jugend die Brauchbarkeit und den Erfolg von empirischen Untersuchungen und einer wissenschaftlich begründeten Haltung bei der täglichen Ausbildung für den späteren Beruf schätzen. Nur für den Preis völligen Realitätsverlustes wäre unter diesen Bedingungen eine „totale" romantische Lebenshaltung möglich gewesen. Diesen Preis konnte und wollte keiner der Tübinger Romantiker bezahlen. Lediglich Kerners späterer Freund, Graf Alexander von Württemberg, Dichter in der zweiten Reihe der schwäbischen Romantik, konnte aufgrund seiner Herkunft und seiner Stellung als aktiver bzw. früh pensionierter Offizier einer inaktiven Truppe nach Abschluß der napoleonischen Kriege für einige Jahre in der Abgeschiedenheit seines Seracher „Schlösschens" und auf ausgedehnten Reisen eine romantisch-ästhetische Existenz führen. Uhland, Kerner, Köstlin, Kölle, Mayer, Schwab und ihre Freunde mußten in irgendeiner Form als Rechtsanwälte, Ärzte oder Verwaltungsfachleute eine Synthese zwischen den praktischen Erfordernissen des täglichen Lebens und dem romantischen Lebensgefühl ihrer Studentenzeit finden. Diese „romantische Synthese" – eine Bezeichnung, die Wolfgang Kretschmer (1968) mit einer etwas anderen Bedeutung prägte – ist besonders interessant bei Justinus Kerner. Er behielt einerseits das romantische Lebensgefühl seiner Jugend- und Studentenzeit am deutlichsten im Vergleich zu allen anderen seiner Freunde auch während seines späteren Lebens bei, andererseits war er in seinem Beruf als praktischer Arzt gezwungen, zur Lösung diagnostischer und therapeutischer Probleme seine wissenschaftliche Ausbildung und seine pragmatische Erfahrung nüchtern und erfolgsbestimmt einzusetzen. Ich hoffe, im folgenden zeigen zu können, daß Kerner diese Synthese in origineller Weise gelungen ist und dadurch auch sein ungewöhnlicher Erfolg zu seinen Lebzeiten begründet wurde.

Justinus Andreas Christian Kerner wurde am 18. September 1786 als sechstes Kind von Friederike Luise Kerner, geb. Stockmayer (1750–1817) und Christoph Ludwig Kerner (1744–1799) in Ludwigsburg, der damaligen Residenz des Herzogtums Württemberg geboren (Abb. 16c). Damals regierte in Württemberg der alternde Herzog Carl Eugen (1728–1793) in absolutistischer Manier. Als Kerner 1862 starb, war Württemberg eine konstitutionelle Monarchie mit einer relativ modernen Verfassung. Entscheidende politische, soziale und wirtschaftliche Veränderungen und der schwierige Umbruch von einem von der Landwirtschaft geprägten, rückständigen, kleinen und armen Land zu einer von Fabriken und Handwerksbetrieben bestimmten aufstrebenden Industrielandschaft hatten sich vollzogen. Kerners Leben fiel in eine Zeit, die politisch von den Nachwirkungen der französischen Revolution und der napoleonischen Kriege geprägt wurde, eine Zeit, die Württemberg eine erste „moderne" Verfassung brachte (1819), auf die in abgeschwächter Form die mit den Karlsbader Beschlüssen beginnende konservative Restaurationszeit folgte und der weitere Kampf um demokratische Grundrechte bis zur bürgerlichen Revolution 1848/49, an die sich eine Epoche starken wirtschaftlichen und sozialen Wandels anschloß.

Justinus Kerner war während seiner Lebenszeit ein – wenigstens in Süddeutschland – wohlbekannter und angesehener Dichter. Heute kennen ihn nur noch wenige als romantischen Lyriker; seine Prosadichtung und seine „Schattenspiele" dürften weitgehend vergessen sein. In Robert Schumanns „Kerner-Liedern" blieben zwölf seiner tiefempfundenen, kurzen lyrischen Gedichte lebendig. Einige seiner volksliedartigen Gedichte wurden in mehrstimmigen Chorsätzen vertont, die noch heute von den schwäbischen Gesangsvereinen gesungen werden. Obgleich sein Haus in Weinsberg viele Jahre das Zentrum der älteren schwäbischen literarischen Romantik war (Ludwig Uhland, Gustav Schwab, Graf Alexander, Nikolaus Lenau, Karl Mayer) und Kerner auch die jüngeren schwäbischen Dichter Wilhelm Hauff, Eduard Mörike, Berthold Auerbach, Gustav Pfizer, Ottilie Wildermuth und Hermann Kurz beeinflußte, wird Kerners literarische Bedeutung im Schulunterricht der Gymnasien (auch in Württemberg) nicht oder nur noch gelegentlich besprochen. Bestätigt sich Heinrich Heines (1838) spöttische Bemerkung über die schwäbischen Romantiker, daß man „die lieben Kleinen von der schwäbischen Dichterschule" außer Ludwig Uhland literarisch nicht ernst zu nehmen brauche?

Kerners Tätigkeit als Arzt und seine Verdienste um die medizinische Forschung und die Gestaltung des ärztlichen Berufes sind für die Literaturhistoriker kaum von Interesse. Sein „Geisterglaube" als theoretischer Deutungsversuch eines Teils seiner psychotherapeutischen und ärztlichen Erfahrung muß den modernen Literaturhistorikern als sonderliches Hirngespinst erscheinen, als Schrulligkeit aus einem Land, in dem der Geisteraberglaube zur Kerner-Zeit und noch danach gang und gäbe war; Wirkung und Nachwirkung pietistischer Theologen und Exorzistenprediger, wie die zu ihrer Zeit berühmten Pfarrer J.A. Bengel (1687–1752), J.Ch. Oetinger (1702–1782) und Christoph Blumhardt (1805–1880) sowie der pietistischen Gemeinschaften, die unter der Führung des Bauern und Laienpredigers Michael Hahn (1758–1819) besonders bei der schwäbischen Landbevölkerung einflußreich wurden.

Kerner wird in der Literaturgeschichte meist als Lyriker der dem Volkslied nahestehenden kleinen Form gewürdigt, als verträumter, etwas kauziger, wehleidiger und weltfremder Menschenfreund, als romantischer „Geisterseher" von Weinsberg, der sich „als Arzt unermüdlich in die Geheimnisse des menschlichen Seelenlebens vertiefte, Geister beschwor und so die dunklen Pfade der romantischen Natur- und Seelenkunde beschritt"[1]. Sein Roman „Reiseschatten", zusammengestellt aus „Schattenbriefen" einer längeren Bildungsreise zum Abschluß seiner Studentenzeit in Tübigen, wird als bestes, wenn auch versponnenes Prosastück der älteren schwäbischen Romantik gewertet. Besonders die Literaturhistoriker in der Generation nach ihm urteilten z.t. sehr hart: „Seine Aufzeichnungen über die Seherin von Prevorst sind für gesunde Menschen so ungenießbar wie die Berichte über Spiritistensitzungen, und selbst die Reiseschatten sind doch mehr ermüdende Tollheiten als echte Lustigkeit"[2]. Aber selbst dieser Kritiker beurteilte Kerners Lyrik positiv und meinte: „Etwas Verträumtes liegt auf dem Grunde des schwäbischen Dichtergemütes; es zeigt sich am stärksten bei Kerner, in dem die poetische Gestaltung des Lebens und eine selbst geschaffene, beharrlich fest gesponnene Traumwelt seltsam ineinander spielen" (S. 757). An diesem Bild des weltfremden Arzt-Poeten, das vor allem in der schwäbischen Literaturgeschichte gepflegt wurde[3], haben erst in jüngerer Zeit Hagen, Borst und Jennings[4] berechtigte Zweifel geäußert.

Kerners medizinisches Werk wird in der Medizingeschichte der Romantik von dem für diesen Bereich führenden deutschen Vertreter[5] nur nebenbei und mit negativer Wertung erwähnt: *„Die Zuwendung der Romantik zum Zarten, zum Schwächlichen ist gewiß eine bestimmende Eigenschaft; gerade sie schafft die Nähe zur Medizin, zum Ausnahmezustand, wie er in der Somnambulie des Prinzen von Homburg oder in den hellseherischen Zuständen der eigenartigen Patientin von Prevorst des Justinus Kerner bekannt ist"*. Leibbrand nennt Kerners Schriften „mystische Literatur".

[1] Martini 1949
[2] Engel 1906, S. 760/61
[3] Krauß 1899; Fischer 1891, 1911
[4] Hagen 1963 b, c, 1964; Borst 1981; Jennings 1982
[5] Leibbrand 1956

„Justinus Kerner wurde der Somnambulen Friederike Hauffe aus Prevorst allzu hörig, die die letzten drei Lebensjahre in des Dichters und Arztes Haus in Weinsberg verbrachte". Andererseits betonte Leibbrand, „daß die medizinische Romantik ohne den tierischen Magnetismus ein Torso wäre". Tierischer Magnetismus war die damalige Bezeichnung für Hypnose, Suggestion und einige hysterische Symptome. Auch Diepgen (1951) glaubte, daß Kerner bei den Beobachtungen abnormen psychischen Verhaltens auf die „plumpsten Täuschungen von Hysterischen und Psychopathen hereingefallen" sei, obgleich er „doch sonst ein guter Beobachter und kritischer Arzt" gewesen sei.

Kerners Verdienste bei der Entdeckung und ersten systematischen Beschreibung der Symptome der Fleischvergiftung (Botulismus) werden in den besseren Lehrbüchern der Geschichte der Medizin erwähnt[5a]. Der Einfluß der romantischen Naturphilosophie auf die Medizin in Deutschland wird heute dagegen in der Regel negativ beurteilt: „Im ganzen gesehen stand die deutsche Medizin aber während der ersten Jahrzehnte des 19. Jahrhunderts ganz unter dem Zauber der romantischen Naturphilosophie. Während sich die englische und die französische Medizin durch nüchterne Beobachtungen weiter entwickelte, ergingen sich die deutschen Ärzte unter Führung des Philosophen F. Schelling in ausgedehnten Spekulationen über das Wesen von Leben und Krankheit, über die Polaritäten und über die paracelsischen Analogien zwischen Makrokosmos und Mikrokosmos"[6]. Es sei schon hier erwähnt, daß diese Feststellung für die Tübinger medizinische Fakultät und die Ausbildung der Ärzte in Württemberg zur Zeit Kerners nicht zutrifft (s. Kap. III).

Im folgenden werde ich versuchen, Kerners Dichtung, seine ärztliche Tätigkeit, seine medizinisch-wissenschaftlichen Untersuchungen und seine Deutung psychopathologischer Phänomene als einen historisch interessanten Versuch einer „romantischen Synthese" darzustellen. In dieser Synthese, der sich der moderne Mediziner allzuleicht skeptisch-agnostisch oder auf den Kollegen vom anderen Fach verweisend entzieht, versuchte Kerner alle Lebensbereiche zu erfassen, denen er als Arzt begegnete. Natürlich betrachten wir heute seine Theorie psychogener Erkrankungen und psychogener bzw. epileptischer Dämmerzustände mit Hilfe eines „Zwischenreiches der Geister" als romantische Sonderlichkeit, als Ausdruck des Dichters im Arzt. Wir müssen jedoch zugestehen, daß seine Deutungen psychogener und psychosomatischer Symptome eigentlich kaum abwegiger erscheinen, als die hermeneutischen Versuche der Psychoanalyse mit ihren mechanistisch anmutenden Hypothesen vom „Ich", „Es" und „Über-Ich" und den diese „Instanzen" regulierenden Triebmechanismen. Berücksichtigt man das seit einer Generation enorm erweiterte Wissen über die Komplexität neuronaler Verschaltungen des menschlichen Gehirns, so muß vom naturwissenschaftlichen Standpunkt aus jede globale Theorie psychosomatischer Symptome töricht erscheinen, wenn sie versucht, die Mannigfaltigkeit psychogener und psychosomatischer Erscheinungen auf einfache Mechanismen zurückzuführen. Solche vereinfachenden Hypothesen sind heute nur noch als abkürzende Beschreibungen zur Anleitung von „lehrbaren" Regeln des ärztli-

---

[5a] z.B. Ackerknecht 1977
[6] Ackerknecht 1977, S. 135

chen Verhaltens anzusehen, als *pragmatische Vereinfachungen* des lückenhaften Wissens über die außerordentlich komplizierte Wechselwirkung zwischen Gehirn, Organismus, Umwelt und Gesellschaft.

Da die meisten Leser kaum noch mit dem politischen, kulturgeschichtlichen und medizinischen Hintergrund der Kerner-Zeit vertraut sind, habe ich in einigen Kapiteln auch das politische und gesellschaftliche Umfeld in Württemberg sowie die medizinische Ausbildung zu Kerners Studentenzeit und die Entwicklung der Psychiatrie am Ausgang des 18. und in der ersten Hälfte des 19. Jahrhunderts dargestellt.

Nach langer Beschäftigung mit Kerners Leben und Wirken entstand für mich allmählich ein etwas anderes Bild seiner Persönlichkeit, als es üblicherweise in der Literaturgeschichte geschildert wird. Mehrfach familiär belastet litt Kerner seit Ende seiner Tübinger Studentenzeit immer wieder an depressiven Phasen, die z.T. von stark schizoiden Zügen gekennzeichnet waren. Psychiatrische Diagnosen nicht durch Untersuchung und Gespräch mit dem Patienten, sondern nach Dokumenten zu stellen, ist immer riskant, besonders wenn die Dokumente aus Zeiten stammen, deren Lebensgefühl und Ausdrucksweise nicht der unseren entspricht. Kerners depressiven Phasen waren nach meiner Einschätzung Zeichen einer periodischen *endogenen Depression,* die immer wieder sein Leben überschattete. Gelegentlich versank Kerner in tiefe melancholische Verstimmtheit, aus der ihn nur Berufspflicht, Familie oder Freunde herausführen konnten. Er fand in seinem Leben mehrere therapeutische Wege, diese depressiven Phasen erträglich zu machen:

- diszipliniertes ärztliches und wissenschaftliches Arbeiten,
- Halt in einem Netz vielfältiger Freundschaften, an dem er sein ganzes Leben durch tausende von Briefen weiterwebte,
- in jungen Jahren Engagement in politischen Fragen seiner Zeit und im Kampf um die Bürgerrechte und eine vernünftige Staatsform, durch die feudalistische Willkür und bürgerfeindlicher Bürokratismus verhindert werden sollten,
- Selbstverwirklichung in der Poesie,
- und schließlich den Glauben an ein recht phantastisches „Geisterreich".

Wesentlich für seine Lebensbewältigung wurde, daß er in Friederike Eh(e)mann eine Frau fand, die alle seine absonderlichen Schrulligkeiten, sein Stöhnen und Jammern und auch seine depressiven Phasen mit Geduld, Ergebenheit, Tränen und Wirklichkeitssinn ertrug und ihn so vor einem depressiven Realitätsverlust bewahrte. Auch seine große Gastfreundschaft – Theodor Heuss (1967) nannte Kerner zurecht ein „Genie der Freundschaft" – unterstützte sie mit persönlichem Einsatz.

Kerners Dichtung ist bevorzugt Ausdruck erlittenen oder beobachteten Leides:

„Poesie ist tiefes Schmerzen
Und es kommt das echte Lied
Einzig aus dem Menschenherzen
Das ein tiefes Leid durchglüht.

Doch die höchsten Poesien
Schweigen wie der höchste Schmerz
Nur wie Geisterschatten ziehen
Stumm sie durchs gebrochene Herz."

Quelle von Kerners Dichtung war neben dem Schmerz jedoch auch trinkfeste
Freundschaft, Aufgeschlossenheit für die Natur und alles Lebendige und mit-
fühlende Teilhabe an den sozialen und politischen Problemen seiner Welt.

Auch in seiner Naturlyrik überwiegt die melancholische Stimmung. In einem
seiner wenigen Sonette sinnt er darüber nach:

Der Grundton der Natur

„Wenn der Wald im Winde rauscht,
Blatt mit Blatt die Rede tauscht,
Möcht' ich gern die Blätter fragen:
Tönt ihr Wonnen? tönt ihr Klagen?

Springt der Waldbach Tal entlang
Mit melodischem Gesang,
Frag' ich still in meinem Herzen:
Singt er Wonne? singt er Schmerzen?

Lauscht der Äolsharfe nur!
Schmerz ist Grundton der Natur;
Schmerz des Waldes rauschend Singen,
Schmerz – des Baches murmelnd Springen,
Und am meist aus Menschen Scherz
Tönt als Grundton Schmerz, nur Schmerz."

II

Verwaltungsexperten und politisches Engagement
– Die Familie Kerner –

Vorfahren

Justinus Kerners Vater, Christoph Ludwig Kerner (1743–1799, Abb. 1), war Oberamtmann (Vogt) und Regierungsrat in Ludwigsburg. Seine Aufgaben entsprachen etwa denen eines Landrats von heute mit den zusätzlichen Verpflichtungen der niederen Gerichtsbarkeit – allerdings ohne den ausufernden Bürokratismus der heutigen Verwaltungen. Christoph Ludwig Kerner übernahm diese Stellung schon mit 22 Jahren von seinem Vater, dem in Calw (Schwarzwald) geborenen Johann Georg Kerner (1707–1766). Justinus Kerners Großvater Johann Georg Kerner war zunächst Regimentsquartiermeister und Rat in Hechingen, von 1750–1757 Rat und Vogt in Göppingen und ab 1757 Oberamtmann in Ludwigsburg. Die Familie Kerner lebte im 15. und 16. Jahrhundert auf dem Gandlgut in Flatschach (Murtal) im Lungau (Salzburg). Justinus Kerners Vorfahr, Michael Kerner, war von dort zur Zeit der Reformation nach Württemberg eingewandert, nachdem er sich der Reformation angeschlossen und in Wittenberg Theologie studiert hatte. Michael Kerner (gest. 1576) war Praeceptor der Lateinschule in Schwäbisch Hall und in erster Ehe mit Justina Engelhard aus Leonberg verheiratet. Ihr Sohn Justinus Kerner (gest. 1606) war Amtsschreiber in Lorch und später Vogt in Heidenheim. Der nächste Vorfahr Justinus Andreas Kerner (1586–1664) war evangelischer Pfarrer und „Special" (Dekan) in Güglingen. In den folgenden 5 Generationen waren die Kerners Bürgermeister oder Vögte. Justinus Kerner und sein Bruder Georg waren die ersten Ärzte in der direkten Ahnenreihe[7]. Auch mütterlicherseits waren Kerners Vorfahren – ein vollständiger Stammbaum über 7 Generationen belegt dies[8] – überwiegend höhere Verwaltungsbeamte; einige waren protestantische Theologen.

Einige Vorfahren und Verwandte in der mütterlichen Familie Stockmayer waren an Psychosen erkrankt, die vermutlich zum schizophrenen Formenkreis gehörten. Die Großmutter mütterlicherseits, so schrieb Kerner in seinem „Bilderbuch aus der Knabenzeit" (BK), sei wahnsinnig gewesen, desgleichen die beiden Schwestern der Mutter. Eine blieb unverheiratet, die andere heiratete den späteren Stuttgarter Professor und Regierungsrat Elsässer. Dieser Ehe entsprossen zwei Söhne und eine Tochter. Ein Sohn wurde „wahnsinnig" und starb jung, der andere wurde ein tüchtiger Augenarzt. Die Tochter, die von Kerner als

---

[7] Surkamp; G. Kerner 1890; Lenkner 1941, Engelhardt 1972; Grimm 1981

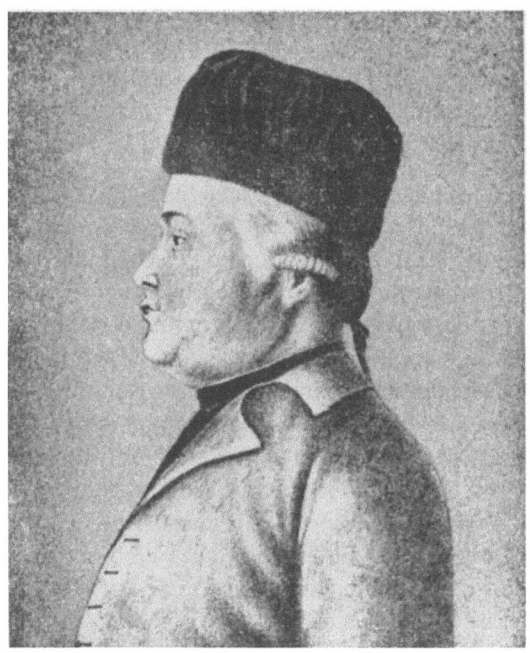

Abb. 1. Christoph Ludwig Kerner (Br.I)

geistreiche und gebildete Frau geschildert wurde, heiratete den Sekretär Hauff in Stuttgart. Einer ihrer Söhne war der schwäbische Dichter Wilhelm Hauff (1802–1827), den meisten Lesern vermutlich durch seine Märchen bekannt. Über die mütterliche Linie (Stockmayer) war Kerner sehr entfernt mit Friedrich Hölderlin und Ludwig Uhland verwandt[8]. Eine Schwester seines Vaters starb „in Melancholie". Auch Kerners ältere Schwester Wilhelmine erkrankte im höheren Alter an einer Psychose („Wahnsinn"; Kerners Brief an Frau Rümelin vom 7. 7. 1861, Universitätsarchiv Tübingen). Justinus Kerner hat über das Vorkommen von Geisteskrankheiten in seiner Familie geschrieben:

„Ich führe diese psychischen Zustände einzelner Glieder meiner Familie auch besonders deshalb an, weil daraus hervorgeht, wie Wahnsinn, Somnambulismus und Dichtkunst miteinander verwandt sind und oft eins aus dem anderen hervorgeht. Das Gefühlsleben herrschte bei meiner Mutter durchaus vor, aber nie erlitt sie eine Störung des Geistes, es erzeugte sich in ihr kein Wahnsinn, aber, wenn man mich so nennen will, doch in ihr ein Poete, und so war es auch bei Wilhelm Hauffs Mutter"[9].

Friederike Luise und Christoph Ludwig Kerner hatten 12 Kinder. Sechs starben als Säuglinge oder kleine Kinder. Justinus Kerner war das jüngste der sechs Geschwister, die die Kinderzeit überlebten. Von den fünf älteren Geschwistern Kerners wurden die beiden Schwestern Ludowike (Louise, verh. Zeller, 1778–1823) und Wilhelmine (verh. Steinbeis, 1782–1864) tüchtige Pfarrfrauen, der

---

[8] Engelhardt 1972
[9] BK, S. 25

zweite Bruder Ludwig (Louis, 1773–1837) ein schwäbischer Landpfarrer, während der älteste Bruder Georg und der dritte Bruder Carl zu ihrer Zeit auf recht verschiedene Weise in der Öffentlichkeit bekannt und einflußreich wurden.

Georg Kerner

Der älteste Bruder Johann Georg Kerner (Abb. 2a, 1770–1812) war für den 16 Jahre jüngeren Justinus als Arzt und Schriftsteller Vorbild, andererseits hatte Justinus für Georgs radikal-demokratische politische Einstellung und Begeisterung für die französische Revolution sowie für seinen ruhelosen, oft ungestümen politischen Aktivismus vermutlich nur in jungen Jahren Verständnis; später lehnte Justinus jeden politischen Radikalismus ab. Während der Vater in der Erziehung des letztgeborenen Justinus sehr milde war, muß er in der Erziehung der älteren Brüder ein extrem strenges Regiment geführt haben, was in seiner Beziehung zu Georg früh zu einem starken Vater-Sohn-Konflikt geführt hat, der später auch den politischen Bereich betraf. Dieser Konflikt wurde nur dadurch gemildert, daß Georg schon mit neun Jahren als Stipendiat in die, von Herzog Carl Eugen 1770 gegründete Eliteschule des Herzogtums Württemberg, die Hohe Carlsschule, aufgenommen wurde und nur noch während der Schulferien im Elternhaus in Ludwigsburg weilte.

Nach Abschluß der Schulausbildung setzte Georg das Studium an der 1781 in den Rang einer Universität angehobenen Hohen Carlsschule in Stuttgart im Fach Medizin fort und promovierte 1791 zum Dr. med. Im Anschluß daran ging er zur Vervollständigung seiner medizinischen Ausbildung nach Straßburg, wo er schon früher Kontakte zu den Jacobinern geknüpft hatte. Kurz nach seiner Ankunft in Straßburg trat er im Juni 1791 dem Jacobiner-Club „Gesellschaft der Constitutionsfreunde" bei, was natürlich die Streichung seines Stipendiums durch den Herzog Carl Eugen von Württemberg zur Folge hatte. Begeistert von den Idealen der französischen Revolution reiste Georg Kerner im November 1791 nach Paris, wo er zunächst in sehr ärmlichen Verhältnissen lebte. Er hatte engen Kontakt mit den dort lebenden deutschen Revolutionsfreunden (Georg Forster, Adam Lux, Graf Schlabrendorf, Carl Friedrich Reinhard). Abgeschreckt von den Grausamkeiten des revolutionären Regimes schloß sich Georg den Girondisten an, nahm an der Verteidigung der Tuilerien im August 1792 teil und arbeitete dann als politischer Korrespondent für die Hamburger „Adress-Comptoir-Nachrichten" und gleichzeitig als Arzt eines Hospitals der dänischen und schwedischen Gesandtschaft. Besonders wichtig wurde für Georg Kerner seine Freundschaft mit Carl Friedrich Reinhard (1761–1837), der aus dem schwäbischen Schorndorf stammte, nach dem Studium der protestantischen Theologie in Tübingen nach Frankreich ging, von den Idealen der französischen Revolution beeindruckt französischer Staatsbürger wurde, sich im diplomatischen Dienst der französischen Republik bewährte, diese Tätigkeit später unter Napoleon und danach bis in die Zeit der Restauration fortsetzte und 1830 als Graf und Pair von Frankreich in den Ruhestand ging[10].

---

[10] Wohlwill 1882, 1886; Voegt 1978; Marquart 1977

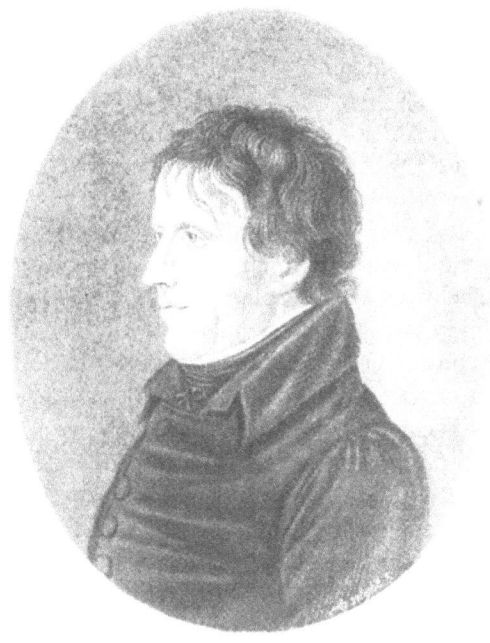

Abb. 2a. Johann Georg Kerner (Br. I)

Nachdem Georg Kerners Freund, der aus Mainz stammende Emigrant Adam Lux, wegen seiner Flugschrift für Charlotte Corday, die 1793 in Paris den Jacobiner Jean Paul Marat erstochen hatte, zum Tode verurteilt wurde, distanzierte sich Georg Kerner immer mehr vom radikalen Flügel der französischen Revolution. Er geriet deshalb wiederholt selbst in Lebensgefahr. Adam Lux zu Ehren verfaßte er die Geschichte von dessen letzten Lebenswochen[11]. Reinhard ermöglichte Georgs Flucht in die Schweiz, von wo er 1795 nach dem Sturz von Robespierre wieder nach Paris zurückkehrte. In den folgenden Jahren führte er mehrere politische Aufträge für Frankreich aus und besuchte dabei auch seine Heimat. Georg Kerner wurde Sekretär von Reinhard, der 1795–1798 bevollmächtigter französischer Minister in den Hansestädten mit dem Sitz in Hamburg war, 1798 und 1799 Gesandter und Zivilkommissar in Florenz wurde, danach kurz das Ministerium des Auswärtigen in Paris leitete und dann bis 1801 als Gesandter nach Bern ging. Während seines ersten Aufenthaltes mit Reinhard in Hamburg gründete Georg Kerner 1797 dort die „Philanthropische Gesellschaft", die jedoch 1798 mit dem Vorwurf verboten wurde, sie sei ein Jacobiner-Club. In Begleitung von Reinhard besuchte Kerner 1798 die Toskana, wo er neben politischen Aufgaben sich auch wieder um seine ärztliche Weiterbildung in Florenz und Livorno kümmerte. Wie er in seinem *Curriculum vitae* 1803[12], für das königliche Medizinische Kollegium in Kopenhagen schrieb, wurde er damals während eines Gefechtes bei Pontremoli in der Nähe von Florenz an der Schulter verwun-

---

[11] G. Kerner 1795, BK, S. 42 f.
[12] Voegt 1978

11

det. Im gleichen Jahr beteiligte sich Georg Kerner unter dem französischen General Brune an militärischen Aktionen gegen englische und russische Truppen in den Niederlanden und ging schließlich wieder als Sekretär von Reinhard und Attaché der französischen Gesandtschaft nach Bern. In der Schweiz hatte er u.a. die Aufgabe, den Alpenübergang des napoleonischen Heeres vorzubereiten. Er hatte Kontakte mit Pestalozzi (1746–1827), dessen pädagogische Grundsätze er offenbar für vernünftig hielt. Während dieser Jahre als Sekretär Reinhards veröffentlichte Georg Kerner zahlreiche politische und allgemeine Beiträge für Zeitungen und wurde dadurch als Journalist bekannt. Aus der Schweiz kam Georg 1801 nochmals kurz in seine Heimat, wobei er sich, da sein Vater inzwischen gestorben war, um die berufliche Ausbildung von Justinus kümmerte. Überzeugt von den Erziehungsidealen Rousseaus und Pestalozzis veranlaßte er, daß Justinus neben seiner Schulausbildung am Lyceum in Ludwigsburg eine Schreinerlehre begann.

Georg Kerner, der Napoleon auch persönlich kennengelernt hatte, erkannte bald, daß dessen Politik weniger auf das Wohl freier Bürger, als auf den eigenen Ruhm und die weitere Festigung einer absolutistischen Herrschaft zielte. Mit 33 Jahren resignierte Georg politisch, beendete seine Tätigkeit als Citoyen der französischen Republik und trat eine Bildungsreise nach Dänemark und Schweden an, die er in einem lebendigen Reisebericht „Reise über den Sund"[13] beschrieb. Dieses Buch enthält historische Notizen, Landschaftsbeschreibungen, wirtschaftliche Analysen, politische Wertungen und Beschreibungen des Volkes von Südschweden und seiner Religion sowie einen eingehenden Vergleich der Revolutionen in Frankreich und in Schweden. In Kopenhagen besuchte Georg Kerner 1802 bis 1803 die öffentlichen Krankenanstalten zur weiteren ärztlichen Fortbildung und erbat sich vom Königlichen Medizinischen Kollegium ein „öffentliches Zeugnis …, woraus die Bürger Hamburgs ersehen mögen, daß ich zur Führung einer medizinischen Praxis nicht ungeeignet bin"[14]. Anschließend ließ er sich als Arzt in Hamburg nieder, wo er die systematische Pockenschutzimpfung der Kinder einführte (genaue Impfprotokolle im DLM). In Hamburg verfaßte er ein damals weit verbreitetes antinapoleonisches Gedicht „Das blaue Fieber" (nachgedruckt in Voegt 1978). Seine ärztliche Tätigkeit widmete er in Hamburg überwiegend den ärmeren sozialen Schichten; 1804 wurde er Arzt der Barackensiedlung zwischen Hamburg und Altona, 1806 offizieller Armenarzt von Hamburg. Ab 1810 übernahm er noch das Amt des Arztes am Zuchthaus und an der Entbindungsanstalt. Über seine Erfahrungen als ärztlicher Leiter derselben verfaßte er einen Bericht: „Über das Hamburgsche Entbindungshaus und das Entbindungswesen der Armenanstalt" (DLM). Dieser Bericht enthält neben einer sorgfältigen medizinischen Statistik auch eine Schilderung der völlig unzureichenden hygienischen Verhältnisse und schlechten sozialen Bedingungen dieser Entbindungsstation. Justinus Kerner hat 1809 als erste ärztliche Tätigkeit nach dem Studium für einige Monate in der Hamburger Praxis des Bruders gearbeitet.

---

[13] Kerner G. 1803
[14] Voegt 1978, S. 515

Georg Kerner heiratete 1804 Johanna Friederike Duncker, eine aus einer angesehenen und wohlhabenden Hamburger Familie stammende interessante und gebildete Frau. Er starb 1812 in Hamburg, nachdem er sich bei seinem unermüdlichen Einsatz während einer Flecktyphusepidemie infiziert hatte.

Zusammenfassend kann man bei dem offensichtlich frühreifen Georg Kerner drei Lebensabschnitte unterscheiden:

- literarische und medizinische Ausbildung zum Arzt an der Hohen Carlsschule in Stuttgart und erste Begeisterung für die Ideen der französischen Revolution;
- politischer Anschluß an die revolutionäre Bewegung in Frankreich, politische, schriftstellerische und diplomatische Tätigkeit für Frankreich, die mit einer allmählichen politischen Abwendung von Frankreich endete, nachdem Napoleon Bonaparte zunächst sich 1802 zum lebenslänglichen Konsul und 1804 zum Kaiser der Franzosen ausrufen ließ;
- während der letzten 10 Jahre seines Lebens praktizierte Brüderlichkeit, Tätigkeit als Armenarzt und Bemühungen um sozialmedizinische Reformen in Hamburg.

Carl von Kerner

Ganz anders verlief die Lebensgeschichte des zu seiner Zeit im Heimatland Württemberg einflußreichen dritten Bruders von Justinus Kerner. Carl Friedrich Kerner (1775–1840, Abb. 2b) lebte bis zu seinem 14. Lebensjahr im Elternhaus in Ludwigsburg, wo er die Lateinschule besuchte. Dann wurde er in die Hohe Carlsschule aufgenommen und studierte dort Ingenieurstechnik und Militärwissenschaften. Ab 1793 setzte er sein Studium am Polytechnikum Darmstadt fort und trat nach Abschluß des Studiums als Leutnant der Artillerie in den Militärdienst des Herzogtums Württemberg ein. Eine seiner ersten Leistungen in dieser Tätigkeit war die Organisation einer reitenden Artillerie, die er in einer damals von seinen Fachkollegen sehr positiv beurteilten Schrift „Betrachtungen über die Reitende Artillerie, deren Organisation, Gebrauch und Taktik" (1803) beschrieb. Er kämpfte zunächst 1796 mit den württembergischen Truppen gegen die französische Rheinarmee im Schwarzwald[15]. Nach Abschluß des Krieges beteiligte er sich an der Reorganisation der württembergischen Eisenwerke. Im französischen Feldzug 1805 gegen Österreich war Carl Kerner Stabshauptmann und Chef der Fußkompanie der Artillerie der württembergischen Truppen in der Armee Napoleons, im Feldzug 1806/1807 Chef der reitenden Batterien und an den Belagerungen der Festungen Glogau, Breslau, Schweidnitz, Neisse und Glatz beteiligt[16]. Am Feldzug des Jahres 1809 gegen Österreich nahm er als Oberst eines württembergischen Kontingents unter General Theobald und unter dem allgemeinen Oberbefehl des französischen Generals Vandamme teil. Nach weiteren Beteiligungen an den napoleonischen Feldzügen wurde er 1812 Generalquartiermeister des württembergischen Truppencorps, das mit den napoleonischen Truppen nach Rußland zog. Nach den schweren Niederlagen in Rußland gelang es ihm trotz einer bei Borodino erlittenen Verletzung einen kleinen

---

[15] Uhland 1977
[16] Niethammer und Reinert 1940

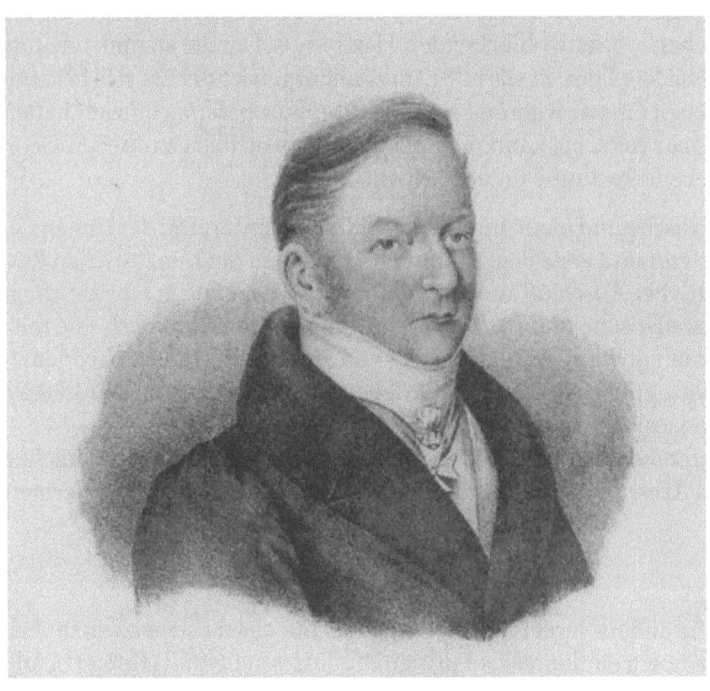

Abb. 2b. Carl Friedrich von Kerner (Br.I)

Teil der württembergischen Truppen zurückzuführen. König Friedrich I. von Württemberg zeichnete Carl Kerner für seine militärischen Verdienste 1812 mit dem Großkreuz aus und erhob ihn in den erblichen Freiherrenstand.

1813 nahm Carl von Kerner seinen Abschied aus dem Militärdienst und wurde Direktor der Sektion Berg-, Hütten- und Eisenwerke im Finanzdepartment des Königsreichs Württemberg. Er hatte sich mit diesen Aufgaben schon während der kurzen Friedenszeiten zwischen den verschiedenen Feldzügen befaßt. Mit großer Energie widmete er sich der Verbesserung der Technologie in den württembergischen Eisenhüttenwerken. 1817 wurde er in den Geheimen Rat des Königreichs Württemberg berufen und für kurze Zeit Chef der Innenverwaltung des Landes. Danach war er wieder im staatlichen Technologiebereich tätig; 1824 bis 1840 war er Präsident des württembergischen Bergratskollegiums und damit für die staatliche württembergische Eisenindustrie mit mehreren Werken (u.a. Königsbronn, Unterkochen, Wasseralfingen, Friedrichsthal) verantwortlich[17]. Er hat sich hierbei nicht nur bei der Entwicklung von besserem Gußeisen verdient gemacht, sondern sich auch bei allen wirtschaftlichen Entscheidungen durch Rücksicht auf die Lage der Gießereiarbeiter ausgezeichnet[18]. In den nach 1815 erneut beginnenden politischen Auseinandersetzungen um eine neue Verfassung Württembergs nahm Carl von Kerner eine gemäßigt libe-

---

[17] Plumpe 1982
[18] Uhland 1977

rale, den Einfluß des fortschrittlichen Bürgertums stärkende Position gegen die Feudalpartei und die „Altrechtler" ein, in der er von Justinus Kerner unterstützt wurde (s.S. 115 f.). Er setzte sich für zweckmäßige Verwaltungsreformen und die Abschaffung der unnötigen Bürokratie des „Schreiberregiments" ein, das vor allem die ärmeren Schichten des Volkes tyrannisierte. Nach Abschluß der Verfassungskämpfe 1819 wurde der Kontakt zwischen Carl und Justinus immer enger. Sie schrieben sich sehr häufig Briefe. Bemerkenswerterweise näherte sich mit den Jahren die Lebensphilosophie des Militär- und Industrietechnikers Carl immer mehr jener von Justinus an. Unermüdlich hat sich Carl von Kerner für die Verbesserung der technischen Ausbildung in Württemberg bemüht und sich auch Verdienste um die Gründung des späteren Polytechnikums in Stuttgart erworben. Ferdinand Steinbeis, den Sohn seiner Schwester Wilhelmine Steinbeis, hat Carl von Kerner in seiner beruflichen Ausbildung zum Hütteningenieur mit Strenge gefördert. Steinbeis wurde nach mehrjähriger Tätigkeit in Hüttenwerken in Württemberg und im Saarland später erster Präsident des württembergischen Landesgewerbeamtes und trug wesentlich zur wirtschaftlichen Entfaltung Württembergs bei. [18a]

Für Justinus Kerner war Carl der mit hohem Wirklichkeitssinn begabte „Mathematiker" und Techniker. Justinus bewunderte die praktischen und technischen Fähigkeiten Carls, die er sich selbst absprach und ließ sich von Carl auch in geschäftlichen Angelegenheiten beraten. Carl von Kerner, der erst mit 35 Jahren Christiane Volz geb. Weckherlin, die Witwe des Amtsnachfolgers seines Vaters in Ludwigsburg, heiratete, ist als vermögender Mann gestorben [19].

Georg, Carl und Justinus Kerner waren nach Temperament, Neigung, Ausbildung und politischen Ansichten recht verschieden. Ähnlich waren dagegen ihre jeweils hohen Leistungen in den gewählten Berufen, die schriftstellerischen Fähigkeiten, Engagement für das öffentliche Wohl und ein starker Familiensinn, der jedoch durch das gespannte und schwierige Verhältnis zwischen Georg Kerner und seinem Vater getrübt war. Nach dem frühen Tod von Georg hielten Carl und Justinus Kerner eine biographische Würdigung von Georgs Leistungen für angemessen. In einem Brief an Justinus schrieb Carl dazu: „Meine Schreib-Art taugt nichts weniger als zu einer Biographie". Er hoffte, daß Justinus diese Aufgabe übernehmen würde, was dann ohne historische Genauigkeit in dessen „Bilderbuch aus meiner Knabenzeit" auch geschehen ist. Hierbei hielt sich Justinus an den Rat von Carl „von den väterlichen Verhältnissen braucht ja nichts erwähnt zu werden", so daß der persönliche und politische Konflikt zwischen Georg und seinem Vater uns nur in Andeutungen überliefert ist.

Christoph Ludwig Kerner

Der Vater Christoph Ludwig Kerner war zweifelsohne ein strenger, staatstreuer Verwaltungsbeamter. Seine politische Einstellung war jedoch auch durch eine liberale Distanz zum Fürstenhof gekennzeichnet, eine Haltung, die in den gehobenen Bürgerschichten Württembergs zur guten Tradition gehörte.

[18a] Sieberts 1957
[19] Schuhmacher 1901

Christoph Ludwig Kerner war Freimaurer, ein aufgeklärter, dem aufkommenden Pietismus wenig geneigter Christ. Neben seiner Verwaltungsarbeit beschäftigte er sich viel mit der Obstbaumzucht. Justinus begleitete den Vater häufig zu den Baumpflanzungen. Der mit Justinus nicht näher verwandte Georg Simon Kerner war damals in Württemberg ein anerkannter Experte für den Anbau von Nutzpflanzen[20]. Obgleich Christoph Ludwig Kerner das exzentrische Verhalten des Dichters und Komponisten Ch.F.D. Schubart (1739–1791) nicht billigte, versuchte er doch, dessen Los während der ohne jede Rechtsgrundlage durch den Herzog Carl Eugen verfügten und nach Verschleppung Schubarts aus der Reichsstadt Ulm vollzogenen zehnjährigen Festungshaft auf dem Hohenasperg zu mildern[21]. Er half dem gebrochenen Mann, nach seiner Entlassung aus der – in den letzten Jahren allerdings gelockerten – Festungshaft den Übergang ins „bürgerliche" Leben zu finden. Als Oberamtmann von Maulbronn weigerte sich Christoph Ludwig Kerner, die von der Regierung in Stuttgart gewünschten Zwangsmaßnahmen gegen den Sektengründer Georg Rapp (1757–1847) vorzunehmen, wohl nach der Devise, daß jeder nach seiner eigenen Facon selig werden möge. Rapp und seine Anhänger („Harmonisten") haben dann später (1804) bei Pittsburgh in Pennsylvania (USA) eine christliche Kolonie mit sozialistischer Prägung gegründet, 1815 eine weitere Kolonie in Indiana und schließlich 1818 die christlich-sozialistische Stadt „Economy" in Pennsylvania aufgebaut[22]. Eine selbstbewußte liberale politische Einstellung und öffentliches Eintreten für die Durchsetzung der Bürgerrechte gehörte in der Familie Kerner offenbar zur guten Tradition.

---

[20] G.S. Kerner 1783, 1786, 1786–1791
[21] Gaiser 1940; Staudenmayer 1969
[22] Heuss 1967

III

„Erschein oh Mond! Du bleicher, Du einzig treuer Freund"
– Justinus Kerners Jugendzeit und Ausbildung
bis zum Studium –

Die wichtigste Quelle zu Justinus Kerners Kinder- und Jugendzeit ist das von ihm verfasste „Bilderbuch aus meiner Knabenzeit" (BK), mit dessen Niederschrift bzw. Diktat er 1846 begann und das 1849 erstmals erschien. Er beschrieb seine Kindheit und Jugend bis zum Beginn des Studiums in Tübingen im Jahr 1804. Eine geplante Fortsetzung der Biographie gelang ihm aus gesundheitlichen Gründen nicht mehr. Kerner war in diesem autobiographischen Werk bemüht, die mehr als 40 Jahre zurückliegenden Ereignisse möglichst wahrheitsgetreu zu beschreiben: „man erwarte also auf diesen Blättern keine Dichtungen (keine Dichtung und Wahrheit, keine Reiseschatten), sie enthalten ungeschminkte und wahre Erlebnisse . . .". Er war sich jedoch bewußt, daß „Bilder und Erlebnisse in der Jugend, je mehr wir uns von ihr entfernen, in um so hellerem Lichte in uns auf dem schwarzen Grunde des Alters aufgehen"[23]. Das Buch wurde ein Stück guter deutscher Prosa und ist heute noch lesenswert.

Kerners Kindheit und Jugend unterschied sich sehr deutlich von der „typischen" Lebensgeschichte eines schwäbischen Dichters des 18. oder 19. Jahrhunderts, die durch ein bürgerliches Elternhaus, sprachlich betonte intensive Ausbildung in einer Lateinschule, Besuch eines protestantischen Seminars und Studium im Stift für evangelische Theologie an der Universität Tübingen charakterisiert werden kann[24]. Kerners formale Schulausbildung in der Kindheit und Jugendzeit war lückenhaft, jedoch erwarb er sich als Knabe die Fähigkeit genauer Naturbeobachtung und übte sich in Verhaltensbeobachtungen und im Dressieren von Tieren. Solche Fähigkeiten wären in der Lateinschule nicht gefördert worden; sie waren aber wichtige Voraussetzungen für seine spätere ausgezeichnete diagnostische Beobachtungsgabe und sein ärztlich-psychologisches Einfühlungsvermögen.

Als spätgeborenes, jüngstes Kind spürte Justinus wenig von der harten Erziehung des Vaters, über die die drei älteren Brüder stöhnten. Der übersensible und zu neurotischen Reaktionen neigende Junge wurde von beiden Eltern verwöhnt. Die berufliche und gesellschaftliche Stellung des Vaters in der Residenzstadt Ludwigsburg brachte es mit sich, daß der junge Christian, wie Justinus Kerner damals noch gerufen wurde, sehr früh Menschen aus allen gesell-

---

[23] BK, S. 3, 4
[24] Krauß 1899

17

schaftlichen Schichten kennenlernte. Gemeinsam mit seiner 4 Jahre älteren Schwester Wilhelmine erhielt er von einem „langen alten Schullehrer Wetzel" Privatunterricht.

„Ich erinnere mich noch lebhaft seines schwarzlackierten hohen Stockes mit silbernem Knopfe und langer schwarzer Quaste, und von dem Weine, den man ihm jede Stunde in einem mit Brot bedeckten Glase auf den Tisch stellte, habe ich noch jetzt den Geruch; wie aber der Geist seines Unterrichts war, weiß ich nicht mehr". „An den Lehrern der lateinischen Sprache, die damals in Ludwigsburg waren, konnte man wenig Lust haben, . . .; sie waren höchst pedantische Leute mit schmutzigen, baumwollenen Kappen und langen Haselnußstöcken, deren Bemeisterung ich durch Lug und Trug zu entgehen suchte. Dabei wurde natürlich wenig gelernt. Mein Vater wußte das wohl, aber seine Strenge schien sich an meinen Brüdern gebrochen zu haben . . ."[25]

Früh wurde Justinus Kerner von seinem Vater in der von diesem besonders gepflegten Obstbaumzucht unterrichtet, was seine Neigungen zur Naturbeobachtung sicherlich förderte. Schon als Knabe war er von den Sonderlichkeiten und Skurrilitäten mancher Mitbürger beeindruckt und entwickelte sich zu einem an ungewöhnlichen Verhaltensweisen interessierten genauen Beobachter. Er war sprachlich hochbegabt und verfaßte ab seinem 12. Lebensjahr Gedichte[26], in denen er auch einige Ludwigsburger Käuze beschrieben haben soll.

Im Jahr 1795, als Justinus 9 Jahre alt war, übernahm der Vater das reichste Oberamt in Württemberg, Maulbronn. Die Familie zog aus der damals modernen, nach einem regelhaften spätbarocken Plan gebauten Stadt Ludwigsburg in das mittelalterliche, vom ehemaligen Zisterzienserkloster geprägte Maulbronn. Im Kloster war damals wie auch heute ein Seminar der evangelischen Landeskirche untergebracht. Ältere Seminaristen sowie einige der Seminarprofessoren erteilten Justinus bis zum Tode seines Vaters (1799) Privatunterricht in alten Sprachen, Geographie, Geschichte und Physik. Die „Geistergeschichten", die über das Kloster im Umlauf waren, haben Denken und Phantasie des jungen Kerner tief beeindruckt. In der Umgebung des ländlichen Ortes konnte sich sein naturkundliches Interesse gut entfalten; Anleitung zur Naturbeobachtung erhielt er vom Vater und dessen Kutscher Matthias, jedoch muß er viel allein in der Natur umhergestreift sein, was der Entwicklung seiner außergewöhnlich guten Beobachtungsgabe sehr förderlich war. Justinus Kerner hat früh gelernt, sich ein Urteil aus eigener Beobachtung und nicht auf Grund abstrakter Theorien zu bilden. Besonders beeindruckt war er durch physikalische Experimente, die er zusammen mit einem der Seminaristen ausführte; er lernte durch diese Experimente die damals bekannten Grundlagen der statischen Elektrizitätslehre kennen. Seine erste literarische und kulturgeschichtliche Bildung verdankte er der väterlichen Bibliothek, die ihm zum Selbststudium zur Verfügung stand.

Die politischen Unruhen der damaligen Zeit mit dem wiederholten Durchzug von Truppen, die im französisch-österreichischen Krieg kämpften, sowie die Entwicklung einer Pubertätsmagersucht – einer bei Knaben sehr viel seltener als bei Mädchen auftretenden neurotischen Erkrankung – verstärkten die Unste-

---

[25] BK, S. 61/64
[26] Gaismaier 1906

18

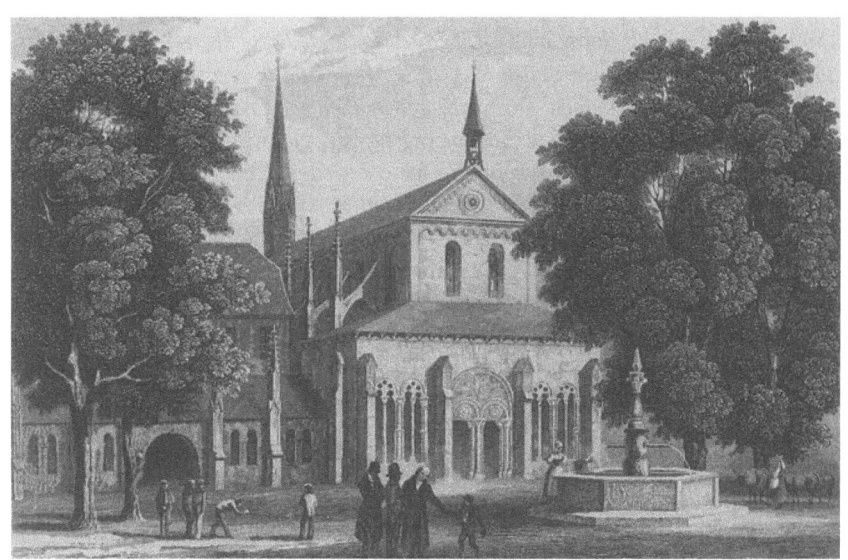

Abb. 3. Kloster Maulbronn. Stahlstich von L. Hoffmeister nach einer Zeichnung von L. Meyer aus G. Schwab: Schwaben – Das malerische und romantische Deutschland 1845

tigkeit in der Ausbildung des jungen Justinus. Einige Zeit verbrachte er als Privatschüler eines etwas schrulligen und pedantischen Präzeptors Braun in Knittlingen, der ihn gemeinsam mit seinen Söhnen unterrichtete. Brauns zweiter Sohn Gottlieb wurde später Verleger eines Teils der Schriften Kerners. Mehrere Monate hielt er sich auch im Hause eines weitläufigen Verwandten, des Dekans Uhland in Brackenheim auf, eines Onkels des Dichters Ludwig Uhland. In Brakkenheim war ein besonders tüchtiger Arzt mit der Behandlung der Magersucht und seines chronischen Erbrechens beauftragt: *„die Fortschritte in meiner Gesundheit durch Mittel des Brackenheimer Aeskulaps waren nur scheinbar oder nichts, das Uebel blieb wie es war; bessere Fortschritte machte ich aber hier in der Erlernung der alten Sprachen, denn dieser Lehrer gehörte unter die besten jungen Schulmänner der damaligen Zeit"*[27]. Schließlich wandten sich die offenbar verzweifelten Eltern an den ehemaligen Leibarzt der Kaiserin Katharina von Rußland, Dr. Weikardt, der in Heilbronn praktizierte, ein Anhänger des schottischen Gesundheitsapostels Brown war und eines der Hauptwerke von Brown übersetzt und kommentiert hatte[28]. Mit köstlicher Ironie schilderte Kerner die Therapieversuche Weikardts und machte sich gleichzeitig über die heute recht primitiv anmutenden pathogenetischen Vorstellungen der Brownianer lustig, die alle Krankheiten auf ein Zuviel oder Zuwenig an Energie oder Erregung (Sthenie – Asthenie) zurückführten:

„Ich stand in einer Ecke des Zimmers, mager und weißlich blau, wie eine Thermometer-Röhre, die man mit blauem Spiritus gefüllt hat, und mußte nun auf den Ruf meiner Mutter: „Christian, wo bist Du" vor den auf dem Sopha platzgenommenen Geheimrat mich stellen. Es war eine kleine, stark ausgewachsene Figur, mit hoher Frisur, blitzenden

---

[27] BK, S. 114
[28] Leibbrand 1956

grauen Augen und sehr beweglichen Gesichtsmuskeln. Meine Mutter hatte ihm einen schweren Pack Rezepte der von mir früher gebrauchten Ärzte überreicht, die er flüchtig durchging, während er bald in den Ruf: entsetzlich! bald in den: verkehrt! bald in den: lächerlich! bald in den: tödlich! ausbrach, und endlich den Pack mit den Worten beiseite legte: „Mich wundert nur, daß Ihr Sohn noch lebt, ob er gleich in Wahrheit zum Gespenste herabgebracht worden zu sein scheint!" – ich erwiderte: „Ich habe diese Sachen in dem Pack alsbald wieder herausgebrochen, und so konnten sie mich nicht töten!" – „Das war noch das Beste!" versetzte der Herr Geheimrat mit lautem Gelächter. „Nun, was ich Ihnen jetzt verordne", sprach er weiter „muß bei Ihnen bleiben". Ach! dachte ich, nur das nicht, sonst muß ich sterben! – Das Männlein kam mir wie der gestiefelte Kater vor, der mir aus dem alten Märchen bekannt war, . . . Es wurde mir ganz märchenhaft und wunderbar zumute, als er nun seine Finger ausstreckte, die ziemlich große Nägel hatten, mir den Puls fühlte, und dann die Augenlider mir mit denselben auseinanderzog, und mit seinen grauen blitzenden Augen tief in den Augenstern hineinsah, während er das Kinn auf den goldenen Knopfe seines spanischen Rohrs aufgestützt hielt. Ich bekam Herzklopfen, es kam mir vom Bauche kalt bis in die Stirne herauf, die Leute, die um mich waren, sah ich alle in Tiergestalt und fiel auf einmal bewußtlos zu Boden. „Das ist die erklärte Asthenie" (hörte ich den Herrn Geheimrat sagen, als ich von Kölnischem Wasser duftend wieder zu mir kam) „und da werden Hopelpopel und Pfefferkörner die zweckmäßigste Diät sein!". – Und ich werde sie sogleich wieder herausbrechen, daß ich nicht sterbe, dachte ich bei mir."

„Der Herr Geheimrat verschrieb mir nun eine Mixtur zu stündlichem Gebrauch und eine Einreibung in den Magen, auch gab er eine lange diätetische Vorschrift, in welcher Hopelpopel und Pfefferkörner eine Hauptrolle spielten."

„Hopelpopel war ein Getränk von Thee, Eigelb und Kirschengeist, echt russicher Art, wie wahrscheinlich auch der Name Hopelpopel. Pfefferkörner sollten nach jeder Speise geschluckt werden, sagte der Geheimrat zu meiner Mutter. „Furchtbare Asthenie durch zu schnelle Entwicklung ist es, sonst nichts", sprach er, „und da müssen nur stärkende Mittel gereicht werden" [29].

Nachdem auch die Hopelpopel-Therapie nichts nützte, wurde Justinus Kerner zum Stadtphysikus von Heilbronn, dem Hofrat Dr. Eberhard Gmelin (1751–1809) gebracht, angeblich vom Kutscher Matthias ohne Wissen der Eltern. Gmelin war ein erfahrener Hypnotiseur und als Autor mehrerer Bücher über den tierischen Magnetismus bekannt [30]. Er nahm bei Kerner eine einmalige(?) Hypnosebehandlung vor, nachdem er zuvor Justinus versprochen hatte, daß seine Leiden sich bessern würden: *„Ich mag lange schlafend gesessen sein, als ich erwachte und den Matthias vor mir sah: der Herr aber war nicht mehr da, und ich sah ihn in meinem Leben nicht mehr"* [30a]. Seit dieser Zeit glaubte Justinus Kerner, „magnetische, hellseherische Träume" zu haben, für deren Deutung jedoch ein von ihm entwickelter besonderer Symbolkatalog erforderlich war [31]. In der Tat hat sich Justinus Kerners Magersucht allmählich gebessert, ob wegen dieser Behandlungsversuche oder „spontan", mag dahingestellt bleiben.

---

[29] BK, S. 119–120
[30] Gmelin 1787, 1789
[30a] BK, S. 126
[31] BK, S. 130–131

Im Jahr 1798 kam Georg Kerner zusammen mit Reinhard auf der Fahrt in die Toskana für einige Tage nach Maulbronn und versöhnte sich mit dem an einem Magentumor erkrankten Vater, wozu auch die „ernste Würde" Reinhards beitrug. „*Die Freude des Wiedersehens nach allen Gefahren und Irrwegen war groß und zähmte selbst die Strenge meines Vaters, der, ein fester Monarchist, den republikanischen Sohn dem ungeachtet mit Liebe wieder an sein väterliches Herz drückte*[32]. Damit war ein langer Konflikt in der Kerner-Familie beendet. Während der Erkrankung des Vaters kam auch Carl Kerner, der damals als Leutnant der württembergischen Artillerie in Ludwigsburg stationiert war, häufiger nach Maulbronn;

„*Er war Verstand und Mathematik, ich bloß Gemüt ohne alle Berechnung. Meine poetischen Versuche traf schon damals oft sein Spott, und in solchem hieß er mich oft den Dichter Kotzebue, welcher Name zugleich eine Anspielung auf meine frühere Krankheit sein sollte. Aber er meinte es immer durchaus liebevoll und rechtschaffen, und ich folgte ihm auch in allem gern, selbst seinen Anmahnungen, mich auch hinter die Zahlen und geometrischen Gleichungen zu machen, was mir gewiß sehr schwer fiel und gegen meine Natur war*"[33].

Nach dem Tode des Vaters zog die Mutter mit Wilhelmine und Justinus zurück nach Ludwigsburg. Für die folgenden 4 Jahre bekam Kerner eine geregelte Schulausbildung am Lyceum dieser Stadt. Neben Lateinisch und Griechisch lernte er Italienisch und Französisch. Carl Philipp Conz, später Professor für klassische Philologie und Eloquenz an der Universität Tübingen, unterrichtete ihn in moderner Literatur, vermittelte die Kenntnis der Werke Schillers, Klopstocks, Höltys und Matthissons und leitete Kerner bei seinen frühen dichterischen Versuchen. Nur ein Teil der damals von Kerner verfaßten Gedichte sind erhalten. Conz erteilte als „Diakon" auch den Konfirmandenunterricht, an dem Kerner teilnahm. Häufige militärische Einquartierungen während der politisch sehr unruhigen Zeit waren für die Kinder offensichtlich willkommene Unterhaltung und Abwechslung vom Schulalltag.

Auf Rat des Bruders Georg, der 1801 zum letzten Male nach Ludwigsburg kam, wurde Justinus neben dem Schulunterricht

„*bei einem Schreinermeister installiert, der mir täglich zwei Stunden Unterricht in seiner Kunst geben sollte; . . . Es konnte mir dies nur Unterhaltung und Freude gewähren; Hobeln und Sägen, so schwer es mir anfänglich fiel und oft stark verwundete Hände verursachte, ging doch bald gut vonstatten; und mein Lehrherr Bickelmann (so hieß der Schreinermeister) ließ mich bald wenigstens die gröbsten Möbel allein verfertigen, und diese waren die Särge, deren ich sehr viele schuf. In späteren Jahren fielen sie mir bei den Leichen meiner ärztlichen Praxis oft ein*"[34].

Kerner hat bei Bickelmann gute handwerkliche Fähigkeiten erworben. In der Beschreibung seines späteren Studierzimmers durch seinen Sohn Theobald steht:

---

[32] BK, S. 135
[33] BK, S. 138
[34] BK, S. 155

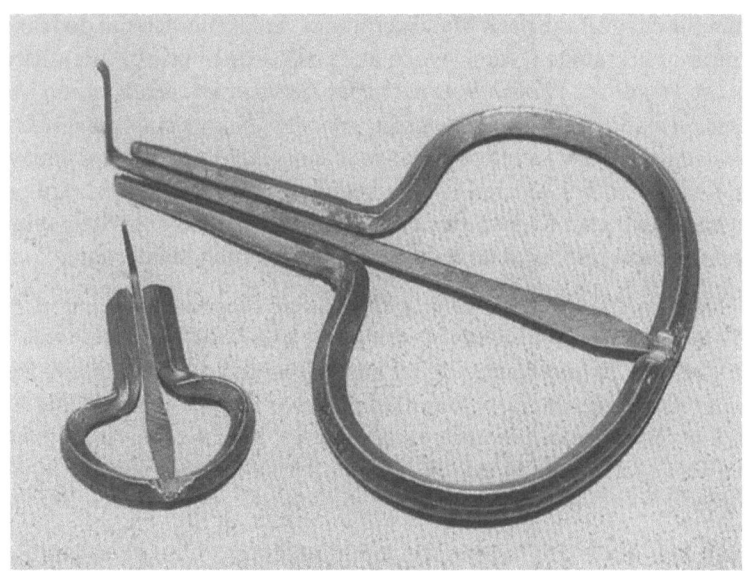

Abb. 4. Zwei Maultrommeln oder Brummeisen verschiedener Stimmung (Musikinstrumentenmuseum Berlin)

„Der Schreibtisch meines Vaters war von ihm selbst, da er als Knabe die Schreinerei erlernt hatte, im Anfang seiner ärztlichen Praxis angefertigt, es war ein breiter, braun-rot angestrichener Tannentisch mit einer Schublade, die Tischplatte war auf drei Seiten mit einem halbschuhhohen Brett eingefaßt, damit die aufgestellten Bücher nicht herabfielen. Diese Einfassung machte ihn besonders tauglich zu einem Wickeltisch . . ."[35].

Bei seinem Besuch unterrichtete Georg Kerner Justinus auch im Spiel der Maultrommel („Brummeisen"[36], Abb. 4):

„Es war sein Lieblingsspiel, und er hinterließ mir einige seiner kleinen Instrumente. Von da an übte ich mich auf der Maultrommel und brachte es auf diesem Instrument soweit, daß ich auf demselben eigentümliche Töne und Weisen fand, womit ich durch mein ganzes nachfolgendes Leben hunderte von Menschen und mich selbst am meisten erfreute. Ich brachte es soweit, daß ich mein tiefstes Innere, mein ganzes Gemüt, meinen Kummer, jeden leisen, neugeborenen Seufzer in die Töne dieses Instruments legen und in ihnen ausdrücken konnte . . ."[37].

Justinus Kerners erste journalistische Veröffentlichung war dann auch dem geliebten kleinen Instrument gewidmet[38]. Kerner hat zeitlebens für sich und viele aufmerksame Zuhörer auf der Maultrommel gespielt und versucht, durch Töne auszudrücken, was er nicht in Worten sagen konnte. Im Alter verfaßte er ein kleines Gedicht auf das geliebte Instrument:

---

[35] KH, S. 14
[36] Henning 1982
[37] BK, S. 155
[38] Morgenblatt, 1809

Meine Maultrommel

„War die Leyer mir zersprungen,
Hab' ich mit dem kleinen Eisen
Der Natur oft nachgesungen
Ihre schmerzlich süßen Weisen.

In die Töne, die es spielte,
Hört' ich oftmals übertragen,
Was ich tief im Busen fühlte
Und nicht konnt' in Liedern sagen."

Später lernte Kerner das Spiel auf der Gitarre, auf der er noch während seiner Zeit als Landarzt in Welzheim musizierte. Auch für Zeichen- und Malunterricht war während seiner Schülerzeit gesorgt:

„Auch für einen Künstler, der mir und meiner Schwester Wilhelmine im Malen Unterricht geben sollte, sorgte mein Bruder Georg. Er hieß Hofman und war ein armer Teufel, der sich mehr mit Anstreichen als mit Malen beschäftigte. Es war eine kleine, dürre Figur und hatte ein Haar, das wie ein Malerpinsel in die Höhe stand, auch mit allerhand Farben versehen war; denn er wischte Finger und Pinsel während des Malens geschwind in den Haaren ab. Da das Anstreichen seine Hauptforce war, so ließ er uns auch bald in Oel malen und wählte dazu als Originale kleine Kopien von Harper u.s.w., die dann besonders ich in ungeheurer Vergrößerung wiedergeben mußte. Zwei solcher großen, von mir in der damaligen Zeit gemalten, wahnsinnigen Oelstücke, Landschaften, gerieten ominöserweise in das Irrenhaus nach Winnenthal, wo sie sich noch befinden" [39].

Nach Kerners Konfirmation (1802) kam der Vormund, Amtsschreiber Heuglin *„in aller Liebe auf den sinnigen Einfall, man solle einen Konditor aus mir machen, dieses Geschäft sei sehr profitabel, und da ich zeichnen und malen und auch Reime machen könne, so würde ich mich bald in Verfertigung und Erfindung von Bonbons und Zuckerfigürchen auszeichnen . . ."* [40]. Mit Hilfe von Conz, der Kerners dichterische Begabung früh erkannte, konnte Justinus diesen Plan verhindern und nahm als geringeres Übel eine Lehre in der herzoglichen Tuchfabrik in Ludwigsburg in Kauf. *„Dies war nun ein großer Mißgriff, denn ich taugte zum Kaufmann so wenig als zum Mathematiker . . ."* [41]. In der Tuchfabrik war Kerner überwiegend mit dem Nähen von Tuchsäcken und Ausklopfen von Farbfässern beschäftigt. Sein Arbeitspensum in der Fabrik ließ ihm jedoch noch Zeit zu literarischer Tätigkeit. In seinem Tagebuch findet sich aus dem Jahr 1803 folgende Eintragung:

„Morgens auf dem Comptoir im Orlando Furioso gelesen. Die Stanze „Nimm hin dies Schwerdt" gedichtet. Nachmittags italienische Briefe kopiert . . ." [42].

Die Fabrik war in einem größeren Gebäudekomplex mit dem Zucht- und Arbeitshaus und dem 1749 durch Herzog Carl Eugen gegründeten Irrenhaus

---

[39] BK, S. 156. Die Gemälde befinden sich heute nicht mehr in der dortigen Klinik.
[40] BK, S. 160
[41] BK, S. 161
[42] DLM Z 2077

(„Tollhaus") verbunden (s.S. 168 f.)[43]. Genau beobachtend schilderte Kerner einige der Kranken und die Bedingungen des Lebens im Tollhaus. Besonders aufgeregte Kranke versuchte er, durch das Spiel mit der Maultrommel zu beruhigen. Er hat diese einfache Form einer *Musiktherapie* mit der Maultrommel auch während seiner späteren ärztlichen Tätigkeit immer wieder angewandt (s.S. 182). Die täglichen Pflichten in der Tuchfabrik verrichtete er, seinem Bericht zufolge, mit wenig Begeisterung, dafür war er umso mehr an seiner literarischen Bildung interessiert. Die nur noch zum Teil erhaltenen Gedichte dieser Zeit, denen die Gedichte Höltys Vorbild waren, sollen nach Reinhard[44] z.T. auch politische Inhalte gehabt haben; wahrscheinlich wirkte sich Georg Kerners politischer Enthusiasmus auch auf Justinus aus. Das Manuskript eines längeren Lustspiels „Die zwölf betrogenen württembergischen Pastores" ging ebenfalls verloren, jedoch beschrieb Kerner den Inhalt dieses ersten größeren poetischen Versuches in seinem „Bilderbuch aus meiner Knabenzeit".

Ein Teil der Gedichte Kerners aus der Ludwigsburger Zeit sind in einem kleinen Büchlein „Gedichte von Gustav Waldthal 1800" erhalten[45].

Zwei Beispiele aus den 41 Gedichten von „Gustav Waldthal" sind im folgenden ausgewählt. Sie lassen die romantische Grundstimmung und die frühe Neigung zu Ironie und dunklen Tönen erkennen. Über „Gustav Waldthal" schrieb Kerner in der Einleitung zu den Gedichten, daß dieser am 5. September 1786 geboren wurde (seinem eigenen Geburtsmonat) und am 1. Mai 1799 (später geändert in 1794) gestorben sei:

„Nach dem Tode seines Vaters, der an ihm und an dem er mit viel Liebe hieng, übernahm er dessen Geschäfte [Gartenbau], betrieb sie auch einige Zeit mit viel Eifer, als ihn nach und nach immer mehr eine gewisse Schwermuth anwandelte, deren wahre Ursache uns noch bis auf den heutigen Tag unbekannt ist" (S. II/III).

Die Trauer um den Vater und ein geliebtes Mädchen („Von Ihr") ist in mehreren Gedichten vernehmbar:

„. . . An dieses Silberbaches grünem Rand
Da ging er oft an seines Vaters Hand
und war so froh! . . ."
(Gedicht XXIX, „Wiedersehen")

Kerners spielerische Ironie zeigt sich in Gedicht IV:

Auf den Tod einer Nonne

„Ha! Verschwunden ist die Blume
Die mit Purpur übermalt
Einsam wie im Heiligthume
Auf dem stillen Berg gestrahlt.

---

[43] Binder 1899, 1900; Grüsser 1987
[44] Reinhard 1862, 1886
[45] DLM 48734

Ueber dunklen Felsen-Gründen
Blühte sie dem Himmel nah,
Wo, zum Strausse sie zu binden
Niemals sie ein Jüngling sah.

Doch in ihrem stillen Glanze
Hat ein Engel sie erblikt
Und sie lächelnd zu dem Kranze
Seines Gottes abgepflückt. "

Volksliedhafte, einfache Naturlyrik kennzeichnen dagegen das Gedicht XIX:

An den Mond

„Erschein oh Mond! Du bleicher
Du einzig treuer Freund
Zu dem mein sehnend Auge
In mancher Nacht geträumt.

Du blickst auf jede Hütte,
Du blickst auf jedes Land
Und alle guten Mädchen
Sind Dir, oh Mond bekannt.

Oh! Schau umher. Und siehest
Du fern ein stilles Kind
So still, so hold, so ruhig
Wie Deine Sterne sind,

So weil' ob seiner Hütte,
Bestrahl' es sanft und mild
Und zeig' in Deinem Spiegel
Ihm mein verlassenes Bild. "

Ob Kerner diese Gedichte tatsächlich schon mit 14 Jahren im Jahr 1800 geschrieben hat oder sie, wie ich annehme, 1802 oder 1803 verfaßte und dann auf das Jahr 1800 zurückdatierte, ist meines Wissens unbekannt. Das handgeschriebene Büchlein mit „Gustav Waldthals Gedichten" ist gut lesbar in einer leicht stilisierten „Schönschrift" verfaßt, einer Schrift wie sie zur damaligen Zeit von Handlungsgehilfen erlernt werden mußte. Kerner hat sie vermutlich auch im Kontor der Tuchfabrik benützt. Unabhängig von dieser Frage der Datierung zeigen die Gedichte eine früh sich entwickelnde lyrische Begabung. Der biographische Vermerk auf Gustav Waldthals „gewisse Schwermuth" weist vielleicht auf eine erste depressive Schwankung im Leben Justinus Kerners hin.
In seiner Freizeit während der kaufmännischen Ausbildung in der Tuchfabrik las Kerner viel, überwiegend naturwissenschaftliche Schriften über Chemie, Experimentalphysik, Naturgeschichte der Erde und vergleichende Anato-

mie. Damals scheint er auch erstmals mit den Schriften Mesmers und E. Gmelins über den „thierischen Magnetismus" in Berührung gekommen zu sein. Seine eigenen Naturbeobachtungen setzte er so gut es ging fort, Kontakte mit dem Ludwigsburger Chemiker Staudenmayer vermehrten sein naturwissenschaftliches Wissen; sein Wunsch nach einem naturwissenschaftlichen Studium wurde immer deutlicher. Sicher spielte bei diesem Wunsch das Vorbild des Bruders Georg eine Rolle, der sich inzwischen in Hamburg als Arzt niedergelassen hatte (S. 12) und dessen soziales Engagement, literarischen Erfolg und politische Erfahrung Justinus bewunderte. Georg Kerners damalige Einstellung wird in einem seiner Briefe deutlich (1802): *„Ich wollte der Bekämpfung der geistigen Gebrechen der Menschheit mein Leben weihen, es gelang mir nicht. Nun kehre ich zur Bestimmung meiner Jugend zurück, zur Bekämpfung körperlicher Gebrechen der Menschen. Ich begebe mich nach Kopenhagen und weihe mich dort wieder dem Studium der Arzneikunde".*

Für die Fähigkeit Justinus Kerners zur exakten Beobachtung war während seiner Zeit in der Tuchfabrik der Kontakt mit dem Tuchscherermeister Kübler wichtig. Gemeinsam baute er mit diesem eine Elektrisiermaschine und eine *Camera obscura* mit einer einfachen Optik, mit der die beiden experimentierten. Kerner versuchte dann später als Student, mit Hilfe einer „Hornsilberschicht" (Silberchlorid) die Bilder der Camera obscura auf Papier festzuhalten. Er scheiterte am Problem des photographischen Fixierens. Nach seiner eigenen Meinung war er damals nahe daran, die Technik der Photographie zu erfinden.

Der Fürsprache von Carl Philipp Conz – inzwischen Professor in Tübingen – bei der Mutter und dem Vormund verdankte Justinus Kerner schließlich die Einwilligung der beiden zum Studium in Tübingen. Conz konnte die Mutter und den älteren Bruder Carl davon überzeugen, *„daß die Kosten eines Studiums in Tübingen, wisse ein junger Mensch zu sparen, nicht so groß seien, auch wolle er für Kost und Logis um eine billige Entschädigung unter seinem eigenen Dache sorgen"*[45a]. Zu Beginn des Wintersemesters 1804 wanderte Kerner von Ludwigsburg zu Fuß nach Tübingen. Angeblich wußte er noch nicht, welches Gebiet der Naturwissenschaften er studieren sollte. Seine Entscheidung soll durch einen sonderbaren Zufall bestimmt gewesen sein, jedoch scheint mir Kerners Beschreibung desselben stark stilisiert:

„Mit Büchern und Zeug war mein Ränzlein schwer bepackt. Um jetzt schon das Sparen anzufangen und einzulernen, hatte ich unterwegs nirgends eingekehrt und mich nur an ein paar Brunnen mit einem frischen Trunke zum Weitergehen gelabt. So kam ich im Mondschein, allerdings endlich sehr ermüdet, vor Tübingen an, in der Gegend, wo an der Chaussee vor dem sogenannten Gutleuthause (einem Armenspital) eine Bank stand. Auf diese ließ ich mich ermattet nieder und schlief unter dem Gesäusel der nahen Pappeln ein . . . Als ich aus jenem Traume erwachte, wogten die Pappeln am Wege im heftigen Sturme hin und her, und Wolken flogen am Monde vorüber. Als ich mich erhob, wehte der Luftzug mir ein beschriebenes Papier entgegen; ich haschte es mit der Hand: es war ein ärztliches Rezept, das der Wind aus einem offenstehenden Fenster des Armenspitals

---

[45a] BK, S. 202

getrieben hatte. (Auch dies geschah mir damals in Wahrheit). Die Rezeptur hatte die Unterschrift des damaligen Oberamtsarztes Dr. Uhland in Tübingen, eines braven Praktikers und Menschen (Oheim des Dichters). Wohl hatte ich mich beim Verlassen der Fabrik fürs Studium der Naturwissenschaften entschlossen, aber noch nicht für das besondere der Medizin. „Nun ja", sagte ich vor mir hin, „dieses Blatt ist Dir zum Zeichen Deines künftigen Berufes gesandt; Du sollst ein Arzt werden!" In diesen Gedanken und mit diesem Vorsatze zog ich durch das Lustnauer Thor in die mir ganz unbekannte Stadt der Musen ein"[46].

Zum Wintersemester 1804 schrieb Kerner sich als Medizinstudent an der Universität Tübingen ein und zahlte die damals üblichen Immatrikulationsgebühren von 3 Gulden und 15 Kreuzern (Matrikelbuch der Universität Tübingen).

---

[46] BK, S. 204–205

IV

„Mit ein bisgen neumodischer Phantasie und mit Galimathias heilt man keine Kranken"
– Die medizinische Fakultät in Tübingen zu Kerners Studienzeit –

Ehe ich Kerners weitere Entwicklung als Student in Tübingen beschreibe, möchte ich zunächst versuchen, die Fakultät zu schildern, an der er für die nächsten vier Jahre seine medizinische Ausbildung bekommen sollte, und gleichzeitig in Umrissen aufzeigen, was er als Medizinstudent in Tübingen lernte. Die medizinische Fakultät der Universität Tübingen wird in dem anläßlich des 500jährigen Jubiläums der Universität erschienenen Buch von Jens (1977) „Eine deutsche Universität, 500 Jahre Tübinger Gelehrtenrepublik" im Kapitel „Ärzte, Chirurgen und viele Tote" für die Zeit bis zu Kerners Studium im großen und ganzen recht negativ dargestellt: die Chirurgie sei größtenteils den Badern oder handwerklich ausgebildeten Wundärzten überlassen worden, die vom Tübinger Collegium Medicum geprüft worden seien und sich in drei oder vier Berufsklassen betätigt hätten: *„Oben die Meister mit dem Messer, in der Mitte die zur Heilung von unbedeutenden Wunden und Geschwüren berechtigten Operateure und unten – nicht befugt, einen Lehrling auszubilden! – die Plebs der Blutegelsetzer, Bartscherer und Bader. Jeder hatte seinen Bereich und seine Taxe". „Zwar wurde das Fach Chirurgie auch an der Alma Mater gelehrt – aber eben nur in der Theorie. Das Messer führen konnte der Ordinarius nicht, das taten die Handwerksmeister im Lande . . .".* Auch in der inneren Medizin und den theoretischen Grundlagenfächern soll es nach Jens nicht sehr viel besser ausgesehen haben. Die Medizinprofessoren seien abergläubische Ignoranten gewesen, die wegen Leichenmangels nicht einmal anatomische Demonstrationen abhalten konnten. In ihrer Fakultät habe ein „Schlendrian ohne Beispiel" geherrscht, im Verhältnis zu ihrem Wissen hätten die Professoren dagegen einen viel zu großen Einfluß im Land gehabt. Für viel Geld hätten sie Gutachten auch über die absonderlichsten Fragen erstellt, Rezepte auf Verdacht ausgestellt und seien mit Hebammenprüfungen, der Kontrolle der Giftschränke der Apotheker und der Beschreibung von Seuchen beschäftigt gewesen, ohne vernünftige systematische wissenschaftliche Arbeit zu verrichten. Bis zu Kerners Studienzeit soll die medizinische Fakultät so ausgesehen haben. Ich meine, daß Jens nicht gut recherchiert hat und sich für dieses Kapitel seines Buches besser den Rat kompetenter Medizinhistoriker am Ort eingeholt hätte. Zumindest für die Zeit des ausgehenden 18. und beginnenden 19. Jahrhunderts liegt nämlich eine recht gute Dokumentation des Unterrichts an der medizinischen Fakultät in Tübingen vor. Für Kerners Studienzeit besitzen wir direkte Protokolle dieses Unterrichts, nämlich die von ihm verfaßten und mit großer Genauigkeit angefertigten Kollegnachschriften, die zum großen Teil in der Sammlung des Deutschen Literaturarchivs Marbach erhalten sind, sowie eine von verschiedenen Protokollanten verfertigte über 8 Jahre gehende Nachschrift der klinischen Vorlesungen Autenrieths (1805–1813) und eine Vorlesung über „Einzelne Gegenstände der Semiotik" (1808), die im Archiv der Universitätsbibliothek Tübingen aufbewahrt werden.

Zu Kerners Studentenzeit unterrichteten, wie man den Vorlesungsankündigungen entnehmen kann, an der medizinischen Fakultät die folgenden Professoren und Doktoren: W.G. (von) Ploucquet (1744–1814, Anatomie, Pathologie, Geburtshilfe, Semiotik, Therapie, Medizingeschichte und Chirurgie), J.H.F. (von) Autenrieth (1772–1835, Anatomie, Physiologie, Geburtshilfe, praktische Medizin, gerichtliche Medizin, allgemeine Pathologie und Therapie, Nosologie, Rezeptierkunst und Klinik), K.F. (von) Kielmeyer (1765–1844, allgemeine und vergleichende Zoologie, vergleichende Anatomie, Pflanzenphysiologie, Botanik, allgemeine und spezielle Chemie, Pharmazie und Materia Medica), L.F. (von) Froriep (1779–1861, Geburtshilfe, Anatomie), Ch.F. Jäger (1739–1808, Arzneiwissenschaft, Botanik, Chemie und Pathologie), C.F. Reuss (1750–1822, Pflanzenkunde, Pathologische Anatomie, Physik, Chemie und Pharmakologie), Ch.G. Hopf (1765–1822, Nosologie, Materia medica, Pharmakologie, Medizingeschichte, Klinik am Lazarett), Ch.L. Hiller (1774–1819, Geburtshilfe, Chirurgie, Frakturen und Luxationen, Operationskurs), F.G. (von) Gmelin (1782–1848, Mineralogie, Geologie, allgemeine Naturwissenschaften, Physiologie, allgemeine Pathologie, Pharmazie, Materia Medica, Augenheilkunde), C.P. Diez (Klinik und forensische Medizin). Von diesen Fakultätsmitgliedern waren die ersten vier weit über die Grenzen Württembergs hinaus bekannt. Die Zahl der Medizinstudenten war klein. 1804 haben sich an der Universität Tübingen 11 Studenten neu für Medizin und 11 für Chirurgie eingeschrieben. Zwei Studenten studierten beide Gebiete. Die Zahl der Studenten, die während Kerners Studienzeit in Tübingen in der Medizin ausgebildet wurden, schwankte zwischen 41 und 49[47].

W.G. Ploucquet

Zu Justinus Kerners Studentenzeit war Wilhelm Gottfried Ploucquet (Abb. 5) der Senior der medizinischen Fakultät; er hat 1797 mit seiner Schrift „Der Arzt, oder über die Ausbildung, die Studien, Pflichten, Sitten und die Klugheit des Arztes" einige Grundsätze über die Ausbildung der Ärzte aufgestellt, die für Jahrzehnte den Lehrplan der medizinischen Fakultät in Tübingen bestimmten:

(a) Das akademische Studium sollte nach Meinung von Ploucquet nicht vor dem 16. oder 17. Lebensjahr begonnen werden. Studenten, die vor ihrer Universitätszeit nicht auf guten Lateinschulen oder durch gute Privatlehrer unterrichtet wurden, mußten zunächst für zwei Jahre Philosophie, Mathematik, Physik, Naturgeschichte, Botanik und Osteologie studieren. Erst danach konnten sie mit dem eigentlichen Medizinstudium beginnen. Aus dem Vorlesungsverzeichnis der medizinischen Fakultät zur Studienzeit Kerners kann man ersehen, daß der

---

[47] Universitätsarchiv Tübingen, pers. Mitteilung, V. Schäfer 1986

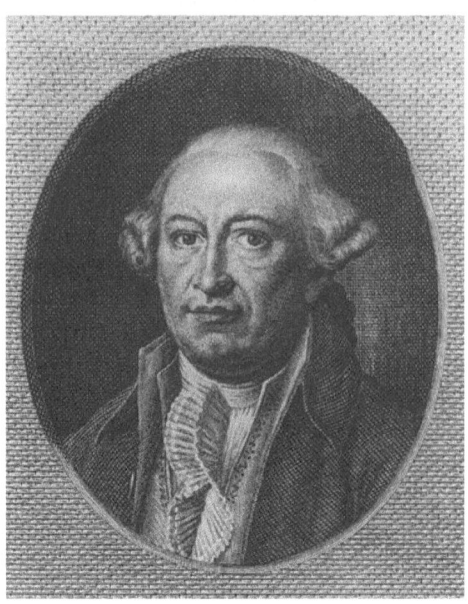

Abb. 5. Wilhelm Gottfried Ploucquet (Universitätsarchiv Tübingen)

im folgenden dargestellte „ideale" Studienplan Ploucquets nur unvollständig verwirklicht wurde.

(b) Im *ersten* Winterhalbjahr des Medizinstudiums lag der Schwerpunkt auf dem Physiologieunterricht und dem anatomischen Präparationskurs, in dem selbständiges Präparieren und die Herstellung eines Skeletts erlernt werden mußten. Die Studenten sollten durch einen besonderen Kurs in die Bestimmungen und Pflichten sowie die „notwendige Lebensklugheit" eines Arztes eingeführt werden. Im folgenden Sommersemester umfaßte der Unterricht Naturgeschichte, Botanik, Diätetik und Verbandslehre.

(c) Das Wintersemester des *zweiten* Jahres war der Wiederholung der Anatomiekenntnisse gewidmet, dem Studium der Chemie (theoretischer und praktischer Teil), der speziellen Botanik, Naturgeschichte und den allgemeinen Grundlagen der praktischen Medizin (Materia Medica).

(d) Auch im *dritten* Winterhalbjahr wurde noch Anatomie unterrichtet, daneben allgemeine Pathologie, allgemeine Heilkunde und Pharmakologie. Im Sommersemester des dritten Jahres folgten dann Nosologie und Chirurgie, die Technik des Rezeptschreibens wurde eingeübt und ein Kurs in „Semiotik" gehalten. Darunter wurde damals die allgemeine Lehre von den Krankheitszeichen verstanden. Je nach den Unterrichtsbedingungen sollten die Studenten in dieser Ausbildungsphase in Spezialfächern unterrichtet werden. Von Justinus Kerner liegt für ein solches Spezialfach, nämlich die Augenheilkunde bei Professor Gmelin, eine genaue Vorlesungsnachschrift vor.

(e) Im *vierten* Studienjahr erhielten die Medizinstudenten eine weitere Ausbildung in der Nosologie, Chirurgie und Geburtshilfe, nahmen am „Klinikum" teil, das damals aus Vorlesungen, klinischen Visiten und einer Armenambulanz bestand und wurden schließlich in gerichtlicher Arzneikunde, „medizinischer Politik" (öffentliches Gesundheitswesen) und Geschichte der Medizin unterrichtet, was zum Teil Wiederholungen aus dem ersten Semester waren.

(f) Zum Abschluß des Studiums empfahl Ploucquet eine *strenge Prüfung:*

„ein für alle Mal sollten hierinnen die Facultäten zu ihrer eigenen Ehre strenger seyn, die Untüchtigen abweisen und ihnen entweder einen längeren fortzusezenden Studien-Termin sezen, oder lieber von dem Arztstande abrathen. Mit ein bisgen neumodischer Philosophie und mit Galimathias heilt man keine Kranke" (S. 59).

(g) Für die Zeit nach Abschluß des Studiums riet Ploucquet den zukünftigen Ärzten dringend zu einer Studienreise:

„Wer Zeit und Vermögen hat, wird sehr wol thun, auch Reisen zu machen; Die davon zu erwartenden Vortheile sind groß und mancherley: Der Hauptzwek wird immer Vervollkommnung der Wissenschaft seyn, welche erhalten werden kann, durch Lehren gelehrter Männer und Vorsteher hierher gehöriger Institute, durch Besuche sowohl dieser, als der botanischen Gärten, der Kunst- und Naturaliencabinete, wobey man jedoch sich hinreichende Zeit nehmen, und den gehofften Nuzen der Reisen nicht nach dem Meilenanzeiger, sondern nach zweckmäsiger und fleisiger Benuzung der Zeit abmessen muss, ohne welche er ohnediess die Erfolge clinischer und chirurgischer Methoden nicht wird beurtheilen können.

Hernach wird das Reisen, wenn es gut angestellt wird, die Sitten abschleifen, verfeinern, vervollkommnen; es gibt eine gewisse anständige Dreistigkeit, die sich auf Weltkenntniss gründet.

Endlich gibt das Reisen ein günstiges Vorurtheil von grösserer Kenntniss und Wissenschaft, das dem Arzte auf alle Fälle nützlich ist" (S. 61).

(h) In einem späteren Abschnitt des Buches schließen sich an diese Anweisungen und Ratschläge zum Studium und der Weiterbildung noch recht vernünftige Regeln über die *Lebensführung eines Arztes,* sein Privatleben, Hauswesen, Familie und Ehestand an: *„Hat man eine Frau aus einer angesehenen Familie, worinnen vielleicht selbst Aerzte sind, deren Bibliotheken, Beystand u.s.w. man benuzen kann, so ist es umso besser"* (S. 125).

Ploucquet unterrichtete in verschiedenen Bereichen der Medizin und zwar, wie seine Bücher zeigen, mit guter Kompetenz. Er war Herausgeber des „Repertorium Medicum", eines 36bändigen Sammelwerkes des zeitgenössischen medizinischen Wissens[48]. Ploucquet, der aus einer württembergischen Hugenottenfamilie stammte, wurde 1744 in Röthenberg bei Alpirsbach als Sohn des damaligen Vikars und nachmaligen originellen Tübinger Philosophie- und Logikprofessors G.Ph. Ploucquet geboren. Er hatte zunächst in Tübingen Philosophie und Theologie studiert, wechselte danach zur Medizin in Strassburg und Tübingen und wurde nach der Promotion (1766 Tübingen) vorübergehend Professor in Leyden, von wo er nach Tübingen zurückkehrte und 1782 gegen den Widerstand von Herzog Carl Eugen zum ordentlichen Professor der Medizin berufen wurde[49]. Er machte sich einen Namen in der forensischen Medizin und erfand

---

[48] Zipperlen 1940
[49] Hirsch 1884

die *Schwimmprobe* der Lungen von toten Neugeborenen, mit Hilfe derer nachgewiesen werden sollte, ob das Neugeborene geatmet hatte. Die richtige Deutung der Schwimmprobe ist allerdings Ploucquets Kollegen Ch.F. Jäger zu verdanken[50]. Die immer wieder auftretenden Hunger- und Teuerungszeiten waren Anlaß für eine Schrift, die Ploucquet in jungen Jahren verfaßte: „Anweisung wie man ohne Früchten mit geringen Kosten sich dennoch ernähren könne" (1771). Er schlug vor, Knochenmehl als Zusatz zum Brotmehl und zur Herstellung von Sülze zu verwenden, und errechnete, daß damit in Württemberg zusätzlich 50 000 Menschen für 90 Tage mit bisher unbenutzten Nahrungsmitteln ernährt werden könnten.

In seiner Schrift „Über die physischen Erfordernisse der Erbfähigkeit der Kinder" (1779) entwarf Ploucquet eine Entwicklungsanatomie und Entwicklungsphysiologie, in der er sich auch mit der damals populären Lehre von Lavater zur Theorie der Physiognomie auseinandersetzte. Er bezweifelte aufgrund seiner Beobachtungen, „daß die Talente sich in den festen Theilen des Körpers zeigen" (S. 12), wie dies Johann Kaspar Lavater (1741–1801) behauptet hatte. Strikt lehnte er charakterologische (oder gar kriminologische) Schlüsse aus Schädelmessungen ab, wies auf Schädelverformungen infolge komplizierter Geburten hin und bezeichnete die Methoden der *Phrenologie* von Franz Joseph Gall (1758–1828) als wissenschaftlich unzureichend. Eine Deutung des physiognomischen Ausdrucks hielt er nur im Zusammenhang mit den entsprechenden mimischen und gestischen *Ausdrucksbewegungen* für sinnvoll. Galls Lehre wurde im Kreis der Tübinger Medizinstudenten diskutiert. Justinus Kerner hat 1805 für seine Schwägerin Johanna Friederike einen „Auszug über Gall" verfaßt, der ihr bei einem späteren Besuch Galls in ihrem Hamburger Hause sicher nützlich war[51]. Gall kam um diese Zeit möglicherweise auch einmal nach Tübingen. Gall, der ein für seine Zeit hervorragender Neuroanatom war, glaubte richtig, daß unterschiedliche Regionen („Organe") der Großhirnrinde unterschiedliche Funktionen hätten. Diese leitete er – wie wir heute wissen – nicht angemessen aus der Alltagspsychologie ab und nannte sie „Fakultäten". Darüberhinaus nahm Gall an, daß die individuelle Entwicklung des Gehirns die Form des Schädels mit allen seinen Erhebungen und Höckern bestimmen würde, was nicht zutrifft. Er schloß schließlich, daß man durch Betasten und Betrachten der äußeren Schädelform den Charakter des Menschen bestimmen könne. Galls „Phrenologie" wurde eine Zeitlang beliebtes Gesellschaftsspiel der Salons.

Kerner glaubte vermutlich damals an Galls Lehre, denn als viele Jahre später der amerikanische „Phrenologe" Dr. Michael Castle in Württemberg seine Dienste anbot, ließ Kerner sich untersuchen und stimmte auch der Veröffentlichung des „Befundes" zu[52]. Der gutgläubige Kerner fügte dem Büchlein „Phrenologische Analyse des Charakters des Herrn Dr. Justinus Kerner" einen Brief bei, in dem er schrieb: „*Sogleich nach Betastung meines Kopfes schrieben Sie in meiner Gegenwart die 36 Fähigkeiten, die in Ihrer Wissenschaft als die bekannten angenommen*

---

[50] Stübler 1948 b
[51] Briefe von J.F. Kerner, DLM Z 1773 vom 23.8.1805 und 4.1.1806
[52] Castle 1844

sind, nieder, und es überraschte mich schon damals die von mir im innern gefühlte Wahrheit der meisten Ihrer Funde . . ." (S. 72).

Bei der Lektüre von Ploucquets Buch „System der Nosologie in Umrisse" (1797) wird deutlich, wie genau die damaligen Medizinstudenten lernten, Symptome bis in Einzeldetails zu beobachten und zu benennen. Man wird bei solchen nosologischen Systemen an die Systematik der Botanik erinnert, die durch Carl von Linné (1707–1778) eine Generation vor Ploucquet entworfen wurde, und natürlich allen Wissenschaftlern bekannt war. In seinem System teilte Ploucquet die Krankheiten in 7 Klassen ein und diese wiederum in zahlreiche „Ordnungen". Innerhalb jeder Ordnung wurden die Hauptsymptome und ihre oft sehr unterschiedlichen Ursachen genannt. Organische *Nervenkrankheiten* erscheinen in drei Ordnungen der Klasse „Krankheiten der Bewegungen und Krankheiten der Kräfte". Geistes- und Gemütskrankheiten sowie psychogene Störungen werden vor allem in der 4. Ordnung dieser Klasse im Kapitel über die „Krankheiten der Empfindungen und des Empfindungsvermögens" besprochen, aber auch in der 5. Ordnung „Krankheiten der äußeren Sinne", der 6. Ordnung „Krankheiten der inneren Sinne" und der 7. Ordnung „Krankheiten des Schlafens und Wachens". In Ploucquets Lehre von den Krankheitszeichen wurden bei den einzelnen Symptomen alle möglichen Ursachen aufgezählt und nach ihrem „Verwandtschaftsgrad" in Gruppen zusammengefaßt. Der Arzt mußte diese Systematik kennen, um die Symptome richtig zu deuten. Ich wähle einige Beispiele aus:

Für das Symptom *Ohnmacht* nannte Ploucquet etwa 85 unterschiedliche Ursachen, für das Symptom *Gesichtstäuschungen* 40 Ursachen, während er 15 Ursachen für das Symptom *Schlaflosigkeit* aufzählte. Wie genau zu Kerners Studentenzeit die Symptome einer Erkrankung beachtet wurden, geht z. B. aus seinen Vorlesungsnachschriften hervor oder aus den Fallbeschreibungen von Ch.G. Hopf „Kurze Uebersicht der wichtigern Vorfälle welche während des sechsten und siebenten Cursus in dem Clinicum ambulatorium vorgekommen" (1803). Kerner hat die präzise Beobachtung und Beschreibung klinischer Symptome vorzüglich erlernt. Seine Fallbeschreibungen von Wurstvergiftungen sind Belege für diese Feststellung (S. 131 f.).

Gute Kenntnisse der Embryologie zeigte Ploucquet in seiner „Abhandlung über die gewalsamen Todesarten nebst einem Anhang von dem geflissentlichen Mißgebähren als ein Beytrag zu der medizinischen Rechtsgelahrtheit" (Tübingen, o.J.). Ploucquet hat sich auch praktischen Problemen der Chirurgie gewidmet und z. B. die Ploucquet'sche Manschette zur unblutigen Amputation und das Wasserbett erfunden. Schließlich hat er einige praktische Erfindungen für das tägliche Leben gemacht, so z. B. einen Schwimmgürtel[53], was für Justinus Kerner Anlaß war, ihn in den „Reiseschatten" als „Professor Schwimmgürtel" bei einer abendlichen Volksbelustigung auftreten zu lassen und durch die folgende Szene zu karikieren:

„Scharlatanerie!" rief eine breite, lange Maschine, die sich langsam von ihrem Sitze aufhob, eine lange Balancierstange als Stock in den Händen trug und sich Professor

---

[53] Ploucquet 1805

Schwimmgürtel von Mittelsalz nannte. „Der Kerl ist nichts anders als so ein Gall, so ein Campetti, so ein unverbesserlicher Roger, so ein Marktschreier . . .".

Schwimmgürtel entlarvte einen Jahrmarktsbetrüger, der den Leuten vormachte, auf einer Gänsegurgel ein Konzert spielen zu können. Er entriß dem Betrüger seine Perücke mit dem Stock und erkannte mittels einer „Sektion, die der Kandidat eilend nachschrieb", den Betrug:

„Der Professor zerlegte nämlich, unter vielen gelehrten Anmerkungen und Zitationen, die Maschine, die nichts anderes als ein unter einer Perücke verborgenes Glocken- und Flötenspiel war. In den Rollen und Buckeln der Perücke waren Glöckchen und Pfeifchen verborgen, der Haarbeutel aber war ein Blasebalg . . ."[54].

Kerner machte sich mit dieser Schilderung über die von Ploucquet vermutlich auch in seinen Vorlesungen geführten Angriffe gegen die Phrenologie Galls lustig.

In seinem Buch „Pathologie mit allgemeiner Heilkunde in Verbindung gesezt" (1798) betonte Ploucquet die Notwendigkeit methodisch exakten Vorgehens und begrifflicher Klarheit in der Medizin. Er definierte recht extrem, daß „jede Abweichung eines organisierten lebenden Körpers vom Ideal der Gesundheit oder des vollkommensten Zustandes" schon Krankheit sei (S. 5). Er erkannte die Wichtigkeit der Wechselwirkung von Körper und Seele bei somatischen Erkrankungen, nahm für bestimmte Erkrankungen spezifische *Krankheitsstoffe* an, die auf den Körper einwirken und sich in demselben entwickeln würden, wobei er angeborene und erworbene Krankheiten unterschied. Er glaubte an „Krankheitskeime", die durch äußere Anlässe oder durch jahreszeitliche Umstände zum Ausbruch einer Erkrankung führen könnten, wobei er sicher nicht an Keime im modernen Sinne gedacht hat. Er betonte jedoch die Wichtigkeit der Hygiene bei ansteckenden Erkrankungen. Oft würden zur Bildung einer Krankheit weit mehr als nur zwei Ursachen notwendig sein.

Ploucquets Schriften sind übersichtlich in kleine Abschnitte gegliedert. Wer durch ihn ausgebildet wurde, hatte gelernt, exakt und genau auch Kleindetails der Krankheitserscheinungen zu beobachten und sie in einen größeren Symptomenkomplex einzuordnen.

J.H.F. Autenrieth

Johann Heinrich Ferdinand Autenrieth (Abb. 6)[55], war in der medizinischen Fakultät zwar jünger als Ploucquet, zur Studentenzeit von Justinus Kerner und auch noch danach jedoch der dominierende Kliniker und Wissenschaftler. „Mit Stolz darf Tübingen einen solchen Mann sein nennen" schrieb Kilian 1828. Autenrieth erhielt seine medizinische Ausbildung an der Hohen Carlsschule in seiner Vaterstadt Stuttgart, promovierte dort 1792, ging dann auf eine Studienreise nach der Schweiz, Oberitalien und Österreich und verbrachte einige Zeit an der damals habsburgischen Universität Pavia, wo mit Antonio Scarpa (1752–

---

[54] RS, S. 166, 167
[55] Gaupp 1921; H. Autenrieth 1935; Stübler 1940, 1948 a; B. Autenrieth 1985

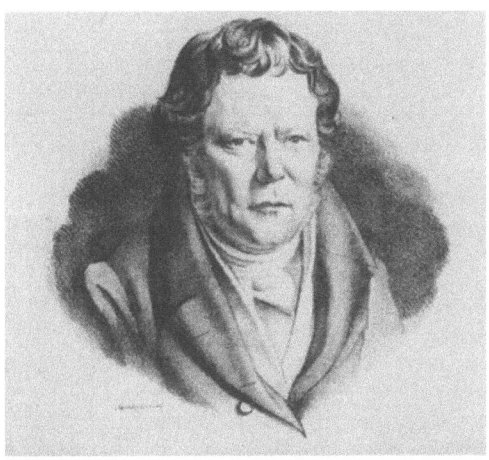

Abb. 6. Johann Heinrich Ferdinand von Autenrieth. Lithographie von A. Igelsheimer 1835. Aus B. Autenrieth 1985

1832) ein bedeutender Anatom und Chirurg wirkte und der Kliniker Johann Peter Frank (1745–1821) das Medizinalwesen der Lombardei neu organisiert und die praktische Ausbildung der Medizinstudenten am Krankenbett neu geordnet hatte. Dann wanderte Autenrieth vorübergehend mit seinem Vater aus politischen Gründen nach den USA (Pennsylvania) aus. Nach einem Jahr gab die Familie den wegen eines Streits des Vaters mit Herzog Carl Eugen unternommenen Emigrationsversuch auf, und Autenrieth praktizierte ab 1795 als „Hofmedicus" in Stuttgart. Während seiner Studentenzeit war Autenrieth mit dem etwas älteren George Cuvier (1769–1832) und mit Kielmeyer befreundet, deren Anregungen auch noch für seine spätere wissenschaftliche Tätigkeit wichtig waren. 1797 wurde er als ordentlicher Professor für Anatomie, Physiologie und Geburtshilfe nach Tübingen berufen, wo er sich sofort mit Energie um die Errichtung eines neuen Universitätsklinikums (Abb. 7b) bemühte, das 1805 eröffnet wurde. Offensichtlich wirkte bei ihm das Vorbild von J.P. Frank nach. 1809 wurde er Vizekanzler, 1819 Kanzler der Universität. Eine vorzügliche Biographie von Stübler (1940, 1948) würdigt das umfassende wissenschaftliche und organisatorische Werk Autenrieths, der auch über seine engere schwäbische Heimat hinaus bekannt wurde und Rufe nach Halle, Dorpat, Berlin und Bonn ablehnte, was seinen Einfluß in Tübingen natürlich erhöhte. Er war Mitherausgeber des Reil-'schen Archivs für Physiologie und Verfasser eines „Handbuchs der empirischen menschlichen Physiologie zum Gebrauche seiner Vorlesungen herausgegeben"[56]. Diesem Handbuch können wir entnehmen, was Justinus Kerner an physiologischen Grundlagen lernte. Vorlesungsnachschriften von ihm über diesen Teil seiner Ausbildung sind nicht erhalten.

Autenrieth war ein genauer Beobachter und sorgfältiger Experimentator, der z. B. im Bereich des Sehens das *Eigengrau* beschrieb, die *„elektrischen Phosphene"*

---

[56] Autenrieth 1801, 1802

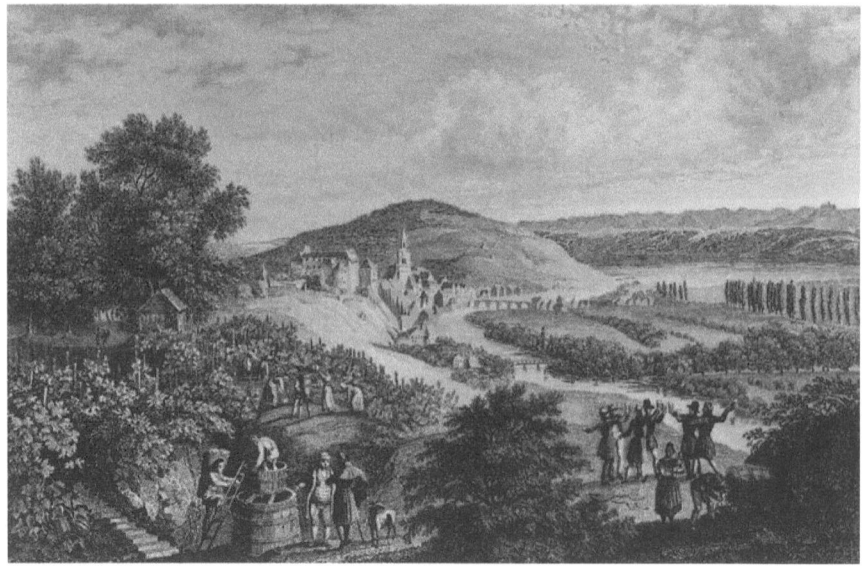

a

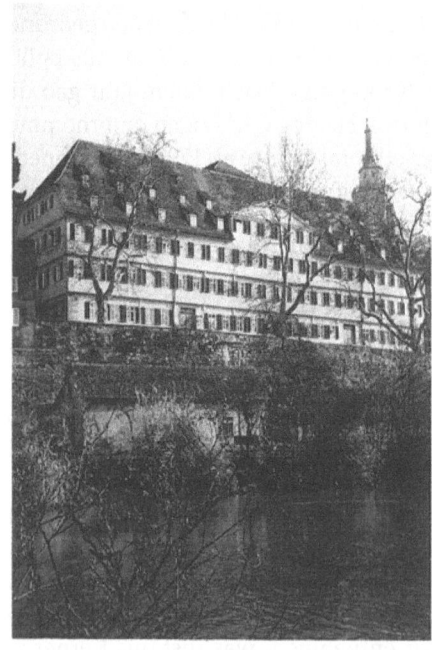

b

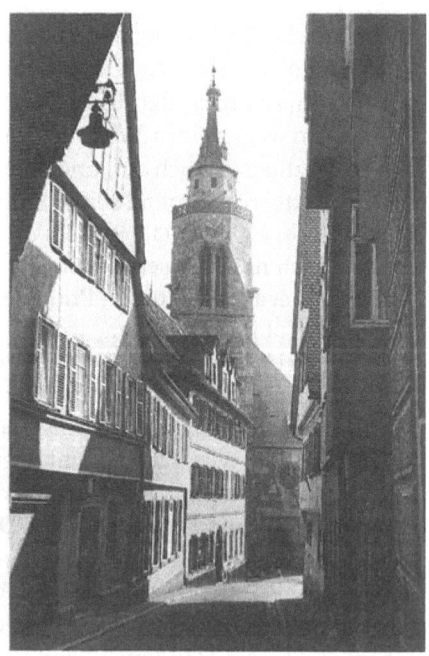

c

Abb. 7. Tübingen. a Gesamtansicht ca. 1840. Stahlstich von J. Axmann nach einer Zeichnung von L. Mayer. *b* Autenrieths Klinikum, heute Lehrgebäude der Philosophischen Fakultät, *c* Blick auf den „Neuenbau" *(links)* vor der Stiftskirche, *d* Cottas Haus *(Mitte)* neben dem „Neuen-bau" gegenüber der Stiftskirche, *e* Hölderlinturm, *f* Aufschrift neben dem Eingang des Hölder-linturmes (1986)

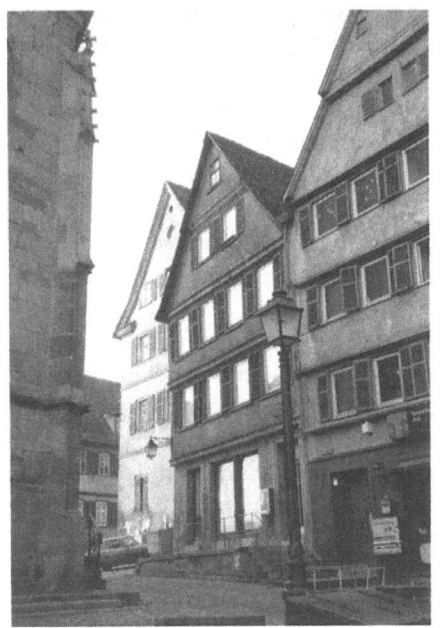
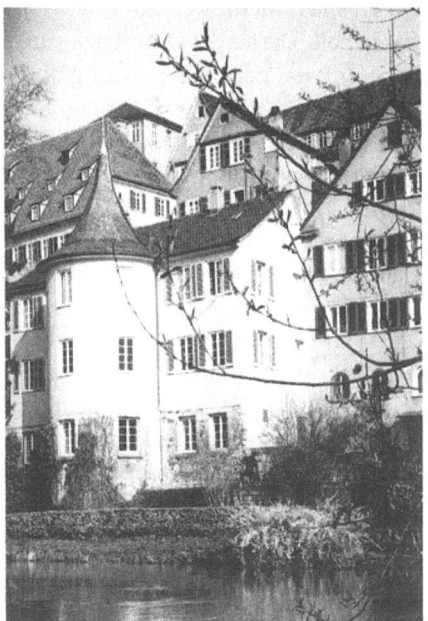

d   e

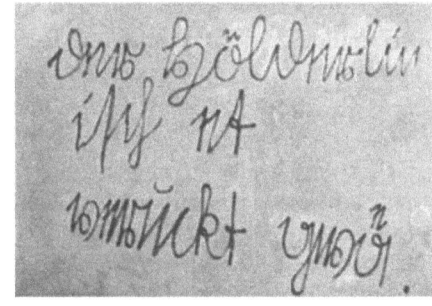

f

bei Reizung des Auges durch eine elektrische Spannung untersuchte und dabei die Abhängigkeit der wahrgenommenen Hell- oder Dunkelempfindung der Phosphene von der Polarisationsrichtung der Spannung am Auge erkannte. Der sinnesphysiologische Teil seines Handbuches bringt zahlreiche neue Beobachtungen, darunter die Beschreibung der periodischen Nachbilder, die später von Purkyně vervollständigt wurde[57].

Justinus Kerner hat bei Autenrieth seine medizinische Doktorarbeit angefertigt (1808) und dazu quantitative morphologische Untersuchungen am Innenohr vorgenommen. Ähnlich wie bei Ploucquet war auch bei Autenrieth die sorgfältige Beobachtung und genaue Beschreibung der Symptome wesentliche Grundlage der medizinischen Tätigkeit. Seelische Funktionen und motorische Fähigkeiten

---

[57] Grüsser 1984

37

waren nach Meinung Autenrieths an die intakte Funktion der Großhirnrinde gekoppelt. Die starke Differenzierung der Großhirnhemisphären des Menschen hat er mit der geistigen Leistung und dem stärkeren Abstraktionsvermögen des Menschen im Verhältnis zu allen anderen Tieren in Zusammenhang gebracht. Aus den Ergebnissen vergleichender neuroanatomischer Untersuchungen des Kleinhirns postulierte Autenrieth richtig, daß dieses etwas mit der motorischen Geschicklichkeit zu tun habe. Ebenfalls richtig berichtete er über erblindete Menschen, *„die ihr Gesicht verloren, träumen anfangs oft noch, daß sie sehen; nachher hört auch dies auf. In solchen fand man die Sehnervenhügel kleiner, gleichsam geschwunden"* (S. 294).

Auch noch in späteren Schriften[58] vertrat er die Meinung, daß das Bewußtsein mit der Hirnfunktion korreliert ist und zwischen der bewußten Wahrnehmung und dem Selbstbewußtsein des Ichs ein kontinuierlicher Übergang bestehen würde. Autenrieth lehnte jedoch eine rein materialistische Erklärung der Funktion des Organismus ab. Im Gegensatz zur allgemeinen Tendenz der romantischen Medizin in Deutschland blieb er strenger Empirist, der auch die Wichtigkeit von Tierexperimenten betonte: *„In Deutschland macht man keine Versuche mehr; hier weiss man schon alles apodiktisch, a priori und auf die bequemste Art, denn wenn dieses unfühlbare Wissen mit der Erfahrung nicht passt, so dreht man es nur, bis es mit ihr übereinstimmt!"*[59]. Kerner hat später als praktischer Arzt diese Meinung Autenrieths sehr ernst genommen und versucht, mittels Tierversuchen die Ursache der Fleischvergiftung (Botulismus) aufzuklären (S. 135 f.).

Autenrieth war später als Kanzler der Universität auch Abgeordneter im Landtag und in politischen Fragen nicht unerfahren (Decker-Hauff und Setzler 1977). Er neigte politisch zwar zur königstreuen Richtung, war jedoch einigermaßen konservativ, was Reformpolitikern wie Carl von Kerner nicht gefiel: *„. . .Wenn Autenrieth nur bey seiner Praxis bliebe. Dort ist er viel werth, als Politiker nimmt er sich schlecht aus. . . ."*, schrieb Carl an seinen Bruder Justinus[60]. Autenrieth hatte im Senat der Universität keinen leichten Stand, da dort die von der Familie Gmelin angeführte Gruppe der „Altrechtler" sehr stark war[61]. Als die Stuttgarter Regierung 1826 den Plan erwog, die Universität in die Residenz zu verlegen, antwortete Autenrieth mit einer temperamentvollen Streitschrift.

Autenrieths Einfluß in Tübingen wurde durch eine Revision der Universitätsordnung im April 1831 deutlich beschnitten: der mächtige Kanzler wurde dem Rektor der Universität nachgeordnet. Autenrieth hatte sich jedoch redlich um die Reorganisation der medizinischen Versorgung im Lande bemüht und versucht, in praktischen Fragen Verbesserungen an der Universität durchzusetzen.

Ob Autenrieths Schrift „Gründliche Anleitung zur Brodzubereitung aus Holz" (1817, 1834) während der großen Hungersnot der Jahre 1816/1817 wirklich hilfreich war, erscheint zweifelhaft. Autenrieth versuchte ernsthaft mit dem von ihm entwickelten und an sich und seinen Familienangehörigen erprobten Verfahren der Herstellung von Mehl aus vorbehandelten feinen Buchen- oder Bir-

---

[58] Autenrieth 1825, 1836
[59] Autenrieth 1836, S. 437
[60] DLM, Z 1774, Brief vom 29. Juli 1821
[61] Angerbauer 1969

kenholzspänen und seiner Verwendung zu einem mit Getreidesauerteig gebak-kenen Fladenbrot, einen Beitrag zur Überwindung der schlechten Ernährungs-lage zu leisten. Getreu seiner Überzeugung, Tierversuche sinnvoll einzusetzen, mästete er zwei Schweine erfolgreich mit einem Brei seines Holzmehles.

Während Kerners Studienzeit veröffentlichte Autenrieth seine Schrift über „Versuche über die praktische Heilkunde aus den klinischen Anstalten von Tübingen" (1808), deren Inhalt mit den umfangreichen Kollegnachschriften Ker-ners in einem Kollegbuch ohne Titel, sowie einem Kollegbuch über „Chronische Krankheiten" und seinen „Miscellen aus dem Clinikum" (alle im Deutschen Lite-raturarchiv Marbach) und den von verschiedenen Protokollanten verfaßten drei Bänden über Autenrieths Vorlesungen 1805–1813 verglichen werden können.

Aus Autenrieths Buch und den Aufzeichnungen der Vorlesungen ist ebenfalls zu erkennen, wie genau die Tübinger Studenten in der Beobachtung und Beschreibung der Symptome ausgebildet wurden und wie sorgfältig sie zu epi-demiologischen Untersuchungen angeleitet wurden. Im Vordergrund stand der Unterricht über Krankheiten des Kindesalters (Diphtherie, Keuchhusten, Pok-ken, Windpocken), über Hirnhautentzündungen (Meningitiden), chronische Lungenerkrankungen und vermutlich überwiegend tuberkulöse Allgemeiner-krankungen, über venerische Erkrankungen (Gonorrhoe, Syphilis), Hautkrank-heiten, Rheumatismus, Schlaganfälle und Lähmungen, Cretinismus, Rachitis, „Wassersucht" (Herzleiden), Anfallsleiden, Hysterie, Somnambulismus und Geisteskrankheiten. Da das neue Klinikum und das chirurgische Lazarett jeweils nur wenige Betten hatten, lernten die Medizinstudenten damals die praktischen Fertigkeiten eines Arztes vorwiegend in der Ambulanz und als Begleiter ihrer Professoren bei Hausbesuchen.

Obgleich Kerner in seiner Jugend Zeichenunterricht hatte, finden sich in Ker-ners Vorlesungsnachschriften lediglich für die Beschreibung der Kristallstruktu-ren einige Zeichnungen (Gmelins Mineralogie-Vorlesung aus dem Sommerse-mester 1805), während als einzige Abbildung in allen klinischen Vorlesungs-nachschriften Kerners bei der Besprechung der Rachitis am Rand ein kleines, buckliges Männchen gezeichnet ist (Abb. 8). Ob dies auf den seltenen didakti-schen Einsatz von Zeichnungen im Medizinunterricht jener Zeit hinweist, mag offen bleiben.

Für jeden von den älteren Studenten in der „Ambulanz" untersuchten Patienten mußte eine kurze Notiz zur Anamnese, Diagnose und Rezeptur ange-fertigt werden. Beispiele dafür sind in Kerners „Miscellen aus dem Clinikum" (1807c) erhalten.

Autenrieth war ein guter Organisator, der einerseits den Blick für das Wesentliche nicht verlor, andererseits sich auch um Einzelheiten kümmerte, wenn er dies für erforderlich hielt. So beschrieb er z. B. die „im Clinicum in Tübingen getroffenen Einrichtungen für Wahnsinnige" (1807) sehr genau, ins-besondere ein *Pallisadenzimmer*, das er so einrichten ließ, daß der geisteskranke Patient sich selbst nichts antun konnte. Überzeugt nahm er für eine *dezentrali-sierte Versorgung der geisteskranken Patienten* Stellung:

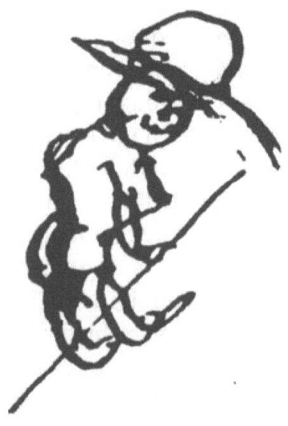

Abb. 8. Kerners Zeichnung eines rachitischen Männchens als Marginalie zu einer seiner Nachschriften von Autenrieths Vorlesungen (DLM, Z2071)

„Laut fordert also die Menschlichkeit, die Irren vertheilt zu lassen, und nur wenige auf einmal oder in Zwischenräumen, wo der Arzt selbst sich wieder erholen kann, einem einzelnen Arzte zur Besorgung zu übergeben, was schon durch das Vertheiltbleiben der Wahnsinnigen im Lande erreicht würde. Es giebt der Ärzte gewiss viele, welche in dem Bewusstseyn, einem Unglücklichen wieder alles geschenkt zu haben, was dem Menschen theuer seyn kann, keine Anstrengung und Mühe dabey scheuen würden, wenn sie nur nicht durch zu lange Dauer einer ununterbrochenen Beschäftigung dieser Art ermatten müssten . . ." (S. 205).

Dies war ein Plädoyer für eine „gemeindenahe" Psychiatrie in den allgemeinen Krankenhäusern und eine Warnung vor der Zusammenfassung der psychiatrischen Patienten in großen Kliniken. Die Entwicklung der psychiatrischen Krankenversorgung ging allerdings einen anderen Weg[62], jedoch verhinderte die Tübinger Fakultät unter Führung von Autenrieth, daß 1817 der vom württembergischen Minister für Kirche und Schulwesen von Wangenheim befürwortete Plan der „Einrichtung einer Heilanstalt für Gemüths- und Geisteskranke" in Tübingen verwirklicht wurde. Für eine solche „Lehr- und Heilanstalt für Gemüthskranke" hatte sich A.C.A. Eschenmayer (s.S. 195 f.), der damals in Tübingen Psychiatrie unterrichtete, in einem gut begründeten Gutachten ausgesprochen[63]. Nach der Ablehnung einer psychiatrischen Klinik durch Autenrieth bekam Tübingen erst 1894 eine selbständige psychiatrische Klinik, während noch zu Autenrieths Wirkungszeit größere psychiatrische Heilanstalten im Land gegründet wurden (Zwiefalten 1812, Winnenthal 1833) und das dem Zuchthaus Ludwigsburg angeschlossene „Tollhaus" ablösten[64].

1807 berichtete Autenrieth über den Krankheitsverlauf von 28 verwirrten und psychotischen Patienten, die er innerhalb von zehn Jahren behandelt hatte, und entwarf eine Prognose der Geisteskrankheiten. Überwiegend handelte es

[62] Gaupp 1900; Kraepelin 1918
[63] Fichtner und Brecht 1972; Fichtner 1980
[64] Grüsser 1987

sich um Patienten, die an einer Schizophrenie erkrankt waren – damals je nach den im Vordergrund stehenden Symptomen „Raserey" („Manie") oder „Narrheit" („Moria") genannt. Bei etwa einem Drittel der Kranken Autenrieths heilte die Psychose aus oder kam zum Stillstand, während ein anderes Drittel „blödsinnig" wurde, mehr oder weniger geistig gestört blieb oder „einen Sparren" behielt, jedoch „ohne Unglück zu besorgen, ihren Familien zurückgegeben werden" konnte. Bei den übrigen Patienten war der Ausgang der Erkrankung schlecht oder ungewiß. Diese Zahlen sind denen recht ähnlich, die man aus grossen, modernen Statistiken für die Prognose der Schizophrenie kennt. Außer der Unterbringung im „Pallisadenzimmer" hielt Autenrieth bei schwer psychotischen Patienten neben einer medikamentösen Therapie mit Digitalis, Belladonna und Opium, als ultima ratio auch die Anwendung mechanischer Zwangsmittel für notwendig. Er entwarf u.a. die „Autenrieth'sche Maske", die erregten Kranken das Beißen und laute Schreien unmöglich machte[65]. Er betonte, daß die Patienten in der Rekonvaleszenz so früh wie möglich in ein *heiter gemaltes, ganz freyes Zimmer, welches die schönste Aussicht auf die reizende Landschaft vor den Fenstern des Clinicums"* hat, gebracht werden sollten. Die Auffassung Autenrieths zur Systematik der Geistes- und Gemütskrankheiten und seine Meinung über Hysterie und den „thierischen Magnetismus" werden auf Seite 175 f. und 195 f. besprochen.

Autenrieth liebte es, wie wir aus einem Bericht von Karl August Varnhagen von Ense wissen, abendelang mit seinen Studenten zu diskutieren, wobei er zur Zeit Kerners den nüchternen Geist der Aufklärung gegen das romantische Weltgefühl der jungen Generation und die philosophische Spekulation vieler seiner Kollegen auf den medizinischen Lehrstühlen anderer deutscher Universitäten verteidigte. Zeit seines Lebens blieb er ein pragmatisch denkender Arzt und Wissenschaftler, der nicht weiter gehen wollte, als er „Grund unter den Füßen spürte" (s.S. 208). Ein freundschaftlich-kollegiales Verhältnis verband ihn mit den Medizinstudenten, die enger mit ihm zusammengearbeitet hatten. Als Kerner im Frühjahr 1808 zur Betreuung seiner erkrankten Mutter in Ludwigsburg weilte, gab ihm Autenrieth in mehreren Briefen ärztlichen Rat[66]. Kerner hat zeit seines Lebens Autenrieth besonders geschätzt, obgleich dieser Kerners und Eschenmayers „Geistertheorie" zur Deutung psychogener und hysterischer Symptome klar und nüchtern ablehnte und sich darüber auch in seinen Vorträgen und Vorlesungen ironisch geäußert hat (S. 193 f.). Besonders interessiert war Autenrieth jedoch an Kerners Beschreibung des Botulismus („Wurstvergiftung", S. 140 f.).

C.F. Kielmeyer

Carl Friedrich Kielmeyer (Abb. 9) stammte aus Bebenhausen bei Tübingen, wurde auf der Hohen Carlsschule in Stuttgart ausgebildet und promovierte mit einer chemischen Dissertation 1786 zum Doctor der Medizin. Er ging im Anschluß an sein Studium für einige Zeit nach Göttingen, wo er sich bei Blumenbach vor allem in vergleichender Anatomie und Naturgeschichte und bei Lich-

---

[65] Kraepelin 1918
[66] DLM, KN 72, 73

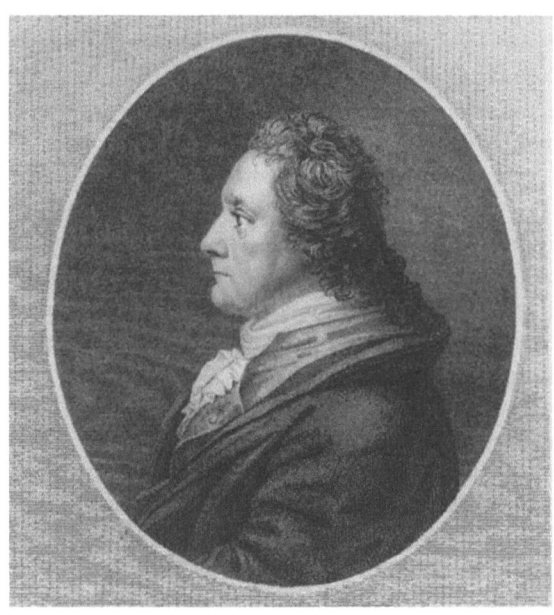

Abb. 9. Carl Friedrich Kielmeyer (Universitätsarchiv Tübingen)

tenberg in Physik weiterbildete. 1790 wurde er an der Hohen Carlsschule Professor für Naturgeschichte und von 1792 bis zur Auflösung der Carlsschule 1794 ordentlicher Professor der Medizin und Chemie. 1796 wechselte er als Professor der Chemie, ab 1801 auch der Botanik, Pharmazie und Materia medica nach Tübingen, von wo er 1817 als Staatsrat und Direktor der Königlich-öffentlichen Bibliothek und des Naturalienkabinetts nach Stuttgart zurückging[67].

Kerner hörte bei Kielmeyer vergleichende Anatomie und allgemeine Botanik. Für seine spätere medizinische Dissertation war das vergleichende anatomische Wissen wichtig, das er sich bei Kielmeyer erworben hatte. Wie Kerners Vorlesungsnachschriften zu entnehmen ist, hat Kielmeyer die vergleichende Anatomie des Innenohres ausführlich besprochen, was vielleicht Anregung für Kerners spätere Doktorarbeit war. Kielmeyer, in Stuttgart Autenrieths Lehrer, war ebenfalls ein die wissenschaftliche Erfahrung und sorgfältige Beobachtung betonender akademischer Lehrer. In einer Schrift „Über Kant und die deutsche Naturphilosophie" (1807) vertrat er die gegen Schelling und Eschenmayer gerichtete Auffassung, daß der Versuch, aus apriorischen Prinzipien die äußere Natur und somit Tatsachen abzuleiten, eine auf Selbsttäuschung beruhende Anmaßung sei. Er wandte sich auch gegen den romantischen Versuch, die Subjekt-Objekt-Trennung aufzuheben, obgleich er das Bestreben, *Einheit in das Wissen von der Natur* zu bringen, für sehr achtenswert hielt. Er betonte, daß unser Wissen von der Natur stets viel Subjektives enthielte, da der menschliche Geist nicht nur Spiegel der Welt sei, sondern die aktiven Komponenten unserer geistigen Tätigkeit die Qualität unseres Wissens mitbestimmten.

---

[67] Martius 1845; Holler 1940; Haering 1940

Kielmeyer war ein guter vergleichender Anatom. Sein berühmterer Studienfreund Cuvier verdankt ihm zahlreiche Anregungen. Kielmeyer war der prominenteste deutsche Entwicklungsbiologe seiner Zeit. Das später von Ernst Haeckel formulierte „biogenetische Grundgesetz", in dem angenommen wird, daß sich die Phylogenese in der Ontogenese (Embryonalentwicklung) wiederhole, wurde schon von Kielmeyer erkannt und beschrieben[68]. Kielmeyers Beziehungen zu Autenrieth waren in Tübingen durch einige Spannungen getrübt[69]. Er war weniger durchsetzungsfähig als Autenrieth, als Wissenschaftler jedoch der theoretisch begabtere Kopf. Kielmeyers Gedanken zur Evolutionsbiologie waren nicht nur wichtige Anstöße zu Schellings Naturphilosophie, sondern auch Anregungen zu zahlreichen systematischen und vergleichend-anatomischen Untersuchungen durch die nächste Biologengeneration.

L.F. Froriep

Ludwig Friderich Froriep kam aus Halle nach Tübingen und war Professor der Chirurgie und Anatomie. Er erwarb sich Verdienste bei der Reorganisation des Anatomieunterrichtes in Tübingen. Als Kliniker war er Vorsteher der chirurgischen und geburtshilflichen Abteilung des Klinikums. Er widmete seine freien Stunden der Medizingeschichte; eine Schrift „Über die anatomischen Anstalten zu Tübingen, von Errichtung der Universität bis auf gegenwärtige Zeit" (1811) war das Resultat. Für den klinischen Teil seiner Tätigkeit verfaßte Froriep ein „Theoretisch-praktisches Handbuch der Geburtshilfe, zum Gebrauche bei akademischen Vorlesungen und für angehende Geburtshelfer", das 1814 bereits in 5. Auflage herauskam. Es ist ein sorgfältiges, mit guten Abbildungen versehenes und für seine Zeit sicher modernes Geburtshilfebuch, das Frorieps Namen weit über die engeren Grenzen seines thüringischen und schwäbischen Wirkungskreises hinaus bekannt machte.

Im Gegensatz zu Ploucquet war Froriep von der Phrenologie Galls positiv beeindruckt und verteidigte Gall in einer „Darstellung der neuen, auf Untersuchungen der Verrichtungen des Gehirns gegründeten, Theorie der Physiognomik des Hn. Dr. Gall in Wien" (1802). Er versuchte, die Gallsche Lehre von den lokalisatorischen Beziehungen der Gehirnfunktionen („Organen") zu einzelnen psychischen „Fakultäten" (Funktionen) anatomisch zu begründen und unterstützte auch die falsche Gallsche Hypothese, daß die Gehirnform die äußere Schädelform mit all ihren Höckern und Unebenheiten bestimmen würde. Kritisch gegen Gall bemerkte Froriep, daß einzelne angeborene Neigungen und Fähigkeiten nur bedingt die Handlungsweisen bestimmen können, denn andere angeborene oder erworbene Eigenschaften könnten sie unterdrücken. „Wenn jemand das Organ des Diebstahls besitzt, so hat er zwar immer den Hang zum Stehlen, aber aus diesem Hange folgt noch nicht, daß er wirklich stiehlt, sondern dieser Hang zum Stehlen kann vorhanden seyn, und doch recht gut durch den Willen unterdrückt werden" (S. 18). Froriep kannte offensichtlich auch klinische Befunde bei Hirnläsionen und degenerativen Hirnerkrankungen, aus denen er schloß, daß es Verletzun-

---

[68] Kielmeyer 1793
[69] Fichtner 1986, pers. Mitteilung

gen des Gehirns gibt, bei denen ganz isoliert einzelne psychische Funktionen ausfallen können, während es bei anderen Hirnläsionen zu einer allgemeinen Beeinträchtigung aller seelischen Funktionen kommen würde. Am Beispiel eines Kaufmanns, der bei einem Sturz aus einem Reisewagen eine Gehirnerschütterung erlitt, beschrieb Froriep sehr genau das Symptom des teilweisen Gedächtnisausfalles bei einer *retrograden Amnesie*. Galls Theorie über im Hirn lokalisierbare psychische Funktionen unterstützte Froriep mit Berichten über klinische Beobachtungen an Patienten, die nach Schädeltraumen und einer epiduralen Blutung einen schweren Gedächtnisverlust erlitten, nach Entfernung des Hämatoms ihre verlorenen Fähigkeiten jedoch wieder zurück erhielten. Froriep wurde dadurch wie Gall zu einem der Wegbereiter der modernen Lokalisationslehre der psychischen Funktionen, die in der Neurologie jedoch erst nach der Beschreibung der durch umschriebene Hirnläsionen bedingten Sprachstörungen, der *motorischen Aphasie* durch Broca (1863) und der *sensorischen Aphasie* durch Wernicke (1874), systematisch entwickelt wurde. Kerner hat Froriep in der Figur des Doctor Siebbein der „Reiseschatten" ein ironisches, literarisches Denkmal gesetzt (S. 94).

F.G. Gmelin

Ferdinand Gottlob Gmelin stammte aus der berühmten Tübinger Apotheker- und Gelehrtenfamilie und hatte in Tübingen Medizin studiert. Studienreisen nach Italien, Frankreich und Ungarn erweiterten seinen Wissenshorizont über die lokale Tübinger Tradition hinaus. Schon mit 23 Jahren wurde er außerordentlicher Professor, mit 28 Jahren ordentlicher Professor an der Medizinischen Fakultät in Tübingen. Er las über Geologie, allgemeine Naturwissenschaften, allgemeine Pathologie, Physiologie, Mineralogie, Materia medica und Augenheilkunde. Nachschriften Kerners aus seinen Vorlesungen sind über die drei letzten Fächer erhalten. Gmelins Vorlesung über „Mineralogie"[70] umfaßte die Geschichte der Mineralogie, eine allgemeine Theorie der Materie, den Aufbau der anorganischen Körper nebst der Beschreibung der verschiedenen Mineralien nach ihrer Kristallstruktur, mechanischen Eigenschaften, Farbe, spezifischem Gewicht, Geruch, Geschmack, galvanischen und magnetischen Eigenschaften, elektrischer Leitfähigkeit, Lichtbrechung, Durchsichtigkeit und ihre Wirkung auf den Organismus. Er besprach die chemische Zusammensetzung der Mineralien, die verschiedenen Kristallformen und behandelte im speziellen Teil der Mineralogie die wichtigsten Mineralien und Edelsteine.

Kerner hat das bei Gmelin erworbene Wissen dann später in seinen Versuchen mit der „Seherin von Prevorst" (S. 211) angewandt. In der Einleitung zu seiner Mineralogie-Vorlesung betonte Gmelin ganz im Geist der Aufklärung den allgemeinbildenden Effekt der Naturbeobachtung:

„Die Beobachtung der Natur . . . hat auch den Vorteil, daß sie vor Kleinigkeitsgeist bewahrt"[71].

---

[70] DLM 39498
[71] Kerner/Gmelin 1805, S. 15

In seiner „Allgemeinen Pathologie des menschlichen Körpers" (1813) vertrat Gmelin eine empirisch fundierte Medizin: Geisteskrankheiten könnten durch Störung der Hirnfunktion bedingt sein, andererseits gäbe es jedoch auch psychogene Geisteszerrüttung:

„Wegen der Wechselbeziehung aber, in welcher Seele und Leib stehen, muß die Seelenthätigkeit notwendig auf diesen zurückwirken. Man wird also mit Wahrscheinlichkeit annehmen können, daß es Geisteszerrüttung geben würde, die aus rein psychischen Anlässen entstanden; daß aber durch die verkehrte Seelenthätigkeit nach und nach eine körperliche Abnormität hervorgebracht worden sey, in der immer der nächste Grund der Seelenthätigkeit liegen muss" (S. 175).

Später hat Gmelin eine „Critik der Principien der Homöopathie" (1835) verfaßt, in der er die therapeutischen Maßnahmen der traditionellen Medizin mit ihrer großen Mannigfaltigkeit und empirischen Begründung gegen die einseitige, dogmatische und überwiegend nutzlose Therapie der Hahnemann-Anhänger verteidigte. Dieses Buch Gmelins scheint eine Antwort auf Eschenmayers Buch „Die Allöopathie und Homöopathie verglichen in ihren Principien" (1834) gewesen zu sein. Eschenmayer betonte in seiner Schrift die Überlegenheit der Homöopathie, weil sie konsequent die Theorie der „Lebenskraft" anwende und ihren therapeutischen Maßnahmen zugrunde lege, während die „Allöopathie", d.h. die traditionelle Schulmedizin, theoretisch nicht konsequent sei. Gmelin, der 1829 Direktor des Tübinger Klinikums wurde, hat Hölderlin ab 1812 bis zu seinem Tod als Hausarzt betreut. Wie Autenrieth, so pflegte auch er einen engen Kontakt mit seinen Studenten. Eine Eintragung aus Kerners Tagebuch (Briefentwurf an Friederike Ehmann) vom Sommer 1807 belegt dies[72]:

„Ich kam soeben aus einem Garten zurück, wo ich zu Professor Gmelin eingeladen war, wir waren alle sehr vergnügt und ich besonders, da ich an Deine Liebe dachte, als wir auf die Gesundheit unserer Mädchen tranken."

Gmelin blieb mit Kerner in freundschaftlichem Kontakt und hat dessen ärztliche Fähigkeiten bei der Behandlung geisteskranker Patienten hoch eingeschätzt, wie man dem Briefwechsel über Gmelins Bruder Hermann entnehmen kann[73]. Hermann Gmelin, der als Student dem Uhland-Kerner-Kreis angehört hatte und später als Oberjustizrat in Esslingen a.N. tätig war, erkrankte an einer Psychose und wurde in seinem letzten Lebensjahr (1834) von Kerner in Weinsberg behandelt, wo er auch starb (Brief Kerners an Alexander von Württemberg 1834)[74].

Zusammenfassend läßt sich sagen, daß die Medizinstudenten in Tübingen zur Studentenzeit Kerners im Vergleich mit anderen Universitäten in Deutschland ausgezeichnet unterrichtet wurden. Die medizinische Fakultät war vom Geist der Aufklärung und der empirischen Naturbeobachtung geprägt. Die angehenden Ärzte erlernten die Grundlagen der Naturwissenschaften. Sie wurden zur sorgfältigen Beobachtung der klinischen Symptome und ihrer Gliederung in Krankheitseinheiten angeleitet. Genaue Rezepturen und die Beachtung der epi-

---

[72] DLM, Z 2076
[73] DLM, KN 513 f.
[74] Willoughby 1938

demiologischen Zusammenhänge, der jahreszeitlichen und witterungsbeding-
ten Schwankungen der Erkrankungen sowie die Grundlagen der allgemeinen
Hygiene wurden gründlich eingeübt. Die anatomischen Kenntnisse der Ärzte
waren gut; wer in Tübingen sein Examen absolvierte, konnte später selbständig
Obduktionen vornehmen und beschrieb, wie man z. B. an den Obduktionsbe-
richten von Kerner feststellen kann (S. 134), einen auch noch heute interpretier-
baren Befund. Die theoretischen Vorstellungen zur Physiologie und Pathogenese waren natürlich im Vergleich zu heute recht dürftig, jedoch kannten die
damaligen Ärzte alle wichtigen chemischen Verfahren zur Untersuchung der
Körperflüssigkeiten und den Nachweis der wichtigsten Gifte. Die chemischen
Untersuchungen wurden auf dem Land meist von Apothekern vorgenommen;
einzelne Ärzte hatten – wie auch Kerner – ein eigenes kleines chemisches Labo-
ratorium. Diätetik, Planzenkunde und Klimakunde gehörten zum selbstver-
ständlichen Grundlagenwissen jedes Arztes, der auch in ersten Ansätzen lernte,
die psychogenen Faktoren bei der Entstehung von Krankheiten zu berücksichtigen. Jeder Medizinstudent hörte in Autenrieths Vorlesungen die Grundlagen
der zeitgenössischen Psychiatrie. Da es außer dem „Tollhaus" in Ludwigsburg
(maximal 48 Patienten) bis 1812 keine psychiatrische Klinik im Land Württemberg gab, oblag die Betreuung der psychotischen Patienten überwiegend den
praktischen Ärzten. Die zeitgenössische Lehre von den Psychosen und den psychogenen Erkrankungen werde ich im Einzelnen in Kap. 11–13 darstellen.

V

„Oh Tübingen, du arge Stadt! Manch Leid in dir erfahren hab"
– Justinus Kerner als Student in Tübingen –

Die viereinhalbjährige Studentenzeit Kerners in Tübingen (1804–1808) war eine Zeit politischer Unruhe und militärischer Auseinandersetzungen in Europa. Man bemerkte davon in Tübingen wenig, das kleine Universitätsstädtchen (Abb. 7) lag abseits des großen Weltgeschehens. Viel Glanz strahlte Tübingen damals nicht aus. Schon Goethe hatte anläßlich eines Besuches bei dem Verleger J.F. Cotta in seinem Tagebuch über Tübingen notiert (7. September 1797):

„Die Existenz der Stadt gründet sich auf die Academie und die großen Stiftungen, der Boden umher liefert den geringsten Theil ihrer Bedürfnisse. Die Stadt an sich selbst hat drei verschiedene Charaktere, der Abhang nach der Morgenseite, gegen den Neckar zu zeigt die großen Schul-, Kloster- und Seminariengebäude, die mittlere Stadt sieht einer alten, zufällig zusammengebauten Gewerbestadt ähnlich, der Abhang gegen Abend, nach der Ammer zu, sowie der untere flache Theil der Stadt wird von Gärtnern und Feldleuten bewohnt und ist äußerst schlecht und bloß nothdürftig gebauet, und die Straßen sind von dem vielen Mist äußerst unsauber . . ."[75].

Varnhagen von Ense, von Berlin vielleicht etwas verwöhnt, schrieb 1809:

„Wir finden die Stadt mit ihren Straßen und Häusern abscheulich, ein schmutziges Nest, schwarz, klein, baufällig; die Stuben, die man uns anbietet, sehen schrecklich aus, mittelalterliche Fensterchen, schiefe Fußböden, klapprige Türen . . . Dagegen ist die Landschaft prächtig, das Neckartal und das Ammertal laden zu den schönsten Spaziergängen ein . . ." (S. 282).

Auch der Geist der Französischen Revolution, der noch zur Studentenzeit von Hegel, Hölderlin und Schelling für einige Aufregungen und politische Diskussionen in Tübingen sorgte, hatte längst von der Universitätsstadt Abschied genommen. Die Studenten der medizinischen Fakultät studierten besonnen und fleißig und wurden aufgrund der durchgeführten Reformen gut für die praktischen Bedürfnisse der späteren ärztlichen Tätigkeit vorbereitet. Die Zahl der Studenten war klein. In allen Fakultäten zusammen studierten zur Studienzeit Kerners zwischen 223 und 301 Studenten, in der medizinischen Fakultät wurden nicht mehr als 12 Medizin- und 12 Chirurgiestudenten pro Jahr neu aufgenommen. Sie stammten, wie das Matrikelbuch dieser Zeit zeigt, überwiegend aus

---

[75] Goethe III, 2, S. 128, 1888

Familien des gehobenen württembergischen Bürgertums, nur selten waren Adelige oder Handwerkersöhne darunter. Persönliche Freundschaften – auch zu den akademischen Lehrern – bildeten sich leicht; meist hielten sie für ein Leben. Für Kerners spätere Entwicklung waren 4 Umstände, Erfahrungen und Erlebnisse in der Tübinger Zeit besonders wichtig:

(a) Schon im ersten Studienjahr bildete sich um Justinus Kerner und Ludwig Uhland ein Kreis von Studenten, die an der modernen Dichtung lebhaftes Interesse zeigten und sich selbst in Lyrik und kleinen Erzählungen versuchten. Dieser Kreis, der den Kern der späteren schwäbischen Romantik bildete, versammelte sich ab 1806 regelmäßig entweder im Gasthaus „Zum Ochsen" am Schmiedtor oder in Kerners Studentenbude im „Neuenbau", einem Studentenwohnhaus für Stipendiaten (Abb. 7c, d). Zu Beginn seines Studiums wohnte Kerner bei seinem Förderer Conz. Diesem verdankte er vermutlich auch die Aufnahme ins „Martinsstift", als dessen Stipendiat er zu Ostern 1806 in den „Neuenbau" einzog (Aufnahmebuch des Martinsstifts, Universitätsarchiv Tübingen).

(b) Anläßlich eines Ausfluges im Freundeskreis an Ludwig Uhlands Geburtstag auf die Achalm, einem Berg bei Reutlingen, lernte Kerner 1807 seine spätere Frau Friederike Ehmann (1786–1852) kennen; es war bei beiden „Liebe auf den ersten Blick", die Kerners weiteres Leben und natürlich seine Lyrik entscheidend prägte.

(c) Kerner war – wie seine zum großen Teil erhaltenen Vorlesungsnachschriften zeigen – ein außerordentlich fleißiger und gewissenhafter Student, dessen ärztliches Wissen und Handeln durch die Ausbildung an der Tübinger medizinischen Fakultät entscheidend geprägt wurde. In dieser Ausbildung wurden Erfahrung und Beobachtung betont, während spekulative Interpretationen eine Nebenrolle spielten.

(d) Durch eine gründliche und originelle Doktorarbeit, die unter Anleitung Autenrieths angefertigt wurde, erlernte Kerner die Grundsätze der damaligen wissenschaftlichen Methodik, schulte seine schon in der Kindheit geübte naturkundliche Beobachtungsgabe weiter, erwarb sich die zum selbständigen wissenschaftlichen Arbeiten notwendigen Fähigkeiten und entwickelte eine ausgeprägte Experimentierlust, die er auch später wiederholt erfolgreich einsetzte.

Der Kerner-Uhland-Kreis und die Entstehung der älteren schwäbischen Romantik

Der Freundeskreis um Justinus Kerner war eine bunte Mischung von Medizin-, Jura-, Theologie- und Philologiestudenten. Kerner war die „Seele", Ludwig Uhland (1787–1862) der „Kopf" dieses Kreises. Uhland (Abb. 10) war dichterisch und theoretisch besonders begabt. Philologisch besser geschult als alle anderen, wurde er der stilistische „Zensor" der dichterischen Versuche seiner Freunde auch noch über die Tübinger Studentenzeit hinaus. Besonders Kerner, den mit Uhland bald eine für das ganze Leben anhaltende und nur durch politische Differenzen zeitweilig getrübte Freundschaft verband, nahm dankbar die kritischen Verbesserungen des Freundes an seinen Gedichten an.

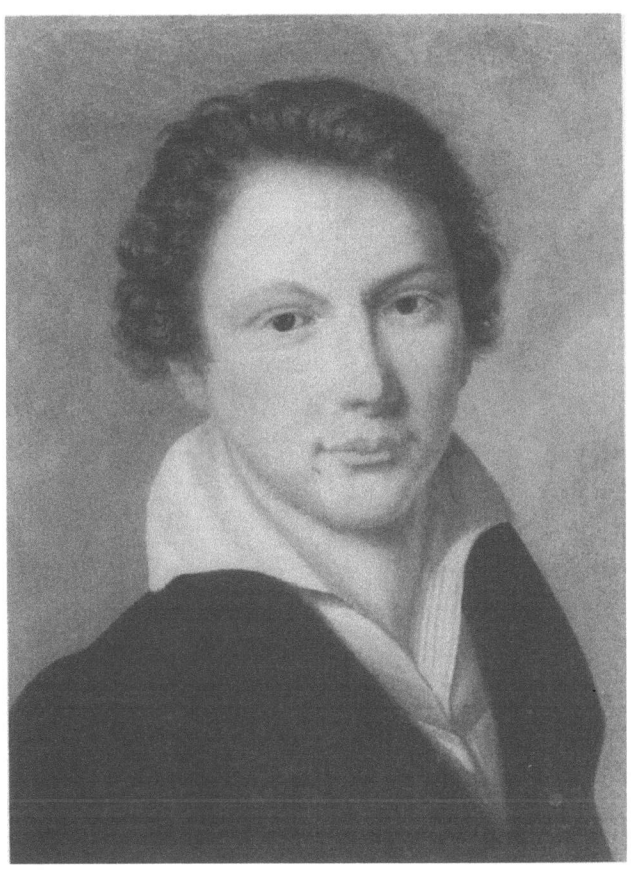

Abb. 10. Ludwig Uhland 1810, nach einem Gemälde von Christoph Friedrich Dörr (DLM)

Ludwig Uhland wurde 1787 in Tübingen als Sohn des Universitätssekretärs Johann Friedrich Uhland geboren; sein Großvater Ludwig Joseph Uhland war Professor der Theologie und Superintendent des evangelischen Stiftes in Tübingen, seine Mutter entstammte der angesehenen Advokatenfamilie Hoser; ihr Vater war Amtsvorgänger von J.F. Uhland. Ludwig Uhland besuchte in Tübingen die Lateinschule, wo er den ersten Unterricht in der Dichtkunst erhielt. Mit 15 Jahren in die Universität Tübingen aufgenommen, studierte er Rechtswissenschaften und nahm nebenher noch Privatunterricht in klassischer Literatur. Heldensagen und Volksliteratur interessierten ihn besonders. Nachdem Carl Philipp Conz 1804 nach Tübingen berufen wurde, hörte Uhland bei ihm deutsche Literatur und beteiligte sich an dessen Stilübungen. Uhlands formale literarische Bildung überragte sicher die seiner Freunde. Seine lyrische Dichtung wirkt mühsamer und schwerer, inhaltlich jedoch breiter und tiefer als jene Kerners, der oft unbekümmert um Versmaß und Genauigkeit seine Lieder niederschrieb, wohl auch im Vertrauen darauf, daß vor der Veröffentlichung Uhland die notwendigen Korrekturen schon vornehmen würde.

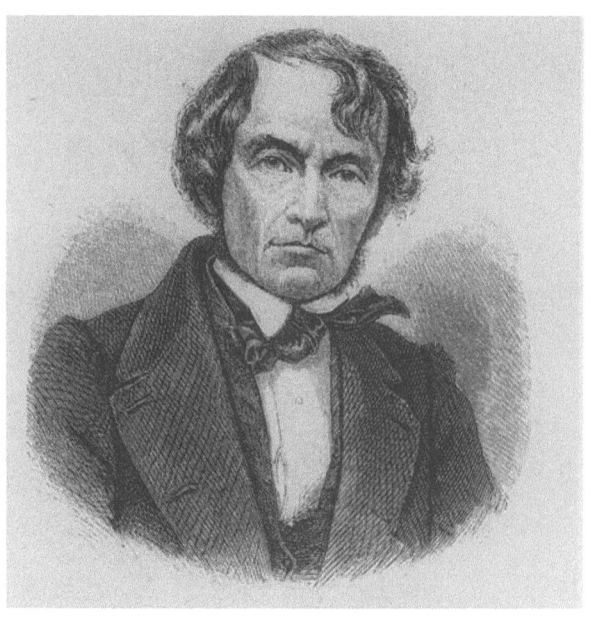

Abb. 11. Karl Mayer (Br.I)

Zum Kreis der Freunde um Kerner und Uhland gehörten der spätere Jurist Karl Mayer (1786–1870, Abb. 11), der zu seiner Zeit auch durch romantische Lyrik und als Chronist des Uhland-Kerner-Kreises bekannt wurde und der Mediziner Heinrich Köstlin (1787–1859), der sich ebenfalls literarisch versuchte und später als Obermedizinalrat in Stuttgart auf die Entwicklung der Medizin im Lande für einige Zeit Einfluß hatte (s.S. 172 f., 235 f.). Köstlin war ein Vetter des Philosophen F.W.J. Schelling und hat die Tübinger Freunde mit dessen romantischer Philosophie bekannt gemacht. Einige Mitglieder der Tübinger Gelehrtenfamilie Gmelin, der früh verstorbene, etwas exzentrische Theologe Gustav Schoder, der in Tübingen einige Jahre als Jurist und Privatdozent tätige Christoph Friedrich Kölle (1781–1848), der später Rat bei der württembergischen Gesandtschaft in Paris wurde und danach im diplomatischen Dienst Württembergs in Karlsruhe und Rom tätig war, die Mediziner Georg Jäger (1785–1866), Samuel Benjamin Härlin (1786–1865), Ernst Uhland (1788–1834), der Sohn des Brackenheimer Dekans, Georg Philipp Cleß (1786–1860), J.C.S. Tritschler (1786–1847), der spätere Byzantinist G.L.F. Tafel (1787–1860) und schließlich die Juristen Karl Roser, später Schwager Uhlands und Mitglied der württembergischen Regierung, und Ch. Rooschüz vervollständigten den Kreis. Gegen Ende von Kerners Studienzeit gehörte der Gruppe auch der Mediziner Heinrich Breslau (1785–1851) an, der Professor für Pharmakologie in München und Leibarzt der bayerischen Könige Ludwig I. und Maximilian II. wurde. Nachdem Kerner die Universität verlassen hatte, kam 1809 Gustav Schwab (1792–1850) als Student nach Tübingen und führte den Kreis der jungen Tübinger Romantiker fort, aus dem sich, dem Zeitgeist entsprechend, schließlich die Studentenverbindung

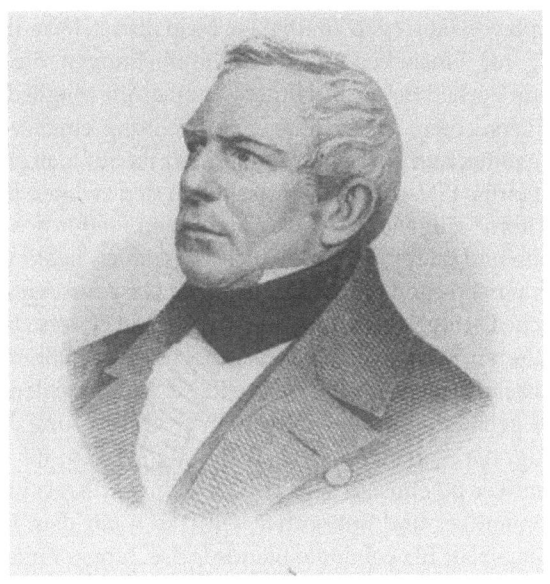

Abb. 12. Gustav Schwab (Br.I)

„Romantica" entwickelte. Auch Schwab wurde ein lebenslanger Freund Kerners (Abb. 12). Vorübergehend schloß sich dem Freundeskreis auch Karl August Varnhagen von Ense (1785–1858) an, der 1808 aus Berlin für ein Semester zum Medizinstudium nach Tübingen zog und den Tübinger Romantikern als Mitherausgeber des „Grünen Musenalmanachs" (mit Adalbert Chamisso, 1804–1806) bekannt war. Varnhagens Schilderungen und Briefen verdanken wir einige wichtige Beschreibungen von Kerner während seiner Studentenzeit. Kerner wohnte während seines letzten Studienhalbjahres bis März 1809 im gleichen Haus wie Varnhagen in der Tübinger Haggasse.

Der Kreis der jungen Tübinger Romantiker sammelte mit Begeisterung die Erzählungen, Sagen und Lieder, die damals noch in den Dörfern des Neckar-, Steinlach- und Ammertals lebendig waren und stöberte auf dem Markt und bei Buchdruckern in Reutlingen nach „Volks- und Ritterromanen". Ihre Wanderungen beschränkten sich überwiegend auf die Umgebung Tübingens. Einer Tagebucheintragung Kerners ist jedoch zu entnehmen, daß dieser wahrscheinlich 1807 mit einigen Freunden eine Wanderung in die Schweiz machte[76]:

Unter dem lauten Gesange unserer Schiffer kamen wir an einem freundlichen Morgen auf dem Zugersee im Ort an. Nach einiger Erfrischung entschlossen wir uns sogleich den Rigi zu besteigen."

Die von Achim von Arnim und Clemens von Brentano 1806 veröffentlichte Sammlung von Volksliedern „Des Knaben Wunderhorn" – durch Gustav Mahlers Vertonungen zum Teil auch noch in der Gegenwart lebendig – hatte einen prägenden Einfluß auf den Tübinger Kreis, ebenso wie die von Arnim, Brentano

---

[76] DLM, Z 2077

51

und Johann Joseph von Görres (1776–1848) in Heidelberg (1806–1808) herausge-
gebene „Zeitung für Einsiedler". Die Veröffentlichungen der Heidelberger
Romantiker wurde Vorbild für die Tübinger Gruppe. Alle Mitglieder des Kerner-
Uhland-Kreises versuchten, in ihrer eigenen Dichtung einen volksliedhaften
Ton zu treffen. Justinus Kerner war besonders stolz darauf, daß eines seiner frühen Gedichte („Ikarus") fälschlich als Volkslied in den zweiten Band von „Des
Knaben Wunderhorn" aufgenommen wurde. Bei den Treffen des Kreises war er
der phantasievolle und bilderreiche Geschichtenerzähler, liebte Verkleidungen
und bevorzugte damals schon bizarre Geister- und Gespenstergeschichten.

Die romantische Dichtung von Brentano, Arnim und Görres wurde, wie auch
die Werke der älteren Romantik um Schlegel und Tieck, von den etablierten
schwäbischen Literaten nicht positiv beurteilt. Ab 1807 erschien bei Cotta das
„Morgenblatt für gebildete Stände", in dem unter der Führung der Redakteure
Weißer und Haug, die Anhänger der „Aufklärung" waren, für mehrere Jahre
gegen die Romantiker polemisiert wurde. Der Tübinger Kreis unterstützte die
Heidelberger Romantiker und antwortete sehr rasch mit dem handschriftlich
verfaßten „Sonntagsblatt für gebildete Stände", das, einem Einfall Kerners folgend, an jedem Wochenende von Januar bis März 1807 herauskam und seinerseits die „Plattisten" des Morgenblattes verspottete. Die Ausgaben des Sonntagsblattes sind fast vollständig erhalten[77]. Sie enthalten Gedichte, Zeichnungen
von Karl Mayer, Satiren und einige Aufsätze zur Poesie, darunter eine Abhandlung von Ludwig Uhland „Über das Romantische". Einige Vertonungen der
Gedichte durch Tritschler sind leider verloren gegangen[78]. Uhlands Aufsatz in
der letzten Ausgabe ist eine Art Manifest, aus dem die Gedanken- und Gefühlswelt des Tübinger Freundeskreises und der sich entfaltenden schwäbischen
romantischen Dichtung deutlich wird:

*„Das Unendliche umgibt den Menschen, das Geheimnis der Gottheit und der Welt.
Was er selbst war, ist und sein wird, ist ihm verhüllt. Süß und furchtbar sind diese
Geheimnisse.*

*Hier zieht sich um sein einsames Schiff das unermeßliche Weltmeer; erzittert vor dem
dumpfen Brausen, das im Sturm dräut. Und wenn er auch das Land erreicht, ist er sicher,
daß nicht der Ozean, der die Veste rings umgürtet, mächtig hereinwoge, und sie mit ihm
verschlinge?*

*Dort hebt sich über ihm und dem Irdischen der heilige Aether. Der Gedanke will sich
in diesen reichen Sternenhimmel mit seinen kalten, inhaltlosen Dreiecken heben. Die reel-
len Seelenkräfte langen mit unendlicher Sehnsucht in die unendliche Ferne. Der Geist des
Menschen aber, wohl fühlend, daß er nie das Unendliche in voller Klarheit in sich auffas-
sen wird, und müde des unbestimmt schweifenden Verlangens, knüpft bald seine Sehnsucht an irdische Bilder, in denen ihn doch ein Blick des Überirdischen aufzudämmern
scheint . . ."*

*„Dies mystische Erscheinen unseres tiefsten Gemütes im Bilde, dies Hervortreten der
Weltgeister, diese Menschwerdung des Göttlichen, mit einem Worte: dies Ahnen des
Unendlichen in den Anschauungen ist das Romantische".*

---

[77] Mayer 1856; B. Zeller 1961
[78] Mayer 1856

Die Verherrlichung des klassichen Griechentums durch die Dichter der vorausgegangen Generation wird mit dem Hinweis auf die eigene Tradition des „Nordens" abgeschwächt:

„Der Sohn des Nordens, den seine minder glänzenden Umgebungen nicht so ganz hinreissen mochten, stieg in sich hinab. Wenn er tiefer in sein Inneres schaute als der Grieche, so sah er eben darum nicht so klar. Seine Natur lag halb in den Wolken. Daher waren seine Götter ungeheure Wolkengestalten, ossianische Nebelgebilde; er wußte von Meerfeyen, die aus der blauen, unendlichen See auftauchten, von Elfen, Zwergen, Zauberern, die alle mit seltsamer Kunde aus den Tiefen der Natur hervortraten. Er verehrte seine Götter in unscheinbaren Steinen, in wilden Eichenhainen; aber um diese Steine bewegte sich der Kreis des Unsichtbaren, durch diese Eichen wehte der Odem der Himmlischen".

Uhland betonte den „romantischen Sinn der gothischen Stämme" und sah als „Hauptmomente der Romantik" das „romantische Christentum und die romantische Liebe":

„Der Geist der romantischen Liebe (Minne) ist dieser: durch die Bande der Natur und des Charakters an das Weib gezogen, glaubt der Mann in der himmlischen Gestalt seinen Himmel zu finden; des Weibes kindliche Einfalt ist ihm die Kindheit einer höheren Welt. Er legt hinter die schöne Hülle das Ziel von all seinem Sehnen, seine ganze Unendlichkeit. Daher die Anbetung, mit der er vor der Geliebten kniet. Ihr Rosenantlitz erscheint ihm in Verklärung, aus ihren Augen leuchtet ihm der Himmel mächtig hervor . . .".

„Die Romantik ist nicht blos ein phantastischer Wahn des Mittelalters. Sie ist hohe, ewige Poesie, die im Bilde darstellt, was Worte dürftig oder nimmer aussprechen, sie ist das Buch seltsamer Zauberbilder, die uns im Verkehr erhalten mit der dunklen Geisterwelt; sie ist der schimmernde Regenbogen, die Brücke der Götter, worauf, nach der Edda, sie zu den Sterblichen herab und die Auserwählten zu ihnen emporsteigen . . ." [79].

Nicht nur den modernen Menschen des Industriezeitalters von heute erscheinen diese Zeilen fremd. Auch der älteren Generation von Kerners akademischen Lehrern gelang es vermutlich nur schwer, sich in diese romantische Gedankenwelt einzufühlen und den Zeitgeist ihrer Studenten richtig einzuschätzen. Durch die französisch-österreichischen Kriege war das Land immer mehr verarmt, eine für das Wohlergehen der Bevölkerung unerfreuliche Entwicklung setzte ein. Die romantische Lebenshaltung mußte als Flucht aus den schwierigen politischen und wirtschaftlichen Problemen des Alltags erscheinen und war es wohl auch. Dennoch sollte sie später politisch wirksam werden, da sie die Entfaltung des für die Befreiungskriege und die allmähliche Entwicklung moderner demokratischer politischer Wertvorstellungen notwendigen Nationalbewußtseins in Deutschland vorbereitete.

Uhland und Kerner waren mit ihren ersten Dichtungen bald erfolgreich. 1806 konnte Uhland 27 Gedichte von sich und 7 von Kerner an Leo von Seckendorf nach Regensburg zur Veröffentlichung in dessen Almanach (1807) schicken. Natürlich blieb die literarische „Nebenbeschäftigung" der Mediziner Kerner und Köstlin auch Autenrieth nicht verborgen. Dieser, vom Geist der Aufklärung

---

[79] Silbermann 1910; Zeller 1961

geprägte und durch hervorragende praktische und theoretische Fähigkeiten ausgezeichnete Mann reagierte nicht ohne Ironie auf die romantische Bewegung. In einem Brief an Kerner aus dem Jahre 1807 schrieb er[80]:

„Das Erhabenste der Poesie in göttlicher Naivität für des Knaben Wunderhorn aus der 4ten lateinischen Schule in Tübingen und Beweis zu hoffender Vollendung der künftigen deutschen Generation.

„Dreyzehn und 'n halber Schneider wiegen vierzehndt halb Pfund.
Und wenn sie diess nicht wiegen, so sind sie nicht g'sund".

Andererseits beauftragte Autenrieth Kerner und vielleicht auch Köstlin – wohl auch in Anerkennung ihres literarischen Interesses – sich an der medizinischen Betreuung Friedrich Hölderlins zu beteiligen; davon später mehr.

Die frühe Dichtung von Kerner, Uhland und ihren Freunden hat vermutlich Carl Philipp Conz (1762–1827) mehr zu verdanken, als aus den Berichten hervorgeht. Bei ihm hörten sie vergleichende Literaturgeschichte, durch ihn wurden sie in die Welt der klassischen Dichtung eingeführt, er förderte durch gründliches historisches Wissen das Interesse der jungen Romantiker an der schwäbischen Geschichte. Noch 1807 hörte Kerner, wie wir seinem Tagebuch entnehmen können, bei Conz Vorlesungen über *Poesie.* Conz, ein etwas unbeholfener und wegen eines Herzleidens auch körperlich schwerfälliger Mann, hatte sich selbst mit bescheidenem Erfolg in lyrischer und epischer Dichtung versucht, ehe er sich überwiegend der Philologie zuwandte. Als „Antiquarius und Poet Haselhuhn" karikierte Kerner ihn nicht gerade höflich in seinen „Reiseschatten", obgleich Conz für ihn seit der Ludwigsburger Schulzeit väterlicher, fördernder Freund war und als erster auch Kerners dichterische Begabung erkannte.

Conz, dessen Vater Klosteramtsschreiber in Lorch im Remstal war, besuchte die Lateinschule in Schorndorf, wo er mit Georg Kerners Mentor C.F. Reinhard (s.S. 10 f.) befreundet war. Er studierte in Tübingen Theologie und begann 1780 mit der Publikation von Gedichten von historischem Inhalt. 1781 besuchte er mit Reinhard Friedrich Schiller, der damals auf der Hohen Carlsschule in Stuttgart studierte. 1792 war Conz nochmals bei Schiller in Jena, 1793 trafen sie sich zum letzten Mal in Heilbronn. Nach seiner Vikariatszeit verbrachte Conz 1789 ein Jahr als Repetent im evangelischen Stift in Tübingen, wo er Hegel, Schelling und Hölderlin als Studenten in die Philosophie und Dichtung einführte und für die griechische Antike begeisterte. Hölderlin war von ihm beeindruckt und schrieb an seine Schwester „mein Repetent ist der beste Mann von der Welt". Conz war eifriger Anhänger der Aufklärung und ein Verehrer Moses Mendelssohns und Lessings. Etwas weltfremd versuchte er, in der Erziehung seines Sohnes zu verhindern, daß dieser jemals etwas vom Teufel hörte. Kerner schilderte mit Humor, wie der Knabe dann doch dieses, für die Aufklärer so schreckliche Wort hörte[81].

Über verschiedene Zwischenstationen kam Conz 1798–1804 als Diakon und Lehrer nach Ludwigsburg und übernahm anschließend den Lehrstuhl für klassische Philologie in Tübingen. Er hielt in Tübingen Vorlesungen über Platon, die

---

[80] DLM, Z 1733
[81] BK, S. 159, nach einer Erzählung von Dr. F.W. von Hoven

Komödien von Aristophanes, die Tragödien von Euripides, Sophokles und Aischylos, über lateinische Schriftsteller (Tacitus, Seneca, Horaz, Lukrez), über allgemeine Ästhetik, Literaturgeschichte, Stilkunde und praktische Poesie. Zahllose literaturhistorische Arbeiten und Übersetzungen aus seiner Feder sind erhalten; ein gebildeter, vielschreibender Mann[82]. Gustav Schwab hat ihn später so geschildert:

„Viele Männer unseres Schwabenlandes erinnern sich von ihren Studienjahren recht wohl eines mit Fett gepolsterten Kopfes, in dem die Wangen zu Mund und Augen kaum Platz liessen; der ganze dicke Mann rührte sich nur schwerfällig, und die Lippen brachten, in Gesellschaft oder auf dem Katheder, Töne hervor, die mit Mühe sich zum Artikulieren steigerten. Aber wenn der Mann ins Feuer kam und die blauen Augen freundlich zu leuchten begannen, so lösten sich die Worte allmählich verständlicher von der sich überschlagenden Zunge. Feine Bemerkungen und gewürzte Scherze, sprühende Funken Geistes, selbst tiefere Einsichten und gelehrte Untersuchungen ließen sich unterscheiden, und man kann dem stammelnden Lehrer der Beredsamkeit das Zeugnis des großen Poeten nicht versagen: „In uns waltet ein Gott, sein regend Atem und Geist erwärmt uns."

Conz kannte sich auch in der Literatur seiner Generation, in der Dichtung des Göttinger Hainbundes, Klopstocks, Goethes und Schillers vorzüglich aus. Obgleich er ein überzeugter Anhänger der Aufklärung war, blieb er im persönlichen und literarischen Kontakt mit den Romantikern dieser jungen Bewegung ein aufgeschlossener Förderer, Lehrer und Stilkritiker. Er war nach Kerners Studienzeit ein sicher nicht mehr „zeitgemäßer" und darüber hinaus sein Äußeres vernachläßigender, altmodischer und „gelehrter Professor aus dem 17. Jahrhundert", wie Wilhelm Waiblinger ihn einmal bezeichnete. In Cottas „Morgenblatt" wurde er als „Oelschlägel" verspottet, obgleich er in dieser Zeitung selbst literarische Beiträge veröffentlichte. In Kerners Freundeskreis hieß er – vermutlich im Kontrast zu seinem Äußeren – „Goldfasan". Mit Interesse kam er am Sonntagmorgen in den „Neuenbau", um sich über das Sonntagsblatt seiner literarischen Schüler zu amüsieren, deren Polemik gegen die „Plattisten" des Morgenblattes des Verlegers J.F. Cotta vielleicht auch durch die räumliche Nähe zu Cotta bedingt war. Cottas Wohnhaus stand (und steht heute noch) neben dem Neuenbau (Martinsstift) in Tübingen (Abb. 7d).

Blättert man heute in den ersten Jahrgängen des „Morgenblattes für gebildete Stände" (ab 1807), so lernt man eine zunächst vom Geist der Aufklärung geprägte, gelungene Zeitschrift von einem überraschend weiten kulturellen Horizont kennen, die nach ihrem in der ersten Ausgabe formulierten Programm Beiträge zur „schönen Literatur, Kunst, Sitten- und Kulturgeschichte, Reisebeschreibungen, kurze Biographien, Gedichte und Korrespondenznachrichten" veröffentlichte.

Letztere informierten den Leser über wichtige kulturelle Ereignisse in anderen deutschen Ländern und im europäischen Ausland. Kunst- und Musikbeilagen (mit vollständigen Notenbeispielen kleinerer Kompositionen) ergänzten die literarischen Arbeiten. Etwas beschränkt wirken manche der Sinngedichte von

---

[82] Cleß 1913; Schmidgall 1940

Haug und Weißer. Besonders bei den Epigrammen des Oberfinanzrates Weißer versteht man, warum die jungen Romantiker den Namen „Plattisten" für die Anhänger des „Morgenblattes" wählten. Ein Beispiel sei zitiert:

Die Dichterin

„Ein Lebens- und ein Geisteskindlein, denkt!
Hat fulvia der Welt zugleich geschenkt.
Doch darf sie eben nicht mit den Geburten prangen.
Das erste Kindlein hat Madame ja offenbar
In Sünden, und das zweyte gar
In Raserey empfangen. "

Der Ärger des Kerner-Uhland-Kreises über das „Morgenblatt" wurde einerseits durch die Angriffe auf die Heidelberger Romantiker, andererseits durch die am 13. Januar 1807 im „Morgenblatt" veröffentlichte Kritik an Leo von Seckendorfs „Musenalmanach auf das Jahr 1807" hervorgerufen, in dem auch Uhland und Kerner Gedichte veröffentlicht hatten:

„Einige der größtenteils ungenannten, Verfasser dieses Musenalmanachs haben sich durch die bekannten, den Helikon umflatternden, Irrwische auf Abwege führen lassen, und sind daher auch richtig statt auf den Parnaß, in Sümpfe gerathen . . .".

Auf die Dauer blieb den jungen Romantikern jedoch nichts anderes übrig, als sich mit dem „Morgenblatt" und dessen mächtigem Verleger J.F. Cotta zu versöhnen, was kurze Zeit nach den erneuten Auseinandersetzungen wegen Kerners „Reiseschatten" auch gelang, zumal auch Cotta auf Grund einer Empfehlung Schellings seine redaktionellen Ziele änderte. Nach 1814 wurde das „Morgenblatt" zum beliebten Publikationsorgan der schwäbischen Romantiker, die in der Zeit der Restauration nach dem Wiener Kongreß die selbstbewußte, bürgerlich-liberale Haltung Cottas und der „Morgenblatt"-Redakteure zu schätzen wußten. Der erste Hauptredakteur des Morgenblattes war 1807–1808 Karl Grüneisen, der von Georg Reinbeck (1808–1811) und Haug (1811–1817) abgelöst wurde. Therese Huber, mit der Kerner viel korrespondierte, hat danach bis 1823 die Redaktion geleitet, die nach ihrem Ausscheiden an Cottas Sohn Georg überging, was einen Qualitätsverlust der Zeitung zur Folge hatte. Der Dichter Wilhelm Hauff übernahm 1826 für ein Jahr die Redaktion. Nach seinem frühen Tod war sein Bruder Hermann Hauff bis 1865 Hauptredakteur. Alle wichtigen deutschen Dichter jener Zeit haben im Morgenblatt publiziert. Georg von Cotta wurde ein großer Verehrer Kerners[83].

Das handgeschriebene „Sonntagsblatt" war vor allem für Uhland und Kerner eine Möglichkeit, ihre Gedichte einer kleineren Tübinger Öffentlichkeit bekannt zu machen. Die meisten dieser Jugendgedichte erschienen später in den Gedichtsammlungen. Kerner schrieb seine Lieder mit leichter Hand, beschwingt oder verträumt, wenig sich um formale Regeln des Versmaßes kümmernd,

---

[83] Peek 1966

56

anschaulich, die romantische Grundstimmung gut vermittelnd. Seine Ironie in der Auseinandersetzung mit den „Plattisten" war im „Sonntagsblatt" noch gezügelt, im Gegensatz zu den zwei Jahre später verfaßten „Reiseschatten", in denen die Stiche schon wesentlich spitzer wurden. Auf den Morgenblattredakteur Weißer schrieb Kerner im „Sonntagsblatt":

Er

„Ich gleiche (glaubt es, oder glaubt es nicht!)
Dem Schwift auch so natürlich im Gesicht,
daß ich oft lange vor der Spiegelscheibe
den großen Mann betrachtend, stehen bleibe."

Kerner bevorzugte in seinen Gedichten dieser Zeit thematisch versponnene Nacht- und Friedhofsszenen, die immer wieder durch einen Schuß Ironie oder Selbstironie aufgelockert wurden. In seinen Liedern gelang es ihm, den einfachen Volksliedton zu treffen. Kerner *„hatte den lebendigsten Sinn für Scherz, für alles Komische und Barocke und eine Art von Leidenschaft, dasselbe ans Licht zu bringen und zu fördern ..."* [84]. Kerners Selbstironie erkennt man auch an dem in Knittelversen verfaßten Begleitschreiben an den Ludwigsburger Schneider Noä wegen eines angebrannten Mantels („Küree"). Es ist eines der ersten aus Kerners Studentenzeit erhaltenen Gedichte, verfaßt zu Silvester 1805 [85]:

„Prosit s'Neujahr!
In welche Gefahr
Durch Feuersnot,
O lieber Gott!
Ich gekommen schier,
Vernehmen Sie hier:
Ganz ruhig ich saß
Am Ofen und las
In einem Buch,
Wie Gottes Fluch
Und alle Übel
Ohne Bibel
Durch Laxieren und Speien
Zu heilen seien;
Als plötzlich – o!
Ganz lichterloh
Ins Ofenloch
Der Teufel kroch,
Mir mit glühenden Klauen
Den Küree zu rauhen.

---

[84] Varnhagen 1809/1922
[85] Br. I,3

Ich bin nicht dumm,
Dreh' mich um,
Schüttel und rüttel
Den brennenden Kittel.
Aber ein Loch
Bleibt dennoch,
Wie Sie werden sehn,
Wenn Sie ihn umdrehn.
Was ist zu machen?
Sie werden lachen.
Ich aber möchte weinen
Bei Gott und den Seinen.
Jesus je,
Mein Küree!
Sie sind der Mann,
Der helfen kann,
Darum setzen Sie doch
Einen Pletz fürs Loch,
Aber nur bald;
Denn es ist kalt.
Vielleicht hat Sprösser
Oder noch besser
Die Fabrik
Noch ein Stück
Der Art feil.
Ihr Kerner in Eil!"

Als Beispiel von Kerners lyrischen Versuchen aus der „Sonntagsblatt"-Zeit seien zwei Gedichte wiedergegeben:

Abreise

„Geh' ich einsam durch die schwarze Gassen
Schweigt die Stadt, als wär sie unbewohnt,
Aus der Ferne rauschen nur die Wasser,
Und am Himmel geht der bleiche Mond.

Bleib' ich lang vor jenem Hause stehen
Drin das liebe liebe Liebchen wohnt,
Träumt nicht daß sein Treuer ferne ziehet,
Stumm und harmvoll wie der bleiche Mond.

Breit' ich sehnend noch einmal die Arme
Nach dem lieben lieben Liebchen aus,
Und nun sag' ich: lebet wohl, ihr Gassen!
Lebe wohl, du stilles stilles Haus!

Und du Kämmerlein im Haus dort oben,
Nach dem oft das warme Herze schwoll
Und du Fensterlein draus Liebchen schaute
Und ihr Thüren, lebet wohl, lebt wohl!

Geh ich bang nun nach den alten Mauern,
Schauend rükwärts oft mit nassem Blik,
Schließt der Wächter hinter mir die Thore,
Weiß nicht daß mein Herze noch zurük."

Steinhauers Wanderlied

„O Tübingen, du arge Stadt!
Manch Leid in dir erfahren hab.
Gehabt euch wohl, ihr Mauern!
Aus ist es mit dem Trauern.

Und aus wohl mit dem blanken Geld,
Doch in der weiten freyen Welt
Lebt stets der Pursche munter.
Juchey! in's Thal hinunter!

Der Neckar rauscht, die Sonn' nicht steht,
Der Sturm von Wolk zu Wolke weht
Und Storch und Reiger fliegen
Juchey! in langen Zügen.

Ade, Kamrad! du brav Kamrad!
Und meissel in den Thurm der Stadt
Mir heut noch ohn' Verweilen:
„Juchey! du Nest der Eulen!"

Kerners frühe Verlobung

Entscheidend für Kerners dichterische Entwicklung während der letzten zwei Jahre seiner Tübinger Studentenzeit waren nicht nur die Vorlesungen von Conz, das Studium der Volkslieder und Sagen und die Anregungen aus dem Kreis der romantischen Freunde, sondern auch die Freundschaft mit seiner späteren Frau Friederike Ehemann (Ehmann, 1786–1854), die er am 26. April 1807 kennenlernte. Sie hatte sich dem Kreis der Tübinger Freunde zu einem Geburtstagsausflug für Ludwig Uhland auf die Achalm[85a] angeschlossen. Kerners Tochter Maria Niethammer hat die ersten gemeinsamen Jahre ihrer Eltern in ihrem Buch „Justinus Kerner, Jugendliebe und Ehestand nach Briefen und eigenen Erinnerungen" (JE) beschrieben und taktvoll manche Schwierigkeiten verschwiegen. Als Quelle benützte sie nicht nur die mündliche Tradition in der Familie, sondern auch das heute noch erhaltene (und schwer entzifferbare) Tagebuch Kerners aus den Jahren 1807/1808[86].

[85a] s. S. 48
[86] DLM, Z 2076

Friederike Ehmann wurde in Ruit bei Esslingen a.N. geboren und lebte nach dem Tod ihres Vaters, des Pfarrers und Denkendorfer Seminarprofessors Philipp Friedrich Ehemann, seit 1807 bei ihrer Tante Hehl in Lustnau bei Tübingen. Für Friederike entschied sich wahrscheinlich schon am ersten Tag ihrer Begegnung mit Kerner, daß sie den weiteren Weg ihres Lebens einmal gemeinsam mit ihm gehen würde. Eine für sie nicht immer leichte Zeit des Wartens war die Folge. Ihre Tante urteilte nüchtern über die wirtschaftlichen Möglichkeiten eines jungen Mediziners und den intellektuellen und charakterlichen Unterschied der beiden; sie suchte Kerners Kontakte mit der Geliebten zu verhindern und Friederike wurde schließlich 1808 bei einer Familie Krauß – anderen Verwandten in Augsburg – untergebracht. Friederike Ehmann hatte wie zu jener Zeit viele Mädchen aus „gutem Hause" nur eine begrenzte Schulbildung. Sie war sensibel, ihrer „nachgeordneten" Rolle wohl bewußt und bis zur Selbstaufgabe bereit, Kerners Kapriolen zu ertragen. Als sie in Augsburg lebte, Kerner sich in der „großen Welt" Hamburgs und Wiens vergnügte und ihr dennoch melancholische Briefe schrieb, war ihre Hoffnung auf eine spätere Verbindung mit dem Geliebten gering. Sie erkrankte – Kerner befürchtete Schwindsucht. Kerners Freund Heinrich Breslau, der damals in Augsburg ärztlich tätig war, erkannte jedoch richtig die psychischen Ursachen ihres Leidens. Dieser Meinung schloss sich auch Kerners Studienfreund Tritschler an, der Friederike 1811 wegen schwerer „Brustkrämpfe" – offenbar Asthmaanfälle – ärztlich betreute. Nach ihrer Heirat 1813 hatte sie einige harte Jahre als Frau und Mutter kleiner Kinder eines Landarztes mit geringem Einkommen durchzustehen. Sie wuchs mit ihrer Aufgabe, unterstützte in der Weinsberger Zeit Kerners große Gastfreundschaft mit hausfraulichem Verstand, mäßigte Kerners bizarre Einfälle, stützte ihn in seinen depressiven Phasen und war kluge Mittlerin beim schließlich erfolgreichen Versuch, das Zerwürfnis zwischen Uhland und Kerner zu beenden.

Kerners Tagebuch von 1807 und 1808 enthält zahlreiche Briefentwürfe an die Geliebte, daneben ihr zugeeignete Entwürfe für Gedichte, die dann später in die Gedichtssammlungen aufgenommen wurden. Die Briefe zeigen einerseits unmittelbare Lebendigkeit, andererseits auch deutliche Züge der Stilisierung. Die Gedichte Kerners wurden im Vergleich zu den vorausgehenden Jahren lebendiger, die liebende Begegnung mit Friederike beflügelte ihn, auch formal gelang ihm jetzt vieles. Ein stark melancholischer Zug durchzieht Gedichte und Briefe, man spürt Kerners Bemühungen, seine Neigung zu depressiven Reaktionen und dunklen Stimmungen durch Dichtung zu überwinden. Eine der Tagebucheintragungen von 1807 läßt die depressive Gestimmtheit besonders deutlich erkennen:

„Nein! einen so traurigen Tag wie den heutigen habe ich seit langer Zeit noch nie erlebt – O Liebe! es quälten mich böse Geister und ich fühlte mich mehrfach oft recht seelenkrank. Ich dachte bey mir über die Zukunft nach ... Du bist nun jezt meine einzige Freundin (das weiß Gott!) ich hänge jezt ganz blos an dir, sah ich dich so ist mir als sehe ich den Himmel ..."

Die Bezeichnung „meine einzige Freundin" bezieht sich auf eine vorausgegangene Beziehung Kerners zu einem „Bäschen Nane" aus dem schwäbischen Oberland, die mit Friederike befreundet war und von der ein lieber Abschiedsbrief an Kerner erhalten ist[87]. Die Briefe an Friederike und ihre Antworten an Justinus versteckten die Liebenden unter einem Stein bei einer Bergkapelle, zu dem Kerner oft noch in später Nacht ging. Kerners Briefe an Friederike enthalten z. T. romantisch-dunkle Nachtgeschichten, die sicher nicht zur Erheiterung des Mädchens beitrugen und die auch den Grundton seiner lyrischen Dichtung bildeten. Diese romantisch-dunkle Gemütswelt des Medizinstudenten sei mit den folgenden Zeilen eines Briefes an Friederike vom Sommer 1807 belegt:

„Das Gewitter konnte mich nicht abschrecken, ich ging noch spät durch die Täler, mein Brieflein am ausgemachten Ort niederzulegen. Schon kam die Nacht. Es war, nachdem der Donner an den Bergen verhallt, eine schauerliche Stille ringsumher.

Ich ging gerade die unbegangenen Wege durch die tiefen Täler an einsamen Gärten vorüber, es graute mir fast, denn meine Phantasie war noch mit jenem Traum beschäftigt. Es war mir oft, als sähen mich allerlei Gestalten aus den Fenstern der verlassenen Gartenhäuser an. Am schauerlichsten war es mir, als ich über die öde Heide ging und die verwelkten Blumen und Kräuter unter meinen Füßen rauschten. Auf den Bäumen herum saß es voll Raben, als wären die alle zu Särgen bestimmt. Als ich mich dem Berg näherte, klopfte mein Herz. Ach, nicht voll Angst, sondern voll Freude, denn ich hoffte ein Brieflein von Dir zu finden.

Mit vieler Mühe glitschte ich den Berg hinab, der Kapelle zu, suchte – ach und fand nichts! – Da legte ich traurig mein Brieflein hin und stieg wieder empor. Kaum war ich oben aus dem Gebüsch, da fasste mich etwas beim Rock, worüber ich nicht wenig erschrak. Es war der Hund des Wildschützen, dem sein Herr bald nachfolgte. Sie machten sich wohl Hoffnung, ein Reh zu erwischen, und der Mann erschrak wohl mehr an dem Wild als ich an ihm, als das Wild ihm „Gute Nacht" sagte.

Da ging ich schnell an dem Weg zurück und war jetzt nur froh, daß ich mein Brieflein abgegeben hatte. – Ich kam an dem Kirchhof vorüber und da hörte ich eine schöne Musik aus der Ferne. Man spielte Tänze. Ich hielt lange still und da meinte ich, die Wolken drehen sich nach dem Takte. Wie weiße Geister schwebten sie durch den Himmel. Der Mond und die Sterne wogten auf und nieder, und die schlanken Pappeln wiegten sich wie Tanzende.

(Nun laß mich träumen und vollends mein Gemälde malen!).

Als ich so in die Harmonieen verloren dastund, kam ein Windstoß, es fuhren die schwarzen Tore des Kirchhofs plötzlich auf, und es war mir, als träte ein Totengerippe heraus, mich zum Tanze einzuladen.

Unwillkürlich trat ich in den Kirchhof ein. Munterer tönten die Tänze, nähergebracht auf den Flügeln des Windes. Es war mir, als umschlänge mich ein Arm, ich konnte nicht widerstreben – ich fing zu tanzen an. Noch viele Gestalten tanzten um mich. Die weißen vergoldeten Grabsteine, vom Monde beleuchtet, flammten wie Lampen im Hochzeitssaal. Blumen und Kräuter gaben süße Düfte.

Immer fester umfaßte mich der kalte Arm, er drückte mich an sich mit Macht, ich fühlte mein Herz nicht mehr schlagen, da flüsterte eine Stimme mir zu, es war Deine Stimme: „Das ist unser Hochzeitstanz!"

Die Musik schwieg und ich erwachte wie aus Träumen. – Voll Schauer ging ich durch die schwarzen Gassen der Stadt und wähnte noch lange den kalten Arm um mich zu fühlen"[88].

[87] DLM, Z 1173 vom 24.2.1808
[88] JE, S. 258–259

Es folgt in diesem Brief ein Gedicht, in dem der Hochzeitstanz zum Totentanz wird. Die letzten 2 Verse lauten:

> „Seht! eure Betten kränzet
> Der Rosen stolze Art,
> Doch eine Lilie zart
> Am Bett der Braut erglänzet.

> Die Hochzeit ist bereit,
> Komm, Bräut'gam! kommt, ihr Gäste!
> Es öffnen sich zum Feste
> Die schwarzen Tore weit.

Aus Briefen und Versen jener Zeit wird Kerners *eidetische Veranlagung* deutlich, seine romantische Todessehnsucht und überquellende Phantasie, die schon zur Tübinger Zeit zusammen mit seiner melancholischen Grundgestimmtheit für die Geliebte sicher manche Belastung darstellten. Die Weise, wie Kerner in manchen Briefen an Dritte über Friederike schrieb, besonders nachdem er in Hamburg die emanzipierten, intellektuellen und literarisch begabten Rosa Maria Varnhagen und Amalie Weise kennengelernt hatte, wirkt heute herablassend. Friederike hat geduldig gelernt, mit den Eitelkeiten und sonderlichen Stimmungen des jungen Romantikers umzugehen. Die Trennungsversuche der Tante blieben letztlich erfolglos. Friederike war unter schwierigen äusseren Bedingungen als Haushilfe in Augsburg tätig, bis Kerner sie im April 1810 auf seiner Heimreise von Wien zunächst nach Ludwigsburg mitnahm und dann vorübergehend zu ihrer Stiefmutter nach Schorndorf brachte. 1810 wohnte Friederike, in den Kreis der Freunde von Gustav Schwab und Ludwig Uhland aufgenommen, nochmals bei der Tante in Tübingen. 1811 – Kerner war inzwischen Arzt in Wildbad im Schwarzwald – zog sie vorübergehend zur Pflege von Kerners Mutter nach Enzweihingen, wo Justinus und Friederike Kerner am 28. Februar 1813 von dem Bruder Louis Kerner getraut wurden, nachdem Justinus 1812 eine feste Anstellung als praktischer Arzt in Welzheim bekommen hatte.

Während der langen Verlobungszeit war ein Teil von Kerners Gedichten an Friederike gerichtet, während die Affäre mit seiner Schwägerin Johanna Friederike in Hamburg (S. 83 f.) sich literarisch weniger niederschlug. Eines seiner bekanntesten und schönsten Gedichte, am Ende seiner Studentenzeit auf dem Weg von Tübingen nach Hause in der Art eines Volksliedes gedichtet, war einem Brief an Friederike beigelegt. Es sei im folgenden wiedergegeben. Das Lied gehört zum Zyklus der Kerner-Lieder von Robert Schumann und schließt an das oben wiedergegebene Steinhauerlied aus dem „Sonntagsblatt" an. Kerner schrieb über dieses Gedicht an Uhland im März 1809:

„. . . *das Lied hatte bald darauf das Glück, noch eh' ich Stuttgart erreichte . . . von einem Handwerksburschen gekrönt und somit auf eine Höhe gestellt zu werden, die keine in den Morgennebel getauchte Gänsefeder erreicht. . . . Zu Echterdingen schrieb ich es im Wirtshause für die Langeweile auf, und als ich weiterging, sang ich es auf der Straße vom Blättchen nach eigener Melodie ab. Da kam ein Handwerksbursche die Straße her, der lief auf mich zu und bat mich sehr höflich, doch ihm dies Lied zu geben."* [89]

Wanderlied

„Wohlauf! noch getrunken
Den funkelnden Wein!
Ade nun, ihr Lieben!
Geschieden muß sein.

Ade nun, ihr Berge!
Du väterlich Haus!
Es zieht in die Ferne
Mich mächtig hinaus.

Die Sonne, sie bleibet
Am Himmel nicht steh'n,
Es treibt sie, durch Länder
Und Meere zu geh'n.

Die Woge nicht haftet
Am einsamen Strand,
Die Stürme, sie brausen
Mit Macht durch das Land.

Mit eilenden Wolken
Der Vogel dort fliegt
Und singt in der Ferne
Ein heimatlich Lied.

So treibt es den Burschen
Durch Wälder und Feld,
Zu gleichen der Mutter,
Der wandernden Welt.

Da grüßen ihn Vögel
Bekannt überm Meer,
Sie flogen von Fluren
Der Heimat hieher.

Da duften die Blumen
Vertraulich um ihn,
Sie treiben vom Lande
Die Lüfte dahin.

Die Vögel, sie kennen
Sein väterlich Haus,
Die Blumen einst pflanzt' er
Der Liebe zum Strauß.

---

[89] Br I, 12

Und Liebe, die folgt ihm,
Dem Herzen verwandt;
So wird ihm zur Heimat
Das fernste Land. "

Die Harmonie, die Kerner damals in seiner Beziehung zu Friederike erlebte, ist in dem Gedicht „Er und Sie" festgehalten, dessen Dialog in Robert Schumanns schönem Duett, in dem Wechselgesang und gemeinsames Singen aufeinander folgen, zu einem kleinen Meisterstück romantischer Empfindsamkeit gestaltet wurde.

Er und Sie

Er

„Seh' ich in das stille Tal,
Wo im Sonnenscheine
Blumen prangen ohne Zahl,
Blick' ich nur auf eine.
Ach! Es blickt ihr Auge blau
Jetzt auch auf die Auen;
Im Vergißmeinnicht voll Tau
Kann ich es erschauen.

Sie

Tret ich an mein Fensterlein,
Wann die Sterne scheinen,
Mögen alle schöner sein,
Blick' ich nur auf einen;
Dort gen' Abend blickt er mild
Wohl nach Himmelshöhen,
Denn dort ist ein liebes Bild
In dem Stern zu sehen. "

Kerners Dissertation „Beobachtungen über die Funktion der einzelnen Teile des Ohres"

Kerner hat im Juli 1808 sein medizinisches Universitätsexamen abgelegt und danach intensiv an seiner Dissertationsschrift „Observata de functione singularum partium auris" gearbeitet, die er mit einer öffentlichen Verteidigung am 20. Dezember 1808 erfolgreich abschloß. Kielmeyer wirkte als „Promotor" von Kerners Doktorpromotion[90]. Wissenschaftlich wurde die Arbeit von Autenrieth betreut, der als „Praeses" und Dekan auch die öffentliche Verteidigung zu leiten hatte und bei dieser Gelegenheit erläuterte, daß Kerner die Verhaltensexperimente über die Wirkung der Töne auf verschiedene Tiere allein durchgeführt

---

[90] Fischer und Albrecht 1964; Winter 1978; deutsche Übersetzung der Arbeit von Engelhardt 1972

habe, während die vergleichenden anatomischen Untersuchungen des Gehörganges, des Mittel- und des Innenohres das Ergebnis gemeinsamer Arbeit seien. Autenrieth hat den wissenschaftlichen Wert von Kerners Arbeit hoch eingeschätzt und sie mit ihm 1809 in Reil's Archiv für Physiologie veröffentlicht. Das Thema der Doktorarbeit war vermutlich auch durch den wissenschaftlichen Werdegang Autenrieths bestimmt, denn Antonio Scarpa, bei dem er in Pavia lernte (S. 34), hat wichtige anatomische Entdeckungen am Innenohr gemacht. Scarpa zu Ehren heißt das Ganglion der Nervenzellen, die im Innenohr die Signale aus den Gleichgewichtsrezeptoren aufnehmen und ins Zentralnervensystem übertragen, *Ganglion Scarpae*. Daneben spielte für die Arbeit wahrscheinlich auch das wissenschaftliche Interesse Kielmeyers eine Rolle, der in seinen Vorlesungen zur vergleichenden Anatomie die Sinnesorgane besonders ausführlich behandelte (Kerners Vorlesungsnachschriften 1805a).

Für den biologisch nicht vorgebildeten Leser ist in Abb. 13 der Aufbau des menschlichen Ohres vereinfacht dargestellt[91]: Die Schallwellen (Longitudinalschwingungen der Luft), die von einer Schallquelle an unser Ohr gelangen, werden durch die Ohrmuschel aufgefangen, mehr oder weniger gut in den äußeren Gehörgang reflektiert und zum Trommelfell übertragen. Das leicht zeltförmige Trommelfell ist schräg in den äußeren Gehörgang eingelagert und grenzt diesen gegen das Mittelohr (Paukenhöhle) ab. Die Innenseite des Trommelfells ist über die gelenkige Gehörknöchelchenkette (Hammer, Amboß und Steigbügel) mit der Membran des ovalen Fensters verbunden, die das Innenohr gegen das Mittelohr abschließt. Das Innenohr ist ein kompliziert gebautes knöchernes Kanalsystem im Felsenbein (Labyrinth), das aus den drei *Bogengängen*, die näherungsweise senkrecht aufeinander stehen, zwei säckchenförmigen Ausstülpungen (Utriculus und Sacculus) und der *Schnecke* besteht. Die Schnecke (Cochlea) ist beim Menschen zweieinhalbmal gewunden (in der Abb. 13 vereinfacht). Das knöcherne Labyrinth ist von dem „häutigen" Labyrinthschlauch ausgekleidet, der in der Schnecke in drei parallel laufende Kanälchen unterteilt ist, die mit der wäßrigen Perilymphe bzw. Endolymphe gefüllt sind.

Die Luftschwingungen im äußeren Gehörgang bringen das Trommelfell und die Gehörknöchelchenkette zum Mitschwingen, wobei die Amplitude der Auslenkungen des Trommelfells in Auslenkungen der Membran des ovalen Fensters untersetzt, der Druck jedoch etwa 20:1 übersetzt wird. Die schwingende Membran des runden Fensters führt zu Schwingungen der Flüssigkeit *(Perilymphe)* im Kanalsystem des Labyrinths, die durch die Scala vestibuli bis zur Membran des runden Fensters übertragen werden. Diese Membran grenzt an die Paukenhöhle des Mittelohres (Abb. 13), so daß der notwendige Druckausgleich des schwingenden Systems möglich ist. Entlang der Basilarmembran, die die Schnecke quer teilt, entsteht bei Schwingungen der gewundenen Flüssigkeitssäulen eine *Querauslenkung*. Das *örtliche* Maximum dieser recht komplizierten Auslenkung („Wanderwelle") hängt von der Frequenz der Schallwellen ab. Je höher die Schallfrequenz ist, umso näher zum Steigbügel liegt dieses Maximum. Eine reine Sinusschwingung im Frequenzbereich des Hörens (20 – ca. 18.000 Hz

---

[91] Einzelheiten s. Klinke 1985

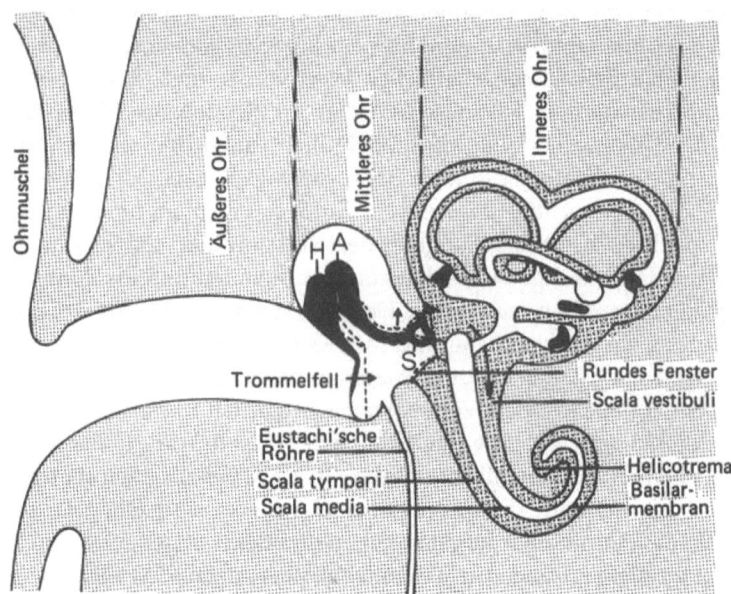

Abb. 13. Schematischer Schnitt durch den Gehörgang, das Mittelohr mit den Gehörknöchelchen, Hammer *H*, Amboss *A* und Steigbügel *S* sowie das Innenohr mit der Schnecke, den Bogengängen, dem Sacculus und Utriculus unter den drei Bogengängen. Die zweieinhalb Windungen der Schnecke sind nur angedeutet gezeichnet (nach Klinke 1985).

beim Jugendlichen) führt also an einem bestimmten Ort der Schnecke zu einer maximalen Querauslenkung der Basilarmembran. Die Sinneszellen („Haarzellen") befinden sich auf der Basilarmembran; ihre Sinneshaare werden durch die Querauslenkung wegen der Verschiebung der Basilarmembran gegen die Tectorialmembran verbogen. Diese Verbiegung der Sinneshaare führt zu einer Erregung der Sinneszellen des Cortischen Organs in der Schnecke. Die Erregung der Sinneszellen wird auf die Fortsätze (Axone) von Nervenzellen übertragen, die im *Ganglion spirale* in der Schnecke liegen. Die Axone dieser Nervenzellen leiten die Signale aus dem Innenohr über den Hörnerven in die „Hörzentren" des Hirnstammes, von wo über einen mehrstufigen Signalübertragungsprozeß die Erregung schließlich die Nervenzellen in den, dem bewußten Hören dienenden Regionen der Großhirnrinde im oberen Bereich des Temporallappens erreicht.

Zu Kerners Studentenzeit wußte man durch Beobachtung, daß eine Zerstörung des Innenohres oder eine Unterbrechung des Hörnerven eine Taubheit zur Folge hat, daß Mittelohrprozesse (zum Beispiel Vereiterungen) zu einer erheblichen Einschränkung des Hörvermögens auf dem geschädigten Ohr führen und daß durch Verstopfung des äußeren Hörganges das Hörvermögen natürlich ebenfalls eingeschränkt wird. Zwei wissenschaftliche Generationen nach Kerner hat Hermann von Helmholtz (1863) eine erste systematische physikalische Analyse der Elementarprozesse des Hörens vorgenommen und eine *Resonanztheorie* für das Hören entwickelt, bei der er annahm, daß jeder reine Ton (Sinusschwingung) einen ganz kleinen Bereich der Basilarmembran in der Schnecke zum Mitschwingen anregt. In Ansätzen wurde diese heute nicht mehr als hinreichend angesehene Resonanztheorie auch schon von Kerner diskutiert.

Kerner bekam von Autenrieth die Aufgabe, genaue Messungen der Form und Größe der knöchernen Teile des Gehörgangs, Mittel- und Innenohrs vorzunehmen. Er hat diese Strukturen außer an Knochenpräparaten vom Menschen an folgenden Tieren sehr exakt vermessen: Maulwurf, Maus, Fledermaus, Igel, Katze, Kaninchen, Fuchs, Hund, Schwein, Schaf, Rind und Pferd. Bei seinen Messungen hat er wahrscheinlich eine Schieblehre mit Noniusablesung benützt. Eine solche quantitative anatomische Analyse war zu seiner Zeit völlig ungewöhnlich. Erst 20 Jahre später hat dann Purkyně die quantitative Morphometrie des Schädels auf ihren später so erfolgreichen Weg gebracht. Überraschend für eine medizinische, wissenschaftliche Arbeit dieser Zeit war auch die Berechnung von Mittelwerten aus den Daten, die bei den menschlichen Präparaten erhoben wurden und die dadurch ermöglichte Feststellung von *Geschlechtsunterschieden*. Der Empiriker Autenrieth wollte es offenbar sehr genau wissen. In den morphologischen Teilen der Arbeit wurden von Kerner folgende z. T. neue Beobachtungen beschrieben:

a) Der äußere Gehörgang ist beim Menschen trichterförmig. Beim Mann ist die Trichterform deutlicher ausgeprägt als bei der Frau und der Gehörgang insgesamt größer. Kerner glaubte, daß das männliche Ohr daher besser geeignet sei, Schallwellen aus größerer Entfernung aufzunehmen, während zum Ausgleich das weibliche Ohr besser in der Nähe hören würde. Sehr genau stellte Kerner Unterschiede in der Form und Ausdehnung der äußeren Gehörgänge der oben genannten Säugetiere fest und verglich die erhaltenen Werte mit denen des Menschen. Ihm fiel auf, daß Tiere mit relativ großen Ohrmuscheln (zum Beispiel Pferde) einen im Vergleich zum Menschen wesentlich kleineren Gehörgangsdurchmesser haben und daß fleischfressende Säugetiere einen kürzeren äußeren Gehörgang haben als pflanzenfressende Säugetiere. Dieser Umstand verbessere das Hörvermögen der Pflanzenfresser, womit ihre höhere Reaktionsbereitschaft zur Flucht bei plötzlichen Geräuschen erklärt sei.

Kerner gab eine originelle Deutung der Zweckmäßigkeit der schiefen Einlagerung des Trommelfells in den äußeren Gehörgang: dadurch sei das Trommelfell in der Lage, Schallschwingungen aus allen Richtungen aufzunehmen. Er kannte von Saiteninstrumenten den Zusammenhang zwischen Spannung und Resonanzfrequenz und wandte diesen Zusammenhang zur Deutung der Funktion des Trommelfells an. Je nach Lage des Hammergriffs und Form des Trommelfells habe jedes Trommelfell seine besonderen Resonanzeigenschaften, die durch den *Musculus tensor tympani*, der am Hammer ansetzt, veränderbar seien (Abb. 13). Da der Mensch ein rundes Trommelfell habe, könne er hohe *und* tiefe Töne gut hören.

(b) Die *Gehörknöchelchenkette* überträgt den Schall vom Trommelfell zum ovalen Fenster, wobei Kerner richtig vermutete, daß die an der Gehörknöchelchenkette ansetzenden kleinen Mittelohrmuskeln (*M. stapedius, M. tensor tympani*) die Schallübertragungseigenschaften der Gehörknöchelchenkette beeinflussen können. Genaue Vorstellungen dazu hat er allerdings nicht entwickelt. Er glaubte, daß Schallwellen auch über die Luft der Paukenhöhle vom Trommelfell zum Innenohr übertragen werden könten. Die unterschiedliche Ausformung der Paukenhöhle und der Gehörknöchelchenkette bei den verschiedenen Säugetieren brachte er mit deren unterschiedlichem Hörvermögen in Zusammenhang.

c) Kerner untersuchte sehr sorgfältig die *Struktur und die Dimensionen des knöchernen Labyrinths*. Er fand eine relativ große Schnecke bei der Fledermaus, die jedoch sehr kleine Gehörknöchelchen habe. Letzteres ist, wie wir heute wissen, eine Anpassung an die Fähigkeit der Fledermäuse zum Hören und zur Echoortung mittels Ultraschallsignalen. Bei den verschiedenen Tieren fiel Kerner eine unterschiedliche Zahl von Schneckenwindungen auf: beim Fuchs und Hund drei, beim Menschen, Schwein, Rind und Pferd zweieinhalb, beim Igel eindreiviertel, beim Maulwurf nur eineinhalb. Kerner hatte in Autenrieths Physiologievorlesungen gelernt, daß es vier *Schallqualitäten* gibt: Lautstärke, Tonhöhe, Schallrichtung und Klangfarbe. Er erkannte richtig, daß die Schnecke so gebaut ist, daß sie bei verschiedenen Tonhöhen unterschiedlich schwingen würde und schloß daraus, daß sie vor allem der Ort für die Rezeption der *Klangfarbe* sein müsse.

(d) Auch den übrigen Teilen des Labyrinths (Abb. 13) schrieb Kerner wie die meisten Anatomen und Physiologen seiner Zeit eine Funktion für das Hören zu, wobei er eine originelle Deutung der Funktion der Bogengänge entwickelte. Er stellte zunächst richtig fest, daß die drei *Bogengänge* des Labyrinths nur näherungsweise senkrecht aufeinander stehen und die Ebenen der einander zugeordneten Bogengänge im linken und rechten Labyrinth nicht exakt parallel sind. Daraus schloß er, dass die Bogengänge dem *Richtungshören* dienen, wobei die durch den Schädelknochen direkt aufgenommenen Schallwellen je nach ihrer Ausbreitungsrichtung die zwei jeweils näherungsweise parallelen Bogengänge zu unterschiedlichem Mitschwingen bringen würden. Die Vermutung, daß die räumliche Anordnung der Bogengänge etwas mit *räumlicher Wahrnehmung* zu tun haben könnte, ist richtig. Es sind allerdings nicht die Schallrichtungen, die mit Hilfe der Bogengangsrezeptoren wahrgenommen werden, sondern die Richtungen der *Drehbewegungen* des Kopfes im Raum. Die Bogengänge sind Transformationsorgane des Gleichgewichts- und Bewegungssinnes.

(e) Auch dem *Sacculus* und *Utriculus* (Abb. 13) schrieb Kerner eine Funktion für das Hören zu und vermutete, daß durch diese Strukturen *Tonhöhe* und *Lautstärke* aufgenommen würden. Kerner wußte aus den Untersuchungen von Antonio Scarpa, daß alle Strukturen des Labyrinths dicht mit Nerven versorgt sind, so daß seine Annahme einer rezeptorischen Funktion gut begründet war. Er glaubte, daß die mechanischen Schwingungen der Flüssigkeit im System des Labyrinths direkt mechanisch die Nervenendigungen erregen würden. Man weiß heute, daß die Rezeptoren im Sacculus und Utriculus der Wahrnehmung der Kopflage im Schwerefeld der Erde und der Empfindung von Linearbeschleunigung dienen.

(f) Kerner erwähnte, daß die Bogengänge eines menschlichen Fötus in ihrer Lage ähnlich wie die eines Maulwurfes seien. Er wandte auf diese Beobachtung die Hypothese Kielmeyers an, der glaubte, daß der Mensch als höchstes entwikkeltes Tier im Laufe seiner Embryonalentwicklung Stadien durchlaufe, in denen morphologische Eigenschaften niedrigerer Tiere zu erkennen sind.

Kerner hatte nicht nur die Aufgabe, die Morphologie des Gehörorgans auszumessen, sondern sollte auch *funktionelle Deutungen* dazu finden. In diesem Teil seiner Dissertation wird seine experimentelle Phantasie besonders deutlich, hier ging er einen originellen Weg in wissenschaftliches Neuland:

(g) Er beschrieb einige einfache *sinnespsychologische* Beobachtungen, deren Ergebnisse er richtig interpretierte. Neben den, auf einem freien und ruhigen Feld vorgenommenen Experimenten über das Richtungshören des Menschen mit einem und zwei Ohren, schilderte er z.B. ein einfaches Experiment mit einer Taschenuhr. Jeder, der eine mechanische Armbanduhr hat, kann diesen Kerner'schen Versuch wiederholen, mit dem dieser bewies, daß die Verbindung der Paukenhöhle mit dem Mundraum über die Eustachische Röhre (Abb. 13) *nicht* der Schalleitung dient und daß die direkte Knochenleitung der Schallschwingungen vorzüglich zum Hören geeignet ist: Bringt man eine kleine Taschenuhr so in den Mund, daß sie die knöchernen Teile des Kiefers nicht berührt, so kann man das Ticken der Uhr nicht hören. Sobald die metallenen Teile der Uhr jedoch in Kontakt mit den Zähnen kommen, hört man das Ticken vorzüglich, besonders wenn man die äußeren Gehörgänge mit den Fingern schließt. Dieses Experiment ist ein direkter einfacher Beweis der effektiven Schalleitung zum Innenohr durch Festkörperschwingungen der Knochen.

(h) Besonders originell sind die Verhaltensexperimente, die Kerner vornahm, um Vorstellungen über die funktionelle Deutung seiner anatomischen Befunde ableiten zu können. Während er die anatomischen Präparate vermutlich in einem Raum der Universität bearbeitete, führte er die verhaltensbiologischen Untersuchungen an den kleineren Tieren in seinem Wohnzimmer, an den größeren Tieren vermutlich in Ställen oder auf der Weide durch. Varnhagen, der damals ebenfalls noch Medizin studierte, beschrieb Kerner zu dieser Zeit:

„Zu seiner Dissertation hat er Bemerkungen über das Gehör gewählt und deshalb ganz neue Versuche mit Tieren angestellt. In seiner Stube lebt er mit Hunden, Katzen, Hühnern, Gänsen, Eulen, Kröten, Eidechsen, Mäusen und wer weiß was sonst noch für Getier ganz freundschaftlich zusammen und hat nur seine Not, Tür und Fenster zu verwahren, dass ihm die Gäste nicht entschlüpfen; ob seine Bücher oder Kleider in Gefahr sind, ob ihn ein Tier im Schlaf anschnopert oder unversehens aufgeschreckt nach ihm beißt, das kümmert ihn nicht. Seine Versuche sind schlau und sinnreich, und er sucht alle Quälereien zu vermeiden. Überhaupt steht er der Natur sehr nahe und besonders ihrer dunklen Seite ...“ (1922, S. 286).

Kerner scheute nicht vor Vivisektionen zurück. So entfernte er z. B. einer Katze die rechte Ohrmuschel und untersuchte drei Wochen später, wie sich das Hörvermögen des Tieres verändert hatte. Er stellte eine Anpassung fest: das Tier drehte den Kopf jeweils so, daß es mit seiner linken Ohrmuschel den Schall mit größter Deutlichkeit aufnehmen konnte. Dieses Verhalten blieb auch dann erhalten, wenn das linke Trommelfell durchbohrt und der linke Gehörgang zusätzlich noch verstopft wurde. Dann nahm das Tier jedoch nur noch die schrillsten hohen Töne wahr. Um Töne verschiedener Höhe, Klangfarbe und Lautstärke zu erzeugen, benützte Kerner eine große Zahl verschiedener Musikinstrumente: Flöte, Piccoloflöte, Baßgeige, Violine, Trommel, Horn (Zink),

Fagott, Klarinette, Laute, Glocken und abstimmbare Gläser einer Glasharmonika. In seinen Experimenten fand er, daß die Klangfarben für die Reaktion der Tiere ebenso eine Rolle spielte wie die Tonhöhe und daß einige Tiere (z. B. Katzen) wesentlich besser auf hohe Töne als auf tiefe Töne reagierten. Er schloß daraus richtig, daß sie auch die hohen Töne besser hören würden; wir wissen heute, daß Katzen z. B. weit in den Ultraschallbereich hinein hören können.

Kerner wies überzeugend nach, daß das *Richtungshören* der verschiedenen Tiere unterschiedlich gut ausgeprägt ist. Besonders originell waren seine Versuche, das Richtungshören des Maulwurfes festzustellen: er band dem Maulwurf einen Faden an den Schwanz, ließ ihn sich in ein mit Erde gefülltes Gefäß eingraben und beschallte das Gefäß dann von aussen aus verschiedenen Richtungen mit verschiedener Tonhöhe und Schallstärke. Er beobachtete, daß die unterirdische Fortbewegung des Maulwurfs, die er am Verlauf des Fadens feststellen konnte, von der *Richtung* des einfallenden Schalles abhing.

(i) Die Resultate der verhaltensphysiologischen Experimente versuchte Kerner mit den anatomischen Besonderheiten des Ohres in Zusammenhang zu bringen. Dieser Teil der Kernerschen Dissertationsschrift ist im methodischen Ansatz außerordentlich modern und die zugrunde liegende Hypothese, daß der Bau der peripheren Sinnesorgane wesentlich das Verhalten eines Tieres bestimmt, war für die damalige Zeit ungewöhnlich. Für Experimente dieser Art gab es kaum Vorbilder. Kerners funktionelle Deutungen der unterschiedlichen Gestaltung des Gehörganges, des Mittel- und des Innenohres, waren natürlich überwiegend spekulativ, einiges, wie die Unterschiede des Hörens bei fleischfressenden und pflanzenfressenden Säugetieren, scheint jedoch richtig zu sein. Ganz besonders originell und völlig unzeitgemäß waren die verhaltensphysiologischen Experimente, die er mit einfachsten Mitteln, jedoch phantasiereich und genau beobachtend durchgeführt hat. Hier kam Kerner seine Erfahrung aus der Zeit in Maulbronn zugute, in der er viele Tierbeobachtungen gemacht und an Haustieren und gezähmten Wildtieren den sorgfältigen Umgang mit Tieren erlernt hatte. Kerner hat Zeit seines Lebens dieses Interesse an Verhaltensbeobachtungen beibehalten und immer wieder Dressuren mit Tieren angestellt; während seiner Tätigkeit als praktischer Arzt waren es überwiegend Vögel, besonders Raben oder Krähen, die er als gezähmte Gäste hielt. Einmal hatte er für längere Zeit in seinem Haus einen zahmen Storch, mit dem er experimentierte (Abb. 27c, S. 246). Kerner hat sich bei den ersten Tierexperimenten, die er im Rahmen seiner Doktorarbeit machte, auch die Fähigkeiten zu Tierversuchen erworben, die er später bei der Erforschung der Fleischvergiftung wieder einsetzte (S. 135 f.).

Kerners Leistung wurde durch die von Autenrieth vorgenommene Publikation der Arbeit zu Recht gewürdigt. Kerners Dissertation wurde, wie Engelhardt (1972) nachwies, noch eine Generation später von dem großen Physiologen Johannes Müller und dem Prager Anatomen Joseph Hyrtl zitiert. Mit der Einführung präziser physikalischer Vorstellungen in die physiologische Theorie des Hörens durch Hermann von Helmholtz (1863) erreichte die Physiologie des Hörens dann jedoch eine Stufe, auf der die älteren Arbeiten aus der ersten Hälfte des 19. Jahrhunderts ein meist nicht mehr beachteter Teil der Medizingeschichte wurden.

Am 15. September 1806 wurde Friedrich Hölderlin (Abb. 14) in das Tübinger Klinikum zur Behandlung seiner psychotischen Erkrankung (Schizophrenie) aufgenommen (s. *Anhang A 1*). Er kam in der Begleitung eines oder mehrerer Wärter mit der Kutsche aus Homburg im Taunus. Vermutlich war er von der langen Reise sehr erschöpft, so daß am Aufnahmetag keine Medikation notwendig war. Am nächsten Tag scheint er jedoch so erregt gewesen zu sein, daß Autenrieth, wie dem erhaltenen Rezeptbuch des Klinikums zu entnehmen ist, einen Aufguß von Belladonna- und Digitalis-Blättern (Tollkirsche und roter Fingerhut) verordnete. Autenrieth vertrat in seinen Vorlesungen („Resultate aus den klinischen Beobachtungen in Tübingen", Band I, 1805–1807") die Meinung, daß bei „Manie" (wie die psychotischen Erregungszustände damals genannt wurden) das Nervensystem durch diese Mittel betäubt und dadurch eine Heilung gefördert würde. Die wirksamen Substanzen dieser Medikation sind vorwiegend Atropin, Scopolamin, Digoxin und Digitoxin, die in der Tat u.a. auch an den synaptischen Kontakten zwischen den Nervenzellen bzw. an der Membran der Nervenzellen des Zentralnervensystems angreifen. Am 17. und 18. September wiederholte Justinus Kerner diese Rezeptur, der Autenrieth am 18. September noch die Rezepteintragung über „einen Schoppen Wein auf zwei Tage" (1 Schoppen = 0,479 Liter) zufügte. Am 21. September wiederholte Kerner nochmals Autenrieths Rezept vom 16. September, jedoch änderte Autenrieth den Therapieplan am 21. September und verordnete viermal täglich ein Pulver aus Opium, Mercurium dulcis (Hg $[NH_3]_2$ Cl_2), Cantharidentinktur und Zucker, vermutlich um weitere Beruhigung und gleichzeitig Fieber und „pathische Sekretion" zu bewirken. Kerner wiederholte das Rezept am 30. September und am 16. Oktober. Am 17. Oktober verordnete Autenrieth dann ein starkes Abführmittel (Aloeextrakt, Kaliumsulfat, Zucker, Kamille und Anis in Lösung). Diese Rezeptur war vermutlich gegen die Verstopfung notwendig, die durch die längere Opiummedikation entstanden sein mußte. Hölderlins Zustand hat sich bald gebessert, denn schon am 21. Oktober verordnete Autenrieth „Spazierengehen". Justinus Kerner wurde beauftragt, Hölderlins Krankentagebuch zu führen[92], das bisher nicht aufgefunden wurde. Lediglich in einem Briefentwurf Kerners, der vermutlich im Januar 1807 in einen „Schreibkalender auf das Jahr 1797" eingetragen wurde[93], ist vermerkt:

„Hölder(l)in ist noch fast schlim, war heute bey ihm sprach er da nichts als vom Conflex und anderes verwirrtes Zeug, das mir gar traurig war anzuhören. Ich ging da bald. Fast gar schwer erbärmlich fällt es daher, daß Vetter Weißer ihn noch in s. Unglük so elendiglich verfolgt . . . ihm und ihm nach s. Weise den Verstand abspricht den er doch noch beim Verstand hatte. Hab auch die Recension gelesen in der Dyckischen Bibliothek. Nur bey allen Heiligen Weißer noch thut als daß der liebe Uhland hirin fast gar über die Achsel angesehen wird . . . Begreife bey allen Heiligen nicht, wie ein so zart ächt deutsches göthisches Liedlein voll der Sprach, Reichthumb und Zierlichkeit albern und kindisch gescholten werden kann . . ."

---

[92] Niendorf 1853, S. 270, StA 7/2, 356
[93] DLM, Z 2077. Möglicherweise stammt diese Eintragung erst vom Mai 1805; s. Grüsser 1986 c

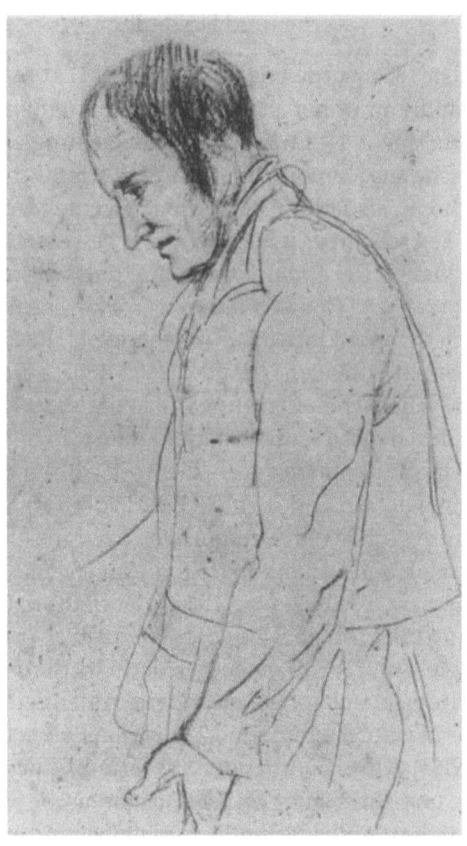

Abb. 14. Friedrich Hölderlin (1823). Zeichnung von Johann Georg Schreiner und Rudolf Lohbauer (DLM).

Diese Eintragung zeigt einerseits, daß Hölderlin Anfang 1807 noch Zeichen einer Psychose hatte, andererseits verweist sie auf Kerners Mitgefühl mit dem Patienten. Diese Bereitschaft zur „Empathie" belastete Kerner zeitlebens in seinem ärztlichen Beruf. Hölderlins Zustand wurde von Autenrieth offenbar nicht mehr für so schwer gehalten, daß eine medikamentöse Therapie erforderlich war, denn es finden sich zu jener Zeit keine Eintragungen über Hölderlin im Rezeptbuch der Klinik. Die Bemerkung Kerners gegen Weißer bezog sich auf dessen Besprechung des Seckendorf'schen Musenalmanachs für 1807, zu dem Hölderlin einige Gedichte, darunter die unten erwähnte Elegie „Brod und Wein" beigesteuert hatte. Weißer schrieb u.a. über Hölderlins Gedichte „. . . *das Thal, das hoch von Gewächsen rauschet, ist Unsinn und wo man das Reich des Gesangs, wohin sich alle gebundene Fittige wagen, zu suchen hat, mag der Himmel und Herr Hölderlin wissen . . ."*[94].

---

[94] StA 7/2, S. 370

Fichtner (1977, 1980) vermutet, daß das Wort „Conflex" die verballhornte Form des Wortes „Conflux" sei, das Autenrieth bei den Visiten in Gegenwart Hölderlins vielleicht benützt habe. In Autenrieths oben erwähnten Vorlesungen ist die Hypothese festgehalten, daß die Manie fast immer durch den „Conflux" einer psychischen und einer physischen Ursache entstünde. Diese Meinung hat Autenrieth (1838) auch in seinem letzten medizinischen Werk beibehalten: *„Die körperliche Krankheit muss mit einer Misstimmung der Seele zusammentreffen, um zur eigentlichen Narrheit zu werden"* (S. 122).

Möglicherweise war außer Kerner auch Köstlin an der ärztlichen Versorgung Hölderlins beteiligt[95], jedoch erwähnte auch der Theologe Gustav Schoder in einem Schreiben an seinen Stiftsfreund Immanuel Hoch (September 1806) nur Kerner als Betreuer Hölderlins[96]:

„Uhland studirt izt Schelling und Kerner hilft den gefallenen Titanen Hölderlin im Klinikum laxiren und macht ihm einen bösen Kopf. Dadurch will Autenrieth die Poesie und die Narrheit zugleich hinausjagen . . ."

Hölderlin blieb, wie man der Rechnung aus dem Tübinger Klinikum entnehmen kann, bis zum 3. Mai 1807 in stationärer Behandlung und mußte dafür bei einem Tagessatz von 24 Kreuzern für die 231 Tage 92 Gulden und 24 Kreuzer bezahlen[97]. Diese Rechnung war für die Familie keine schwere finanzielle Belastung, zumal das württembergische Staatsministerium auf Grund mehrerer Bittschriften von Hölderlins Mutter bereits am 9. Oktober 1806 für Hölderlin eine jährliche Unterstützung von 150 Gulden bereitstellte „bis Hölderlin wieder hergestellt seyn werde", was Kurfürst Friedrich am 12. Oktober 1806 bestätigte[98]. Begründet wurde die Unterstützung mit Hölderlins Erkrankung, in deren Verlauf sich „bey ihm Anfälle einer Nervenkrankheit und periodische traurige Spuren einer zerrütteten Einbildungskraft – und zwar, nach dem beygelegten Zeugniß seines Artzes in Nürtingen – als Folgen von angestrengtem Studiren, Arbeiten bey Nacht und Unterlassung der nöthigen Bewegung" eingestellt hätten, wobei davon ausgegangen wurde, dass „er schwerlich wieder ganz werde wiederhergestellt werden"[99].

Hölderlins Zustand hatte sich während des Aufenthaltes im Autenrieth'schen Klinikum soweit gebessert, daß eine weitere klinische Behandlung nicht mehr notwendig war. Vermutlich versprach sich Autenrieth von dieser auch keinen weiteren Erfolg, weshalb er den Tübinger Schreinermeister Ernst Friedrich Zimmer (1772–1838) bat, Hölderlin zur Pflege in sein neu erworbenes Haus aufzunehmen, das in unmittelbarer Nähe des Klinikums lag. Autenrieth kannte Zimmer durch dessen Schreinerarbeiten im Klinikum. Zimmer war ein gebildeter und kluger, in seinem Beruf erfolgreicher Handwerksmeister – er wurde später Obermeister der Tübinger Schreinerzunft. Er und seine Familie – besonders die Tochter Charlotte – haben Hölderlin bis zu dessen Tod 1843 vorbildlich betreut. Seine Briefe an die Mutter Hölderlins zeigen Einfühlungsvermögen und

[95] Reinhard 1862, StA 7/2, 358
[96] Wandel 1977
[97] StA 7/2, 354
[98] StA 7/2, S. 36
[99] zit. nach Schäfer 1984/85

Geduld bei den gelegentlichen Erregungszuständen Hölderlins, die im Laufe der Jahre jedoch weniger stark und seltener wurden. Zimmer fühlte sich für den ihm anvertrauten Patienten verantwortlich und bat bei den gelegentlichen somatischen Erkrankungen Hölderlins Professor F.G. Gmelin als Hausarzt um Hilfe (erstmals belegt für 1812).

Rückblickend schrieb Zimmer im Dezember 1835 über die Pflege Hölderlins in seinem Hause an einen Unbekannten[100]:

„Hölderlin wurde immer schlimer und . . . so schükte mann ihn unter dem vorwand nach Tübingen, daselbst vor den Landgrafen Bücher einzukaufen, eigendlich aber in das Clinikum um unter Autenrith in Cuhr genomen zu werden. Im Clinikum wurde es aber mit ihm noch schlimer. Damals habe ich seinen Hipperion mit der Frau Hoff Buchbinder Bliefers geleßen, welcher mir ungemein wohl gefiel. Ich besuchte Hölderlin im Clinikum und Bedaurte ihn sehr, daß ein so schöner Herlicher Geist zu Grund gehen soll. Da im Clinikum nichts weiter mit Hölderlin zu machen war, so machte der Canzler Autenrith mir den Vorschlag, Hölderlin im mein Hauß aufzunehmen, er wüßte kein pasenderes Lokal. Hölderlin war und ist noch ein großer Natur Freund und kan in seinem Zimmer daß ganze Näkerthal samt dem Steinlacher Thal übersehen. Ich willigte ein, und nahm ihn auf . . .".

Hölderlin wohnte bei Zimmer in einem Raum des heutigen „Hölderlinturmes", der zwischenzeitlich einmal teilweise abbrannte (Abb. 7e). Kurze Zeit nach dem Einzug Hölderlins baute der Schreinermeister sein Haus noch weiter aus, so daß er noch einige weitere Zimmer an Studenten vermieten konnte. Einer der ersten Studenten, die bei ihm wohnten, war Karl Mayers Bruder August, der ab 1810 in Tübingen Rechtswissenschaften studierte. Spätere studentische Bewohner des Zimmerschen Hauses hat Schäfer (1984) ermittelt.

Kerner hat Hölderlin im Zimmerschen Haus sicher noch mehrfach besucht, ob er diese Besuche aus medizinischen Gründen und auf Geheiß von Autenrieth machte, wie man nach der Schilderung von Reinhard (1862) vermuten kann, erscheint mir allerdings zweifelhaft. Wäre er regelmäßig zur ärztlichen Betreuung Hölderlins erschienen, so hätte sich Zimmer nach der Lektüre der „Reiseschatten" nicht wundern können, woher Kerner so viel über ihn (Zimmer) wisse (s.S. 77). Einen der Besuche Kerners bei Hölderlin schilderte Varnhagen (am 29. Dezember 1808):

„Zu einem anderen Dichter hat mich Kerner geführt, zu einem Dichter im wahren vollen Sinne, einem echten Meister der Poesie, der aber nicht am Hofe zu suchen ist, noch in Cotta's Abendgesellschaft, sondern – im Irrenhaus. Wie ein Strafschauder traf es mich, als ich zuerst vernahm, Hölderlin lebe hier seit ein paar Jahren als Wahnsinniger! Der edle Dichter des Hyperion und so manches herrlichen Liedes von Sehnsucht und Heldenmut, hatte er allerdings eine Übersetzung des Sophokles in Druck gegeben, die mir ziemlich toll vorgekommen war, aber nur literarisch toll, worin man bei uns sehr weit gehen kann, ohne grade wahnsinnig zu sein oder dafür gehalten zu werden. Diese Tollheit zu rügen, war völlig erlaubt, und ich hatte mir für den Doppelroman, zu den übrigen literarischen Figuren, auch einen Übersetzer Wachholder ausgedacht, der wie Hölderlins Sophokles werden

---

[100] StA 7/3, S. 133/134

sollte. Nur durch Zufall unterblieb es, und wahrlich mir zum Heil! Denn mir wäre es ein schrecklicher Gedanke, einen Geisteskranken verspottet zu haben, ebenso schauderhaft, wie eine Leiche prügeln zu wollen! Wie kläglich erscheint das irdische Beginnen, wie ohnmächtig der Haß und die Liebe, gegen das unerreichbar Entrückte! wie heiligend der Tod und großes Unglück! Der Scherz gegen Hölderlin hätte freilich ihn selber nie berührt, wäre nicht böse gemeint gewesen, war in seiner Voraussetzung nicht unrecht einmal, und diese Voraussetzung war die argloseste! aber doch ist es mir unendlich lieb, daß dieser Ausfall nicht geschah, ich fühlte mich wie einer großen Gefahr, einem tiefen Frevel entgangen.

– Der arme Hölderlin, er ist bei einem Schreiner in Kost und Aufsicht, der ihn gut hält, mit ihm spazieren geht, ihn so viel als nötig bewacht; denn sein Wahnsinn ist nicht grade gefährlich, nur darf man den Einfällen nicht trauen, die ihn plötzlich anwandeln könnten. Er raset nicht, aber spricht unaufhörlich aus seinen Einbildungen, glaubt sich von huldigenden Besuchern umgeben, streitet mit ihnen, horcht auf ihre Einwendungen, widerlegt sie mit größter Lebhaftigkeit, erwähnt große Werke, die er geschrieben habe, andre, die er jetzt schreibe, und all sein Wissen, seine Sprachkenntnis, seine Vertrautheit mit den Alten stehen ihm hierbei zu Gebot; selten aber fließt ein eigentümlicher Gedanke, eine geistreiche Verknüpfung, in den Strom seiner Worte, die im ganzen nur gewöhnliches Irrereden sind. Als Ursache seines Wahnsinns wird ein schrecklicher Auftritt in Frankfurt am Main angegeben, wo er Hofmeister in einem reichen Hause war. Eine zarte, liebenswerte, unglückliche Frau würdigt den hohen Dichtergeist, das reine Gemüt des in seiner Lage gedrückten und verkannten Jünglings, es entsteht eine unschuldige Freundschaft, die aber dem rohesten Argwohn nicht entgeht, und Hölderlin wird tätlich mißhandelt, sieht auch die Freundin mißhandelt! Das brach ihm das Herz . . ." (S. 295–296).

Es ist unwahrscheinlich, daß Varnhagen diese in Einzelheiten gehende und auch psychopathologisch interessante Beschreibung Hölderlins nur von seinem einzigen Besuch hergeleitet hat. Wahrscheinlich verwertete er auch die Erzählungen Kerners. Die positive Beurteilung von Zimmers Bemühungen um Hölderlin dürften jedoch kaum von Kerner stammen, denn dieser mochte den Schreinermeister nicht. Als Kerner hörte, daß Zimmer sich über sein Konterfei in den „Reiseschatten" geärgert hatte, schrieb er an Ludwig Uhland[101]: „Der Schreiner Zimmer freut mich sehr, der eitle Tropf!"

Auch aus einem Brief von Leo von Seckendorf an Justinus Kerner vom 13.8.1807[102] kann man schließen, daß Kerner Hölderlin nach der klinischen Behandlung besucht hat: . . . *„Hölderlins Schicksal geht mir sehr nahe, aber wie in aller Welt soll er ohne Umgang, ohne Aufsicht, ohne Befriedigung für sein gequältes Herz durch Erquickung der Freundschaft zurecht kommen? . . . Grüßen Sie ihn doch recht herzlich von mir, wenn er der Erinnerung empfänglich ist – kann er vernehmen und Antheil nehmen? . . ."*

Während der Schreinermeister in den „Reiseschatten" (1811) eine Nebenrolle spielt, hat Kerner seine Erfahrungen mit Hölderlin in diesem Werk mehrfach verarbeitet. Ich möchte die Beschreibung des „Holder" in den „Reiseschatten" in diesem Kapitel vorwegnehmen, denn sie zeigen einerseits trotz der literarischen

---

[101] BR I, 89
[102] DLM Z 1773

Bearbeitung einige charakteristische Züge von Hölderlins Erkrankung und verweisen andererseits auf Kerners begrenztes Verständnis von Hölderlins Psychose, was beim Stand der damaligen Psychiatrie nicht überrascht. Holder ist in der ersten „Schattenreihe" einer der Reisenden im Postwagen auf dem Weg von Reutlingen nach Neckartailfingen:

. . . Die Reisenden, die ich morgens zu Begleitern auf dem Postwagen bekam, waren: ein Chemicus, der wahnsinnige Dichter Holder, ein Pfarrer und ein Schreiner.

Mein Freund Holder, als er mich erkannte, fiel mir mit starker Liebeswut um den Hals und sprach: „Es ist doppelt erfreulich, daß ich dir in dieser Stadt und auf deiner Reise nach Norden begegne: denn wo in Gesangkraft ausströmt der Stern, daß als Komet er, ein Nachtmahlskelch der Schöpfung, schwebt durch die Himmel, da wird geboren ein Meer, es ist die Nordsee und das Eisen auf ihr. – Von Norden aber wird kommen Nieerhörtes: denn dahin weist das Eisen und sein Geist, die Magnetur." – Hier geriet er in konvulsivische Verzuckungen, dann sprach er wieder: „Oh, ehrt mir den Metallgeist der Erde, und sein Auge, das Gold! und zerreißt nicht die Glieder und wuchert mit ihnen, ein freches Volk! ha! ha! ha! so wollt' ich mein Leben auf einmal leben!". Hier stürzten ihm stromweis die Tränen aus dem Auge voll Seele.

Hernach sprach er wieder: „O Deutschland, das du geglättest bist, wie der Rücken eines Esels!" [103].

Nach dieser Beschreibung der Schizophasie Holders wird einer seiner Wutanfälle beschrieben, als der Pfarrer die Redaktion des „schmeckenden Wurms" (d.i. Cottas Morgenblatt) erwähnt, die ihm eine Schrift „zur belobenden Rezension" gegeben habe.

„Oh, weh! schrie der Pfarrer – denn hier faßte ihn mein wahnsinniger Freund bei der Gurgel und hätte ihn erdrosselt, wenn nicht der Kondukteur und ich zu Hülfe geeilt wären" (S. 32).

Der Postwagen hielt, und die Gesellschaft machte den Vorschlag, Holder auf den Sitz des Kondukteurs zu bringen. Dort saß der „Poete Haselhuhn" (Conz), der jetzt Holders Platz im Wagen einnahm. Bei der Weiterfahrt des Postwagens in der Nacht, die in der zweiten Schattenreihe geschildert ist, fehlt Holder zunächst, um dann plötzlich wieder zu erscheinen:

„Der Mond stieg immer heller und voller über die Berge. Da ersah ich plötzlich, wie ein Reiter auf einem weißen, dürren Gaule einhergeritten kam; der alte Gaul war gar seltsam mit Blumen umhängt, der Reiter aber hatte ein langes weißes Tuch in sonderbarsten Faltenwurf um sich geschlungen, und eine hohe Lilie in der Hand.

Ich erkannte alsbald in ihm den wahnsinnigen Dichter Holder. Mit wildem Singen kam er durchs Tal her, die Zwerge schlichen furchtsam wieder in ihre Kästen.

Als er sich dem Wagen gegenüber befand, und mich erblickte, sprang er mit einem wilden Schrei vom Pferde durchs Wagenfenster herein, und fing an mit Küssen auf uns loszustürmen. Die Studenten, so ihn gar nicht kannten, suchten ihn von sich abzuwehren, Holder aber drang immer heftiger auf sie ein" [104].

---

[103] RS, S. 31
[104] RS, S. 55

Kerner schildert anschließend nochmals Holders „verwirrte Erzählungen", von denen ein Ausschnitt zitiert sei:

„Im Grunde der See", sprach er nun ruhig, „wo die Meerfrau reitet, da klingt Koralle und Muschel – – – im Schloß von Kristall, da geht's hoch her. Meine Mutter, die brachte mir Blumen, als ich einst in der Wiege lag – – die Mutter aber hatte die Blumen geholt bei der Nachtfrau im Walde, – – – da brachte sie eine Lilie, die war groß – – und war verschlossen eine Knospe. – – – Da war es Nacht, und sie stellte die Lilie vor die Wiege in ein Glas Wasser – – – da ging die Lilie im Mondschein auf, und daraus flog der Teufel, und der trug mich mit der Wiege auf einen Berg – – oh weh! – – (da hub er zu weinen an). Weint nicht! weint nicht! (sprach er dann weiter) es geht der Berg auf, – – siehst du den lichten Zug weißer Jungfrauen aus ihm wallen? die tragen das Kind zur heiligen Taufe . . . [105].

Als der Wagen auf der nächsten Poststation angekommen war, blieb Holder vor einem an eine Hauswand gemalten Stiefel stehen und wollte diesen mit Gewalt anziehen. Dann glaubte er wegen eines mit schwarzen und weißen Platten belegten Bodens, der Springer in einem Schachspiel zu sein und

„sprang mit einem Seitensprunge über die Bauern und Laufer hinweg, zum offenen Fenster hinaus. Die Bauern und die Laufer setzten ihm nach; es kam die Polizei, und er wurde, weil er Schach dem König rief, in den Turm gesetzt . . . [106].

Auch in der dritten Schattenreihe des Buches taucht Holder nochmals kurz auf, wobei eine Beobachtung Kerners aus dem Klinikum möglicherweise verwertet wurde:

„Nach und nach erloschen die fernen Stimmen; nur Holders klagender Ruf scholl noch ins Tal hinab. Er hatte sich ans Gitter seines Fensters gestellt und rief die vorüberziehenden Wolken um Hülfe an. Endlich schwieg auch dieser" [107].

Diese abendliche Klage Holders ist sein letzter Auftritt in den „Reiseschatten". Liest man diese Zeilen und vergegenwärtigt man sich Hölderlins psychotische Hilflosigkeit, so erscheint die Empörung einiger Rezensenten verständlich, und auch die Reaktion des Schreinermeisters Zimmer, die August Mayer in einem Brief an seinen Bruder Karl wiedergab [108], ist nicht unberechtigt:

„Der Kerl hätte lieber auf dem Feld arbeiten sollen, statt solches Zeug zu schreiben" . . . „Tollheit ist Tollheit, und dies könnte man noch so hingehen lassen, aber Menschen nach dem Leben darzustellen – von mir will ich nicht reden, mir ist es zu gering, aber einem armen Narren wie Hölderlin zu conterfeien, dies beweist Aberwitz und einen höchst unmoralischen ungebildeten Charakter . . .".

Auch wenn man die Klatschsucht der Romantik und des Biedermeiers nebst der dadurch etwas niedrigen Schwelle zur öffentlichen Besprechung psychischer Störungen anderer berücksichtigt, so bleibt dennoch zu vermuten, daß

---

[105] RS, S. 56
[106] RS, S. 57
[107] RS, S. 88
[108] Mayer 1867, S. 183

Kerners völlig unverschleierte Darstellung der Erkrankung Hölderlins auch der ärztlichen Ethik der damaligen Zeit widersprach, die in den oben zitierten Überlegungen Varnhagens ausgedrückt ist. Varnhagens Stellungnahme erscheint wie eine vorweggenommene Kritik an Kerner (oder hat er diese seinen Tübinger Aufzeichnungen später noch hinzugefügt?). Daß der Schreinermeister Zimmer mit seinem Vorwurf recht hatte, hat Kerner wohl später eingesehen. Sein späteres Engagement und sein ausgedehnter Schriftwechsel um die Veröffentlichung des Hyperions und einer Sammlung der Gedichte Hölderlins (1822, 1826) sowie um die angemessene Honorierung Hölderlins durch den Verleger Cotta, wirken auf uns heute wie ein später Versuch einer Wiedergutmachung[108a] (S. 146 f.).

Vielleicht kann man zur Entschuldigung Kerners anführen, daß er trotz seiner beschränkten dichterischen Mittel ein „totaler" Poet war, dem *alle* Lebenserfahrungen als Stoff zur Dichtung dienten, und daß er während der Niederschrift der Reiseschatten in seinen depressiven Phasen fürchtete, selbst wahnsinnig zu werden (s.S. 104). Die Begegnung Kerners mit Hölderlin hinterließ in Kerners Leben tiefere Spuren als die auf den ersten Blick ironische Darstellung Hölderlins in den „Reiseschatten" vermuten läßt. Immer wieder kam Kerner auf Hölderlins Schicksal zu sprechen, wobei er in mehreren Briefen seine Befürchtung ausdrückte, selbst auch Hölderlins Schicksal erleiden zu müssen (s.S. 84)[109].

[108a] Seeber 1983, S. 91–96
[109] Grüsser 1986c

VI

Licht und Schatten einer Bildungsreise:
Hamburg – Berlin – Wien

Justinus Kerner hat wie die meisten seiner Studienkollegen Ploucquets Rat befolgt und seinem Universitätsstudium eine ausgedehnte medizinische Bildungsreise angeschlossen. Natürlich benützte er diese Reise nicht nur, um sein Wissen als Arzt zu erweitern, sondern auch, um Kontakte mit anderen Literaten aufzunehmen, Brauchtum, Volkslieder und Volksromane in anderen Teilen des deutschsprachigen Raumes zu sammeln, seinen provinziellen Horizont durch den Besuch größerer Städte zu erweitern und die freie Zeit eigener kreativer literarischer Arbeit zu widmen. Sein Bruder Georg hatte ihn nach Hamburg eingeladen. Während dieser ihm noch am 2. Juli 1806 schrieb: *„Ich würde Dich einladen, nach Hamburg zu mir zu kommen, aber meine Praxis ist noch sehr unbedeutend, die Menge der Ärzte hier wie Sand am Meer"*[110], hatte sich Georgs Praxis bis 1808 so vergrößert, daß er Justinus mit folgendem Schreiben nach Hamburg einlud:

„Ende, so bald du kannst, Deine Dissertation, suche mit Ende Oktober spätestens abzureisen, bleibe den Winter über hier, benütze die seltenste aller Gelegenheiten für medizinische Praxis und Accouchements und kehre dann mit dem Frühjahr wieder nach Württemberg zurück und werfe dich dort in die praktische Laufbahn. Es sei denn, Du wollest noch zu Deinem Vergnügen Wien, Berlin oder Paris besuchen, wo du aber kaum in einem Jahr die Gelegenheit finden wirst, die der erste Tag Deiner Ankunft Dir hier darbieten kann; denn es gibt nur eine Armenanstalt in der Welt und von dieser einen besorge ich den größten, interessantesten Distrikt. Du kennst nun meinen Wunsch; auch meine Frau erwartet Dich als Schwester und als Freundin, und meine Kinder werden Dir gefallen. Ich zähle die Minuten, Dich nach einer so langen Zeit wieder umarmen zu können"[111].

Kerner verließ Tübingen sehr viel später, als sein Bruder in diesem Schreiben von 1808 annahm; er blieb dort noch nach der Promotion am 20. Dezember 1808 bis zum 18. März 1809. Was ihn in Tübingen hielt, ist unbekannt. Vielleicht hat er mit Autenrieth die Publikation seiner Doktorarbeit vorbereitet, vielleicht machte ihm auch eine depressive Phase den Entschluß zur Reise schwer. Zu Fuß, wie er gekommen war, wanderte er nach Ludwigsburg zurück, allerdings nicht auf dem kürzesten Wege. Ludwig Uhland und Friedrich Kölle begleiteten ihn am ersten Tag bis nach Reutlingen und besuchten gemeinsam mit ihm die

---

[110] BK, Faksimile 1
[111] JE, S. 269

Reutlinger Volksschriftendrucker, ehe sie wieder nach Tübingen umkehrten (Uhlands Brief vom 18.4.09 an Mayer)[112]. Kerner hatte Uhland versprochen, seine Reise durch „Schattenbriefe" literarisch zu dokumentieren. Vermutlich kamen die Freunde auf diese Bezeichnung, nachdem sie während der letzten Monate von Kerners Studienaufenthalt in Tübingen ein „chinesisches Schattenspiel" gesehen hatten, das sie sehr beeindruckte (Brief Kerners an Varnhagen 1809)[113]. Die Stimmung des ersten Abends in Reutlingen hielt Kerner in seinem ersten *Schattenbrief* fest, der später die Einleitung zur ersten „Schattenreihe" seines Buches „Die Reiseschatten" wurde:

„Als mich die Begleiter verlassen, da kamen der Mond und die Sterne, und ich ging durch die Straßen der alten Reichsstadt. Da saßen die Leute, Mann, Weib, Tochter, Geselle und Hausmagd, vertraulich beieinander vor den Häusern. Kein Hammer schlug, kein Wagen durchfuhr mehr die Straßen, es wurde die Stadt zum großen Versammlungshause für alle".

„Bald aber tönte von nah und von fern so manches Lied, das da heilig ist. Nach und nach verstummten die Lieder, nur hörte ich noch einen einsam Wandelnden singen:

„Wär ich ein wilder Falke, ich wollt mich schwingen auf" und bald ertönte nur noch das Flüstern zweier Liebenden unter der Haustür und das Gemurmel des Brunnens . . .".

Diese Zeilen klingen wie eine Umsetzung der ersten Verse der Hölderlin'schen Elegie „Brod und Wein" in romantische Prosa.

„Ringsum ruhet die Stadt; still wird die erleuchtete Gasse,
. . .
und von Werken der Hand ruht der geschäftige Markt.
Aber das Saitenspiel tönt fern aus Gärten; vielleicht, daß
dort ein Liebendes spielt oder ein einsamer Mann
ferner Freunde gedenkt und der Jugendzeit; und die Brunnen
immerquillend und frisch rauschen an duftendem Beet. . . ."

Am nächsten Tag fuhr Kerner mit der Postkutsche bis nach Neckartailfingen – C.Ph. Conz, der „Poete Haselhuhn" der „Reiseschatten", reiste zufällig die gleiche Strecke. Von Neckartailfingen wanderte Kerner zu Fuß durch das Aichtal und über die Filderhochebene nach Stuttgart. In einem Echterdinger Wirtshaus rastend dichtete er das schon auf S. 63 zitierte Wanderlied, das er anschließend auf der Straße nach einer eigenen Melodie sang.

In Stuttgart erwartete ihn Friedrich Harpprecht, der für kurze Zeit dem Tübinger Kreis angehört hatte, und zeigte ihm das Wirtshaus „Zur Sonne", wo die Morgenblattredakteure sich zu treffen pflegten. Am nächsten Tag traf Kerner mit dem Morgenblattredakteur J.Ch.F. Haug (1761–1829) zusammen, der sich als Epigrammatiker und Lieddichter einen Namen gemacht hatte. Haug war bei diesem Besuch zu Kerner „sehr freundlich". Danach versuchte er, Haugs Redaktionskollegen Friedrich Christoph Weißer (1761–1836) zu Hause zu besuchen, traf ihn jedoch nicht an. *„Harpprecht sagte nachher, ich müsse eine große Dosis von*

---

[112] Mayer I, 1867, S. 125
[113] Geiger, 1900

Unverschämtheit besitzen, daß ich diesen Gang gewagt hätte, denn Weißer wisse vom Epigramm, dem Brief an Haug und all den Historien und sei über mich desperat erbost. Harpprecht hat mich nachmittags bis in das nächste Dorf begleitet"[114]. Diese persönlichen Kontakte mit einem Morgenblatt-Redakteur waren wohl erste Versuche, die literarische Fehde beizulegen. Innerhalb weniger Jahre wurde Cottas „Morgenblatt" beliebtes Publikationsorgan des Kerner-Uhland-Kreises, und Kerner ließ dort schon im Frühjahr 1809 einen Beitrag über die Maultrommel erscheinen. Zunächst ging der literarische Streit mit dem „Morgenblatt" jedoch weiter und erreichte in den „Reiseschatten" seinen Höhepunkt. Diese Auseinandersetzung der Romantiker mit den Verfechtern der Aufklärung war wohl nicht ganz unbeabsichtigt und sollte auch den Bekanntheitsgrad der Tübinger Gruppe erhöhen.

Am 30. März traf Kerner in Ludwigsburg ein, wo er zunächst für einen Monat blieb und in guter Stimmung die ersten Kapitel der „Reiseschatten" schrieb. Mit seinem älteren Gönner, dem Chemiker Staudenmayer, nahm er den alten freundschaftlichen Kontakt wieder auf. Einmal wanderte er mit ihm nach Stuttgart, wo er bei einem abendlichen Theaterbesuch nicht nur Haug traf, sondern auch den Literaten Georg Reinbeck (1766–1849), der ebenfalls Redakteur am „Morgenblatt" war. Mit Reinbecks Familie, in deren Haus später Lenau viel verkehrte, entwickelte Kerner in den Weinsberger Jahren dann ein recht freundschaftliches Verhältnis. Der zweite Schattenbrief mit dem Entwurf zum Schattenspiel „Eginhard" wurde in Ludwigsburg noch vor der Abreise fertig und an Uhland zur Korrektur geschickt. Dieser war schon vom ersten Schattenbrief begeistert, *„worin das meiste im Aether der Poesie flattert und nur auf einen geringen Boden von Wirklichkeit gegründet ist"* (Brief Uhlands an Mayer 18.4.1809)[115].

Uhland dichtete zum „Eginhard" ein „Nachspiel". Ende April wanderte Kerner von Ludwigsburg nach Heilbronn, besuchte dort Karl Mayer und fuhr dann am 1. Mai mit dem Schiff neckarabwärts nach Gundelsheim:

„Ich fuhr durch eine herrliche Gegend den Neckar hinab, an alten Burgen, Klöstern und Schlössern vorüber, das Schiff gleitete so still hin, es war schon Abend, am Ufer schlugen die Nachtigallen. Ich nahm meine Maultrommel und noch nie tönte sie mir so schön",[115a]

schrieb er an Friederike. Am nächsten Tag fuhr er mit dem Schiff weiter nach Neckarsteinach, wo er bei dem Fabrikbesitzer Hellmann, einem Freund aus der Ludwigsburger Jugendzeit, einige Tage zu Gast war. Der Besuch eines Marionettentheaters in Neckarsteinach findet sich in den „Reiseschatten" wieder, der Eindruck der abendlichen Schiffahrt an Burgen und Kapellen vorbei wurde im Gedicht „Abendschiffahrt" festgehalten[116]:

„Wenn von heiliger Kapelle
Abendglocke fromm erschallet,
Stille dann das Schiff auch wallet
Durch die himmelblaue Welle.

[114] Br.I, 12
[115] Mayer 1867, S. 125
[115a] JE, S. 215
[116] Br.I, 18

Dann sinkt Schiffer betend nieder –
Und wie aus dem Himmel helle
Blicken aus den Wogen wieder
Mond und Sterne.

Eines ist dann Wolk' und Welle
Und die Engel tragen gerne
Umgewandelt zur Kapelle,
So ein Schiff durch Mond und Sterne."

Hellmann begleitete ihn auf dem nächsten Teil seiner Reise nach Heidelberg, wo Kerner im „Goldenen Ochsen" auf Hellmanns Bitte im Freundeskreis ein Konzert auf der Maultrommel gab. Am 7. Mai kam Kerner in Frankfurt a.M. an, dessen „großes Leben, Reichtum, Frohsinn, schöne Frauen, Blumen und Musik" ihn sehr beeindruckten[117]. Mit der Postkutsche fuhr er weiter nach Kassel. Einer der Reisebegleiter war ein Türke aus Jerusalem, mit dem er sich italienisch unterhielt, und der ihm vom „Heiligen Grab, vom gelobten Lande, von Jerusalem und vom Tempel Salomonis, . . . den schönsten Frauen der Welt in der Berberei in Tunis" erzählte[118]. Ein in der Postkutsche mitreisendes Mädchen aus Nürnberg verliebte sich in ihn. Sie gingen zusammen auf den Bergen um Kassel spazieren und

„sahen hinab auf die blühenden Gärten um Kassel. Gestand sie mir da, wie sehr lieb ich ihr geworden und wie sehr sie bereue, mich je kennengelernt zu haben . . . Gab ihr einen Brief zu lesen, wie ich ihr nur ein Bruder sein könne. Dies hat sie, was man nicht hätte glauben sollen, recht beruhigt und fast fröhlich gemacht. So erbat sie sich nur, daß ich sie nicht verlassen und öfter an sie schreiben solle, welches ich ihr auch versprach und schon hielt . . ." [119].

Die nächste Station seiner Reise war Göttingen, das er „als recht artig, und die Gegend freundlich und blühend" schilderte. Von dort fuhr er mit einer Nachtkutsche nach Hannover und weiter nach Hamburg, wo er im Hause des Bruders herzlich aufgenommen wurde.

Zunächst hatte Kerner Schwierigkeiten, sich in Hamburg zurechtzufinden, obgleich er Hamburg als „eine recht schöne Stadt" empfand. Er kam aus der Provinz, sprach breiten schwäbischen Dialekt, den außer dem Bruder niemand so recht verstand und war daher wohl zunächst entgegen seiner Gewohnheit wortkarg. Die Leute dort würden den, *„der nicht immer wie sie den Schaum vor dem Maule stehen hat, einen maulfaulen Kerl schelten"* [120]. Georg Kerners ärztliche Praxis war groß, Justinus hatte alsbald viel Arbeit: *„Von 8 Uhr morgens bis 12–1 Uhr habe ich mit Kranken zu tun. „Ich laufe viel bei Kranken herum, und bin überhaupt immer zu sehr zerstreut und zu unruhig, um meine Schattenspiele und Lieder fortsetzen zu kön-*

---

[117] Br.I, 19
[118] Br.I, 19
[119] Br.I, 20
[120] Br.I, 23

nen . . ."[121]. Jeden Morgen besuchte er 20–30 Patienten, eine harte Prüfung seiner an der Tübinger Fakultät erworbenen Fähigkeiten. Kerner litt unter Heimweh und Depressionen, er hatte *„keine Freude an allem Dichten mehr"*[121] und konnte *„teils aus Mangel an bestimmter Hinneigung zu einem Gegenstand, teils aus gänzlichem Ekel und Lebensüberdruß, nichts vornehmen . . ."*[122].

Kerners phasenweise gereizt depressive Stimmung war wahrscheinlich nicht nur endogen bedingt. Er hatte sich vermutlich schon 1805 in seine 2 Jahre ältere Schwägerin Johanna Friederike verliebt, als diese ohne ihren Mann Georg Kerner zu einem Besuch bei ihrer Schwiegermutter in Ludwigsburg und bei den Schwägerinnen in Württemberg weilte. Die lebhafte und gebildete Frau hatte ihn beeindruckt. Er schrieb ihr danach Briefe, die sie Kerners Mutter nicht zu lesen geben konnte:

> *„. . . Die Mutter hat mit mir gezankt, daß ich ihr Deinen Brief nicht zeigte, aber Steinbeis ergriff meine Parthie . . . Bald hoffe ich Dich zu sehen, Dich zu umarmen. Ich grüß, ich liebe Dich*
> *Deine Fr. K."*

schrieb ihm Johanna aus Ludwigsburg am 23.8.1805 etwas liebevoller, als es der damaligen Konvention entsprach[123]. Als sie nach Hamburg zurückgekehrt war, schrieb er ihr Gedichte, und sie sorgte sich Anfang 1806 um sein Wohlergehen:

> *„Ich wünsche Dir wieder frohe Tage in diesem Jahr, das wir begonen haben. Möchtest Du doch darin heiterere Lichter sehen als wie sie Deine schwarze Phantasie bisher schuf . . ."*

Der Bruder Georg, der die Gedichte zu lesen bekam, riet dagegen Justinus, das Porto zu sparen, denn die Briefe seien dasselbe nicht wert[124]. Johanna Friederike wurde von Justinus auch über seine Liebe zu Friederike Ehmann unterrichtet; sie nahm an der Entwicklung in Tübingen Anteil, vielleicht mehr als nur familiärer Neugierde entsprach:

> *„Gehst Du fleißig nach Lustnau? Schreib' mir doch, wie es ihnen dort geht. – Und was macht Dein Freund Uhland? Du hat mir so lange keine Nachricht von ihm gegeben . . ."*[123].

Die Zuneigung Kerners zu der etwas kapriziösen Frau verstärkte sich in Hamburg und blieb wohl nicht unerwidert, so daß es im Hause Georg Kerners zu erheblichen Spannungen kommen mußte. Wahrscheinlich übertrieb Kerner die Schilderung seiner melancholischen Grundstimmung in seinen Briefen aus Hamburg, denn er besuchte mit Vergnügen die abendlichen Tanzveranstaltungen, lobte die Hamburger Mädchen und war auch literarisch nicht untätig. Bald nahm er Kontakt mit Rosa Maria Varnhagen (1783–1840) auf, der Schwester seines Freundes August Varnhagen von Ense, einer gebildeten, literarisch interes-

---

[121] Br. I, 22
[122] Br. I, 25
[123] DLM, Z1773
[124] DLM, Z1773, ohne Datum, wahrscheinlich 1807

sierten und dichterisch begabten jungen Frau, die in Altona als Erzieherin in der Familie Oppenheimer lebte. *„Varnhagens Schwester gefällt mir recht wohl und ist sehr angenehm, gleicht auch Varnhagen, in dem was er Gutes hat, ganz . . .*[125].

Bei Rosa Maria lernte er auch ihre Freundin, die junge Amalie Emma Weise (verh. Schoppe, 1791–1858) kennen, die romantisch überschwengliche Gedichte und Prosa schrieb. Einige ihrer Lieder wurden neben Gedichten von Rosa Maria später in die von Kerner herausgegebenen Almanache aufgenommen. Amalie stammte aus Fehmarn, wo ihr Vater Arzt war. Sie blieb zeitlebens vom Meer fasziniert und wurde Vorbild für das „fremde Mädchen" in den „Reiseschatten" (3. Schattenreihe). Im Kreis dieser gebildeten jungen Frauen ließ sich der junge Doktor gerne trösten, eine romantische Zuneigung zu beiden blieb zeitlebens erhalten, zumal Rosa Maria einige Jahre später Kerners Freund, den Mediziner Assur (Assing) heiratete. Rosa wurde Kerners „Beichtmutter" in seiner konfliktreichen Zuneigung zu Johanna Friederike, bei der er nach Meinung von Jennings (1982) „eine gefährliche Werther-Rolle" spielte. Karl Mayer beschrieb Rosa Maria bei seinem Besuch 1810 in Hamburg: *„Sie ist von ernstem, doch sanftem, guten und offenem Gesichtsausdruck, ein klarer Verstand, große geistige Bildung, gibt sich sehr bald an ihr zu erkennen".* In Mayers Schilderung von Georg Kerners Frau Johanna Friederike klingt dagegen ein vorsichtig kritischer Ton an: *„Seine Frau scheint mir sehr gebildet und gutmütig und ganz ihrem Manne, vielleicht auch dem eleganten Ton etwas zu sehr hingegeben"*[126].

Kerner war von Johanna Friederike fasziniert. Während er sich seiner Braut Friederike gegenüber als der unbestritten Überlegene fühlte, geriet er in eine ihm ungewohnte Abhängigkeit von Johanna:

„Wäre ich nicht durch sie so ganz verhext (doch ohne ihren Willen, bitte ich immer hinzuzusetzen; sie könnte diesen Brief lesen) so ganz darniedergeschlagen und zur reinen Null durch sie gemacht, hätte ich dabei auch Geld, das ich selbst verdient, – welch Leben könnt ich in einer solchen Stadt leben! Ja – ich möchte, beym Himmel! gar nirgends leben als hier! So aber . . . treibt mich die Liebe wie die Welle ein Mühlrad immer in gleichem Zirkel von Thränen umher, daß mir ein rechter Schwindel anwandelt wenn ich einmal stillstehen und denken will. . . ." (Brief an Uhland vom 28.8.1809) [127].

Kerner erlebte die Ähnlichkeit seiner Hamburger Situation mit jener Hölderlins im Hause Gontard in Frankfurt und bekam Angst, wahnsinnig zu werden. Er äußerte Selbstmordgedanken und schrieb:

„Geht es auch lange so fort, so habe ich Hölderlins Schicksal, denn mein Gemüth, mein Kopf zerrüttet sich immer mehr, oder muß ich mich selbst von einem Leben befreien, das mir rechte Qual ist . . ." (Brief an Uhland vom 29.7.1809). [128]

In den Briefen an Friederike in Augsburg findet sich kein direkter Hinweis auf den Konflikt im Hause seines Bruders, dafür pries er Rosa Maria umso mehr, zumal diese alsbald auch brieflichen Kontakt mit Friederike aufnahm. In einem Brief vom 19. Sept. 1809 können wir lesen:

[125] Br.I, 25
[126] Mayer I 1867, S. 157, 158
[127] DLM, 41089
[128] DLM, 41088

„Gestern war mein Geburtstag. Ich konnte ihn nicht schöner feiern, als zu Rosa zu gehen, es hätte auch wohl kein Mensch hier mehr Anteil genommen als Rosa. Sie sagte mir bisher kein Wort, daß sie die Gitarre spiele, um so angenehmer war mir die Überraschung, als sie mir jetzt spielte und sang. Sie hat mir eine Haarschnur mit einem goldenen Schlößchen zum Geschenk gemacht. Es freut mich recht herzlich, da es mir ein Beweis ist, daß ich ihr nicht fremd bin. Ich zeigte ihr Dein Bild und sie hat es bei einer halben Stunde betrachtet.

Ich wollte nur, Du könntest auch Rosa kennenlernen! Ich kann nicht alle Tage zu ihr; es würde sich, besonders da sie bei fremden Leuten ist, nicht schicken. Länger aber als drei Tage kann ich es nun und nimmer aushalten, ohne bei ihr gewesen zu sein." Auch Madame Oppenheimer wurde in den Kreis eingeschlossen: *„Ich komme von meinem Troste – von Rosa. Sie gibt mir auf, Dir in ihrem Namen viele herzliche Grüße zu schreiben . . . Wir saßen vor dem Hause unter den Bäumen mit Madame Oppenheimer, bei der sie ist, bis spät in die Nacht. Ich erzählte nichts als Geistergeschichten, so daß keine mehr das Herz hatte, sich von der Stelle zu bewegen. Daher blieben wir so lange beisammen, woran ich meine Freude hatte . . .*[129].

Die Arbeit in der Praxis seines Bruders ließ Justinus Kerner noch Zeit zu Kontakten zu literarisch interessierten Hamburgern. Besonders beeindruckt war Kerner vom Haus der Madame Herz, einer Freundin von Rosa Maria. Die großbürgerliche Eleganz und den kultivierten Reichtum des Hauses beschrieb er ausführlich in einem Brief an Uhland (20.9.1809). Kerner besuchte auch den Maler Philipp Otto Runge (1777–1810), der damals schon an einer schweren Tuberkulose litt, und vermutlich von Georg Kerner behandelt wurde. Justinus Kerner kannte Runges in der „Zeitung für Einsiedler" 1808 in Plattdeutsch veröffentlichtes Märchen „Von dem Machandel Bohm". Er nannte Runge einen „ganz außerordentlichen Menschen" und war besonders von dessen Gemälde „Der große Morgen" (jetzt in der Hamburger Kunsthalle) beeindruckt, an dem Runge 1809 arbeitete: „Ein ganz neupoetischer Maler, ein Novalis"[130].

Der Bruder erteilte ihm Anfang Juni Urlaub zu einem kurzen Besuch in Berlin, wo er von seinen romantischen Dichterkollegen nur Adalbert von Chamisso traf. Wie aus einem Brief Kerners an Chamisso hervorgeht, besuchte Kerner auch die damals schon berühmten Krankenanstalten der Charité, was für einen jungen Mediziner naheliegend war, zumal sein Lehrer Autenrieth zu Hufeland in Berlin gute Beziehungen hatte. Besucht hat Kerner auch die Berliner Taubstummenanstalt (S. 89). Chamisso ging mit Kerner in die Komödie und das Cafe Josty. Kerner benahm sich wohl recht unbeholfen, denn Chamisso schrieb über diese Begegnung an seinen Freund Varnhagen am 5. Juli 1809:

„Ein Wort von Kerner – ich habe mich sehr mit ihm gefreut und merke eben, daß ich das Wie gar nicht gut mit geschriebenen Worten und ohne Mimik ausdrücken kann. Ein lieber, offener, gemüthlicher und freundlicher Kerl, und fremd als käm' er eben aus der Kehrseite des Mondes; ich hab' ihn in die Komödie und zu Josty geführt, er wußte soviel von Phädra und glace aux cérises, als Deine Hochwohlgeboren von dero Peloton, das Eis

---

[129] JE, S. 277/278
[130] Br.I, 22

scheint ihm besonderen Spaß gemacht zu haben; wir waren gute Bekannte und sind auf gutem Fuße nach wenigen Stunden Zusammensein geschieden. – Rahel[131] hat er nicht nach seiner Absicht besuchen können . . .[132].

Ende September 1809 beendete Kerner seine Tätigkeit in der Praxis seines Bruders. Der Abschied von Hamburg war spannungsreich, Georg empfand Justinus Kerners Verhalten seiner Frau gegenüber für ungehörig. Die Hamburger Zeit ging mit einem Mißklang zu Ende, der nicht im Kreis der Familie blieb und Kerner noch lange quälte. Aus Wien schrieb er an Rosa Maria, nachdem er sich zunächst für einen Brief von Chamisso bedankt hatte (16.2.1809):

„. . . ich weiß von keiner Feindschaft, die ich zu meinem Bruder habe und hab ich ihm ja vor einem Monat in meinem letzten Brief durch Ebeling geschrieben, daß ich ihn unaussprechlich liebe, daß er, obgleich 40 Jahre alt, allerdings ein guter Junge sey. Ich habe ihm meine Adtreße gesandt, er hat nicht geschrieben. Stattdem hat er all meine Briefe zusammen gepakt und an meinen Bruder den Obersten geschickt, um auch diesen zu bewegen, gegen mich feindlich zu handeln. Ich zweifle nicht, daß er es dahin bringen wird. Daß Du dem Chamisso die Sache erzählt ist nicht recht, er wird sie aber wohl nicht von Dir, sondern von Reinhold oder meinem Bruder erfahren haben. Daß meine Schwägerin sich so darüber kümmert, glaub nur nicht! – Sie hat mich küssend verrathen – doch alles ist mir gleichgültig, mögen Himmel und Welt von mir denken, was sie da wollen, ich weiß wohl was ich von beyden zu denken habe. Für Deine Sorge, beste Rosa! um Rikeles Wohl, sag ich Dir meinen allerinnigsten, wärmsten Dank, liebe Rosa! . . .

Mir ist alles lauter Nichts und Aber in dieser Welt! Und Du willst, daß ich mich noch um Leute kümmern soll, die ganz wohl und ohne Kummer in ihren Gesellschaften, Zeitungen und in ihren Umarmungen leben?? – Sage meiner Schwägerin, daß ich keinem Menschen Feind seye und je Feind gewesen seye, daß sie meinen Bruder herzlich in meinem Nahmen umarmen und lieben soll. Sag ihr, daß sie ja so wie er unschuldig seye, daß der Himmel sie zu dem Werkzeug ersehen durch das ich um 6 Jahre meiner Jugend und nun um mein ganzes übriges Leben gekommen . . .[133]"

Von Hamburg reiste Kerner zunächst über Braunschweig in den Harz, durch den er einen Teil seiner Reise zu Fuß zurücklegte. In Hamburg sehnte er sich nach den Wäldern Württembergs, der dunkle Harzwald entsprach jetzt seiner melancholischen Stimmung, die in der 7. „Schattenreihe" seiner „Reiseschatten" festgehalten wurde. Er besuchte das Harzstädtchen Nordhausen und reiste von dort über Sondershausen, Gotha, Meiningen und Coburg nach Nürnberg weiter. Dort war er besonders durch die Bilder Albrecht Dürers und die gut erhaltenen gotischen Kirchen und Klöster beeindruckt und ging – wie zuvor schon in Hamburg – seiner Leidenschaft nach, volkstümliche Romane und Volkslieder auf den Märkten zu sammeln. In Nürnbergs Tradition erlebte er die „deutsche" Kultur der Gotik, die den Romantikern besonders am Herzen lag. Die Nürnberger Eindrücke wurden in einem weiteren Kapitel der „Reiseschatten" festgehalten und fanden auch in einigen Gedichten ihren Niederschlag. Von

---

[131] Rahel Levin Markus, seit 1808 mit Varnhagen befreundet, ab 1814 dessen Frau
[132] Chamisso 1842
[133] DLM, KN 9315

Nürnberg fuhr er über Weissenburg nach Augsburg zum Besuch seiner Verlobten. Die Ankunft in Augsburg schilderte er in einem Brief an Rosa Maria[134]:

„Ich bin nun in Augsburg angelangt . . . Der Winter trat ein, alles ist voll Schnee. Ich kam Nachts 10 Uhr an, ich konnte nicht mehr zu Rickele. – Du kannst Dir die Empfindungen denken, die ich hatte. – ich ging in ein Wirthshaus so ich wußte daß es in ihrer Nähe. Hell herüber leuchteten in mein Zimmer die Lichter aus den anderen Häusern. – ich wußte nicht ob es wohl ihr Licht – – ich konnte kaum schlafen. Morgens ging ich zu ihr. Ich begegnete im Vorsaal der Magdt, ich fragte nach der Jungfer Ehmann: da hieß es, sie seye in der Küche, ich ging hinein, sie war nicht da, doch kam sie bald – Du Rosa! Ich sah sie jahrelang nicht mehr – das arme Kind! – Wie kam sie auf mich zu – – Du! – – Wie hing es sich an meinen Hals! – – Aber es mußte an den Herd zu kochen, da stund ich bey ihm – – wir wußten nichts zu sprechen – – es ist recht abgefallen, es ist ganz Liebe – –. . . Nun aber nachdem ich die sah, zu einfach, ach! es ist gar so einfach, denn es ist gar nichts als – – Liebe – – – der Herr des Hauses kam, sie hatte ihm schon von meiner wahrscheinlichen Ankunft gesagt, er führte mich in das Zimmer, das Kind mußte in der Küche bleiben – –. Die Madame war da, schien mir, war stolz und dumm. – – Rickele deckte den Tisch, ich mußte schicklich gehen – – ich konnte sie nimmer sprechen, ich mußte gehen. Rickele – ach – gegen sie hat die Magd der Oppenheimer ein königliches Leben. Sie ist hier nichts anderes, als was in Hamburg die underste Magd.

Ich glaubte, hier einigen Trost zu finden – ich konnte es nicht mitansehen dieß Leben – Du Rosa! hilf doch! Ich werde sie wahrscheinlich nie alleine sprechen können –, ich will sehen, bin voll Angst. – Oh Rosa! – Was soll ich leben? . . .

Rickele leidet viel an einer verbrannten Hand. Die Nacht, wo ich hier war, träumte es ihr, daß ich angekommen – ich kann ihr Leben nicht mitansehen; es durchschneidet ganz mein Herz und sie duldet so alles – – und weiß von nichts anderem. Ach Gott im Himmel! wenn ich dagegen an meine Schwägerin denke – – welch Leben hat die gegen dieses arme Kind! – – – Rosa! Ich glaube, daß Du Dich in meine Lage wirst denken können und einsehen, welche Pein ich nun trage – –

Nun wäre Rickele so gern bey mir, und ich so gern bey ihr, und nun muß ich hier im Wirthshaus allein sitzen, weiß sie mir so nah und darf nicht zu ihr und Gott weiß wann ich sie (dann wenn ich fort bin) wieder treffe . . . Sie hat seit längerer Zeit einen Husten, der mich wieder befürchten läßt. Sie sagte mir es nicht, ich hörte aber, daß sie Isländisch Mooß trinkt und jetzt erfuhr ich es. Sie ist ganz, ganz abgefallen. Oh Rosa! Sie umarmt mich immer und mir ist als umfänge mich ein Geist, mir wird so bang in dieser Umarmung. In Ihrem Auge liegt was, das ist entsetzlich und sie hat ein Lächeln, es tödtet mich – – ich kann mich kaum verstellen, aber sie argwohnt nichts. – – Ich liebe sie, aber es ist eine Liebe, die ich nicht nennen kann, ich weiß es nicht auszudenken, wie ich sie liebe, es ist eine Liebe so ganz anderer Art als wie ich meine Schwester liebe. Ich möchte Ihr wehren, mich nicht so zu lieben, weil ich ihrer nicht würdig, das hätte ich nie bey meiner Schwester gethan. Ich beuge mich nicht zu ihren Küßen nieder, ich bleibe kalt wie ein Holz, sie aber ist das leidende Bild, das an ihm hängt. – Ich hätte nicht hierher reisen sollen, Du hattest recht und doch macht es das Mädchen so froh – – Nun so will ich denn alle Pein gerne tragen! – – Rosa! Du machtes mir Hoffnung zu helfen – – oh Du wenn Du kannst, halte Dein Versprechen.

Ich glaube, daß nur dann erst die Zeit kommen wird, wo ich anfangen werde, froh in die Welt zu schauen, wenn ich das Mädchen bey Dir weiß, wenn ich von Euch Briefe auf einem Blatte erhalte. Der Gedanke an Dich und der Gedanke an Rickele ist mir seit dem unzertrennlich. Ach Gott! Könntest Du nur R. sehen. Ich möchte so gerne nur auch von Dir ein Urtheil über sie höhren oder von anderen – – aber das Rickele hat gewiß die Schwindsucht und keines wird sie mehr sehen. Gott ist mein Zeuge! und handle ich einst gegen diesen Schwur, so werfe Du mir diesen Brief vor die Füße, ich werde nie nie dießes Mädchen verlassen. Aber verlassen, was ist das?

Ich möchte so gerne ihr und mir Gift geben, Rosa! Soll ich? Ich kann dieß Mädchen nicht ansehen, ohne daß mir die Tränen in die Augen stürzen und ihre Umarmung – – es verschwindet auch jeder Funke von Sinnlichkeit vor ihr wie beym Niedersinken vor einer Madonna. – Ich könnte sie mir nie als mein Weib denken – da ich meine Schwester im Gegentheil mir nur als mein Weib denken kann – – und nur deßwegen Schmerz fühle, daß sie nicht mein Weib ist und ihre Kinder nicht meine – – und so bin ich doch unglücklich, Rosa: denn sie will ja einst mein Weib werden – – . . . Sie kann sich selbst nicht ändern und man muß ihr zu Hülfe kommen und das kannst nur Du, Rosa! mein Freund! ich beschwöre Dich bey allem was Dir heilig . . . [134].

Kerners Hoffnung, daß Friederike einige Zeit mit Rosa Maria zusammenleben könnte, ging nicht in Erfüllung. Friederike blieb in Augsburg, bis Kerner sie auf der Rückreise von Wien nach Württemberg mitnahm.

Nach dem kurzen Aufenthalt in Augsburg reiste Kerner über München weiter nach Freystadt in Böhmen, wo sein Bruder Carl als Oberst und Generalquartiermeister mit dem württembergischen Truppenkontingent im französisch-österreichischen Krieg einquartiert war. Kerner wohnte auf dem Schloß „Schildeis" seiner „Reiseschatten", lebte mit seinem Bruder für einige Wochen „lustig und in Freuden" und nahm an der Tafelrunde des Feldzeugmeisters von Wöllworth teil, wo er Karls Vorgesetzten, den württembergischen General Theobald, näher kennenlernte. Dieser las Kerners Gedichte in der Tafelrunde vor. Kerners Freundschaft zu dem originellen und selbstbewußten General Theobald blieb auch noch erhalten, als dieser abgesetzt wurde. Er wurde der Pate von Kerners Sohn Theobald. Georg Kerner hatte Carl über den Konflikt in Hamburg brieflich informiert, und dieser sagte Justinus – vermutlich auf gut schwäbisch – seine Meinung. Carl Kerner, der nüchterne Offizier, führte Justinus' Überspanntheit auf dessen literarisches Engagement zurück. An militärischen Gehorsam gewöhnt, „verbot" Carl etwas weltfremd seinem jüngeren Bruder für alle Zukunft das Dichten. Vermutlich war General Theobald ebenfalls über die Hamburger Affäre informiert, denn nach dem frühen Tod von Georg Kerner schrieb er an Justinus im November 1812: *„Liebster Recke! Aus Eurem Brief ersehe ich mit Vergnügen, daß Ihr noch der alte Narr seid. Eure Beschreibung des Wildbads hat mir viel Freude gemacht . . . Wie weh hat mir der Tod des Hamburger Bruders gethan. Ihr solltet seine Witwe heiraten, da wäret Ihr ja auf einmal ein vornehmer Herr . . ."* [135].

Von Freystadt reiste Kerner nach Wien. In einem „Schattenbrief" an Rosa Maria Varnhagen hielt er den Eindruck einer Schiffahrt auf der Donau fest. Ich

[134] DLM, KN 9308
[135] Br.I, 169

habe diesen Brief im Anhang A2 wiedergegeben, da man ihm schön entnehmen kann, wie Kerner literarisches „Rohmaterial" sammelte, das er dann später dichterisch verwertete. Die Eindrücke von der Donaufahrt wurden mit denen der Schiffahrt auf dem Neckar zu Beginn der Reise zu einer Szene in den „Reiseschatten" zusammengefaßt (dritte Schattenreihe).

In Wien hospitierte Kerner ab November 1809 für etwa 5 Monate in verschiedenen Krankenhäusern. Die medizinische Fakultät Wiens lebte damals noch vom Ruhm der vergangenen Generation, während derer sie unter van Swieten's Leitung internationales Ansehen genoß. Kerners Freund Heinrich Köstlin hatte 1808/1809 ebenfalls in Wien hospitiert und sich dann in Stuttgart niedergelassen. Er gab Kerner für die Auswahl der Hospitäler Ratschläge[136] und empfahl neben Prof. Hildenbrand die Ärzte Dr. Nord und Jörgen im Zivilspital und den Augenarzt Beer sowie die Chirurgen Ruttdorfer und Zang. Daneben riet er Kerner, die auch heute noch sehenswerte anatomische Wachspräparatesammlung im Josephinum zu studieren. Kerner war von der medizinischen Fakultät in Wien, den Augenarzt Beer und den Geburtshelfer Böer ausgenommen, nicht besonders beeindruckt. Seine Eindrücke über Wien hielt er in einem kurzen Artikel in den „Nordischen Miszellen" (12. Aug. 1810, Nr. 32) fest („Einige Bemerkungen über Wien im Winter 1810"). Er lobte besonders das Taubstummen-Institut, das Vorbild für weitere Institute dieser Art in anderen Ländern wurde:

„. . . Die Zöglinge lernen hier noch deutlicher sprechen, als in dem Institut in Berlin. Alle Winter wird den Zöglingen des Institutes ein Ball gegeben, wo man Gelegenheit findet, die Wirkung der Musik auf die Taubstummen zu beobachten. Sobald die Musik begann, äußerte sich in den Mienen aller ein sichtbares Vergnügen und ließ man die Musikanten nur zum Schein ihre Instrumente in Thätigkeit setzen, so gaben die Tauben alsbald durch Lächeln und Winken zu verstehen, daß man sie nur probiren wollen. Baß-Instrumente, auch schmetternde Instrumente mit unreinem Klang wie die Trompete u.s.w. machten auf sie größere Wirkung als hohe Töne. Dies ist leicht zu begreifen, wenn man einsehen lernt, daß tiefe Töne mehr auf das Zwerchfell und die Nerven des Magens, hohe Töne auf letztere Theile gar nicht, sondern mehr auf die Kopfknochen, auf die Zähne und damit auf den eigentlichen Sitz des Gehörs und des Nervens, der aber bei Taubstummen der verstümmelte Theil ist, einwirken." (S. 125, 126).

Kerner nahm mit Friedrich und Dorothea Schlegel engere Kontakte auf. Friedrich Schlegel, der an der Wiener Universität Vorlesungen über neuere Geschichte hielt, machte zunächst auf ihn einen philisterhaften Eindruck, während er von der geistreichen Dorothea, der Tochter des Berliner Aufklärers und Philosophen Moses Mendelssohn, mehr beeindruckt war. Kerner erlebte im Hause Schlegels auch den Einfluß des katholischen Glaubens auf Denken und Leben; eine für ihn neue Erfahrung. Aus Wien schrieb er an Carl Philipp Conz darüber am 7.2.1810[137]:

„Schlegel hat historische Vorlesungen angekündigt, die besonders auf das Mittelalter Bezug haben sollen. Sie nahmen noch nicht ihren Anfang. Ich werde sie besuchen. Ich

---

[136] Br.I, 40
[137] DLM KN2288

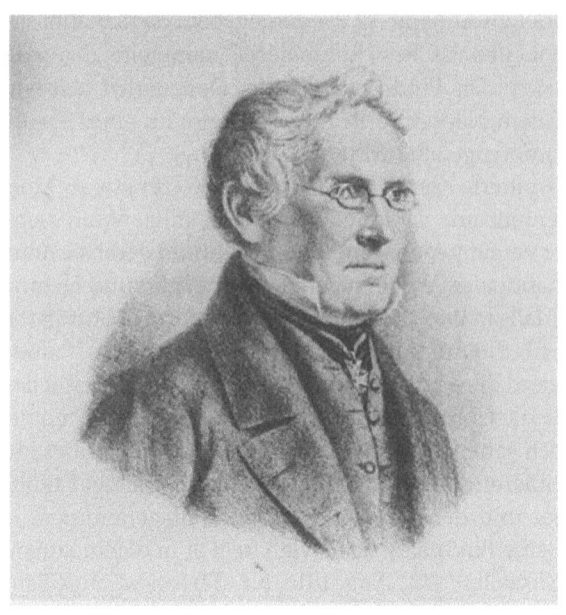

Abb. 15. Karl August Varnhagen von Ense (Br. I)

*komme öfter zu ihm, besonders zu seiner Frau, die ausnehmend unterrichtet und liebens-
würdig ist. Sie können denken, daß es mich freuen muß, öfters einen Kapuzinerbruder im
Ornat anzutreffen, der der Mad. Schlegel und dem Fr. Schlegel dem Dichter, Critiker,
Philosophen alle Abende aus einem katholischen Kirchenbuch vorlesen muß. – Sie werden
es für Lüge halten, aber ich verpfände dafür meine Ehre und mir ist es gar wohl begreiflich.
Die Leute sind außerordentlich fromm und ich glaube wenigstens von der Frau, daß es ihr
wahrhaft ernst ist. Schlegel entzieht sich der angenehmsten Gesellschaft wenn die Stunde
zur Messe schlägt . . ."*

Kerner suchte in der Wiener Bibliothek nach altdeutschen Manuskripten und
fand u. a. eine Handschrift über Dietrich von Bern neben zahlreichen anderen
alten deutschen Manuskripten, nach denen selten gefragt wurde. Er hoffte, daß
sie „durch Friedrich Schlegels Anwesenheit in Wien erweckt, freundlich wieder
in's Leben hervorgehen!"

Kerner lernte Beethoven kennen und nahm an dessen Mittagstisch teil. Ein
Königsberger Arzt, Dr. David Assur, der ebenfalls an den Wiener Krankenhäusern hospitierte, und der vermutlich geisteskranke Dichter Ludwig Stoll schlossen sich ihm an. Völlig unerwartet traf er Varnhagen wieder (Abb. 15). Dieser
beschrieb die Begegnung folgendermaßen:

*„Ich hatte nach dem besten Stahlarbeiter gefragt, und war in den Laden des Herrn
Turiet auf dem Graben gewiesen worden . . . . Herr Turiet . . . fügte hinzu, – so habe er
eben auch ein ganz gewöhnliches Werkzeug unter Händen, für das ihm aber ungewöhnliche Genauigkeit anempfohlen sei, eine Maultrommel nämlich, und gewiß, der Herr, der
sie bestellt, wisse ihr wahre Zaubertöne zu entlocken. Mir schlug das Herz, ich dachte*

90

gleich an Justinus Kerner und an die Möglichkeit seines Hierseins. Die Antworten auf meine raschen Fragen bestärkten nur meinen Verdacht; Namen und Wohnung des Bestellers waren zwar unbekannt, aber er mußte ja wiederkommen und dann sollten nähere Angaben gefordert werden. Noch desselben Tages kehrte ich in den Laden zurück; es war richtig, Dr. Kerner hatte die Maultrommel abgeholt und auf Befragen, wo und wann er zu treffen sei, eine Abendstunde im nahen Kaffeehause angegeben; er dachte nicht an mich, er meinte, irgendein Landsmann aus Schwaben möchte seine Spur entdeckt haben. Ich traf ihn am bestimmten Ort, er saß gleichgültig da, das Geräusch und Gewühl um ihn her schien er nicht zu bemerken, er sah mißtrauisch vor sich hin, – da fällt sein Blick auf mich, er springt heftig auf, schreit meinen Namen und liegt in meinen Armen. . . ."[138].

Die Freunde verbrachten die Abende häufig im Theater. Varhagen war besonders von Schikaneder beeindruckt, der in seinen Theaterstücken Wiener Lokalkolorit widerspiegelte. Kerner schrieb an Uhland:

„Varnhagen und ich gehen fast alle Abend mit Stoll ins Theater, deren es hier fünf hat. Das Komische wird so herrlich gegeben, daß es unmöglich ist, es sich besser zu denken. In einem Stücke in dem Theater „An der Wien": „Rochus Pumpernickel" bliebst Du rein tot vor Lachen . . . . Die komischen Balette sind auch einzig – gänzlich einzig, es ist unmöglich, sich was Komischeres zu denken . . .[139]"

In Wien besserten sich offenbar Kerners depressive Zustände, die Verletztheit durch die Hamburger Krise wirkte jedoch noch nach, wie den Briefen an Rosa Maria Varnhagen zu entnehmen ist. Der Zustand seiner Braut Friederike in Augsburg quälte ihn.

„Ich habe ihr einen Ring machen laßen, darinn stehen die Worte „Liebe – Treue – Glauben". Auf dem Schild aber steht das Wort „Achalm", das ist der Name des Berges, worauf wir uns zuerst sahen"[140].

Kerner schrieb in Wien weiter an den „Reiseschatten" und setzte seinen regen Briefwechsel mit Uhland, Rosa Varnhagen, Amalie Schoppe, Conz und natürlich mit Friederike in Augsburg fort. Dieser blieb die kritische Situation in ihrer Beziehung zu Kerner nicht verborgen; sie erkrankte wieder: *„Rickeles Krankheit macht mir unendlich viel Kummer, Tag und Nacht. So muß ich eben immer was haben, das mich quält und in allem Thun und Treiben stört, daher nie was herauskommen wird . . ."*[141]. Zum Ärger Uhlands fügte er den „Reiseschatten" allzu viele „Geistergeschichten" bei. Uhland mahnte im Januar 1810 daher[142], die Vermengung von Schattenbriefen und Geistergeschichten bleiben zu lassen:

„Was meinen, von Dir angenommenen Unglauben in Hinsicht auf Erscheinungen betrifft, so bemerke ich, daß ich bis jetzt weder zum Verwerfen noch zum Glauben vollen Grund gefunden; daß ich eben, weil ich für den Glauben empfänglich bin, weil mir die Sache bedeutend ist, mich vor spielender Selbsttäuschung hüte, mich scheue, ungewisse

[138] Varnhagen von Ense, I; 1785–1810, S. 368–369
[139] Br. I, 35
[140] DLM, KN 9315
[141] Br. I, 38, Januar 1810
[142] Br. I, 39

oder erklärbare Begebenheiten ins Geisterreich zu heben, wie es in neuerer Zeit geschehen" [142].

Nach der täglichen Arbeit im Krankenhaus trafen sich Kerner und Varnhagen abends mit anderen jungen Intellektuellen.

"Eine Künstlerin aus Königsberg . . . ein junger Arzt aus Königsberg, Dr. Assing, . . ., ein Kaufmann aus Berlin, der sehr angenehm sang, ein Maler aus Dresden, eine Lehrerin aus Danzig, . . . und einige andre Norddeutsche, die meistens in Wien noch nicht gefunden hatten, was sie suchten, kamen hier zusammen und ein Zeuge ihrer abendlichen Munterkeit hätte schwerlich vermutet, daß die meisten, die Wirtin nicht ausgenommen, ihren Tag mühsam durchgekämpft. Aber das Spärliche selbst, eingestanden und gemeinsam, wurde beinahe förderlich, es war ein stärkeres Band, als Reichtum und Üppigkeit gewesen wären, man scherzte über die vielen Treppen, die man hatte steigen müssen, man spottete der Wiener, denen Tee und Brot als Abendessen wie eine Art Hungerkur vorgekommen wäre, und das Backwerk, das doch bisweilen erschwungen wurde, machte den größten Eindruck. Hier konnten sich Kerners Humor und Talent vollkommen entfalten, er und Assing unterstützten und ergänzten einander. . . . ganz fehlte es doch auch an Wienern in diesem kleinen Kreise nicht; ich sah hier auch die beliebte Schriftstellerin Karoline Pichler wieder, eine wackre, schlichte Frau, verständig und gutmütig, an Sprache und Ausdruck eine vollkommene Wienerin, deren persönliches Wesen sich in völliger Prosa darstellte, und ein dichterisches Talent gar nicht vermuten ließ, welches doch in ihren Schriften kräftig und schön hervortrat. . . ." [143].

Anfang April 1810 beendete Kerner den Aufenthalt in Wien; die „Reiseschatten" waren zum großen Teil geschrieben. Über Augsburg reiste er zurück in die Heimat. Kerner traf in Augsburg auch seinen Studienfreund Heinrich Breslau wieder, der dort als Arzt am französischen Hospital tätig war [144]. Von Augsburg nahm Kerner Friederike mit in die Heimat zurück. Darüber schrieb er am 15. Mai 1810 aus Ludwigsburg an Rosa Maria [145]:

„Nun von meinem Rikele – ich machte meine Reise wieder über Augsburg zurük und fand das Rikele bedeutend krank. Zum Trost fand ich einen alten Freund dort wieder, Dr. Breslau. Sie ist nun gänzlich abgezehrt – – von Deinem Brief hat die Mde Krauß ihr nie was gesagt, er mag auch wenig Wirkung bey dieser rohen Natur gehabt haben. Ich nahm mein Rikele mit mir; sie hat mit Tränen von ihren Henkern Abschied genommen. Wir fuhren den ersten Tag biß Ulm. Während der Reise munterte sich ihr Gemüth etwas auf, sie wurde in ihrer Freude unbeschreiblich kindlich und ihr Lächeln und ihr Anschmiegen an mich, das sonst dem eines Geistes glich, mit einem selbst dem Breslau recht den Busen beengte, eine unbeschreibliche Bangigkeit machte, wurde nun mehr das gemütliche Spielen eines Kindes . . ." [145].

Friederike ging zu ihrer Stiefmutter nach Schorndorf, Kerner nach Ludwigsburg, wo er sich einige Monate auf das medizinische Staatsexamen in Stuttgart

---

[143] Varnhagen 1922, S. 372, 373
[144] Br.I, 45
[145] DLM, KN 9310

vorbereitete. In Schorndorf wurde Friederike durch Kerners Studienfreund Tritschler wegen ihres Bronchialasthmas betreut.

„Dr. Tritschler, der unweit des Orts wohnt, habe ich sie zur Heilung übergeben, er erklärte ihre Krankheit für eine Abzehrung aus Sehnsucht und aus Liebe, wozu noch viel beytrug, daß sie gequält wurde und verlassen von aller Welt war. Es ist eine außerordentlich liebe Natur! Und nur dieß macht mir für ihr künftiges Leben recht bange. Nach Hamburg will sie gar nicht, denn sie will wie ein Kind immer bey mir bleiben. Sie hat täglich Fieber und bekommt, wenn man nur ein Wort spricht, das sie betrübt oder zu sehr erfreut, einen Krampf auf der Lunge, der biß zum Ersticken geht. Ich habe großes Zutrauen zur Behandlung Tritschlers und dem liebreichen Betragen ihrer Mutter und Schwestern. Lange kann sie freylich nicht dort verweilen, die Stiefmutter ist arm. Wohin alsdann, wenn sie wieder gesund ist? Denn ohne mich seyn kann sie nun einmal nicht, es finge wieder das alte an. Es ist, sagte Breslau, wenn man sie so mit Dir sieht, als hätte sie einen Zaubertrank von Dir bekommen! Sie ist ganz wie gebannt an mich, daß mir ihre Nähe ganz bange macht. Es ist entsetzlich!! Sie wohnt 6 Stunden von Ludwigsburg und ich werde sie alle drei Wochen einmal besuchen, das zu ihrer Heilung beytragen wird . . ."[146].

Kerner verließ sich ganz auf Tritschlers ärztlichen Bericht vom 10. Mai 1810, der über Friederikes Erkrankung meinte[147]:

„. . . Vorgestern war ich bey Deinem guten Mädchen . . . Sie mochte mich wohl auf den ersten Blick erkannt haben und empfing mich mit einer Freundlichkeit, ja einem Lächeln, welches mir tief eingriff ins Gemüth, denn es sprach sich im Lächeln so ein Etwas aus, das ich Kummer nennen möchte – später aber war mir's als müßte das gute Kind schon viel gelitten haben . . ."

„Denn seit sie in Schorndorf ist, ist es gewöhnlich heiter, auch haben sich die guten Wirkungen dieser Stimmung (und der Reise in Deiner Gesellschaft) bereits sehr deutlich an ihrem Befinden gemildert, denn sie hatte am Dienstag schon den zweiten fieberfreien Tag, sie fühlte in der sonst gewöhnlichen Fieberstunde nur noch Mattigkeit und Kopfweh. Da dieses nun aufhört oder sich doch bald vollends verlieren wird, zweifele ich gar nicht an ihrer Genesung bey diätetischem Verhalten des Körpers und des Gemüths. Anlangend meine Ansicht der Krankheit, so hat sich dieselbe nicht wesentlich geändert und ich möchte sie tabes hysterica (vielleicht erotica) nennen, aber um des vielleichts willen glaube ich daß zur Cur persönliche oder schriftliche Besuche von Dir gehören, aber ich bitte Dich nehme dabey einen etwas soliden (oder wie ich's nennen soll) Styl an, der sie von der Stuffe der Empfindung in welcher sie fast allein lebt, allmälich abbringt. . . . "

Nach Ablegung des medizinischen Staatsexamens erhielt Kerner am 12. September 1810 seine Approbation als Arzt von der Regierung in Stuttgart. Zuvor war er für kurze Zeit in Tübingen, wo er Gustav Schwab und August Mayer kennenlernte, den jüngeren Bruder von Karl Mayer. Diese beiden Studenten setzten in Tübingen die romantische Tradition des Uhland-Kerner-Kreises fort. "Ich habe in Tübingen große Dichter kennengelernt, den jungen Mayer und einen Schwab . . .". Ludwig Uhland war zu jener Zeit noch in Paris.

---

[146] DLM, KN 9319
[147] DLM, Z 1770

Die „Reiseschatten" waren der hauptsächliche literarische Ertrag von Kerners Bildungsreise. Dieses Buch setzt sich aus 12 „Schattenreihen" zusammen, die aus verschiedenen „Vorstellungen" bestehen. Der inhaltliche Zusammenhang zwischen den einzelnen Kapiteln ist nur locker, jede „Vorstellung" enthält die kurze Beschreibung einer Reiseszene. Aus einigen dieser „Vorstellungen" habe ich schon bei der Beschreibung von Ploucquet und der Beziehung zwischen Kerner und Hölderlin zitiert (S. 33, 76 f.). Zwischen die „Schattenreihen" sind einige „Schattenspiele" eingefügt, die von Kerner auch zur Aufführung gedacht waren, in ihrer technischen Phantastik jedoch erst durch den modernen Film so realisiert werden könnten, wie sich Kerner dies vorgestellt haben mag: „König Eginhard", „Der Todtengräber von Feldberg", „Das Krippenspiel in Nürnberg". Das Nachspiel der 5. „Schattenreihe" „Schöne neue Historie von einem Maler, genannt Andreas, und einer Kaufmannstochter, genannt Anna", hat stark autobiographische Züge. Kerner hat in die Historie einige der Gedichte eingefügt, die er Friederike während ihrer Zeit in Lustnau schrieb.

Neben den Eindrücken der Reise verwertete Kerner für die „Reiseschatten" frühere Erlebnisse aus der Zeit in Tübingen, Ludwigsburg und Maulbronn. Der „Todtengräber von Feldberg" ist ein Abbild des im „Bilderbuch aus meiner Knabenzeit" geschilderten Ludwigsburger Totengräbers Haselmayer, der in Ludwigsburg „Flugmayer" genannt wurde, weil er wie der berühmtere „Schneider von Ulm", Heinrich Berblinger (1811), nichts anderes im Sinn hatte, als eine den heutigen Drachenseglern ähnliche Flugmaschine zu bauen.

Im „König Eginhard" wurden vermutlich auch die Eindrücke aus dem Harz, den böhmischen Wäldern und auf Schloß Schildeis literarisch verwertet. An literarischen Seitenhieben gegen die „Plattisten" ließ es Kerner in den „Reiseschatten" nicht fehlen, besonders Weißer, der als „weißer Mann" in den „Reiseschatten" leicht zu erkennen ist, und J.F. Cotta, den Kerner „Messalinus Popanz" nannte, waren das Ziel Kernerscher Spottlust. Das „Morgenblatt für gebildete Stände" bekam den Titel „Der schmeckende Wurm" und den „Plattisten", die es verfaßten bzw. lasen, gab Kerner eine Gänsefeder als „Plattistencocarde" zum Erkennungszeichen. Auch einige der anderen skurrilen Figuren in den „Reiseschatten" sind Widerspiegelungen von Menschen, mit denen Kerner zu tun hatte, so der orginelle „Volkssänger und Laternenputzer Felix", mit dem Uhland und Kerner in Tübingen Kontakt hatten (Felix Schaber), und die Professoren Ploucquet und Reuß, die sich als Professor Schwimmgürtel und als „Vetter Steinsammler" in den „Reiseschatten" karikiert sahen. Doch ließ es Kerner auch nicht an Selbstironie fehlen, wie die Beschreibung des jungen „Dichters Kullikeia" in der 8. und 9. Schattenreihe zeigt: Eine Doktoren-Kommission in Mittelsalz (= Tübingen) durchsucht das Zimmer des „der Dichtkunst suspecten Studiosi Philosophiä Kullikeia" und inspizierte u. a. dessen Bücherfaß. In einem solchen Faß hatte Kerner als Student in der Tat seine Bücher aufbewahrt. Der „Doktor Siebbein", der bei der Eröffnung des Fasses eine „runde, warzenförmige Hervorragung, Protuberantia Siebbeiniana" entdeckte, war vermutlich als Karikatur von Professor Froriep gemeint. Mit „lieber Killikeia" redete Karl Mayer Kerner schon in Briefen während der Studentenzeit an[148].

---

[148] DLM, Z1773

Auch heute erscheinen die „Reiseschatten des Schattenspielers Luchs" noch lesenswert. Sie führen zurück in eine verträumte Zeit des frühen Biedermeiers und eine Lebenshaltung, die vor der bitteren materiellen Realität spielerisch die Augen schloß. Man wird den Text zweimal lesen und beim ersten Mal Text und Anmerkungen vergleichen müssen, um die vielen zeitbedingten ironischen Bemerkungen zu verstehen. Die vorzüglich kommentierte Ausgabe von W.P.H. Scheffler (1964) macht dies ohne große Mühe möglich; die „Reiseschatten" sind dann „Lesegenuss" aus einer vergangenen Welt. Wer mehr über den literaturgeschichtlichen Hintergrund lernen möchte, dem sei die sehr sorgfältige Arbeit Gaismaiers „Über Justinus Kerners „Reiseschatten", ein Beitrag zur Geschichte der Romantik" (1899/1900) empfohlen.

VII

„Ich arbeite wie ein Gaul, der immer im Kreise in einer Tabaksmühle herumlaufen muss" – Die ersten Jahre als schwäbischer Landarzt –

Dürrmenz

Nach dem medizinischen Staatsexamen suchte Kerner nach einer ersten selbständigen Stelle: *„Ich schwebe zwischen Dürrmenz (dürre Münze) und Ulm in der Luft und weiß nicht, ob ich mich in der oder jener Stadt niederlassen soll. Härlin hat sich bereits in Ulm niedergelassen"* [149]. Kerner konnte sich wohl nur schwer entscheiden und verbrachte nach dem Staatsexamen noch einige Zeit in Ludwigsburg, wo er die letzten Korrekturen an den „Reiseschatten" anbrachte. Zunächst plagten ihn wieder depressive Zustände. Im November schrieb er an Uhland: *„Ich bin so leer und arm, daß ich Dir auch nicht das Geringste weiter zu schreiben weiß. Gleich leer und verdorrt ist meine poetische Quelle, vielleicht auf lange Jahre"* [150]. Er bat Uhland, die Schrift von Immanuel Kant „Über die Kunst, seiner krankhaften Gefühle Meister zu werden" zu schicken. Damit meinte er Kants Veröffentlichung „Über die Macht des Gemüths, durch den bloßen Vorsatz seiner krankhaften Gefühle Meister zu seyn", die 1798 in Band 5 von Hufelands „Journal der practischen Arzneykunde und Wundarzneykunst" erschienen war. Die von Kant in dieser Schrift gemachten Vorschläge sind allerdings kaum als therapeutische Hilfen bei einer endogenen Depression geeignet.

Wir wissen nicht, warum sich Kerner schließlich für die ärztliche Tätigkeit in dem ärmlichen Dorf Dürrmenz bei Mühlacker entschied, wo er etwa Mitte Oktober mit seiner ersten selbständigen Praxis begann. Schon am 8. Dezember 1810 schrieb er an Uhland [151] *„. . . wie du oben ersiehst, bin ich in Dürrmenz, oh Jemine! – Uhland! oh Uhland! weiter mag ich Dir davon nicht schreiben . . ."* Trotz der im November noch geäußerten depressiven Stimmung arbeitete Kerner zunächst in Dürrmenz mit großer Energie an dem „Poetischen Almanach auf das Jahr 1812" und machte Uhland in dem Brief ausführliche Vorschläge zur Gestaltung desselben. Er erwog sogar, in diesem Almanach einen *„kleinen Roman Friederike Engelhard in Briefen"* aufzunehmen, womit er die Briefe an und von seiner Braut Friederike meinte. *„Es wären freilich Briefe von der größten Einfachheit, aber die gewiß das herrlichste weibliche Gemüt verraten würden. Ich will dir einmal hier eine Probe geben, von der du aber noch nicht auf das ganze schließen kannst".* Ob Friederike, die damals in Tübingen weilte, mit diesem Plan einverstanden gewesen wäre, ist nicht

---

[149] Br.I,59, Oktober 1810
[150] Br.I, 62

bekannt. Kerner war offensichtlich gewillt, auch sehr Privates auf den literarischen Markt zu bringen.

Die ärmliche Bevölkerung suchte den Landarzt nicht häufig auf. *„Ich sehe übrigens schon, daß ich nicht lange hier bleiben werde, denn ich möchte auch Geld haben, und das erhalte ich hier nicht"*, schrieb er Anfang November an Heinrich Köstlin[152] und suchte alsbald eine neue Stelle, um der schlechten finanziellen Lage zu entkommen, die er Heinrich Köstlin beschrieb: *„. . . um mich doch zu nähren, schlecke ich die Korkstöpsel der Arzneykolben bei meinen Krankenbesuchen heimlich ab . . .*[152"]

Wildbad

Die erfolglosen Wochen in Dürrmenz gingen im Januar 1811 zu Ende. Kerner zog in das Städtchen Wildbad (Abb. 16a) im württembergischen Schwarzwald. Dort hat er mehr als ein Jahr als Arzt praktiziert. Er hatte nicht sehr viele Patienten zu betreuen, verwaltete jedoch auch die Apotheke. Seine Patienten kamen meist aus den ärmeren Schichten, da die meisten Badegäste von einem „Leibmedicus" versorgt wurden. So hatte Kerner genügend Zeit zu literarischer Tätigkeit. Das Manuskript seines Buches „Die Reiseschatten" war noch vor dem Umzug nach Dürrmenz im Spätherbst 1810 fertig geworden. Nachdem es von Gustav Schwab auf orthographische Fehler und Interpunktion durchgesehen wurde, ging es bei Kerners Schulfreund Gottlieb Braun in Heidelberg in Druck. Kerner war also frei, sich einer anderen Aufgabe zuzuwenden. Zunächst glaubte er, zu Gedichten nicht fähig zu sein: *„Mit meiner Poesie will es jetzt nicht gehen, es regt sich nur hie und da so, wenn ich durch die Wälder gehe . . ."* schrieb er an Köstlin im Januar 1811. Die Freunde Köstlin und Uhland schrieben Kriegslieder, Uhland z. B. sein berühmtes „Ich hatt' einen Kameraden . . .". Kerner lobte diese Lieder, blieb selbst jedoch stumm. Er wählte als nächste größere literarische Aufgabe die Darstellung seines damaligen Arbeitsgebietes: „Das Wildbad im Königreich Württemberg". Das 1813 erschienene Büchlein ist eine Kerner'sche Mischung aus Poesie, Landschaftsbeschreibung, Geschichte, chemischen Analysen des Badewassers, Beschreibung der Baderegeln und der medizinischen Indikation für eine Badekur sowie Beobachtungen über die Wirkung des warmen Bades; ein unterhaltsamer und anspruchsvoller Werbeprospekt für die gebildeten und meist wohl auch vermögenden Besucher des Wildbades. Das Büchlein wurde erfolgreich und erlebte zu Kerners Lebenszeit vier Auflagen.

Es beginnt mit einer sehr genauen Beschreibung der stillen Schwarzwaldgegend um Wildbad, mit den geographischen, geologischen, botanischen und ökonomischen Besonderheiten des Waldgebietes und der Hochmoore, in denen auch Torf gestochen wurde. Kerner beobachtete richtig, daß in den Moorseen keine Fische lebten und alle in den „Wilden See", den größten dieser Moorseen, eingesetzten Fische verendeten. Er machte dafür und für den spärlichen Pflanzenwuchs an den Seerändern den hohen Gehalt des Wassers an Eisenphosphat verantwortlich. Die Schwarzwaldhochmoore waren schon vor dem „sauren"

---

[151] Br.I, 63
[152] Burger 1929, S. 337

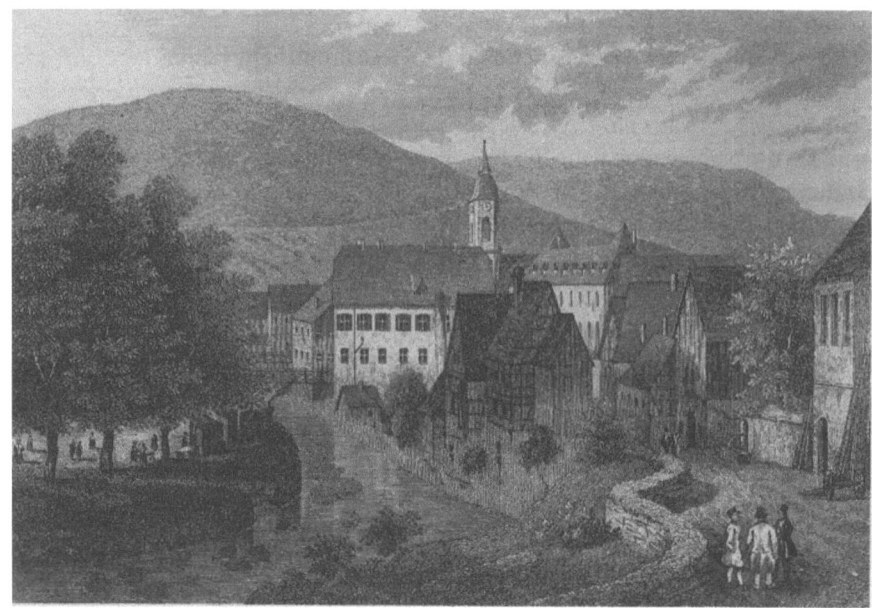

Abb. 16a. Wildbad, Stahlstich von L. Thümling nach einer Zeichnung von H. Schönfeld (etwa 1840)

Regen ein Biotop, in dem nur Arten gediehen, die an den relativ hohen Säuregrad des Wassers (Huminsäuren) angepaßt waren. Natürlich sammelte Kerner auch die Volkssagen, die in der Gegend von den Moorseen erzählt wurden.

Für die Gäste des Bades besonders nützlich war seine genaue Beschreibung der verschiedenen Bäder, ihrer Quellen und Wassertemperaturen und des stündlichen Wasserflusses. Er beschrieb das Herrenbad, das Bürgerbad, das Fürstenbad und das Frauenbad, das durch „bretterne Wände" in Abteilungen für Frauen verschiedener Stände unterteilt war (!). Kerner betonte besonders, daß die Bäder sehr reinlich wären, Felsboden und reiner Flußsand würden den Untergrund bilden. Die gleichmäßige Wärme des Wassers, durch die er Hühnereier fast bis zum Schlüpfen der Kücken ausbrüten konnte – die alte Experimentierlust hatte ihn wieder gepackt – und den stetigen Wasserfluß bezeichnete er als besonders lobenswerte Vorteile. Er beschrieb die Resultate chemischer Analysen des Wassers, die er durch den Chemiker Staudenmayer in Ludwigsburg durchführen ließ: Natriumbikarbonat, Kaliumbikarbonat, Natriumchlorid, Natriumsulfat, Calciumkarbonat und Calciumsulfat seien in den warmen Quellen enthalten. In der Nähe des Bades entdeckte Kerner eine eisenhaltige Quelle.

Bei Podagra (Gicht), Rheumatismus, Arthritis und Ischiasbeschwerden sei die Benützung des Wildbades besonders zu empfehlen. Als guter Beobachter stellte Kerner fest, daß nach einem längeren Bad eine vermehrte Urinproduktion festzustellen war, die „Badediurese" der modernen Balneologen. Natürlich erwähnte er auch, daß ein warmes Bad zu einer angenehmen „Mattigkeit" führt und dadurch den Schlaf fördert. Kerner nannte auch die Gegenindikationen der Badbenutzung: Lähmungen nach einem Schlaganfall, Bluthusten, fieberhafte

Erkrankungen und Schwindsucht. Als Baderegeln empfahl er, das Warmbad maximal zweimal täglich und mindestens 6 Wochen lang anzuwenden. Den inneren Gebrauch des Wassers hielt er für möglich, riet jedoch zu der angenehmer und frischer schmeckenden Teinacher Sauerquelle.

Natürlich wußte Kerner, daß die Wirkung des Bades auch vom Vertrauen und Glauben des Patienten abhängt und nicht nur von den physikalischen Bedingungen des Bades. In seinem Gedicht „Auf das Wildbad" wird dies deutlich:

> „Quält Schmerz und Krankheit deine Glieder,
> Macht welk dein Herz der Menschen Qual,
> Verlaß die Welt und steig' hernieder
> In dieses unterird'sche Tal.

> Hier legt Natur mit linden Armen
> Dich an die Brust und löst den Schmerz,
> Will dich kein Menschenherz erwarmen,
> Erwärmt dich hier ihr Mutterherz.

> Der Wasser gute Geister singen
> Hier aus krystallnen Tiefen laut:
> „Bald werden dem wir Heilung bringen,
> der liebend unsrer Kraft vertraut. . . ."

Kerner fügte dem medizinischen Teil des Buches historische Notizen, kunst- und stadtgeschichtliche Betrachtungen bei. Da in der Nähe von Wildbad römische Altertümer gefunden wurden, vermutete er, daß sich schon die Römer an den warmen Quellen erquickt hätten. Sicher sei das Bad jedoch seit der Gründung des nahen Klosters Hirsau im Jahr 645 benützt worden. Als guter Schüler von Conz in der württembergischen Geschichte wohl bewandert, schilderte er, wie 1367 Graf Eberhard der Greiner in Wildbad vom Grafen Wolf von Eberstein überfallen wurde und sich mit Hilfe eines Hirten über die Berge nach Zavelstein rettete. In seinem Gedicht „Graf Eberhard" (1812) ließ Kerner an dieser Rettung noch die „Enzfei" teilhaben und volkstümlich sang er:

> „Von Württemberg Graf Eberhard
> Nun alt und laß nach mancher Fahrt,
> Legt hin sein rostig Schwert von Stahl
> Und steigt hinab ins stille Tal.

> Dort wo in Tiefen wunderbar
> Die Enzfei schon manch tausend Jahr
> Die Wasser wärmt, den Siechen heilt,
> Der kranke Kämpe friedlich weilt.

> Und wie er ruht in Quellen warm,
> heranstürzt neuer Feinde Schwarm . . ."

Kerner vergaß nicht, die Erwerbstätigkeit der Bevölkerung zu schildern, die überwiegend durch Holzfällen, Flößen, Herstellung von Sauerkleesalz, Holzkohle, Pottasche und Bauholz ihren ärmlichen Lebensunterhalt verdiente. Er konnte seine Umwelt durchaus mit nüchternen Augen und sehr realistisch sehen.

Besonders liebevoll beschrieb Kerner das nahe Kloster Hirsau („Hirschau"), zu dem er offenbar mehrfach gewandert war. Dessen Blütezeit interessierte ihn besonders; sie begann um 1080 unter dem Abt Wilhelm, der das Benediktinerkloster vorübergehend zu einem wichtigen Zentrum für Musik, Poesie und Astronomie machte. Kerner versuchte in seiner Schrift, dem Leser die Schönheit der teilweise nur als Ruinen erhaltenen Gebäude aus der Zeit der Romanik und Gotik zu vermitteln.

In den späteren Auflagen seines Büchleins über Wildbad fügte Kerner noch Beschreibungen der Schwarzwaldbäder Liebenzell und Teinach bei. Auch von Bad Liebenzell gab er die Zusammensetzung der Quellen an und die Indikation der Badekur, wobei er besonders Frauenleiden erwähnte und den Erfolg der Kur mit dem dort wohl gängigen ironischen Vers belegte:

„Wußt' nicht, wie's ging: gut war die Stund
Schwanger wurd' das Weib, die Magd und der Hund."

Über das Teinacher Sauerwasser wußte er ebenfalls Gutes zu berichten und empfahl die Kur dort besonders gegen Hypochondrie, Hysterie, Gesichtsschmerz (Trigeminusneuralgie) und Chlorose (Bleichsucht). Für diese Erkrankung, die meist mit einer Anämie einhergeht, empfahl Kerner das Teinacher Wasser besonders wegen seines Eisengehaltes, was ein medizinisch richtiger Rat war.

Natürlich fühlte sich Kerner in dem einsam gelegenen Schwarzwaldbad zunächst von der literarischen Welt abgeschnitten, doch nahm er bald wieder eine lebhafte Korrespondenz auf, die vor allem dem Sammeln der Beiträge zu dem literarischen Almanach für das Jahr 1813 diente. Wiederum half ihm Ludwig Uhland, der vorübergehend zu literaturhistorischen Studien in Paris weilte; Fouqué konnte als Mitherausgeber gewonnen werden. Auch der Briefwechsel mit Amalie Weise und Rosa Varnhagen wurde weitergeführt. Die Verbindung zu Tübingen blieb durch den Briefwechsel mit Gustav Schwab, David Assur und August Mayer, dem jüngeren Bruder von Karl Mayer, lebendig. Gustav Schwab war es nach einigen Mühen gelungen, die Originalblätter des „Sonntagsblattes" (s. S. 52 f.) wieder zu bekommen. Er schickte sie Kerner nach Wildbad mit der Bitte: „Nehmen Sie doch ja recht vieles daraus im Almanach auf, es sind alles so gar herrliche Sachen . . ."[153]. Der Almanach erschien unter dem Titel „Deutscher Dichterwald" 1813 bei Heerbrandt in Tübingen.

Kerner kam entgegen seiner düsteren Voraussage vom November 1810 in Wildbad wieder in bessere Stimmung und verfaßte einen neuen Text „Der Bärenhäuter im Salzbade", dessen erste Entwürfe Ludwig Uhland besonders gut

---

[153] Br.I, 72

100

gefielen, so daß er Kerner riet, das kleine Werk doch bald zu vollenden[154]. Es erschien mit späteren Zusätzen und Änderungen jedoch erst in Lenaus „Frühlingsalmanach 1835". Es ist ein *Schattenspiel*, in dem Geister, Hexen, Teufel und allerhand skurrile Figuren erscheinen. Der Bärenhäuter ist ein mit dem Teufel paktierender Schneider, ein kleiner Vetter von Goethes Faust, der im Spiel zitiert wird. Der zum Bärenhäuter verwandelte Schneider erreicht jedoch nicht das ihm vom Teufel vorgegebene Ziel, die Verführung eines von einem Geist verhexten somnambulen Mädchens. Er wird daher vom Teufel zum Schluß des Spiels mittels magnetischer Striche in einen Ziegenbock verwandelt. – Eine romantisch verschlungene, im Märchenwald der Phantasie schwebende Geschichte mit einigen später eingefügten selbstironischen Versen über Kerners und Eschenmayers Geisterglauben und mit Seitenhieben gegen die aufgeklärten protestantischen Pastoren, die durch den Mund des „Badpredigers" ihre Meinung im Spiel kund tun.

Auch Autenrieths Vorstellungen zur Entstehung geistiger Störungen durch (syphilitische) „Krätze" wird verspottet:

> „. . . Die Krätze
> Läßt zurücke manche Letze,
> Hundert gegen eins ich setze,
> Daß der Krätze stiller Zunder
> Ursach' ist von jedem Wunder.
>
> Mancher, der da schien besessen,
> War doch nur – es klingt vermessen –
> Aber nichts ist wahrer, klarer:
> Nicht besessen, krätzig war er.
>
> Drum Herrn Autenrieths Pomade
> Eingeschmiert in Kopf und Wade,
> Bis erscheint der Wadenspanner,
> Ist der beste Geisterbanner."

In Wildbad entstand noch das später in die Novelle „Die Heimatlosen" eingefügte Märchen „Goldener". Kerner traf in „Goldener" sehr genau den Ton eines Volksmärchens. Uhland hatte ihn zum Märchenschreiben aufgefordert: *„Deine Balladen beweisen, daß Du Dich eigentlich aufs Märchenerfinden legen solltest"*[155].

Je näher die endgültige Redaktion der Gedichte für den Almanach rückte, umso mehr griff Uhland wieder in die literarischen Entscheidungen ein, begann nach alter Gewohnheit stilistisch zu verbessern und literarisch Gutes von Mittelmäßigem oder Schlechtem zu trennen. Er war im Februar 1811 auf der Rückreise von Paris für einige Tage zu Gast bei Kerner in Wildbad und kehrte dann nach Tübingen zurück, wo er sich alsbald im Kreis der jüngeren Freunde – der Gustav Schwab, August Mayer und David Assur – wohlfühlte. Diese jüngere Romanti-

---

[154] Br.I, 75
[155] Br.I, 101

kergruppe traf sich gelegentlich auch bei Dr. Hehl in Tübingen, wo Friederike Ehmann für einige Zeit wieder bei ihrer Tante Hehl wohnte und in den Freundeskreis eingeschlossen wurde.

Anfang April 1811 erschienen „Die Reiseschatten" unter dem Pseudonym „Schattenspieler Luchs". Kerner kam Ende April kurz nach Tübingen und wartete danach ungeduldig in Wildbad auf die ersten Rezensionen. Er konnte wieder einmal jammern: *„Ich aber bin ganz hier verlassen und ohne Bücher außer solchen die ich schon zu wiederholtenmalen las . . ."* [156]. Ende Mai erhielt er dann von Schwab einen Brief mit den ersten Besprechungen im „Morgenblatt" und der Reaktion der Tübinger Leser:

„. . . das herrliche Buch war mir wieder ganz neu, und ich habe auch schon recht viele meiner Freunde mit der Lektüre desselben erquickt; es findet allgemeinen Beifall, auch bei den Nichtromantikern, denn die Tafel ist hier für jeden, der Sinn für Besseres hat, gedeckt. Dafür scheint es den Morgenblättern die Galle gewaltig aufgeregt zu haben, denn im gestrigen „Morgenblatt" finden sich bereits: Herzensergiessungen von Weißer, in dem u. a. steht, „es sei infam, daß ein gewisse Gilde nicht zufrieden sei, einen Freibrief für ihre Tollheiten erhalten zu haben, sondern, daß sie auch alle die anfalle, die noch bei gesunden Sinnen seien". Ferner: „Es wäre gut, alle Dichter zu verbrennen, damit doch die schlechten zugrunde gingen, die wenigen guten dürften dann wohl auch mit ihnen sein". Ferner: „Man solle gewisse Leute ungestraft totschlagen dürfen, ja einen noch dafür belohnen, sie seien ja doch Narren . . .". [156a]

Der Epigrammatiker Weißer hatte also seine Verspottung in den „Reiseschatten" als „weißer Mann" nicht mit Humor aufgenommen und schrieb die aggressive Rezension vermutlich auch im Auftrag seines Verlegers Cotta, der als „Popanz" in den „Reiseschatten" bitter karikiert wurde. Uhland sah in der negativen Rezension durchaus eine Werbewirkung *„es war eigen, dass sie mit der sehr belobenden Rezension in den Süddeutschen Miscellen zu gleicher Zeit hier ankamen, diese beiden zusammen können dem Buch viele Abnehmer verschaffen* [157]. Die Spielregeln, nach denen man sich als Literat einen Namen verschaffte, waren damals also den heutigen nicht unähnlich.

Etwas später schrieb Aloys Schreiber in einer Beilage zum Morgenblatt eine besser fundierte und viel stärker treffende Kritik als die nicht sehr qualifizierten Äußerungen Weißers:

„Der Schattenmacher ergießt seinen Kärrnerwitz u. a. auch gegen einen unserer ersten Dichter, und zwar bespöttelt er nicht die Schriften desselben, sondern eine (im Organismus entstandene) Krankheit, welche vor einigen Jahren das Leben dieses trefflichen Mannes bedrohte. So etwas nennt man gemeine Gassenbüberey, wie sie auch nur aus einem tiefen romantischen Gemüthe hervorgehen kann. Daß der Schattenmacher seine Winzigkeit hinter den Namen eines edeln Deutschen versteckt, den die That der Charlotte Corday einst zu einem schönen Tode begeisterte, ist – Jungen-Unfug, darob ihm die Ruthe gebührte" [158].

---

[156] Br.I, 86
[156a] Br.I, 88
[157] Br.I, 96
[158] StA 7/2, 413

Die negativen Kritiken der „Reiseschatten" im Morgenblatt waren wohl nicht ohne Wirkung. Kerner glaubte, den Einfluß des „Morgenblattes" bei den „Gebildeten" im Lande zu spüren. Im November 1811 schrieb er aus Wildbad an Uhland[159]:

„Du kannt nicht glauben, wie tief übrigens überall diese Plattisterei herrscht und wie sie durch das Morgenblatt so gänzlich angefacht und erhalten wird. Den Pfarrern, Amts- und Stadtschreibern, Oberamtleuten, Schreibern und Spezialen etc. geht mit diesem Blatt erst ein Licht auf; sie saugen es mit Wollust ein und halten es gänzlich für ein Orakel. Feindlich gegen dieses Blatt zu handeln oder von ihm verdammt zu werden, kann einen (wie der Kerl in den „Reiseschatten" sagt) um das Brot bringen, es kann einen in der Bedienstung hinderlich sein. Du kannst gar nicht glauben, mit welcher Verachtung ich schon von vielen Leuten derart angesehen wurde, weil ich in diesem Blatte immer verdammt werde.

In neuester Zeit haben die Kerls ja wieder all ihren alten Mist aufgerührt. Man findet wieder Aufsätze von Weißer über Karfunkelpoesie etc. . . . ."

Im Juni 1811 gab Gustav Schwab Friederike Ehmann, die von Tübingen aus Kerner besuchte, einige Zeilen mit auf den Weg, in denen er weitere Reaktionen auf die „Reiseschatten" schilderte: *„In Tübingen gibt es recht viele tolle Knaben, denen Ihre Reiseschatten vortrefflich gefallen, nur in einer Gesellschaft gebildeter Alter wurden Sie, wie ich mir habe sagen lassen, für Ihr schlechtes Buch teils unbarmherzig auf den Asperg, teils aber mitleidig ins Clinicum verdammt"*[160]. Auch die Tübinger Professoren sollen erbost gewesen sein[161]. Vielleicht wunderten sie sich auch nur, daß zu einer Zeit, in der im Land die Rekrutierung der Soldaten für den Napoleonischen Feldzug nach Rußland auch die Söhne aus den bürgerlichen Schichten erfaßte, Kerner nichts Besseres zu tun hatte, als seine verspielten und verträumten „Reiseschatten" zu schreiben.

Im Sommer 1811 klagte Kerner wieder über depressive Zustände und war durch Appetitlosigkeit, Schlaflosigkeit und Unwohlsein geplagt, die typischen Begleitsymptome einer beginnenden endogenen Depression[162]. Friederike besuchte ihn in Wildbad und ging dann im September mit ihm nach Enzweihingen, wo seine Mutter im Hause ihres Sohnes Ludwig lebte.

Welzheim

Die Einkünfte aus der Badearztpraxis in Wildbad waren unzureichend. Kerner fühlte sich auch im Schwarzwald isoliert, er suchte eine bessere Stelle. Anfang des Jahres 1812 wurde er praktischer Arzt in Welzheim, wo bis dahin sein Studienfreund Tritschler, der nach Cannstatt wechselte, tätig war. Kerners von der Regierung garantierte Besoldung betrug zunächst nur 100 Gulden pro Jahr, so daß seine Bedenken wegen der Heirat zumindest auch durch finanzielle Probleme bedingt waren. Auf seinen Antrag hin erhöhte die Regierung im

---

[159] Br.I, 112
[160] Br.I, 90
[161] Br.I, 92
[162] Br.I, 102

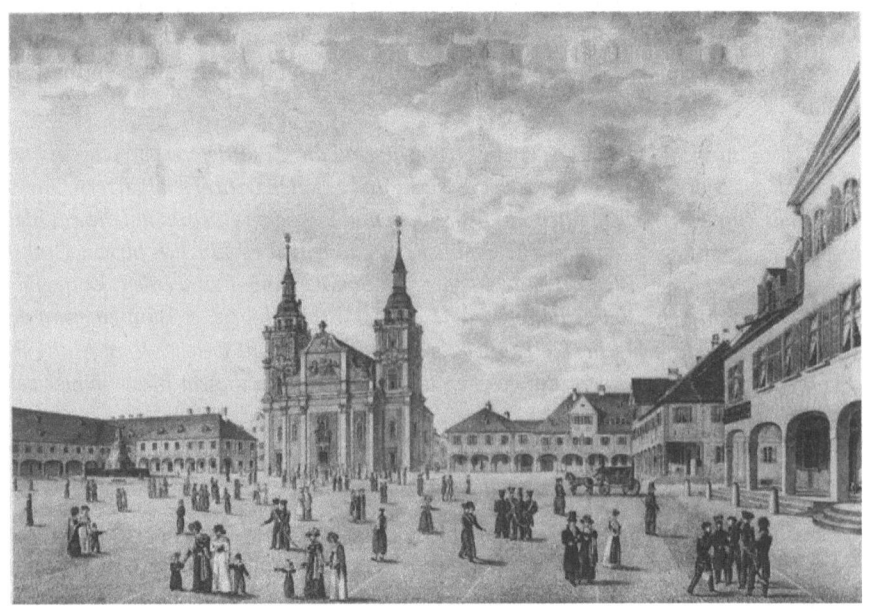

Abb. 16b. Marktplatz von Ludwigsburg. Kerners Geburtshaus rechts hinter dem Pferdewagen. Stahlstich von Franz Schnorr 1826 (Original im städt. Museum Ludwigsburg)

November 1813 seine Besoldung auf 200 Gulden. Nachdem Kerner im März 1814 die Unteramtsarztstelle in Welzheim übernommen hatte, gelang es ihm nur mit einiger Mühe und nach wiederholten Schreibereien, statt der vorgesehenen 150 Gulden weiterhin seine alte Besoldung von 200 Gulden pro Jahr nebst 10 Gulden für Schreibmaterial und den Futterkosten für das Pferd zu erhalten[163]. Die wirtschaftliche Lage eines jungen Unteramtsarztes mit Familie war also weniger als bescheiden.

Welzheim war damals neben Kaisersbach der Hauptort eines ausgedehnten Waldgebietes, in dem kleine Weiler, Einzelhöfe und Mühlen die Ansiedlungsform bestimmten. Der Umzug in eine ihm unvertraute Umgebung verstärkte bei Kerner zunächst wieder die depressive Gestimmtheit. Schon am 2. Februar 1812 schrieb er an Uhland[164]:

„. . . die Betrübnis, die überhaupt in mir herrscht, und die sich sonst bloss über meinen Morgen verbreitete, die Unlust fasst mich nun den ganzen Tag über, nur die Nacht noch gewährt mir einige Ruhe. Ich bitte dich, schaffe mir Trost, dass ich nicht ganz verzweifle! Mein Leben ist aus! Ich kann dir nichts sagen, als dass mir alles höchst überdrüssig und widrig ist, dass ich immer kränker im Gemüthe werde und keine Hilfe weiss. Ich werde bald gänzlich zu Grund gehen, ich werde an keinen Freund mehr denken, es nützt doch alles nichts. – Es ist nichts außer mir, was mich so zerrüttet, es ist alles in mir. Die Leute hier herum sind recht gut und mehrere in Lorch ganz echt und uns zusagend und

---

[163] StAL 162/I Bü 458
[164] Br.I, 122

liebevoll gegen mich, und doch kann all dies mich nicht trösten. – Mein Gemüth leidet als Arzt unbeschreiblich, immer mehr, je länger ich es bin, die unbedeutensten Kranken sehe ich alsbald tot und es packt mich eine unbeschreibliche Angst. Es kann nicht viel länger mehr dauern und was wird und kann meine Lage ändern? Oh Uhland! Um Gottes Willen! Wären wir doch nun schon alle tot!"

Dies war mehr als die bei Kerner immer leicht auftretende Neigung zum Selbstmitleid, wenn er sich allein gelassen fühlte. Ich glaube, daß er sich richtig beurteilte: *„es ist alles in mir"*, denn er schilderte die typischen Zeichen einer endogenen Depression. Uhland bemerkte offensichtlich die qualitative Änderung in Kerners Zustand, denn er antwortete ungewöhnlich schnell mit einer brieflichen „Gesprächstherapie"[165]:

„Wahrhaftig, Du willst Dich nicht aus dieser Niedergeschlagenheit erheben. Glaube ja nicht, dass Du allein der Traurige bist und dass jene Schmerzen Dir allein zugehören. Welches edlere Gemüt kennt sie nicht? . . ."

Er fragte, was Kerner so tief niedergeschlagen habe, wenn es nicht Poesie und Liebe sei und schrieb dann *„so gebiert die Poesie den Schmerz und der Schmerz wieder die Poesie. Nein! Lass uns nicht sterben! Wenn uns kein Handeln vergönnt ist, so lass uns leiden und dichten!"*

Dann folgte sofort sein „Arbeitstherapieplan" mit einer kritischen Stellungnahme zu einigen Gedichten, die Kerner für den Almanach auf das Jahr 1813 vorgesehen hatte. Uhland wußte, daß Kerner durch literarische Arbeit wenigstens vorübergehend aus seiner trostlosen Stimmung gebracht werden konnte; dies war früher so, gelang auch jetzt und sollte später noch mehrfach wirksam sein. Kerner setzte auch die Arbeit an dem Manuskript über das Wildbad fort, das er Heinrich Köstlin und Ludwig Uhland zur Korrektur geschickt hatte.

Im April 1812 starb Georg Kerner unerwartet in Hamburg. Justinus war tief betroffen, da er 1810 von Georg mit recht zwiespältigen Gefühlen Abschied genommen hatte. Die drei Sonette des „Totenopfers" waren Zeichen seines Schmerzes, der auch im Brief vom 27. April an Rosa Maria Varnhagen und Johanna Friederike Kerner („Fritze") zum Ausdruck kommt[166]:

„Rosa! mir hält eine kalte Hand mein Herz nieder! Oh hätten meine Thränen nur freyen Lauf bis ich zum Stein ausgetrocknet wäre, oh wär ich fort von allen Menschen ein starrer Baum im Wald!
Welch ein warmes Leben ist dahin!!! –
Oh Fritze! Wie ist Dein Leben nun so gar aus! Such' allen Trost in der unaussprechlichen, in der schönen Liebe, in der festen Treue, in der wundersamen Duldung, mit der Du dich diesem reichsten, diesem redlichsten, diesem wärmsten Herzen hingabst, und wovon ich ein lauter Zeuge seyn kann.!!!
Ich habe ihn oft, ich habe ihn schwer betrübt, aber immer herzlich geliebt und erkannt, und jetzt wo er in mein Herz schauen kann ist er mir wieder gegeben, er liebt mich wieder!!"

---

[165] Br. I, 123
[166] DLM, KN 9329

Dreymal rief der Vater, Georg! Georg! Georg! als er verschied. Er ist ihm auch zuerst gefolgt. Oh ruft uns doch alle auf einmal zusammen in euren Arm!! –"

Im Juli 1812 schrieb Kerner den „kleinen Roman" „Der Wanderer zum Morgenrot". Die Novelle erschien 1816 nach einigen Änderungen im Morgenblatt unter dem Titel „Die Heimatlosen". Vor der Veröffentlichung wurden aus dem Manuskript vor allem die Stellen über den thierischen Magnetismus und Mesmerismus herausgestrichen, an denen Uhland besonderen Anstoß genommen hatte. Dieser nüchterne Kritiker spürte als erster den gefährlichen Pfad, den Kerners spekulative Naturphilosophie einschlug.

Die offenbar phasisch verlaufenden depressiven Verstimmungen Kerners mögen neben den oben erwähnten finanziellen Schwierigkeiten auch mit ein Grund gewesen sein, warum er mit der Heirat zögerte. Andererseits wusste Kerner seit der Zeit nach Hamburg und Wien offenbar nicht mehr, ob er Friederike heiraten sollte. Dieser blieb die Zwiespältigkeit Kerners natürlich nicht verborgen. Sie war inzwischen 26 Jahre und geriet wohl selbst an die Grenze des für sie Tragbaren. Im April 1812 erkrankte sie in Enzweihingen wieder an psychosomatisch zu deutenden asthmatischen „Brustkrämpfen", und Kerner lief aus Welzheim „durch die ganze Nacht im Regen und kam höchst ermüdet" in Enzweihingen an[167]. Dort erkrankte er selbst, und jetzt wechselten die beiden die Rollen: die wiedergenesene Friederike schrieb Briefe nach Diktat an Ludwig Uhland, in denen es um die Gedichte für den neuen Almanach ging.

Friederike muß in dieser Zeit sehr an dem Bildungsunterschied zwischen sich und Kerner gelitten haben. Kerners Begeisterung für die literarisch begabte Rosa Maria Varnhagen und für Amalie Weise wirkten auf sie wahrscheinlich deprimierend, obgleich sie mit Rosa Maria einen freundschaftlichen Briefwechsel führte. Die Affäre Kerners mit der gebildeten Schwägerin in Hamburg hatte sie getroffen. Sie fühlte ihren Bildungsmangel und fürchtete entweder nicht oder nur aus Mitleid geheiratet zu werden. In dieser Phase bewährten sich die Freunde, besonders Karl Mayer half ihr. Für Kerner unerwartet fuhr Karl Mayer mit Friederike und Ernst Uhland Anfang Juni 1812 nach Welzheim, von wo sie zu viert einen Ausflug nach dem nahen Kloster Lorch im Remstal machten[168]. Friederike verbrachte anschließend einige Tage bei Karl Mayer in Heilbronn, jedoch schien der Besuch in Welzheim noch keine Klärung gebracht zu haben, denn kurze Zeit später schrieb ihr Mayer:

„stoße Dich nicht an der Kürze seines Briefes, sondern halte Dich an seine Versicherung, daß Du seine einzige Hoffnung und sein stilles Vergnügen seiest. Dies darfst Du ihm gewiss glauben. Überhaupt baue fest auf sein reines, gutes und treues Herz, wenn auch manche Menschlichkeit und Launen, wie schlimme Dämonen darin aus- und eingehen. Sie werden Dich so manches Mal belästigen, aber ewig nie verdrängen können . . .[169].

---

[167] Br. I, 131
[168] Br. I, 138
[169] Br. I, 139

Zwei Wochen später tröstete er wieder: „. . . *träume doch nur süss und heiter und nicht nur so schwere Träume, als ob Du nur aus Mitleid geliebt seiest, und was dergleichen ist . . .*"[170]. Auch die nächsten Briefe Karl Mayers an Friederike lassen behutsame Sorge erkennen. Anfang Oktober machte er im Enzweihinger Pfarrhaus einen Besuch und freute sich „*Dich nicht mehr so traurig zu treffen, als Du das letzte Mal hier und in Lauffen warest*"[171].

Wie wohltuend für Friederike die Hilfe Karl Mayers war, geht aus einem ihrer Briefe an Rosa Maria Varnhagen hervor[172]:

„*Du wirst daraus sehen, daß ich einige Wochen in dem elterlichen Hause von Mayer zubrachte. Du kennst Mayer, ebenso mild und liebevoll wie er ist seine ganze Familie, du kannst dir denken, beste Rosa, wie wohlthuend der Umgang mit diesen herrlichen Menschen auf mich wirken mußte. Ich wurde wie ein Kind und Schwester geliebt, ich war immer ruhig und heiter und gewann wieder mehr Selbstvertrauen, da ich fand, daß durch Liebe und gebildeten Umgang erwärmend, manches aus meinem Gemüth hervorgehen könnte, was ein in geistiger Rücksicht so armes Leben, bisher in mich verschloßen hatte. Ich faßte die sehr frohe Hoffnung, meinem lieben Christian einst Ruhe und Zufriedenheit geben zu können. Liebe Rosa! Ob du es gleich in dem Brief an die Doktorin lesen wirst, so will ich doch an dich selbst noch die erfreulichen Worte richten, da ich weiß, welchen innigen Antheil du an Kerner und mir nimmst; künftigen Frühling werde ich auf immer zu meinem lieben Christian kommen . . .*".

Während einer längeren Wanderung mit Kerner im November 1812 versuchte Mayer nochmals „Mittler" in der gespannten Beziehung zwischen Justinus und Friederike zu sein:

„*Auch über Dich, liebes Rieckele, haben wir viel gesprochen. Zweifle nie an Kerners Liebe, von der ich mich von neuem überzeugt habe. Im übrigen sei auch ferner ruhig und heiter und sehe Dein und Kerners jetziges Leben für eine vorübergehende Prüfungszeit an*"[173].

Kerner, dessen depressive Phasen bis in den Winter hinein anhielten – „*es ist unsäglich, welche Angst mich oft presst! Jeder Morgen ist nichts anderes als Höllenpein für mich*"[174] – entschloß sich im Januar 1813 schließlich, dem Rat der Freunde folgend zu heiraten, so daß Karl Mayer Friederike schreiben konnte:

„*Schon lange hat mich nichts so gefreut, als heute ein Brief von Kerner, worin er mir schreibt, daß er endlich bereit sei, Dich jetzt allernächstens als sein Weib zu sich zu nehmen. Schon den künftigen Monat werde er ein Heiratspetitum eingeben. Du habest in Wahrheit lange genug um ihn gedient. Die Zeit sei zwar hart, doch könne man nichts besseres thun, als jener Sorge entschlagen, am treuen Herze ruhen. Wir alle sind über diese Nachricht voll herzlichen Vergnügens . . .*"[175].

---

[170] Br.I, 141
[171] Br.I, 158
[172] DLM, KN 9332, 26.10.1812
[173] Br.I, 168
[174] Br.I, 180
[175] Br.I, 181

Nach der Hochzeit am 28. Februar 1813 in Enzweihingen zog Friederike mit Kerner nach Welzheim, wo sie zunächst unter sehr beengten Verhältnissen im Gasthof „Ochsen" wohnten. Wenn die Berichte der Tochter zutreffen (JE, p. 289), dann hatte Kerner inzwischen eine recht ausgedehnte ärztliche Praxis zu versorgen, was wegen der großen Strecken und der schlechten Wege durch die tälerreiche Waldlandschaft zum Teil nur mittels eines Reitpferdes möglich war. Oft soll ihn seine Frau auf den Visiten über Land zu Pferd begleitet haben. Ende Dezember 1813 wurde die älteste Tochter Rosa-Maria geboren, die ihren Namen nach der Patin Rosa Maria Varnhagen erhielt. Ludwig Uhland war ebenfalls Taufpate, kam aber nicht zur Taufe nach Lorch, vielleicht weil schon die ersten Spannungen zwischen Kerner und Uhland entstanden waren, die das freundschaftliche Verhältnis für einige Jahre schwierig machten (s. S. 120 f. und 146).

Als letztes Sammelwerk der älteren schwäbischen Romantiker erschien der „Dichterwald auf das Jahr 1813" bei Heerbrandt in Tübingen, zu dem auch die norddeutschen Romantiker nicht unwesentlich beigetragen hatten. Die beruflichen Verpflichtungen der Freunde des Uhland-Kerner-Kreises, besonders Uhlands steigendes Interesse an literaturhistorischen Themen, seine beruflichen Verpflichtungen als Jurist und sein immer stärkeres politisches Engagement, machten Redaktionsarbeiten, wie sie ein lyrisches Jahrbuch erfordert, für die Zukunft schwierig. Im Laufe der Freiheitskriege änderte sich auch rasch der literarische Zeitgeist, wobei die nationale Begeisterung der norddeutschen Romantiker im Süden nur gedämpft nachklang. Justinus Kerner konzentrierte sich für die nächsten Jahre auf seine ärztliche Tätigkeit, sein Ansehen als Arzt im Welzheimer Wald wuchs, seine Begabung, genau und gründlich zu beobachten, bewährte sich vor allem bei der Feststellung epidemiologischer Zusammenhänge und bei dem durch Krankenbeobachtungen im Jahr 1815 ausgelösten Versuch, die Ursachen der Wurstvergiftung (Botulismus) zu ergründen (Kap. IX). Kerner interessierte sich auch für die wirtschaftlichen Bedingungen seines Praxisgebietes und versuchte durch Werbung für den Verkauf von Flachs, der im Waldgebiet besonders viel angebaut wurde, der überwiegend armen Bevölkerung seines Distriktes zu helfen. Durch Beschäftigung mit der Geschichte und den ökonomischen und sozialen Verhältnissen gelang es ihm, die Lebensbedingungen und die Mentalität seiner Patienten besser zu verstehen. Was er für wichtig hielt, veröffentlichte er im Morgenblatt 1816: „Einige Bemerkungen über den Welzheimer Wald, ein im Königreich Württemberg liegendes Waldgebiet".

Eine kurze literaturhistorische Arbeit Kerners über den Frühbarockdichter Sigmund von Birken, für den sich auch Ludwig Uhland interessiert hatte, erschien im Morgenblatt 1814. Kerners zunehmendes Interesse an Geistererscheinungen, Magie, Volksmedizin und dem „thierischen Magnetismus" wird aus der kurzen biographischen Notiz deutlich, die er im „Morgenblatt" 1815 über Melchior Lang veröffentlichte, einen blinden Häusler, der bis 1814 in der Nähe des Ortes Gschwend im Welzheimer Wald lebte und von den Bauern der Umgebung wegen seiner heilenden Kräuteramulette aufgesucht wurde. In der depressiven Phase des ersten Welzheimer Jahres versuchte Kerner, eine einheitliche Theorie von Tod, magnetischem Schlaf, Verzückung und Wahnsinn zu entwickeln[176]. Sie bildete den Kern seiner späteren Geistertheorie (Kapitel XIV, S. 202), und wurde von Uhland radikal abgelehnt. Schließlich stammt aus der Zeit in Welzheim noch ein kunsthistorischer Artikel über den eindrucksvollen Hochaltar des Ulmer Malers Bartholomäus Zeitblom (um 1455–1522) in der Kirche auf dem Heerberge (Morgenblatt 1816)[176a]. Dieser Altar ist jetzt in der Staatsgalerie Stuttgart zu sehen.

Kerner sammelte natürlich auch weiterhin Volkssagen und interessierte sich besonders für die Volksmedizin und den damals weit verbreiteten Aberglauben, zu dessen Ausbreitung er ja später selbst beitragen sollte.

Gaildorf

Nach der Geburt der ältesten Tochter Rosa Maria („Marie") im Dezember 1813 konnte Kerner mit seiner Familie aus den beengten Verhältnissen des Gasthauses „Ochsen" in ein besseres Haus in Welzheim umziehen. Seine Praxis nahm rasch zu; er muß in kurzer Zeit beim Volk sehr beliebt geworden sein, denn sonst wäre sein Einfluß in politischen Entscheidungen der Welzheimer Bauern in den folgenden Jahren, als er schon in Gaildorf praktizierte, kaum zu erklären. Sein Einkommen blieb jedoch in Welzheim sehr bescheiden. Vermutlich kam er mit dem ihm vorgeordneten Oberamtsarzt auch nicht gut aus. Es war daher naheliegend, daß er sich nach einer besser dotierten Stelle umsah. Im Januar 1815 zog er als Oberamtsarzt nach dem etwa 20 km nordöstlich von Welzheim im Kochertal liegenden Städtchen Gaildorf (Abb. 16c). Es gehörte zur ehemaligen Reichsgrafschaft Limpurg und war erst im Zuge der Mediatisierung 1806 dem Königreich Württemberg eingegliedert worden. Dadurch hatte der örtliche Landadel teilweise seine Macht verloren. Da König Friedrich I. mit den entmachteten Adeligen nicht besonders freundlich umging, bildete sich in den mediatisierten „neu-württembergischen" Gebieten eine allmählich erstarkende konservative Opposition. In der Gegend von Gaildorf wurde diese von einem Grafen Waldeck angeführt.

Kerner lernte die politische Position der entmachteten Adligen während der Verfassungskämpfe der folgenden Jahre kennen. Aus Gaildorf nahm Kerner auch in einem Gutachten an die Sektion des Medizinalwesens in der Stuttgarter Regierung Stellung, in dem er die durch „reguliertes Militär" ausgeführten Impfungen in der Pfarrei Gschwend im Welzheimer Wald verurteilte[177]. Er betonte nüchtern aber deutlich die Unzweckmäßigkeit der militärischen Impfaktion, die anläßlich einer Pockenepidemie ohne ärztlichen Konsens durchgeführt wurde. Da in den vergangenen Jahren der „zur Impfung privilegierte Chirurg Eberhart Schellenmüller über 2000 Kinder zu Gschwend und der Umgegend geimpft" hätte, sei die militärische Aktion sinnlos gewesen. Durch die Auswertung der sehr genau geführten Pfarrbücher von Gschwend sei nachzuweisen, daß diese Impfungen, die bereits 1802 eingeführt wurden, sich hervorragend ausgewirkt hätten. In den 13 Jahren seit Einführung der Vaccination sei im Bereich von Gschwend niemand an Pocken („Kinderblattern") gestorben, in den

---

[176] Br. I, 171
[176a] nach König (1986) hat Kerner die Kirche erstmals von Gaildorf aus besucht

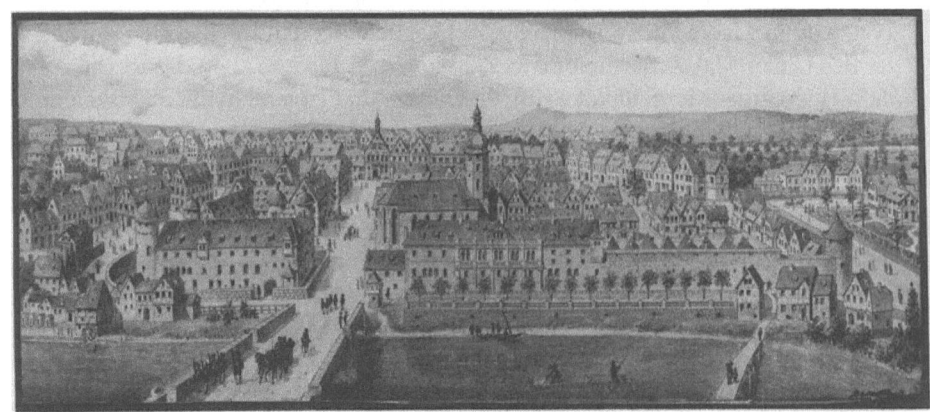

Abb. 16c. Gaildorf. Nach einem Aquarell (etwa 1830, Privatbesitz Gaildorf)

13 Jahren vor der Einführung wären es jedoch 64 Menschen gewesen. Die militärische Impfaktion sei somit medizinisch unbegründet gewesen. Kerner wies auf den politischen Schaden des Militäreinsatzes hin: *„Denn ein Aufzug von reguliertem Militär erscheint in den Augen des Volkes immer als Exekution . . .*[177]*"*. Schließlich wies er nach, daß auch der Plan, auf Grund dessen die militärisch organisierte Impfung durchgeführt wurde, unsinnig gewesen sein, da bei der Impfung nur der Ort Gschwend und die bei diesem liegenden, zum Oberamt Gaildorf gehörenden Waldhäuser und Höfe erfaßt worden seien und nicht die nahe gelegenen Waldhäuser und Höfe der Oberämter Lorch und Gmünd. Kerner wehrte sich also als Oberamtsarzt recht kräftig mit vernünftigen Argumenten gegen den Eingriff in seine Befugnisse. In einem anderen Schreiben empfahl Kerner, die Impfung mit „religiösen Weihen" zu verbinden, dann würde die Maßnahme leichter Eingang in die Köpfe der Bauern finden. Ein solches Verfahren sei viel besser als jeder Zwang[178].

Die Arbeit als Oberamtsarzt in Gaildorf war anstrengend, erforderte oft weite Ritte oder Fahrten mit der Kutsche übers Land. Kerners Bezahlung war zwar etwas besser als in Welzheim, jedoch war er in Gaildorf noch weiter von Stuttgart entfernt, wo sich die Württemberger Literaten trafen. *„Du wirst nun schön mit Freimund Reimar (Friedrich Rückert) leben, während ich unter Blutigeln und Klystierspritzen und Nachtstühlen mich herumtreibe! . . ."* schrieb er aus Gaildorf im Januar 1816 an Ludwig Uhland[179]. Größere Reisen hat er von Gaildorf aus nicht unternommen. Gelegentlich besuchte er mit seiner Familie seinen Bruder Carl von Kerner, der auf dem Schnaitberg bei Aalen ein Landgut hatte.

Die anstrengende ärztliche Tätigkeit ließ Kerner nicht sehr viel Zeit zur eigenen literarischen Produktion. In Welzheim nahm er Kontakt mit dem Weber und Bauerndichter Johannes Lämmerer aus Gschwend (geb. 1763) auf, der zwar mit 6 Jahren lesen, jedoch erst mit 20 Jahren schreiben gelernt hatte. Kerner schickte

---

[177] DLM 3393/Z 2068
[178] DLM 3393/Z2068
[179] Br.I, 232

110

von Gaildorf eine Sammlung der Gedichte von Lämmerer an Uhland, der ihm 1816 zurückschrieb: „*Die Werke des Johannes Lämmerer, die mir und Rückert viel Freude gemacht haben und recht schöne Dinge enthalten, erhältst du hiebei mit herzlichem Danke zurück . . .*"[180]. Kerner schrieb über Lämmerer einen Beitrag im „Morgenblatt" (1818) und gab auch dessen Gedichte heraus (1819).

Lämmerers schlichte aber wohlgesetzte Lyrik war ganz nach dem Geschmack Kerners. Ein Beispiel:

Der schnelle Lauf meiner Tage

„Leicht wie die Weberspule
auf meinem Weberstuhle
Fleugt meine Zeit dahin.
Schon fünfzig ganze Jahre
Dem Tode und der Bahre
Ich unaufhaltsam näher bin.

Schnell, wie die Wolken eilen,
Sich nirgends lang verweilen,
So waren meine Tag!
Mit Thränen angefangen,
Mit Lächeln bald vergangen
Bald Sonnenschein bald Donnerschlag.
. . .

Zwar bin ich arm geblieben
Doch konnte das nie trüben
Den innern Sonnenschein.
Oft kam's mir aus dem Sinne,
Wurd's da nur wieder inne,
Wenn Andre sich erbarmten mein. "

Lämmerer, ab 1818 als Filialschullehrer in Deufstetten bei Crailsheim tätig, war über Kerners lobende Besprechung seiner Gedichte im „Morgenblatt" „wie versteinert". Er bewahrte Kerner, wie seinen Briefen an Kerner zu entnehmen ist, zeitlebens eine tiefe Dankbarkeit und hat ihn wiederholt in Weinsberg besucht, dessen Burg „Weibertreu" er dann in einem Kerner gewidmeten Gedicht besang.

Die Zeit in Gaildorf war für Kerner neben der alltäglichen ärztlichen Arbeit durch sein Engagement in den Verfassungskämpfen 1815/1819 geprägt, andererseits auch durch die systematischen ärztlichen Untersuchungen zur Wurstvergiftung ausgefüllt. Kerner muß zeitweise bis zur Erschöpfung gearbeitet haben. Den politischen und wissenschaftlichen Aufgaben, die Kerner neben seinen Verpflichtungen als Oberamtsarzt übernommen hatte, sind die folgenden beiden Kapitel gewidmet.

---

[180] Br.I, 236

Kerners lyrische Dichtung während der Jahre in Welzheim und Gaildorf umfaßte einige Balladen (z. B. „Die heilige Regiswind von Laufen", „Der Geiger zu Gmünd"), Lieder auf Burgen und alte Kapellen (z. B. „St. Walderichs Kapelle zu Murrhardt", das Conz gewidmete „Hohenstaufen"), Gedichte mit politischem Inhalt (z. B. „König Georg von England im Jahr 1813", „Der Bürgerwall", und die etwas peinliche Lobeshymne „Bei des Kronprinzen von Württemberg Rückkunft aus Frankreich"), sowie meist melancholisch getönte Naturlyrik. Drei der Gedichte jener Zeit seien im folgenden wiedergegeben, das erste wurde im Gedenken an den im Wildbad verstorbenen Revisor Stierlin von Lorch gedichtet, mit dem sich Kerner in den ersten Jahren seiner ärztlichen Tätigkeit in Welzheim angefreundet hatte. Das zweite Gedicht schrieb er unmittelbar nach dem Umzug von Welzheim nach Gaildorf. Das dritte Gedicht spiegelt Kerners Empfindungen vor der einsamen Sägemühle im dunklen, romantischen Dammbachtal wieder, einem Nebental der Murr [181].

An das Trinkglas eines verstorbenen Freundes

„Du herrlich Glas, nun stehst du leer,
Glas, das er oft mit Lust gehoben;
Die Spinne hat rings um dich her
Indes den düstern Flor gewoben.

Jetzt sollst du mir gefüllet sein
Mondhell mit Gold der deutschen Reben!
In deiner Tiefe heil'gen Schein
Schau ich hinab mit frommem Beben.

Was ich erschau' in deinem Grund,
Ist nicht Gewöhnlichen zu nennen,
Doch wird mir klar zu dieser Stund'
Wie nichts den Freund vom Freund kann trennen.

Auf diesen Glauben, Glas so hold!
Trink' ich dich aus mit hohem Mute.
Klar spiegelt sich der Sterne Gold,
Pokal, in deinem teuren Blute.

Still geht der Mond das Tal entlang,
Ernst tönt die mitternächt'ge Stunde,
Leer steht das Glas, der heil'ge Klang
Tönt nach in dem kristallnen Grunde."

---

[181] Wolfahrth 1921

Sehnsucht nach der Waldgegend

„Wär' ich nie aus euch gegangen,
Wälder, hehr und wunderbar!
Hieltet liebend mich umfangen
Doch so lange, lange Jahr'!

Wo in euren Dämmerungen
Vogelsang und Silberquell,
Ist auch manches Lied entsprungen
Meinem Busen, frisch und hell;

Eure Wogen, eure Halle,
Euer Säuseln, nimmer müd,
Eure Melodien alle
Weckten in der Brust das Lied.

Hier in diesen weiten Triften
Ist mir alles öd' und stumm,
Und ich schau in blauen Lüften
Mich nach Wolkenbildern um.

In den Busen eingezwinget,
Regt sich selten nur das Lied;
Wie der Vogel halb nur singet,
Den von Baum und Bach man schied."

Der Wanderer in der Sägemühle

Dort unten in der Mühle
Sass ich in süßer Ruh'
Und sah dem Räderspiele,
Und sah den Wassern zu.

Sah zu der blanken Säge,
Es war nur wie ein Traum,
Die bahnte lange Wege
In einen Tannenbaum.

Die Tanne war wie lebend,
In Trauermelodie
Durch alle Fasern bebend
Sang diese Worte sie:

Du kehrst zur rechten Stunde,
Oh' Wanderer hier ein
Du bist's, für den die Wunde
Mir dringt ins Herz hinein!

Du bist's, für den wird werden,
Wenn kurz gewandert du,
Dies Holz im Schoß der Erden
Ein Schrein zur langen Ruh'.

Vier Bretter sah ich fallen,
Mir ward's ums Herze schwer,
Ein Wörtlein wollt' ich lallen,
Da ging das Rad nicht mehr."

VIII

„Das Wesen in unsrem Lande ist ein seit Jahrhunderten stillstehender Sumpf . . ."
– Justinus Kerners politische Position in den Verfassungskämpfen 1815–1819 –

Justinus Kerner ist in einer „politischen" Familie aufgewachsen, wobei zu seiner Zeit die Frauen noch mehr als heute politisch benachteiligt waren und Politik daher fast ausschließlich „Männersache" war. Politischen Einfluß hatten in Württemberg neben der Familie der regierenden Fürsten die Adelsfamilien, die Regierungsmitglieder, die Kirchen und die Vertreter wohlhabender bürgerlicher Familien. Auch nach Einführung der neuen Verfassung 1819 konnten nur jene Bürger wählen, die direkte Staatssteuern zahlten. Kleinere Bauern und Lohnabhängige waren von der direkten Mitwirkung an den politischen Entscheidungen ausgeschlossen.

Kerners Vater hatte ein politisches Amt, in dem er auch einen sinnvollen Ausgleich zwischen den Interessen der absolutistischen Regierung des Herzogs und jener der Bürger finden mußte. Christoph Ludwig Kerners politisches Selbstbewußtsein war groß genug, um Erlasse der Stuttgarter Regierung nicht anzuwenden, wenn sie seinem aufgeklärten und relativ liberalen Verständnis des alten Verfassungsvertrages zwischen der Monarchie und den Ständen widersprachen (s. S. 16). Andererseits war er auch in der Lage, weniger populäre Maßnahmen bei den Bürgern durchzusetzen, wenn er sie für notwendig hielt. Als z. B. der Herzog Ludwig Eugen im Jahr 1793 die Einrichtung einer allgemeinen Landmiliz anordnete, stellte Christoph Kerner in Ludwigsburg ein Schützencorps auf. Die Ludwigsburger teilten jedoch seinen „kriegerischen Geist" nicht und inszenierten anläßlich einer Rekrutenauswahl im Januar 1794 einen kleinen lokalen Aufstand, den sie damit begründeten, daß sie sich von der Leistung eines persönlichen Militärdienstes befreit glaubten.

„Als nun mein Vater seine Obliegenheiten als Beamter der Regierung erfüllen wollte, kam es endlich zu einem persönlichen Losgehen auf ihn. Ein starker Rotgerber, namens Breuninger, wollte ihn schützen, drückte ihn aber ungeschickter- und unbeholfenerweise, um ihn den auf ihn Eindringenden zu entziehen, so in die Ecke, dass er fast erstickte und sich vorerst nur bemühen musste, sich diesen Schutz vom Halse zu schaffen, worauf die Beschwichtigung des Tumultes ihm bald gelang . . ." [182].

Justinus konnte sich also schon als Kind mit den politischen Realitäten des Alltags vertraut machen, einem Alltag, der zunächst durch die sehr wider-

---

[182] BK, S. 16–17

sprüchliche Persönlichkeit des intelligenten und despotischen Herzogs Carl
Eugen geprägt war. Dieser aufgeklärte Herzog setzte sich einerseits engagiert für
die Verbesserung der wirtschaftlichen Bedingungen und der allgemeinen Bildung des Landes ein, andererseits plünderte er rücksichtslos die Staatskasse zur
Finanzierung seines ausschweifenden Lebenswandels. Um die Landeskasse
aufzufüllen, schloß Carl Eugen mit anderen Staaten „Subsidienverträge" ab und
verkaufte im Bedarfsfalle württembergische Soldaten ins Ausland, zuletzt 1787
das Kapregiment an die holländisch-ostindische Kompanie. Schubarts
„Kaplied" war noch zu Kerners Kinderzeit jedem vertraut:

> „Auf auf ihr Brüder und seid stark
> Der Abschiedstag ist da!
> Schwer liegt er auf der Seele, schwer!
> Wir sollen über Land und Meer
> Ins heiße Afrika.
>
> Ein dichter Kreis von Lieben steht,
> Ihr Brüder, um uns her:
> Uns knüpft so manches teure Band
> An unser deutsches Vaterland,
> Drum fällt der Abschied schwer.
>
> Dem bieten graue Eltern noch
> Zum letzten Mal die Hand,
> Den kosen Bruder, Schwester, Freund;
> Und alles schweigt, und alles weint,
> Todblaß von uns gewandt.
>
> . . .
>
> Lebt wohl ihr Freunde! Sehen wir uns
> Vielleicht zum letzten Mal
> So denkt, nicht für die kurze Zeit,
> Freundschaft ist für die Ewigkeit,
> Und Gott ist überall . . ."

Politik spielte zu Justinus Kerners Kinderzeit in der Familie auch deshalb eine
wichtige Rolle, weil die politischen Auffassungen des Bruders Georg und des
Vaters völlig entgegengesetzt waren und die Gegensätze noch durch einen
Generationenkonflikt verschärft wurden. Im heutigen politischen Spektrum
würde man Christoph Kerner als einen gemäßigten Konservativen, den Sohn
Georg dagegen als einen radikalen Linken bezeichnen. Justinus bewunderte als
Junge zweifellos die politische Aktivität Georgs und sein humanitäres Engagement, die diesem ein ungebundenes und abenteuerreiches Leben bescherten.
Andererseits achtete er später das Andenken des früh verstorbenen Vaters, dessen politische Autorität in Ludwigsburg mit Bürgernähe gepaart war, denn sonst
hätten die Ludwigsburger ihn nicht gebeten, in Ludwigsburg zu bleiben, als er
das Oberamt Maulbronn übernahm.

Der politische Standpunkt des Bruders Carl Kerner entsprach etwa der bürgerlichen Mitte. Er hatte sich von einem leistungsbewußten Offizier zu einem liberalen, „technokratischen" Landespolitiker entwickelt, der in den Verfassungskämpfen der Jahre 1816–1818 eine wesentlich fortschrittlichere Haltung einnahm, als die auf ihr „altes Recht" pochenden bürgerlichen Demokraten, die durch ihr Taktieren zu politischen Helfern der Interessen des alten Feudalsystems wurden.

Justinus Kerners politische Erfahrung in der Kindheit und Jugend war also zunächst durch die Probleme einer einflußreichen, bürgerlichen Familie in einem feudalistisch regierten, kleinen Staat geprägt. Im Gegensatz zu seinen romantischen Dichterkollegen hatte Kerner jedoch schon während seiner Lehrzeit in der Ludwigsburger Tuchfabrik die sozialen Probleme der Arbeiter kennengelernt. Später behandelte er als Arzt in Welzheim und Gaildorf überwiegend arme Kleinbauern, die erst 1817 aus der direkten Lehensabhängigkeit von den feudalen Grundherren befreit wurden. Als Kerner begann, sich aktiv in der Landespolitik zu betätigen, hatte das Land wegen der Nachwirkungen der napoleonischen Kriege und wegen einer katastrophalen Mißernte im Jahre 1816 einen wirtschaftlichen Tiefpunkt erreicht. Die allgemeine Hungersnot und ökonomische Misere des folgenden Jahres waren sicher nicht ohne Einfluß auf Kerners politische Entscheidungen. Für einige Jahre stritt er als politisch engagierter Dichter an der Seite seines Bruders Carl von Kerner. Um Kerners politisches Engagement verständlich zu machen, möchte ich kurz die politische Situation im Württemberg jener Zeit skizzieren:

König Friedrich I., der unter Bruch der alten Verfassung despotisch regierte, jedoch am Aufbau einer modernen Verwaltung nach dem Vorbild der napoleonischen Reformen interessiert war, zog gegen Ende seiner Regierungszeit die Konsequenzen aus der für sein absolutistisches Regime immer schwierigeren Situation und ließ 1815 den Entwurf einer neuen Landesverfassung ausarbeiten. Diese wurde dem im März 1815 einberufenen württembergischen Landtag vorgelegt und bei Eröffnung des Landtags von Friedrich I. in Form eines feierlichen Gelöbnisses alsbald proklamiert[183]. Die neue Verfassung sah nur eine Kammer vor mit 50 Sitzen für den Adel, 4 Vertretern der Kirchen und 64 Abgeordneten der Oberämter. Friedrich I. wollte mit dieser Verfassung ein Wiedererstarken des mediatisierten Adels verhindern und so seine Macht sichern. Erhebliche Auseinandersetzungen mit den Ständen um das „alte Recht" waren die Antwort auf die relativ fortschrittliche, jedoch oktroyierte Verfassung, die der Landtag einmütig ablehnte.

Die politischen Auseinandersetzungen um eine durch die Verfassung garantierte konstitutionelle Monarchie gingen weiter, als Friedrich I. 1816 plötzlich starb. Ludwig Uhland war einer der Wortführer der bürgerlichen Opposition im Lande, die jedoch mit dem starrsinnigen Beharren auf dem „alten, guten Recht" die notwendigen Reformen eher hinderte. So entstand die paradoxe Situation, daß Wilhelm I., der von 1816–1864 regierte, nach dem Tod seines Vaters zunächst unter dem Einfluß seiner pragmatischen Berater von Wangenheim und

---

[183] Huber 1968

117

Carl von Kerner – heute würde man sie wohl mit dem beliebten Wort „Techno-kraten" bezeichnen – erneut einen sehr viel fortschrittlicheren Verfassungsent-wurf vorlegte als die Verfechter des „alten Rechts". Diese argumentierten – ob sie dies wollten oder nicht – überwiegend im Interesse altmodischer Verwal-tungsbeamter und der „Feudalpartei", d. h. des Adels, der den Verlust der loka-len Machtausübung durch die napoleonischen Verwaltungsreformen rückgän-gig machen wollte. Im Juni 1817 verwarf der Landtag erneut einen Verfassungs-entwurf von Wilhelm I. und wurde danach sofort aufgelöst.

König Wilhelm I. war zunächst mit Charlotte Auguste von Bayern verheira-tet, ab 1816 mit der in Württemberg sehr beliebten russischen Prinzessin Katha-rina und nach deren frühen Tod (1819) mit seiner Cousine Pauline[184]. Wilhelm I. war ein ordnungsliebender, aufgeklärter Fürst, der sich 1816 und 1817 mit den Folgen der schweren Mißernten und seinem Land auseinandersetzen mußte. Die Hungersnot und wirtschaftliche Misere waren vermutlich auch die Haupt-gründe, warum 1817 mit einer Agrarreform begonnen und die Lehensabhängig-keit der Bauern abgeschafft wurde. Wilhelm I. reduzierte – wahrscheinlich nicht nur der allgemeinen Not folgend – alle unsinnigen Ausgaben des Hofes, hob die geheime Polizei vorübergehend auf und versuchte, auch die Interessen zwi-schen den protestantischen „Altwürttembergern" und den überwiegend katho-lischen „Neuwürttembergern" auszugleichen. Unter aktiver Teilnahme der Königin Katharina wurde 1817 der württembergische Wohltätigkeitsverein gegründet, Reaktion auf die verbreitete Not und ein erster Versuch, ein staatlich gefördertes Fürsorge- und Sozialsystem aufzubauen.

Justinus Kerner unterstützte in diesen Jahren den pragmatischen Reform-plan der staatlichen Neuorganisation des Ministers Karl August von Wangen-heim und seines Bruders Carl von Kerner, der für kurze Zeit Innenminister wurde. Für Kerners politische Aktivität waren nicht nur familiäre Gründe maß-gebend, denn er hielt offenbar eine politische Entwicklung für dringend notwen-dig, die den Interessen der „kleinen Leute" diente und ein Wiederaufleben des Feudalsystems verhinderte. Seine „populistische" politische Position war auch durch die Not des Volkes bedingt, die er durch seine ärztliche Praxis täglich ken-nenlernte. Man spürt seine Betroffenheit in einem Brief an Ludwig Uhland, dem er 1816 den Besuch des durch Hunger gezeichneten Webers und Volksdichters Johannes Lämmerer aus Gschwend schilderte, der damals, wie viele Häusler dieser Gegend, vom Verkauf selbst hergestellter „baumwollener Fuhrmanns-kappen" nur armselig leben konnte[185].

Die politischen Entscheidungen Justinus Kerners waren – wie Uhland richtig erkannte – überwiegend durch die Erfahrung des Alltags geprägt; die Entwick-lung einer weitreichenden politischen Konzeption oder gar einer politischen Utopie überließ Kerner anderen. Er glaubte, daß der Einzelne auf die großen Ent-wicklungstendenzen der Geschichte ohnehin keinen Einfluß nehmen könne. Kerners politisches Eingreifen in die Verfassungskämpfe der Jahre 1816–1818 diente sicher auch der Verteidigung eigener Belange; die oben zitierte Stellung-

---

[184] Grauer 1960; Elias 1985
[185] Br.I, 251

nahme zu einem militärischen Einsatz bei Zwangsimpfungen und seine politische Flugschrift „Über die Besetzung der Physikate durch die Wahlen der Amtsversammlungen" (1817b) belegen diese Auffassung. Kerner wehrte sich in dieser Schrift gegen den Verfassungsvorschlag der bürgerlichen Demokraten, die Amtsärzte durch die Versammlung der Oberämter wählen zu lassen, da er bei diesem Verfahren um die Unabhängigkeit der Amtsärzte fürchtete, deren Auswahl dann nicht mehr durch Leistung und Fähigkeit bestimmt werde, sondern durch lokale Interessen und persönliche Beziehungen, die „Vetterleswirtschaft" der Amtsschreiber.

Justinus Kerner nahm durch seine politischen Stellungnahmen in den Verfassungskämpfen der Jahre 1817 und 1818 eine nachhaltige Verärgerung seines Freundes Ludwig Uhland in Kauf, wobei er immer betonte, daß die persönliche Freundschaft doch nicht unter den unterschiedlichen politischen Auffassungen leiden sollte. Bei seiner Abhängigkeit vom Netz der Freundschaften war dies sicher ein ehrliches Bekenntnis. Der rechtskundige, verfassungsgeschichtlich und politisch gebildete Ludwig Uhland begründete seine Haltung während der politischen Auseinandersetzungen der Jahre 1816–1818 wie auch seine spätere politische Tätigkeit als demokratischer Landtagsabgeordneter und schließlich als Abgeordneter der Frankfurter Nationalversammlung 1848/1849 überwiegend mit historischen und rechtlichen Argumenten, die auf dem Boden eines bürgerlich-liberalen Demokratieverständnisses gewachsen waren. Seine politischen Entscheidungen waren das Resultat gründlichen politischen Nachdenkens[186]. Während Uhland seine eigene dichterische Begabung – vielleicht zu Unrecht – unter jene Kerners einordnete, war er sich natürlich seiner höheren politischen Bildung bewußt und neigte wohl dazu, Kerner in politischen Fragen wie einen naiven Hinterwäldler zu behandeln. Kerner muß dies gespürt haben, und die feine Ironie gegen Uhland in Kerners politischen Flugblättern und Stellungnahmen war daher kaum zufällig. Justinus Kerner lernte in Gaildorf die politische Opposition der entmachteten Adelsfamilien gegen die Regierung in Stuttgart und gegen den neuen Verfassungsentwurf kennen, denn das Gebiet um Gaildorf gehörte zu „Neu-Württemberg". Der Gailsdorfer Graf Waldeck, von dem Kerner sein Wohnhaus gemietet hatte, erlitt durch die Mediatisierung eine erhebliche Einbuße seiner lokalen Macht.

Wilhelm I. verfolgte während seiner ersten Regierungsjahre konsequent die politischen Pläne seines Vaters, die Macht des Adels durch Förderung des Einflusses des aufgeklärten und fortschrittlichen Bürgertums zu beschränken. Er erhoffte sich von der neuen Verfassung auch eine Verbesserung der schlechten ökonomischen Bedingungen des Landes. Darüberhinaus war sein außenpolitischer Spielraum gegenüber den anderen deutschen Staaten natürlich wesentlich größer, wenn er ein geordnetes und aufstrebendes Land hinter sich wußte. Nachdem trotz großer Anstrengungen von seiten des Königs und seiner Berater der direkte Reformversuch 1817 wiederum am negativen Votum der Landstände gescheitert war, baten Carl von Kerner und einige Monate später auch von Wangenheim um ihre Entlassung als Minister. Carl von Kerner wurde im Januar 1819

---

[186] Erbe 1962

119

auch aus dem „Geheimen Rath" verabschiedet. Er hatte dies, wie er an Justinus am 24. Januar 1819 schrieb[187], erwartet und überlegte sich, obgleich ihm eine andere Stelle vom König zugesagt wurde, ob er sich nicht ganz „aus dem Carren" zurückziehen sollte, wobei er „vieler Aergerniß enthoben seyn könnte". Er zog das Fazit: *„In Frankreich haben die Liberales gesiegt, in Württemberg die Ultras . . .".* Kurze Zeit später, im Februar 1819, ließ ein Brief Carl von Kerners an Justinus jedoch erkennen, daß er politisch doch noch nicht aufgeben wollte: *„man muß fechten biß man als Cadaver auf dem Boden liegt, vorher kann sich der Sieg noch wenden . . ."*[187].

Der im Juni 1819 neugewählte und dann nach Ludwigsburg einberufene Landtag beriet zur gleichen Zeit über den neuen Verfassungsentwurf einer konstitutionellen Monarchie, als in Karlsbad unter Metternichs Diktat die berüchtigten Karlsbader Beschlüsse gefaßt wurden, die die Restauration zu ihrem Höhepunkt führten (Zensur alle Publikationen, Überwachung der Universitäten, Verhaftung vieler demokratisch gesinnter Bürger, Einschränkung der Versammlungsfreiheit). Die Einstellung von Wilhelm I. zu den Karlsbader Beschlüssen war zwiespältig. Im September 1819 stimmte kurz nach Verkündung der Karlsbader Beschlüsse der Landtag endlich einer neuen Verfassung zu, die eine vom König nur bedingt abhängige Gewaltenteilung vorsah: Landstände, Gemeinde-, Oberamts- und Staatsverwaltungen und die Gerichte. Für die Landstände sah die Verfassung zwei Kammern vor: in der ersten Kammer hatten die Vertreter des alten Adels die Mehrheit, jedoch waren in der ersten Kammer auch Mitglieder, die „vom Könige, ohne Rücksicht auf Geburt oder Vermögen, aus den würdigsten Staatsbürgern ernannt" wurden (§131), während die zweite Kammer aus 93 Mitgliedern bestand: 70 gewählten Vertretern aus den 64 Oberämtern und den 7 „guten Städten", 13 Mitglieder der Ritterschaft, 9 Vertretern der evangelischen und katholischen Kirche und dem Kanzler der Universität Tübingen (§133). Die Wahlen zur zweiten Kammer erfolgten alle 6 Jahre nach einem Klassenwahlrecht über ein Wahlmännergremium; nur männliche Bürger, die direkte Staatssteuern zahlten, konnten sich an der Wahl der Wahlmänner beteiligen (§137–159). Der größte Teil der Bevölkerung war also nicht wahlberechtigt.

Die Verwaltung des Königreiches Württemberg gliederte sich in Gemeindebehörden, Oberamtskörperschaften mit Amtsversammlungen und die Staatsbehörden. Für die Staatsdiener wurde das *Leistungsprinzip* verfassungsmässig festgelegt: *„niemand kann ein Staatsamt erhalten, ohne zuvor gesetzmässig geprüft und für tüchtig erkannt zu seyn"* (§44). Dieser Grundsatz, der noch in der Gegenwart in einem Teil der Bundesländer nicht durchgehend angewandt wird, war für den Ausbau einer effizienten Verwaltung außerordentlich wichtig und hat sich auf die ökonomische Entwicklung des Landes günstig ausgewirkt. Mit der Verfassung von 1819 war die konstitutionelle Monarchie in Württemberg begründet und außenpolitisch ein möglicher Eingriff Österreichs in die württembergischen Belange abgewehrt.

Das politisch-literarische Gefecht der schwäbischen Romantiker im Rahmen dieser Verfassungskämpfe eröffnete Uhland im Februar 1816 mit seinem Gedicht

---

[187] DLM, Z1771
[187a] König 1986

auf „Das gute, alte Recht". Im September 1816 hatte er mehrere Tage als Gast in Kerners Haus in Gaildorf verbracht[187a]. Er verfaßte während dieser Zeit vaterländische Gedichte, in denen er unter anderem mit altrechtlerischem Lokalpatriotismus den aus Thüringen stammenden Minister von Wangenheim angriff. Indirekt war damit auch die politische Position von Carl von Kerner betroffen. Von Wangenheim reagierte auf Uhlands Angriffe gelassen und schrieb nobel an Kerner[188]:

„Ich kann Uhland, den Sie geradeso wie R. [Rückert?] bezeichnen, zwar nicht lieben, aber ich achte ihn im Grunde meiner Seele. Ja ich glaube sogar seine übertriebene Anhänglichkeit an das blos Alte mit s. Dichtereigenheiten entschuldigen zu können . . ."

Justinus Kerner griff zunächst nicht öffentlich in den politischen Streit ein und schwankte lange zwischen einer aktiven Teilnahme an der politischen Diskussion und einem resignierenden Sichzurückziehen: *„Mit Drek wird doch über kurz oder lang auch das beste Kleid besudelt . . ."*[188a]. Erst als 1817 die Landstände unter anderem auch vorschlugen, die Amtsärzte durch die Amtsversammlungen wählen zu lassen und dadurch dem Ministerium in Stuttgart die Entscheidung über die Einsetzung von Unteramts- und Oberamtsärzten zu entziehen versuchten, wurden auch seine direkten Belange und die seiner Amtskollegen betroffen. Kerner sah durch dieses, von den Altrechtlern vorgeschlagene Verfahren der Korruption Tür und Tor geöffnet und verfaßte seinen oben schon erwähnten Aufsatz „Über die Besetzung der Physikate . . .", der zunächst am 25. Februar 1817 in der politischen Zeitschrift „Für und Wider" erschien.

Die nächste politische Aktion Kerners im Jahr 1817 war die Beratung der Bauern und Bürger seines ärztlichen Distriktes im Welzheimer Wald bei der Abfassung einer „Welzheimer Adresse" an Wilhelm I., die deutlich Kerners Handschrift trug. Kerner hatte sich als Arzt ein hohes persönliches Ansehen erworben, er war populär, sprach eine auch den Bauern und Häuslern verständliche Sprache und sah die Interessen der Welzheimer Bauern gefährdet, falls eine neue Verfassung die Macht der lokalen Amtsschreiber wieder erhöhen würde. Die Vertreter der Welzheimer Bauern zogen nach Stuttgart und erbaten eine Audienz beim König. Sie kamen mit der Hoffnung zurück, daß ihre Freiheiten durch den König garantiert würden – so interpretierte Kerner wenigstens die Antwort. Carl von Kerner schrieb an Justinus[189]: *„Deine Welzheimer waren sehr entzückt über ihren Empfang, entzückt von König und Königin. Deine verborgene Schrift-Vertheilung ist eben nicht sehr verborgen . . .".* Nicht unerwartet kam Justinus Kerner jetzt auch in einigen Zeitungen ins Kreuzfeuer politischer Angriffe (z. B. im Neuen Rheinischen Merkur vom 24. August und 25. September 1817). Von diesen Angriffen nahm er mit Recht an, daß sie wenigstens teilweise seinem Bruder Carl galten. Dennoch war er erbost, griff zur Feder und setzte sein literarisches Talent bei der Verfassung politischer Flugblätter und Zeitungsartikel ein.

In seinem Flugblatt „Der rasende Sandler" (1817c) wird dieses Talent zur politischen Satire besonders deutlich. Mit literarischen Mitteln, die jedem verständlich waren, machte er die Vertreter des „alten Rechts" darin lächerlich. Bei die-

---

[188] DLM, Z1776, 05.09.1817
[188a] DLM 14262
[189] DLM, Z1776

sem Flugblatt „*hat Cotta (mit Macht durch einen Dritten) für den Druk gesorgt*",
schrieb von Wangenheim an Kerner[190]. Dieser fügte dem Flugblatt noch sein ironisches Lied „Die gute Stadt Ludwigsburg an das alte, gute Recht" bei. Jeder
gebildete Leser erkannte darin die Antwort auf Uhlands Gedicht „Das alte, gute
Recht", so daß der Konflikt mit dem Freund unausweichlich wurde.

Uhland lobte „Das alte, gute Recht" unter anderem so:

> „Das Recht, das mäßig Steuern schreibt
> Und wohl zu rechnen weiß,
> Das an der Kasse sitzenbleibt
> Und kargt mit unserem Schweiß
>
> Das unser heil'ges Kirchengut
> Als Schutzpatron bewacht,
> Die Wissenschaft und Geistesglut
> Getreulich nährt und facht.
> . . .
>
> Das Recht, das eine schlimme Zeit
> Lebendig uns begrub,
> Das jetzt mit neuer Regsamkeit
> Sich aus dem Grab erhub
> . . .
>
> Und wo bei altem, gutem Wein
> Der Württemberger zecht,
> Soll stets der erste Trinkspruch sein:
> Das alte, gute Recht!"

Bei Kerner finden sich dagegen in dem im gleichen Stil gedichteten Lied, in
dem die „Gute Stadt Ludwigsburg" sagt:

> „. . .
> Du gutes Recht, mit Schweigen
> Sahst du vom Truchensitz
> Das ganze Land als eigen
> Der Hure Grävenitz*
>
> Aus anderer Städte Kassen
> Ward ich von ihr erbaut;
> Stand Stuttgart zwar verlassen
> So war's in mir doch laut
> . . .

---

[190] DLM, Z1776

* Gemeint ist die Gräfin Wilhelmine von Grävenitz, die Mätresse des Erbauers von Ludwigsburg, des Herzogs Eberhard Ludwig

Die andern Städte alle
Zwar wurden arm und klein –
In meines Schlosses Halle
Da flossen Fett und Wein . . ."

Solche Ironie mußte Uhland treffen. Er dachte und argumentierte im Interesse einer traditionsbewußten Bürgerschicht, während sein Freund Kerner, obgleich er aus der gleichen sozialen Schicht stammte, populistisch und fortschrittlich als politischer Vertreter jener schrieb, die sich damals noch nicht selbst artikulieren konnten, wobei er gleichzeitig die politischen Pläne seines Bruder unterstützte. Kerner trennte politisches Engagement und persönliche Freundschaft vermutlich besser als Uhland. Als Uhland tief verstimmt war, versuchte Kerner, die persönliche Freundschaft über den politischen Streit hinweg zu retten und schickte seine Frau Friederike im Dezember 1817 mit Uhlands Patenkind Rosa Maria zu einem Versöhnungsgespräch nach Stuttgart. Der Erfolg dieses Besuches war zunächst recht begrenzt. Kerner versuchte mit seinem Gedicht „Ein Galgenmännlein ist die Politik", dem Konflikt mit dem Freund eine ironische Wendung zu geben[191]. Uhland brach den Kontakt mit Kerner auch nicht völlig ab, sie korrespondierten noch über literarische Fragen, z. B. über Uhlands Schauspiel „Herzog Ernst", und Kerner versuchte auch, seine politischen Stellungnahmen Uhland gegenüber als Antworten auf unbegründete Angriffe zu rechtfertigen. Ihre persönlichen Beziehungen blieben jedoch über einige Jahre recht kühl, bis Uhland und Kerner sich in Weinsberg wieder bei der gemeinsamen Aufgabe der Herausgabe von Hölderlins Dichtung zur alten freundschaftlichen Zusammenarbeit fanden.

In den politischen Verfassungskämpfen beharrten beide mit gleichem Starrsinn auf ihrem politischen Standpunkt. In einem Brief an Karl Mayer begründete Kerner seine politische Aktivität:

„Ich habe allerdings die Sache des Königs ergriffen, weil diese durchaus rein die Sache des Volkes ist. Andre haben eine andre Parthie ergriffen, die Parthie der Kasten, die Parthie des Adels, der Ausschüsse, der Advokaten, die Parthie derjenigen, die an kein Bürgerthum glauben, die das Volk noch lange recht unmündig erhielten, um selbst desto mündiger zu seyn. . . ."[191]

Kerner erkannte damals, vielleicht auch durch die Gespräche mit seinem Bruder, den er in dieser Zeit wiederholt auf dessen Landgut auf dem Schnaitberg besuchte, die historische Notwendigkeit der Ablösung des Feudalsystems und der Aufhebung der Bevormundung der ärmeren Bürger und Bauern durch eine kleine Kaste von Schreibern und Advokaten. Zum Teil hatte er auch privaten Ärger mit dem Gaildorfer „infamen Adelskerl Waldek", mit dem er sich allerdings in späteren Jahren wieder gut vertrug. Kerner scheint sich schließlich auch vage Vorstellungen über die historische Notwendigkeit bestimmter politischer Entwicklungen gemacht zu haben. Langfristige politische Entwicklungen betrachtete er wie die biologische Entwicklung, die er bei Kielmayer in Tübingen

---

[191] Jennings 1982

kennengelernt hatte: „Die Natur geht nicht den Krebsgang" und so auch nicht die politischen Systeme, die Teil dieser Natur sind.

Im Februar 1818 griff der Neue Rheinische Merkur erneut Kerner an, weil sie ihn für den Verfasser des „Württembergischen Hirtenbriefs" in der Allgemeinen Zeitung hielt[192]. Bisher scheint ungeklärt zu sein, wer wirklich der Verfasser dieses Artikels war. Kerner reagierte auf den Angriff im Rheinischen Merkur nicht mehr mit eleganten Florettstichen wie im „Rasenden Sandler" und in dem oben teilweise zitierten „Gedicht der Stadt Ludwigsburg . . .", sondern polterte in zwei Zeitungsanzeigen los:

„Das Wesen in unsrem Lande ist ein seit Jahrhunderten stillstehender Sumpf. Jedes Rühren in einem solchen jagt eine Menge quackender Frösche an den Tag. So auch beim Abbruch eines alten morschen Gebäudes erscheinen Ohrengrübler, Holzböcke, Nachtschmetterlinge, Rauchschwalben, Kreuzspinnen, Scorpionen und Kelleresel die Fülle, und beunruhigen den arglosen Arbeiter.

Ja! seit man in unsrem alten Sumpfe so mächtig gerührt, kreucht und schleicht es bis an den Rhein hinab mit Blindenschleichen, Schiffhaltern, Dintenfischen, Fröschen und Krebsen; und Gewürme, sonst nicht bei uns erhört, aus der Tiefe des Sumpfes heraufgehobene Ochsenfrösche (ocellatae), kommen zum Vorschein und fordern mit unwilligem Gequacke den alten Sumpf zurück. Für den Naturforscher, der diese kaltblütigen, Andern eckelhaft scheinenden Thiere, ohne Abscheu wie Kolibris und Paradiesvögel geruhig mit dem Augenglase betrachtet, erfreuliche Erscheinungen! Reiche Ausbeuten!

Ein solcher aus dem alten Sumpf aufgejagter Ochsenfrosch (ocellatae) quakt schon seit geraumer Zeit im rheinischen Merkur. Daß ich nach diesem Frosche schon lange mit der Brille ganz gemüthlich und stille hinsehe, ist Manchem, der nicht weiß, warum es geschieht, ein Räthsel. Dieß, und weil ich befürchte, es könne der Frosch mir durch Andere zufällig gestört werden, veranlaßt mich, Jeden, besonders auch meine Freunde, zu ersuchen: Diesen Frosch durch nichts im mindesten zu stören, ihn nur ganz ruhig sitzen und quacken zu lassen, und mache ich hiermit auch bekannt, warum. Ich gebrauche ihn nämlich zu einem Experimente. Ich beobachte mit auf den Tisch gelegter Sekundenuhr an ihm: Wie lange so ein kaltblütiges Thier ohne weitere Nahrung, als die es aus Luft und Nebel ausgreift, auf trocknem Sande ausharren und dabei fortquacken und fortgeifern kann"[193].

Diese Antwort reichte Kerner offensichtlich noch nicht aus, um seinen Ärger abzureagieren. Unter dem Pseudonym „Gotthelf Moorenbleicher" veröffentlichte er eine Serie von Epigrammen, die er „Schüsse aus einem deutschen Schlüssel auf taube Ohren" nannte (Volksfreund aus Schwaben, 4. März 1818). Einige Epigramme lassen Kerners Tendenz zur Abwendung von der Politik bereits erkennen. Carl von Kerner, der zunächst in den „Schüssen" nicht die Handschrift seines Bruders erkannte, hielt die Sprache derselben zum Teil für zu derb. Justinus Kerner veröffentlichte im Jahr 1818 noch weitere polemisch-satirische Stellungnahmen zur Tagespolitik, die allesamt – Jennings hat sie ausführlich besprochen[194] – seine volksnahe Position erkennen lassen, die vor allem der

---

[192] Jennings 1982
[193] zitiert nach Jennings, 1982, S. 73–74
[194] Jennings 1982

Verteidigung der Bauern gegen die Bürokratie und die Einschüchterungsversuche derselben dienten. In „Vogt Finsterlings Bauernideal" beschrieb er, wie die lokale Schreiberkaste nach seiner Meinung den „Unterthan" sich vorstellte:

„Dies Ideal steht lang mit krummen Rücken
Vor uns, den Urteil sprechenden Gewalten –
Wir schreiben, sandeln, ziehen die Stirn in Falten,
Donnern, was gibts?! Und es wagt aufzublicken,
Fragt weder was noch wie, was wir auch sagen.
Wir sagen: „Packt euch! Teuer sind unsere Stunden!"
Dann beugt sich's, geht und stirbt mit dem Gedanken:
Es komme bald Bescheid auf seine Klagen. "

Kerner lernte während dieser politischen Auseinandersetzungen den Staatsrechtler Friedrich List und den Redakteur Kessler kennen, die ihn in seiner volksnahen politischen Haltung bestätigten. List nützte Kerners satirische Fähigkeiten mit der Bitte aus, ein polemisches Gedicht gegen den Tübinger Dekan Münch anzufertigen. Das populärste Gedicht, das Kerner in dieser Zeit verfaßt hat, ist das noch heute in Württemberg gesungene Lied „Preisend mit viel schönen Reden" („Der reichste Fürst"), in dem Kerner sein Ideal eines volksnahen Königs in die Vergangenheit verlegte. Im Lied schildert er, wie einst in Worms die deutschen Fürsten zusammenkamen und jeder sein Land ob dessen Vorzüge lobte. Dem Württemberger Grafen Eberhard, der von 1459–1496 regierte, legte Kerner in den Mund:

„. . .
Eberhard, der mit dem Barte,
Württembergs geliebter Herr,
Sprach: mein Land hat kleine Städte,
Trägt nicht Berge silberschwer;

Doch ein Kleinod hält's verborgen:
Daß in Wäldern, noch so groß,
Ich mein Haupt kann kühn mich legen
Jedem Untertan in' Schoß.

Und es rief der Herr von Sachsen,
Der von Bayern, der vom Rhein;
Graf im Bart! Ihr seid der Reichste,
Euer Land trägt Edelsteine!"

Im Laufe des Jahres 1819 resignierte die Reformpartei allmählich. Nachdem Carl von Kerner aus dem Geheimen Rat des Landes ausgeschieden war, zog sich von Wangenheim einige Monate später ebenfalls aus der Landespolitik zurück. Justinus Kerner wechselte von Gaildorf nach Weinsberg, wo eine neue Aufgabe als Oberamtsarzt auf ihn wartete. Er sah ein, daß sein und seines Bruders Ideal einer modernen konstitutionellen Monarchie als Gewähr für die bürgerlichen Freiheiten für alle zunächst nicht so zu verwirklichen war, wie sie sich es wünschten. Politisch setzte sich in Württemberg in den folgenden Jahren, wenn auch abgeschwächt, der Geist der Restauration durch, den Kerner 1838 mit folgendem Gedicht schilderte:

Der Zopf im Kopfe

„Einst hat man das Haar frisiert,
Hat's gepudert und geschmiert,
Daß es stattlich glänze,
Steif die Stirn begrenze.

Nun läßt schlicht man wohl das Haar,
Doch dafür wird wunderbar
Das Gehirn frisieret,
Meisterlich dressieret.

Auf dem Kopfe die Frisur,
Ist sie wohl ganz Unnatur,
Scheint mir doch passabel,
Nicht so miserabel.

All's sitzt im Gehirn der Zopf,
All's sitzt die Frisur im Kopf,
Puder und Pommade,
Im Gehirn! – Gott Gnade!"

Jennings (1982) hat Justinus Kerners Weg nach Weinsberg als die „Entpolitisierung eines Romantikers" bezeichnet. Vielleicht war es auch nur nüchterne Erkenntnis seiner begrenzten politischen Fähigkeiten, vielleicht auch der Umstand, daß die Familiensolidarität mit den politischen Zielen seines Bruders Carl nicht mehr gefordert war, die Kerner zum allmählichen Rückzug aus der Landespolitik bewegten. In seinem Briefwechsel der Jahre nach 1822 werden politische Themen immer seltener, sein Interesse an paranormalen Phänomenen, sein Studium des „thierischen Magnetismus" und die Arbeit an einer mehr als sonderlichen theoretischen Deutung dieser Phänomene führten Justinus Kerner immer weiter weg von seiner in Gaildorf formulierten politischen Position. Carl von Kerner setzte sich in den folgenden Jahren mit großer Energie für die technischen Verbesserungen im Lande ein, besonders die Organisation der staatlichen Eisenhüttenwerke, und vermied ebenfalls eine weitere direkte politische Konfrontation mit den Spitzen der Regierung unter von Maucler und Schlayer in Stuttgart, denen er im Finanzministerium als Präsident des Bergratskollegiums unterstellt war. Sein Briefwechsel mit Justinus zeigt, wie nüchtern und realistisch Carl von Kerner die politische Entwicklung des Landes beurteilte.

126

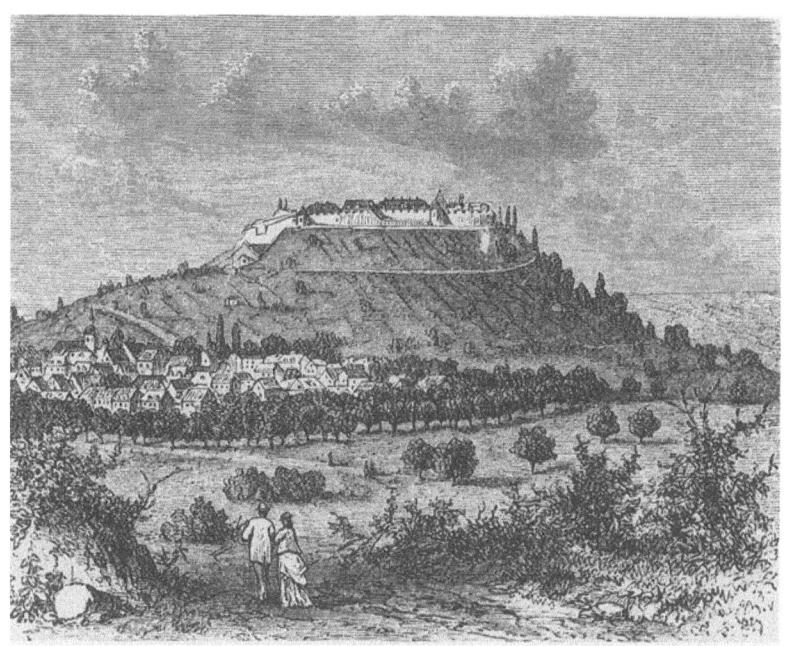

Abb. 17. Hohenasperg. Stahlstich aus „Geschichte von Württemberg" 1884

Justinus Kerners Rückzug aus der Tagespolitik ebnete ihm schließlich auch wieder den Weg zu einer Aussöhnung mit Uhland, an der ihm viel gelegen war. Als die Wogen der politischen Auseinandersetzungen im Revolutionsjahr 1848 und 1849 nochmals Kerners Familie betrafen, war Justinus Kerner im konservativen Lager. Sein Sohn Theobald führte die Familientradition rebellischen und stolzen Bürgertums fort. Wie schon sein Urgroßvater Johann Georg Kerner (1707–1766), der sich als Regimentsquartiermeister in Hechingen gegen feudale Korruption und Willkür aufgelehnt hatte, mußte auch Theobald für einige Monate in politische Haft und wurde einer der vielen schwäbischen Demokraten, die vom Hohenasperg aus vergitterten Fenstern ins „Unterland" und Strohgäu schauen konnten (Abb. 17). Justinus Kerner hat sich damals vermutlich aus Überzeugung und nicht nur aus taktischen Gründen von der politischen Position seines Sohnes Theobald distanziert. Er war als Oberamtsarzt in Weinsberg, als „Geisterseher" und literarisches Unikum im Land inzwischen sehr angesehen und darüberhinaus mit Mitgliedern des württembergischen und bayerischen Königshauses persönlich befreundet, so daß er es nicht für förderlich hielt, in den revolutionären Auseinandersetzungen um bürgerliche Freiheiten den radikalen und schließlich auch erfolgreichen Flügel der bürgerlichen Opposition zu unterstutzen (s. S. 264 f.).

IX

„Der Wurstkerner" – Medizinische Forschung für 100 Gulden. Kerners Beschreibung des Botulismus und die tierexperimentelle Erforschung seiner Ursachen

In der Medizingeschichte kommt Kerner neben Georg Steinbuch (1770–1818) das Verdienst zu, die erste systematische klinische Beschreibung der Symptome und des Verlaufs des *Botulismus* vorgelegt zu haben, einer heute sehr selten auftretenden Erkrankung, die meist als „Wurstvergiftung" (botulus = Wurst) oder „Fleischvergiftung" bezeichnet wird. Georg Steinbuch war praktischer Arzt in Heidenheim, Oberamtsarzt in Ulm und seit 1814 Oberamtsarzt in Herrenberg[195]. Er war ein wissenschaftlich begabter Arzt, der nach dem Studium in Erlangen einige Zeit Privatdozent an der dortigen Universität war und 1811 ein sehr „modernes" Sinnesphysiologiebuch veröffentlicht hatte („Beytrag zur Physiologie der Sinne"). Kerners und Steinbuchs Beobachtungen erschienen im gleichen Band der „Tübinger Blätter für Naturwissenschaften und Arzneykunde" (1817). Beide Arbeiten wurden von Autenrieth redigiert. Kerner hatte zunächst nicht vor, seine Beobachtungen zu publizieren, sondern wollte sie erst nach weiteren Beobachtungen später zu einer Monographie zusammenfassen. Autenrieth hielt Kerners Befunde jedoch mit Recht für so wichtig, daß er auf eine unmittelbare Publikation Wert legte. Steinbuch hat sich nach dieser Veröffentlichung nicht mehr wissenschaftlich mit dem Botulismus befaßt, während Kerner für fast fünf Jahre intensiv weitere klinische und später auch experimentelle Untersuchungen betrieb.

Seit 1802 hatte sich die Medizinalbehörde bei der Württembergischen Regierung wiederholt mit dem Problem der Wurstvergiftungen befaßt. Die Häufigkeit dieser Erkrankung nahm im Lande zu – vermutlich wegen einer Abnahme der allgemeinen Hygiene während der Kriegsjahre. Die zuständige Stuttgarter Regierungsbehörde wandte sich an die Tübinger Fakultät, das Medizinalkollegium in Stuttgart sammelte Krankenberichte. Für die Tübinger Fakultät antwortete einmal Ploucquet, das zweitemal Autenrieth; man kannte einen Teil der Symptome und diskutierte Blausäure als mögliche Ursache der Vergiftungserscheinungen, verwarf dann diese Hypothese jedoch wieder (Ploucquet), weil die Krankheitssymptome eher für ein den organischen Pflanzengiften ähnliches Gift sprachen. Vorschriften für die Wurstherstellung wurden diskutiert, zumal Autenrieth glaubte, daß sich das Wurstgift nur in ungenügend gekochten Würsten entwickeln würde, die im Frühjahr in den Rauch gehängt würden. Zu einer

---

[195] Hamberger und Meusel 1966

systematischen Untersuchung konnte sich niemand entschließen, obgleich man das Problem schon erkannt hatte, ehe Steinbuch und Kerner ihre erste Arbeit veröffentlichten[196].

Steinbuch hatte im April 1815 sieben Patienten beobachtet, die alle an der gleichen Mahlzeit mit Leberwürsten und Erbsen in Gültstein im Oberamt Herrenberg teilgenommen hatten. Drei der Patienten verstarben, die anderen vier erkrankten an mehr oder weniger starken Symptomen des Botulismus. Von den verstorbenen Patienten teilte Steinbuch den Obduktionsbefund der Leicheneröffnung mit. Die Beschreibung der klinischen Symptome der Patienten durch Steinbuch stimmt mit denen von Kerner überein, der erstmals im Februar 1815 einen Patienten in Kaisersbach im Welzheimer Wald betreute, der an Botulismus erkrankt war und daran starb. Auch Kerner nahm eine Obduktion vor und beschrieb den Befund genau. Er versorgte im Frühjahr 1815 sechs weitere Botulismus-Patienten, die jedoch die Erkrankung überlebten. Sie hatten durchweg geräucherte Blut- und Leberwürste gegessen. Kerner verfaßte über die Wurstvergiftung einen Bericht an die Section des Medicinalwesens im Department des Inneren in Stuttgart, der von dieser mit einem Schreiben vom 24. März 1815 bestätigt und gelobt wurde[197].

Botulismus kommt heute außerordentlich selten vor (s. Anhang A3); überwiegend sind es infiziertes, konserviertes Fleisch, Fisch oder Gemüse, nach deren Genuß eine Botulinumvergiftung auftritt. Der Botulismus entsteht durch eine Vergiftung mit dem Exotoxin der Mikrobe *Clostridium botulinum*. Der Erreger, der dieses Toxin bildet, entwickelt sich nur in einem Medium, in dem kein Sauerstoff vorhanden ist; es handelt sich also um einen *anaeroben* Bazillus. Das Toxin wird beim Zerfall von Clostridium frei, mit den vergifteten Lebensmitteln aufgenommen und im Magen und Dünndarm resorbiert. Es gelangt dann auf dem Blutweg in den Organismus. Dort wirkt es vor allem an den synaptischen Kontakten des *peripheren vegetativen Nervensystems* und an den „motorischen Endplatten", den Kontakten zwischen den motorischen Nerven und der Willkürmuskulatur. Diese synaptischen Kontakte benützen *Acetylcholin* als Transmittersubstanz. Sämtliche Symptome des Botulismus sind durch die Unterbrechung der Acetylcholinfreisetzung durch das Botulinumtoxin erklärbar. Ich habe im Anhang A3 zusammengestellt, was man heute über das Toxin und die Pathophysiologie des Botulismus weiß.

Botulismus ist auch heute noch eine gefährliche, jedoch sehr seltene Erkrankung, deren Verdacht bereits meldepflichtig ist. Im Land Baden-Württemberg wurden 1980 15 Erkrankungen von Botulismus gemeldet, 1981 5, 1982 2, 1983 13, 1984 9, 1985 13. Kerner hat bis zu seiner ersten Buchveröffentlichung (1820) zu diesem Thema Krankenberichte von 76 Patienten gekannt; 12 davon hatte er selbst behandelt. In seiner zweiten Monographie (1822) konnt er bereits Unterlagen über 155 Patienten auswerten. Er hatte somit in kurzer Zeit mehr an Botulismus erkrankte Patienten gesehen, als heute Spezialisten auf diesem Gebiet während ihrer gesamten ärztlichen Tätigkeit.

---

[196] Akten des Medizinalkollegiums, StAL 162/I Bü 1306, Einzelheiten s. Grüsser 1986 a
[197] DLM, Z1772

Da die Ursache und die klinischen Symptome dieser Erkrankung zu Kerners Zeit unbekannt waren und ihre Häufigkeit in Württemberg um 1815 weiter zunahm, entschloß sich Kerner zu einer genauen klinischen und experimentellen Untersuchung, um eine rationale Therapie und Prophylaxe der Erkrankung zu ermöglichen. Kerner war sich der praktischen Bedeutung seiner Arbeit bewußt und konnte davon auch das zuständige Medicinalcollegium bei der Regierung in Stuttgart überzeugen. Die Stuttgarter Regierung, die sich über seine erste Wurstgiftmonographie (1820) anerkennend geäußert hatte[198], stellte ihm auf seinen Antrag vom 5. Juli 1821[199] für den zweiten Teil seiner Untersuchung in Weinsberg, in der er auch systematische Tierversuche vornahm, eine finanzielle Beihilfe zur Verfügung, so daß er die Kosten für seine wissenschaftliche Arbeit nicht völlig aus seinem bescheidenen Einkommen als Landarzt finanzieren mußte. In einem amtlichen Schreiben des Medicinalcollegiums aus dem Department des Inneren wurde ihm aus Stuttgart am 17. Juli 1821 mitgeteilt, daß er auf Antrag Mittel für Versuche erhalten könne, die Vergiftungen durch „sauer gewordene Würste" zum Gegenstand hätten. Diesem Schreiben wurde von der sparsamen Regierung am 8. September 1821 ein zweiter Brief hinterher geschickt, der den Hinweis enthielt, daß Kerner für diese Untersuchungen höchstens 100 Gulden anfordern könne, was immerhin etwa 20 Prozent seines Jahreseinkommens als Oberamtsarzt in Weinsberg waren. Bis 1821 scheint Kerner jedoch seine Untersuchungen selbst finanziert zu haben. Das Medicinalcollegium schickte ihm für seine Arbeit die alten Aktenunterlagen mit Berichten anderer Ärzte über Wurstvergiftungen (4.9.1821) und später (15.1.1822) noch einen Bericht über eine „Schweinefleischvergiftung" in Hebsack im Remstal. Kerner war damals also der ex officio anerkannte Spezialist für Botulismuserkrankungen in Württemberg.

Kerners wissenschaftliche Arbeit läßt sich in sechs Problemfelder einteilen:

- Untersuchungen zur Entstehung der Wurstvergiftung und ihrer Verbreitung,
- systematische Beschreibung der Symptome des Verlaufs der Erkrankung,
- Beschreibung der Obduktionsbefunde der Patienten, die an der Erkrankung verstorben waren,
- Beschreibung einer symptomatischen Therapie der Erkrankung,
- chemische und tierexperimentelle Untersuchungen zur Analyse und Wirkungsweise des „Wurstgiftes". Kerner scheute dabei auch nicht vor Selbstversuchen zurück, so daß Carl von Kerner ihm am 29. Juli 1821 warnend schrieb[200]: *„Autenrieth hat mir gesagt, daß in kurzer Zeit zwei Ärzte an giftigen Versuchen sich getötet hätten. Du sollst Dich in acht nehmen . . .".*
- Entwicklung von Ratschlägen zur Verhütung der Wurstvergiftung.

---

[198] Schreiben vom 28.12.1820, DLM Z1772
[199] StAL 162/I, Bü 1306
[200] DLM, Z1774

Die Ätiologie des Botulismus

Zur Entstehung des Botulismus beobachtete Kerner, daß das „Wurstgift" oder „Fettgift" sich bei tierischer Fäulnis bildete und zwar nur in jenem Teil der Würste, an den keine Luft gelangen konnte („anaerobe" Entstehung des Giftes). Besonders häufig trat die Erkrankung nach Genuß verdorbener, geräucherter Würste im April auf, wenn die in den Kamin gehängten, im Winter gefrorenen Würste wegen der wärmeren Frühjahrstemperaturen wieder aufgetaut waren. Kerner erkannte, daß Würste, die direkt aus dem Rauchfang auf den Tisch kamen, gefährlicher waren, als wenn dieselben nochmals gesotten oder gebraten wurden. An einzelnen Patienten konnte er feststellen, daß auch „kleinste Mengen" verdorbener Wurst eine schwere Erkrankung hervorrufen können. Einer seiner Patienten, der die Erkrankung überlebte und dessen Krankengeschichte er sehr genau beschrieb, war ein 42jähriger Stadtrat aus Weinsberg, der nur „zwei dünne Rädchen" einer Leberwurst gegessen hatte. Kerner sammelte sämtliche Rezepte der Würste, deren Genuß zu Erkrankungen geführt hatten, um so herauszufinden, welche Anteile der Wurstmasse Ursache für die Erkrankung sein könnten. Hierbei berücksichtigte er nicht nur Blut, Leber, Fleisch, Hirn und Fett, sondern auch die verschiedenen Gewürze (Pfeffer, Piment, Ingwer, Coriander) und eventuelle Streckmittel wie Brotsemmeln, die bei der Wurstherstellung benutzt wurden. Er fand heraus, daß *Fett* neben Kochsalz als einzige Substanz in allen Würsten, die eine Wurstvergiftung bewirkten, vorhanden gewesen sei. Da man zu seiner Zeit noch keine Vorstellungen über Mikroorganismen hatte und noch weniger über Toxine, die durch diese gebildet werden, schloß er aus dieser Beobachtung logisch durchaus richtig, daß die toxische Substanz ein „Fettgift" sei. Diese, wie wir heute wissen, falsche Hypothese verfolgte er dann sehr konsequent bei seinen tierexperimentellen Untersuchungen.

Die Symptome der Wurstvergiftung

Seinen klinischen und experimentellen Untersuchungen legte Kerner eine bemerkenswert moderne wissenschaftstheoretische Auffassung zugrunde:

„Hypothesen vergehen, aber die treue Beobachtung steht ewig fest, brauchbar in allem Wechsel der Systeme, Gewinn für alle kommenden Tage"[201]

Diese Feststellung läßt sich in der Tat auf Kerners eigenes wissenschaftliches Werk anwenden. Er hat in der Veröffentlichung in den „Tübinger Blättern" und seinen beiden Monographien zur Wurstvergiftung (1820, 1822) praktisch alle klinisch beobachtbaren Symptome der Erkrankung bis in kleinste Einzelheiten beschrieben und auch an Beispielen den Verlauf der Erkrankung mustergültig dargestellt. Ich habe in keinem der modernen Hand- und Lehrbücher eine so vollständige Beschreibung der klinischen Symptomatologie des Botulismus gefunden wie in Kerners Büchern.

---

[201] Kerner 1822, S. 39

Wer Kerners Beschreibung der Wurstvergiftung kennt, kann auch heute aus den klinischen Symptomen sofort eine beginnende Botulismuserkrankung diagnostizieren. Kerner unterschied zwei große Klassen pathologischer Zeichen:
1. Störungen, die auf eine Beeinträchtigung des peripheren vegetativen Nervensystems hinwiesen, besonders auf eine Unterbrechung der Funktion des „Nervus vagus" und des sympathischen Gangliensystems.
2. Lähmungserscheinungen der Willkürmotorik, die besonders deutlich im Bereich der motorischen Hirnnerven ausgeprägt waren.

Eine stärkere Beeinträchtigung der Funktionen des Gehirns oder Rückenmarks war bei der Erkrankung zunächst nicht festzustellen. Kerner beobachtete jedoch, daß bei den Erkrankten alle Träume aufhören würden. Diese Beobachtung weist doch auf eine Beteiligung des Zentralnervensystems bei der Erkrankung hin, wurde von Kerner jedoch als Störung des peripheren vegetativen Nervensystems gedeutet.

Als Kerner 1820 sein Buch „Neue Beobachtungen über die in Würtemberg so häufig vorfallenden tödtlichen Vergiftungen durch den Genuß geräucherter Würste" veröffentlichte, kannte er 76 Erkrankungen an Botulismus in Württemberg und hatte von 36 Patienten genaue Krankengeschichten zur Verfügung, die er zum Teil selbst angefertigt hatte. 24 Patienten waren nach dem Genuß von Leberwürsten erkrankt, davon starben 12, zwölf Patienten waren nach dem Genuß von Blutwürsten erkrankt, davon starben 3. Er beschrieb den Verlauf und die Symptome folgendermaßen:

(a) Wenige Stunden bis Tage nach Genuß der verdorbenen Würste klagten die Patienten über Sodbrennen, erbrachen eine blutähnliche oder kaffeesatzartige Masse (Hinweis auf Magenblutungen, wenn keine Blut- sondern Leberwürste verzehrt wurden) und hatten zum Teil kurzfristig Durchfall. Danach traten die ersten Symptome einer Störung des peripheren vegetativen Nervensystems auf: Abnahme der Pulsfrequenz und Verminderung der „Herzkraft", was Kerner ohne die heute übliche Blutdruckmessung durch Verminderung der tastbaren Vibration der Brustwand beim Herzschlag in Kombination mit Beurteilung der Pulsfüllung der Arteria radialis am Handgelenk und des zeitlichen Verlaufes des Pulses feststellte. Für diese Abnahme der „Herzkraft" sprachen auch venöse Rückstauungen, die er besonders im Bereich der Halsvenen beobachtete. Eine Reduktion der Speichelsekretion (Mundtrockenheit), der Tränensekretion, der Schleimabsonderung aus der Nase und bei längerer Erkrankung auch eine fehlende Produktion von Ohrschmalz fielen ihm auf. Im Bereich des Verdauungstraktes kam es bei seinen Patienten nach einer kurzen Periode von Durchfällen zu einer Abnahme der Darmtätigkeit bis zur Darmatonie mit schwerer Verstopfung, Verminderung der Gallensekretion und Unterbrechung der Kontraktion der Gallenblase, zu einer Atonie (Erschlaffung) der Speiseröhre und des Magenöffners (Cardia). Paradoxerweise hatten fast alle seine Patienten vermehrt Hunger und Durst. Eine Blasenatonie stellte sich ein mit häufigem Harndrang und vermindertem Urinabgang, die Patienten konnten Urin nur noch durch Husten und im Stehen lassen. Bei den männlichen Patienten beobachtete er nach längerer Erkrankung eine Abnahme der Samenproduktion und schließlich eine deutliche Hodenatrophie. Wenn nach längerer Erkrankung mit Hilfe von Einläufen

Kot abging, hätte dieser das Aussehen von hellen, „lettenartigen" Kugeln gehabt.

Symptome der Störung des *vegetativen Nervensystems im Bereich der Augen* waren die lichtstarren, weiten Pupillen und die Aufhebung der Nahakkommodation der Linse. Dies hatte zur Folge, daß seine Patienten nicht mehr lesen konnten bzw. zum Lesen eine Brillen mit konvexen Gläsern (+ Dioptrien) benötigten. Kerner beobachtete bei einigen Patienten als Folge dieser Akkommodationsstörung der Linse eine Störung der Größenkonstanz der Sehdinge bei der visuellen Wahrnehmung. Unter der „Größenkonstanz der Sehdinge" versteht man den Umstand, daß die *wahrgenommene* Größe eines Gegenstandes, der sich in einer Entfernung von mehr als 15 cm vom Auge befindet, unabhängig von der *Winkelgröße*, unter der der Gegenstand in verschiedenen Entfernungen gesehen wird, konstant bleibt[202]. Kerners Patienten berichteten, daß ihnen die Gegenstände entweder wesentlich größer als normal (*Makropsie*) oder kleiner (*Mikropsie*) erscheinen würden. Als ausgezeichneter klinischer Beobachter beschrieb Kerner einen Patienten, der im Verlauf der Erkrankung für die Wahrnehmung mit dem einen Auge eine Makropsie, mit dem anderen dagegen eine Mikropsie entwikkelte.

Ebenfalls auf eine Störung des peripheren vegetativen Nervensystems waren die Hautveränderungen der Patienten zurückzuführen. Die Haut wurde trokken, „leichenartig kalt", bei längerer Erkrankung konnte kein Schweiß mehr produziert werden, auch nicht bei Anwendung von schweißtreibenden Dampfbädern. Das Gefühl für Warm- und Kaltempfindungen verschwand, und die Tastwahrnehmung mit den Fingerspitzen verschlechterte sich, was nicht unbedingt durch eine direkte Störung der Sensibilität der Thermo- und Mechanorezeptoren der Haut bedingt sein mußte, sondern, wie Kerner richtig vermutete, durch die Veränderungen der Hautstruktur verursacht war.

(b) Die Gruppe der Symptome, die durch eine *periphere motorische Lähmung* den Krankheitsverlauf charakterisierten, traten zunächst im Bereich der motorischen Hirnnerven auf: die Patienten konnten ihre Augenlider schwer öffnen (Lidheberlähmung, Ptosis) und die Augen nicht oder nur noch ganz wenig bewegen. Die Augen standen meist in Konvergenzstellung unbeweglich in den Augenhöhlen, weshalb Kerners Patienten über Doppelbilder klagten. Kerner hat jeweils genau die Distanz bestimmt, bei der für einen kleinen Gegenstand (z. B. den vorgehaltenen Finger) kein Doppelsehen mehr vorhanden war. Für einen Patienten gab er hierfür eine Entfernung von 4 Zoll (ca. 10 cm an, was in der Tat auf eine starke Konvergenzstellung der Augen hinweist.

Die Lähmungen konnten auch die Extremitäten erfassen, jedoch hat Kerner hierzu keine genaueren Untersuchungen vorgenommen. Er berichtete jedoch über eine Abmagerung der Extremitätenmuskulatur bei jenen Patienten, die die Erkrankung überlebten. Die Patienten, die an Botulismus verstarben, starben unter den Zeichen einer Lähmung der Atemmuskulatur und einer allgemeinen Kreislaufschwäche. Im Bereich der Hirnnerven traten Lähmungen des Gaumensegels, der Kau-, Zungen- und Schlundmuskulatur auf mit entsprechenden

---

[202] Grüsser 1985

Beschwerden beim Essen und Artikulationsschwierigkeiten. Wegen einer Lähmung der Kehlkopfmuskulatur wurde die Stimme heiser, schließlich konnten die Patienten überhaupt nicht mehr sprechen.

(c) Eine *direkte* Wirkung des „Wurstgiftes" auf das Zentralnervensystem hielt Kerner für unwahrscheinlich. Er betonte, daß die Patienten bis kurz vor dem Tod bei klarem Bewußtsein gewesen seien und erkannte richtig, daß die bei der Obduktion am Gehirn gefundenen Blutungen durch eine schwere Störung der Atmung und des Kreislaufs in den Stunden vor dem Tod bedingt waren. Interessant ist die Beobachtung Kerners, die meines Wissens bei späteren Untersuchungen nicht mehr verfolgt wurde, daß die an Botulismus erkrankten Patienten nicht mehr träumen würden, daß der Schlaf aber sonst unverändert sei. Bei einem der Patienten, die die Erkrankung überlebten, protokollierte er am 85. Tage nach der Vergiftung *„Saamenabsonderung findet wieder statt, und es erscheinen auch nächtlich wieder Träume."*.

Obduktionsbefunde

Kerner hat, wie auch Steinbuch, die am Botulismus verstorbenen Patienten obduziert, um die Ursache der Erkrankung näher zu erforschen. Er fand hierbei die aus den klinischen Befunden zu erwartenden Veränderungen an den inneren Organen: eine starke Darmatonie, eine gefüllte Gallenblase, eine Blasenatonie, gefüllte Därme mit „lettenartigem" Kot. Bei den Patienten, die nach kurzer Erkrankung verstarben, fand er im Magen Zeichen für eine Entzündung der Magenschleimheit und eine braunrötliche schmierige Flüssigkeit, die er chemisch untersuchen ließ. Herz, Arterien und Venen sowie die Lungen zeigten die Veränderung, wie sie bei einem allmählichen Versagen der Atmung und des Kreislaufs zu erwarten waren. Das Blut war durchgehend blaurot gefärbt. An der peripheren Muskulatur fiel ihm bei allen Obduktionen die „große Steifigkeit der Muskeln und Gelenke" auf, wie bei einem „gefrorenen Leichnam".

Kerners Überlegungen zur Pathophysiologie der Wurstvergiftung

Kerner schloß aus seinen klinischen Beobachtungen und den Obduktionsbefunden, daß in den verdorbenen Würsten ein starkes Gift vorhanden sein müsse, das auf die Nerven des sympathischen Systems, den Nervus vagus (parasympathisches System) sowie auf die motorischen Hirnnerven einwirke:

„Diese Nervenausbreitungen werden durch dieses Gift in einen Zustand gebracht, in dem ihr Einfluß auf den chemischen Lebensprozeß stille steht, ihr Leitungsvermögen aufhört, wie das eines elektrischen Leiters, auf den Rost einwirkt".

Kerner führte alle von ihm beobachteten klinischen Symptome der Erkrankung richtig auf diese *Unterbrechung der Signalübertragung* zwischen dem Zentralnervensystem und den inneren Organen bzw. der Willkürmuskulatur zurück. Wie im Anhang A3 erläutert ist, ist diese Unterbrechung der „Nervenausbreitungen" dadurch bedingt, daß durch das Botulinumtoxin die Freisetzung der synaptischen Transmittersubstanz Acetylcholin an allen peripheren cholinergen Synapsen blockiert wird. Betroffen werden dadurch im sympathischen Bereich des vegetativen Nervensystems die synaptischen Kontakte in den peripheren sympathischen Ganglien, im parasympathischen Nervensystem die peripheren Kontakte zwischen den parasympathischen Nervenendigungen und den Nervenzellen in den Wänden der inneren Organen und im willkürmotorischen System die motorischen Endplatten, das sind die Kontakte zwischen den motorischen Nerven und der quergestreiften Willkürmuskulatur.

Kerner hat – natürlich ohne das moderne Detailwissen – die Wirkung des „Wurstgiftes" im Prinzip richtig erkannt.

Vergleich der Wurstvergiftung mit anderen Vergiftungen

Bei der Suche nach dem von Kerner postulierten „Wurstgift" verglich er zunächst systematisch seine Beobachtungen an den Botulismuspatienten mit den Beschreibungen anderer bekannter Vergiftungen. Steinbuch (1817) hatte schon diskutiert, ob das „Wurstgift" nicht Blausäure sein könnte, die in den verdorbenen Würsten entstanden war. Kerner glaubte jedoch richtig, aufgrund der andersartigen klinischen Symptome eine Blausäurevergiftung ausschließen zu können. Manche, jedoch nicht alle Vergiftungssymptome erinnerten ihn an eine Vergiftung mit Tollkirschen (*Atropa belladonna*, Atropin- und Scopolaminvergiftung), jedoch traten bei solchen Vergiftungen keine peripheren Lähmungen auf. Die Veränderungen des Pulses und das Nachlassen der Herzkraft, die bei allen Patienten mit Wurstvergiftung auftraten, beobachtete er auch bei einem tabakkauenden Färber als eines der Symptome einer Nikotinvergiftung. In mancher Hinsicht, meinte er, wirke das „Wurstgift" ähnlich wie eine Überdosis von Fingerhutblättern (*Digitalis purpurea*), einer Vergiftung, die den Ärzten damals wegen der häufigen Medikation von Digitalis-Aufgüssen gut bekannt war. Aus der Literatur kannte Kerner die Wirkung von Schlangengiften (Ticunas-Schlange und Dipsas-Schlange). Diese Gifte erzeugen Symptome – einschließlich der motorischen Lähmungen – die den von Kerner beobachteten Symptomen der Wurstvergiftung sehr ähnlich waren.

Selbstversuche und tierexperimentelle Untersuchungen zur Wurstvergiftung

Kerner zog aus seinen ärztlichen Beobachtungen zunächst den richtigen Schluß, daß ein bisher unbekanntes „Wurstgift" die Ursache für die Erkrankung und deren tödlichen Ausgang sei, der bei fast der Hälfte der erkrankten Patienten eintrat. Durch eine systematische Analyse der Wurstrezepte schloß er aus, daß es sich beim dem „Wurstgift" um einen Giftstoff handeln könnte, der durch die Gewürze (Pfeffer, Ingwer, Piment, Coriander, Salz) entstand. Mit Lackmus wies er nach, daß die verdorbenen Würste immer eine *saure Reaktion* hatten. Da der einzige, gemeinsame Inhalt aller Würste, die zu einer Vergiftung führten, Fett war, entwickelte er diese Hypothese, daß das „Wurstgift" ein *Fettgift* oder eine bestimmte *Fettsäure* sei, die dem Leichengift ähnlich sei. Um diese Hypothese zu belegen, führte er während der ersten Jahre in Weinsberg (1821–1822) systematische Tierversuche durch und untersuchte die verdorbenen Würste chemisch, bzw. ließ diese durch den Weinsberger Apotheker Schnitzer untersuchen.

Kerner beschrieb in seiner zweiten Monographie (1822) diese chemischen Untersuchungen, bei denen er durch seinen Studienfeund Georg Jaeger fachlich beraten wurde. Jaeger war praktischer Arzt, Paläontologe und Leiter des Naturalienkabinetts in Stuttgart. Zunächst fand Kerner, daß in allen verdorbenen Würsten Ammoniak entstanden war und das Fettgift in destilliertem Wasser löslich sei. Mit einer Silbernitratlösung vermischt, bildete diese Lösung einen weißgrauen flockigen Niederschlag, mit Sublimatlösung (Quecksilber-2-Chlorid) einen bläulich-weißlichen Niederschlag, mit Eisenchlorid einen schwach gelben Niederschlag, während mit einer Zinksulfatlösung keine sichtbare Reaktion auftrat. Es ist heute sicher, daß keine dieser Reaktionen durch Botulinumtoxin bedingt war. Dieses Toxin ist eines der stärksten neuroparalytischen Toxine, dessen tödliche Dosis beim Menschen etwa 1×10^{-7} g (1 zehnmillionstel Gramm) beträgt. Entsprechend niedrig war die Konzentration des Giftes in den von Kerner untersuchten Würsten. Es war daher völlig ausgeschlossen, daß zur Zeit Kerners auch mit den besten chemischen Methoden irgendeine Reaktion des Botulinumtoxins beobachtbar gewesen wäre.

In einem heroischen Selbstversuch mit einem wäßrigen Extrakt aus verdorbenen Würsten stellte Kerner fest, daß die wäßrige Lösung des „Wurstgiftes" tatsächlich sauer schmeckte und bei ihm auch die Anfangssymptome der Wurstvergiftung auslöste:

„Einige Tropfen von dieser Säure auf die Zunge gebracht bewirken, nur in höherem Grade noch als die noch unreine verdünnte Wurstsäure, große Vertrocknung in Gaumen und Schlund, und jenes Gefühl von Zusammenziehen und Würgen in der Gegend des Kehlkopfes, ein Gefühl, das man auch auf Genuß von Mekonsäure und Jodine bemerkt. Auf stärkere Gaben stellt sich ein besonderes Gefühl von Mattwerden und Spannen in den Augenlidern ein, die Augen werden blöde, man fühlt leichtes Stechen durch die Urinröhre, stumpfe Schmerzen im Bauche, Verstopfung des Stuhlgangs und sehr trockene Handflächen und Fußsohlen. Das Gefühl von Vertrocknung im Halse verschwindet oft eine Zeit lang, stellt sich aber alsdann auf einmal wieder mit jenem besonderen Gefühl von Spannen in den Augenlidern vermehrt ein"[203].

Falls diese Symptome nicht psychogen durch die Erwartung Kerners entstanden und Kerners im Selbstversuch benützte Lösungen tatsächlich Botulinumtoxin enthielten – was nach der Beschreibung der Herstellung der Lösung durchaus wahrscheinlich ist – hat Kerner mit diesen Selbstversuchen riskante Experimente gemacht, die heute keine „Ethikkommission" einer medizinischen Fakultät mehr zulassen würde. Autenrieths oben zitierte Warnung war durchaus berechtigt. Kerner beschrieb nicht, wann er im Laufe seines Experimentierens diese Selbstversuche vorgenommen hat. Ich vermute, daß er sich zunächst eine Vorstellung über die tödliche Dosis des Giftes aufgrund seiner Tierversuche gemacht hatte, ehe er die Experimente an sich selbst ausführte. Solche Selbstversuche waren zu Kerners Zeit bei den Ärzten zwar nicht die Regel, waren jedoch auch nicht so außergewöhnlich, wie dies zunächst erscheinen mag. Etwa zur gleichen Zeit wie Kerner seine Versuche über das Wurstgift durchführte, hatte

---

[203] Kerner 1822, S. 16–17

der bedeutende tschechische Physiologe J. E. Purkyně in ähnlich heroischen und gefährlichen Experimenten an sich selbst mehrere Pharmaka erprobt und z. B. bis zu schweren toxischen Erscheinungen die subjektiven Symptome einer Digitalisvergiftung erforscht[204].

Als Kerner 1822 seine zweite Monographie über den Botulismus verfaßte („Das Fettgift oder die Fettsäure und ihre Wirkungen auf den thierischen Organismus, ein Beytrag zur Untersuchung des in verdorbenen Würsten giftig wirkenden Stoffes") hatte er Protokolle von 155 Beobachtungen der Erkrankung, 84 Patienten waren gestorben. Er hielt es daher für dringend erforderlich, tierexperimentelle Untersuchungen vorzunehmen, um die Ursache der Erkrankung herauszufinden. Seine Hypothese war, daß durch einen Zersetzungsprozeß, der nur unter Luftabschluß erfolgte, aus Fett ein hochwirksames „Fettgift", wahrscheinlich eine „Fettsäure", entstehen würde. Die Protokolle der systematischen Tierexperimente sind zusammen mit neuen klinischen Beobachtungen und Überlegungen zur Entstehung des Botulismus in der zweiten Monographie zusammengefaßt. Kerner untersuchte die Wirkung des „Wurstgiftes" nicht nur bei Säugetieren und Vögeln, sondern auch bei Fröschen, Fliegen und Heuschrecken. Er gewann das Gift durch Auslaugen verdorbener Leberwürste, die er im Erkrankungsfall ohnehin zu beschlagnahmen hatte, und stellte zunächst fest, ob das Wurstgift auch Fliegen und Heuschrecken tötete. Damit diese das Gift „freiwillig" aufnahmen, vermengte er den Wurstextrakt mit Honig. Auch einige Frösche wurden von ihm für die Wissenschaft geopfert. Er träufelte ihnen den Wurstgiftextrakt ins Maul und beobachtete, daß sehr rasch die „Augenlider zufielen" *„Sie ersterben bald ohne Zuckung und werden nach dem Tode völlig steif wie getrocknet"*[205].

29 Experimente nahm Kerner an warmblütigen Wirbeltieren vor: 12 Katzen, 4 Kaninchen, 4 Raben, 2 Eulen, 2 Sperlinge, 3 Rotkehlchen, 1 Taube und 1 Meise. Am gründlichsten experimentierte Kerner mit Katzen. Neben der Protokollierung und Beobachtung der Vergiftungssymptome sezierte er jene Tiere, die während der Experimente verendeten und verglich die dabei erhobenen Befunde mit jenen bei den verstorbenen Patienten.

Bei Katzen beobachtete er nach Einträufelung des „Wurstgiftextraktes" folgende Symtome: Erbrechen, Durchfall, Pupillenerweiterung, Lähmung der Lidmuskulatur, danach Schling- und Schluckbeschwerden, Harn- und Stuhlverhaltung mit „lettenartigen Exkrementen", schließlich Atemlähmung und Herz-Kreislaufversagen. Diese Beobachtungen überprüfte er durch Versuche an Kaninchen und den oben genannten Vögeln und konnte sie bei hinreichender Dosierung des Giftes bestätigen. An einem alten Raben, der durch die Verfütterung des Giftes „scheintot" wurde, nahm er eine Vivisektion vor, bei der er noch einen sehr schwachen Herzschlag feststellen konnte.

Kerner versuchte, das Wurstgift durch chemische Behandlung von nicht verdorbenen tierischen Fetten herzustellen. So versetzte er z. B. Schweinefett mit Schwefelsäure und danach mit „Kalkerde" (Calciumoxid?), um die Fettsäure

[204] Grüsser 1984
[205] Kerner 1822, S. 19

rein herzustellen. Das entstandene Produkt träufelte er einer Eule in den Schlund; sie war nach drei Tagen tot. In diesem und einigen anderen Versuchen hat Kerner sicher nicht mehr mit Botulinumtoxin experimentiert, sondern mit anderen giftigen Substanzen, die durch seine chemische Aufarbeitung des Fettes entstanden waren. Soweit er die Tierversuche mit Extrakten aus verdorbenen Würsten vorgenommen hatte, beobachtete er jedoch die Wirkung des Botulinumtoxins. Kerner mußte aus „medicinisch-polizeylichen" Gründen in jedem Erkrankungsfall die noch vorhandenen Würste beschlagnahmen, so daß ihm Material zu seinen Experimenten zur Verfügung stand.

Beim Vergleich der bei seinen Tierexperimenten beobachteten Symptome mit denen seiner Patienten stellte Kerner kritisch fest, daß mit der von ihm hergestellten Fettsäure bei den Tieren nur einige der Botulismus-Symptome hervorgerufen werden konnten, während die Extrakte aus den verdorbenen Würsten auch im Tierexperiment zu einem Krankheitsbild führten, das dem der Wurstvergiftung des Menschen sehr ähnlich war. Zum Abschluß seiner Untersuchungen stellte Kerner dem Medicinalcollegium das Manuskript seiner zweiten Monographie zu und fügte der Sendung noch etwas von dem von ihm chemisch isolierten Wurstgift („Fettgift") bei. Das etwas verdutzte Medicinalcollegium wußte nicht so recht, was es mit diesem Teil von Kerners „Forschungsbericht" anfangen sollte[206], lobte jedoch Kerners Pionierleistung, die ihm bei der offiziellen Medizinbehörde des Landes für die Zukunft ein hohes Ansehen sicherte.

Kerners Vorschläge zur Therapie des Botulismus

Kerners Therapieversuche waren, wie er selbstkritisch vermerkte, nur symptomatischer Natur: Bäder, Einreibungen, innere Gaben von Arnika- und Baldriantinktur, Klystiere und Elektrotherapie mittels der Kleistschen Flasche (Kondensatorentladung), waren die ersten Maßnahmen, über die er berichtete. Die *Elektrotherapie* setzte er einerseits zur Stimulation der Haut im Bereich der Herzgrube ein, andererseits auch zur direkten Reizung der Speicheldrüsen. Diese entleerten nach der Elektrotherapie (in Folge der Kontraktion der glatten Muskeln in den Drüsen) einen stinkenden, eiterartigen Speichel. Durch eine zweckmäßig gewählte Diät sorgte Kerner bei seinen Patienten für eine hinreichende Flüssigkeitszufuhr, wobei die Patienten wegen ihrer Schlucklähmung immer im Sitzen trinken mußten. Überlebten die Patienten den akuten Krankheitszustand, so empfahl er bei den meist stark abgemagerten Patienten zunächst als Nahrung eingeweichte Milchbrote und Brei. Zur akuten Therapie nach unmittelbarem Genuß verdorbener Würste empfahl er richtig, die Patienten durch Brechweinstein zum Erbrechen zu bringen. Diese therapeutische Maßnahme war im Hinblick auf die relativ langsame Resorption des Botulinumtoxins aus dem Magen-Darm-Trakt durchaus berechtigt. Bei Schlucklähmung empfahl er, die flüssige Nahrung durch ein *elastisches Rohr* (Magensonde) zu geben, da dadurch die Gefahr einer Aspiration der Nahrung in die Luftröhre vermieden würde. Weiter riet er zu einer symptomatischen Anwendung von alkalischen und sauren Bädern im Wechsel, Einreibungen der Haut mit Essig sowie innere Gaben

---

[206] Einzelheiten s. Grüsser 1986 a, b

von Essig. Zur Verbesserung des Kreislaufs verschrieb er Kaffee. Steinbuch hatte schon bei seinen Patienten terra catechu und Baldrianextrakt gegeben, die Kerner ebenfalls anwandte.

Im Jahr 1842 stellte Kerner fest, daß man mit der Therapie der Wurstvergiftung „noch leider auf dem gleichen Punkt steht", den er schon vor 20 Jahren erreicht hatte. Zusätzlich zu den erwähnten therapeutischen Maßnahmen empfahl er, einem Vorschlag seines Freundes Tritschler zu folgen und bei akuten Wurstvergiftungen sofort 1 Eßlöffel „Chlorwasser" zu geben. Dies ist eine 0.4–0.5 prozentige Lösung von Chlorglas in Wasser, wobei sich HCl und HOCl bilden. Letzteres wirkt oxidierend und verändert dadurch vielleicht das Botulinumtoxin.

Das Wurstgift als mögliches Heilmittel*

Im letzten Kapitel seiner zweiten Botulismusmonographie (1822) diskutierte Kerner die mögliche Anwendung des „Wurstgiftes" als Heilmittel. Aufgrund der von ihm beobachteten Symptome und Experimente schloß er richtig, daß das Gift in außerordentlich kleinen Dosen eine Übererregung des peripheren Nervensystems und der Muskeln dämpfen würde, wenn man es hinreichend genau dosieren könnte. Als Indikation einer solchen Medikation dachte Kerner z. B. an den Veitstanz (*Chorea minor*). Diese Erkrankung war ihm von einer kleinen Epidemie aus seiner Zeit als Unteramtsarzt in Welzheim und aus den Vorlesungen von Autenrieth bekannt[207].

Kerner war mit diesen therapeutischen Überlegungen zur Anwendung des Botulinumtoxins der wissenschaftlichen Forschung um mehr als 150 Jahre voraus. Zwar gibt es für eine innere Anwendung des hochgiftigen Botulinumtoxins auch heute keine therapeutische Indikation, es gehört jedoch zum Arsenal der C-Waffen der Großmächte. Seit wenigen Jahren wird Botulinumtoxin in hochgereinigtem Zustand jedoch auch therapeutisch benutzt. Man kann es in minimalen Dosen (ca. 10^{-9} Gramm) in einen peripheren Muskel injizieren, wo es in die motorischen Nervenendigungen („Endplatten") aufgenommen wird, eine Unterbrechung der Signalübertragung zwischen motorischem Nerv und Muskel und dadurch eine vorübergehende Lähmung bewirkt. Einige amerikanische Ophthalmologen haben in den letzten Jahren dieses Verfahren erfolgreich zur Behandlung schielender Kinder eingesetzt[208]. Durch die Injektion kleinster Mengen von gereinigtem Botulinumtoxin in einen Augenmuskel gelingt es, diesen für einige Wochen zu lähmen. Danach stellt sich die normale Muskelfunktion wieder her, da das Gift allmählich in den Nervenendigungen (motorischen Endplatten) des Muskels abgebaut wird. Man kann durch dieses Verfahren ohne Operation vorübergehend eine andere Stellung und Bewegung des schielenden

---

* Als ich diese Zeilen 1985 niederschrieb, wußte ich noch nicht, daß weitere therapeutische Anwendungen von Botulinumtoxin gerade das Experimentierstadium überschritten hatten und Botulinumtoxin inzwischen erfolgreich beim Blepharospasmus (Lidkrampf) und beim Hemispasmus facialis (halbseitige Gesichtsmuskelkrämpfe) eingesetzt wird[209].

[207] Kerner 1807b, 1808a
[208] Scott 1981
[209] Scott u. Mitarb. 1985, Prof. V. Henn, Zürich, pers. Mitteilung 1986

Auges in der Augenhöhle erreichen. Wenn während dieser Periode der teilweisen oder vollständigen Lähmung eines äußeren Augenmuskels gezielte Therapieversuche mit dem schielenden Kind gemacht werden, bessert sich das Schielen auch nach Rückkehr der normalen Funktion des äußeren Augenmuskels. Bei ausgewählten Patienten ist dieses Verfahren zur Behandlung angeborenen Schielens erfolgreich angewandt worden. Kerners therapeutisches Prinzip, so weltfremd es zu seiner Zeit klingen mußte, wurde also durch die moderne Medizin verwirklicht und könnte m. E. auch bei anders nicht therapierbaren, neurogenen, durch eine periphere Übererregbarkeit bedingten Muskelkrämpfen eingesetzt werden.

Beurteilung der Untersuchungen Kerners

Berücksichtigt man die sehr unvollständigen und zum Teil auch unklaren pathophysiologischen Vorstellungen, die zur Zeit Kerners durch die medizinische Wissenschaft gelehrt wurden, so ist Kerners wissenschaftliche Leistung bei der Erforschung des Botulismus in mehrfacher Weise bemerkenswert:

1. Seine exakte und bis ins Kleindetail richtige klinische Symptomatik des Botulismus zeigt, wie hervorragend die Ausbildung der Medizinstudenten an der medizinischen Fakultät in Tübingen war, wenn es sich um die Beobachtung der klinischen Symptome handelte. Man hat bei der Lektüre der beiden Wurstgiftbücher Kerners den Eindruck, daß er bestrebt war, in der Detailgenauigkeit seine Lehrer Ploucquet und Autenrieth noch zu übertreffen. Seine „Fallbeschreibungen" sind auch heute noch mustergültige Beispiele einer klinischen Untersuchung, die ohne technische Hilfsmittel auskommen mußte. Kerner hat einige Symptome des Botulismus beschrieben, die in den modernen Hand- und Lehrbüchern nicht mehr erwähnt werden, jedoch zum Botulismus gehören. Welcher Arzt von heute beurteilt die Veränderung der Ohrschmalzproduktion? Welcher Internist oder Neurologe, der auf einer Intensivstation einen an Botulismus erkrankten Patienten behandelt, fragt nach dessen Träumen?

2. Durch systematische Tierversuche konnte Kerner nachweisen, daß die Symptome der Wurstvergiftung bei Mensch und Tier außerordentlich ähnlich sind. Sein Schluß, daß alle Symptome durch eine Unterbrechung der Signalleitung im peripheren vegetativen Nervensystem und an den motorischen Hirnnerven bedingt sind, ist heute noch richtig (s. Anhang A3).

3. Kerners Vermutung, daß eine „Fettsäure" der wirksame Giftstoff sei, war falsch. Daß er jedoch mit den Methoden seiner Zeit außerstande war, eines der stärksten bekannten Gifte chemisch nachzuweisen, ist heute nicht verwunderlich. Kerner war methodisch jedoch auf dem richtigen Weg, er suchte nach einem wasserlöslichen Stoff, von dem er wußte, daß er unter anaeroben Bedingungen in den Würsten entstand. Er schloß richtig, daß eine solche Vergiftung auch durch verdorbenen Käse zustande kommen könnte und daß das Gift durch langes Kochen weniger wirksam oder unwirksam wurde. Weiter konnte er aus seinen Beobachtungen und Versuchen schließen, daß kleinste Dosen des Giftes ausreichen würden, um die Symptome zu erzeugen. Kerners oben zitier-

tes „positivistisches" wissenschaftstheoretisches Konzept hatte sich in seinen Untersuchungen glänzend bewährt.

4. Trotz seiner falschen Schlußfolgerung, daß eine Fettsäure der wirksame Giftstoff bei der Erkrankung sei, waren Kerners prophylaktische Ratschläge richtig:

„Blut- und Leberwürste, die noch nach Februar im Kamin sind, soll der Schornsteinfeger mit allem Unrath wegwerfen". Er empfahl weiter, *„daß den Landmezgern zur Pflicht gemacht würde, in die zum Räuchern bestimmten Würste kein Gehirn, noch Milch oder Weken zu nehmen, die Wurstmasse nicht zu feucht (also ohne Beysaz überflüßiger sogenannter Kesselbrühe) zu bereiten; für ein vollkommenes Absieden (sogenanntes Verwellen derselben in siedendem Wasser) zu sorgen und sie ordenlich zu rauchen".* Die „Landchirurgen" sollten von den Ärzten mit den Symptomen der Wurstvergiftung vertraut gemacht werden. *„Das Volk aber nimmt Warnungen und Belehrungen nie gläubiger und folgsamer an, als wenn man sie ihm in seinem Baurenkalender, mit Mordgeschichten geschärft, in die Hände spielt."* (S. 24).

Autenrieth hielt Kerners erste Berichte für so wichtig, daß er sie überarbeitete und ohne Einverständnis Kerners in den „Tübinger Blättern" publizierte. Natürlich schickte Kerner auch seine beiden folgenden Bücher nicht nur dem Medicinalcollegium in Stuttgart, sondern auch seinen verehrten akademischen Lehrern Autenrieth und Kielmeyer. Beide lobten Kerners Leistung. Autenrieths Brief zu der ersten Botulismusschrift Kerners, ein Lob im Stil der Biedermeierzeit, ist an anderer Stelle[210] wiedergegeben.

Kielmeyer wies Kerner in einem Antwortschreiben auf einen ihm bekannten Erkrankungsfall hin. Kerners Untersuchungen zur Wurstvergiftung wurden an der Medizinischen Fakultät in Tübingen weitergeführt. Autenrieths Sohn – später ebenfalls Professor für Medizin in Tübingen – veröffentlichte 1833 eine weitere Monographie zu diesem Thema, nachdem schon 1824 eine kleine Monographie zum Botulismus durch einen württembergischen Arzt erschienen war[211], zu der Kerner das Vorwort schrieb. Auch Kerners Kollegen im Lande waren nach der Veröffentlichung die Symptome der Erkrankung soweit bekannt, daß sie durch Aufklärung der Bevölkerung prophylaktisch tätig werden konnten. Die durch die Behörden erlassenen Vorschriften zur Herstellung von Würsten und zur allgemeinen Lebensmittelhygiene wurden im Laufe der folgenden Jahre im Lande verbessert. Nach einigen Diskussionen im Medicinalcollegium wurden 1824 neue Vorschriften für die Wurstherstellung und Räucherung entworfen und von der Regierung in Kraft gesetzt.

Kerners Leistung bei der Erforschung des Botulismus wurde allgemein bekannt. General Theobald, der alte Spötter und Freund, hat wohl als erster für Justinus Kerner die Bezeichnung „Wurstkerner" geprägt[212] und selbst Heinrich Heine hat in seinem späteren Angriff auf die schwäbischen Romantiker noch ironisch vermerkt, daß sich Kerner mit „giftigen Blutwürsten" befaßt habe (s. S. 336).

---

[210] Grüsser 1986 a
[211] Weiss 1824
[212] Brief von Carl von Kerner, 29. Juli 1821, DLM, Z1774

In den deutschen Lehr- und Handbüchern der Gegenwart fand ich in den Beschreibungen des Botulismus keinen Hinweis mehr auf Justinus Kerner. Seine wissenschaftliche Leistung wurde jedoch in einem der großen amerikanischen Handbücher über Mikrobentoxine noch 1971 gewürdigt[213]: „*In 1820 Justinus Kerner, a poet turned physician and medical officier for the duchy of Wurtemburg, published two monographs on data collected from 230 cases of sausage poisoning. Since it was still the predawn of the discovery of bacteria, Kerner attributed the disease to ptomaine or corpse acid. As a result of Kerner's work, sausage poisoning syndrome was described in 1870 by Muller who named this disease Botulism.*"

[213] Boroff und Dasgupta 1971

X

Wurzeln bilden sich.
– Die ersten Jahre als Oberamtsarzt in Weinsberg –

Gaildorf, zwischen den Limpurger Bergen und dem Mainhardter Wald im Kochertal gelegen, war ein kleines Städtchen, weitab von einer größeren Stadt und von den Freunden und Verwandten in Stuttgart, Ilsfeld, Ludwigsburg und Heilbronn. Nachdem Kerners Plan scheiterte, auf eine Oberamtsarztstelle in Ludwigsburg oder Besigheim zu wechseln, bekam er schließlich im November 1818, vermutlich auf Vermittlung seines Bruders Carl von Kerner, die Oberamtsarztstelle in Weinsberg angeboten. Am 19. Januar 1819 sollte er dieselbe antreten, jedoch schickte er zunächst seine Familie mit dem Umzugswagen allein nach Weinsberg, weil er in Gaildorf noch für einige Tage eine schwer erkrankte Frau betreuen mußte[214]. In Weinsberg füllte ihn seine Aufgabe als Oberamtsarzt sofort voll aus. Schon am 3. Februar 1819 schrieb er an Uhland *„nach Heilbronn kam ich noch nicht; denn ich bin gänzlich mit ärztlichen Geschäften überhäuft . . ."*[214a]. Weinsberg ist etwa 6 Kilometer von der ehemals freien Reichsstadt Heilbronn entfernt. Es war damals ein kleines Oberamtstädtchen, dessen Einwohner überwiegend bäuerlichen und handwerklichen Berufen nachgingen. Zu Kerners Verantwortungsbereich gehört auch die ärztliche Betreuung der Menschen und die Beaufsichtigung der Landchirurgen in den Dörfern des Oberamtes Weinsberg.

Auch nach dem Umzug nach Weinsberg nahm Kerner noch an der politischen Entwicklung bis zur Verabschiedung der Verfassung im Herbst des Jahres 1819 lebhaften Anteil. In seinem früheren Wirkungsbereich, dem Oberamt Gaildorf, wurde der mit ihm befreundete liberale Pfarrer J.G. Pahl aus Vichberg (Fichtenberg) als Abgeordneter in den verfassungsgebenden Landtag gewählt – sicher nicht ohne Kerners Unterstützung – konnte das Mandat dann jedoch nicht antreten, weil er dafür von der Regierung keine Beurlaubung bekam.

Während der Versammlung des verfassungsgebenden Landtags in Ludwigsburg (S. 120) schrieb Kerner mehrmals an Uhland, der als Abgeordneter in Ludwigsburg weilte, wobei seine politische Resignation deutlich wird:

„Auf eure Geschichten halte ich jetzt nicht mehr viel. Der Zeitpunkt, der benützt hätte werden sollen, war vor Jahren. Da hätte noch ein Bürgertum können gegründet werden, nun bringt ihr höchstens einen alten Aristokratismus heraus. – Glück zu! Es ist alles gut

---

[214] JE, S. 307
[214a] Br.I, 279

– solange der Himmel noch Bäume wachsen und Vögel darauf singen lässt. Ich bin unter Aufsicht der Geheimen Polizei gesetzt! Das ist lustig!" [215].

Ob diese letztere Feststellung wirklich zutraf oder ob Kerner nur den „Teufel an die Wand malte", ist schwer herauszufinden. Er äußerte die vermutlich durch ein anonymes Schreiben an ihn ausgelöste Befürchtung in verschiedenen Briefen, und die Freunde nahmen seine Bemerkung durchaus ernst. J.G. Pahl schrieb am 10. September 1819 beruhigend über den „Bannstrahl" auf Kerners Haupt: *„Denn einmal ist die Unterordnung unter die Geheime Polizei an sich ein sehr erträgliches Uebel, wenigstens erträglicher als die Unterordnung unter die öffentliche . . ."* [216].

Als die Verfassung schließlich verabschiedet wurde, schrieb Kerner an Uhland versöhnlich und realistisch urteilend [217]: *„Mit den Verfassungsgeschichten bin ich nun zufrieden, im Fall Du es bist. Es kommt doch bei allem nichts heraus, am wenigsten für die, für die am meisten herauskommen sollte, für die geldlosen Bürgern und Bauern. . . ."* Er erkannte also, daß sein elementares politisches Ziel, nämlich die Verbesserung der Lebensbedingungen der ärmeren Volksschichten, nicht sofort zu erreichen war.

Historische Arbeiten in Weinsberg

Wie auch nach früheren Ortswechseln befaßte sich Kerner bald nach seiner Niederlassung in Weinsberg mit der Geschichte seines neuen Lebensbereiches. Zwei Veröffentlichungen im „Morgenblatt" waren das Ergebnis. Mit der kurzen Abhandlung „Über die Kirche zu Weinsberg" („Morgenblatt" 1819, Nr. 206) antwortete Kerner auf einen anderen Aufsatz zu diesem Thema, dessen Autor vermutete, daß einige der fratzenhaften Skulpturen am Fries der Kirche und die Säulen am Eingangsportal römischen Ursprungs seien. Kerner meinte zu Recht, daß diese Teile der spätromanischen Kirche, die im 13. Jahrhundert erbaut wurde [218], dem „byzantinischen" (d. h. romanischen) Baustil zuzurechnen seien. Vor seiner Veröffentlichung bat er einige kunstsachverständige Freunde – darunter den Medailleur Peter Bruckmann (1778–1850) und den romantischen Landschaftsmaler Carl Doerr aus Heilbronn (1777–1842) – zur Besichtigung der Kirche (Abb. 19a, b, c).

Eine eingehende historische Studie widmete Kerner der Zerstörung der Festung und der Stadt Weinsberg im Verlauf der Bauernkriege im Jahr 1525. In dieser historisch nicht immer genauen Betrachtung wird Kerners Fähigkeit zur unterhaltsamen und farbigen Schilderung wieder sichtbar – eine interessante Fortsetzungsgeschichte für die Leser des „Morgenblattes":

Nachdem Herzog Ulrich aus Württemberg vertrieben wurde und das Land vorübergehend von den Habsburgern kontrolliert wurde, hatten sich zu Beginn der dritten Dekade des 16. Jahrhunderts im Württembergischen, wie auch in anderen Gebieten Süddeutschlands im Gefolge der Reformation die Bauern

---

[215] Br.I, 286

[216] Br.I, 289

[217] 1.10.1819, Br.I, 291

[218] Dehio 1964

144

bewaffnet und zu mehr oder weniger gut organisierten Gruppen zusammengeschlossen, die durch bewaffnete Auseinandersetzungen mit den lokalen Adeligen versuchten, ihre Lehenabhängigkeit aufzuheben. Der Habsburger Regent von Württemberg sandte Graf Helferich von Helfenstein als Kommandant mit anderen Rittern zum Schutz der Stadt auf die Festung Weinsberg, die von der Bauerntruppe des „hellen christlichen Haufens" unter Führung des Bauern Hans Wunderer von Stockberg bedroht wurde. Die Bauern kamen überwiegend aus dem Odenwald und waren in das württembergische Unterland eingebrochen. Nachdem die Bauernschar die Schlösser Oehringen und Neuenstein geplündert hatte, belagerte sie Weinsberg. Ihre zu Verhandlungen bereiten Emissäre wurden von den Rittern beschossen, was den unmittelbaren Sturm der Burg und Stadt Weinsberg durch die Bauern zur Folge hatte. Die Bürger wurden entwaffnet, die Ritter im Kampf erschlagen oder gefangen genommen und am nächsten Tag nach einem Spießrutenlaufen umgebracht.

Die Rache der Ritter, die sich im schwäbischen Bund unter dem Bundeshauptmann Georg von Truchsäß zusammengeschlossen hatten, folgte in wenigen Wochen. Vier Wochen nach dem Bauernsturm eroberte eine größere Truppe der Ritter Weinsberg zurück. Die noch anwesenden Bauern wurden gefangen genommen und, ähnlich roh wie sie selbst zuvor die Ritter umgebracht hatten, nun selbst gemartert, zu Tode gefoltert, verbrannt oder enthauptet. Die Stadt Weinsberg wurde von den Rittern in Brand gesteckt, die Einwohner vertrieben, obgleich sie vermutlich keinen Anteil an der Hinrichtung der Ritter hatten. Die Bürger von Weinsberg mußten an die Witwe des Grafen von Helfenstein eine Entschädigung zahlen und am Platze der Ermordung der Ritter auf eigene Kosten eine Kapelle erbauen. Die Stadtrechte von Weinsberg wurden für mehrere Jahre durch den habsburgischen Regenten Ferdinand aufgehoben, im Jahr 1534 durch Herzog Ulrich wieder garantiert und erst durch dessen Sohn, Herzog Christoph, 1550 wieder voll zurückgegeben.

Kerner erzählte diese Geschichte über „Die Bestürmung der württembergischen Stadt Weinsperg durch den hellen christlichen Haufen im Jahre 1525 und deren Folgen für diese Stadt" aufgrund von „handschriftlichen Überlieferungen der damaligen Zeit" aus dem Archiv der Stadt Weinsberg und nicht ohne Anteilnahme. Die 1525 zerstörte Burg Weinsberg, zu deren Füßen er 1822 sein Arzthaus bauen ließ, wuchs ihm bald ans Herz. Er setzte sich für die Erhaltung und Pflege der zerfallenen Ruine ein und erreichte später sogar, daß König Wilhelm I. die Burg aufkaufte und sie dem Weinsberger Frauenverein schenkte, der sich besonders um die Erhaltung der Burg „Weibertreu" bemühte. Mit der Gründung des Frauenvereins wurde das Verbot der Karlsbader Beschlüsse zur Bildung politischer Vereine umgangen.

Kerner erfand eine originelle Methode zur Finanzierung der Unkosten für die Burg. Er ließ kleine Steinstückchen der Burg in Ringe fassen und dieselben an interessierte Damen der bürgerlichen Gesellschaft verkaufen; selbst seine Schwägerin Johanna Friederike hat in Hamburg durch den Verkauf solcher Ringe für die „Weibertreu" gesammelt. Für Kerner war bei dieser Werbeaktion auch die alte Sage um die Weinsberger Burg nützlich: Im Jahr 1140 soll der Hohenstaufenkönig Konrad während der kriegerischen Auseinandersetzungen

mit Welf VI. von Bayern bei der Belagerung der Weinsberger Burg den darin ein-
geschlossenen Frauen den freien Abzug mit all jenem Habe garantiert haben,
das sie selbst aus der Burg heraustragen konnten. Die klugen Weinsberger
Frauen nahmen ihre Männer auf den Rücken und der überraschte Konrad soll
seine Zusage gehalten haben: *„Ein Königswort darf nicht verdreht werden".* Kerner
hat erreicht, daß die bis in seine Tage als Steinbruch benutzte Ruine erhalten
blieb und teilweise wieder hergerichtet wurde; denkmalspflegerische Bemühungen im Geiste der Romantik.

In späteren Jahren wollte der Architekt und Maler Heideloff (1788–1865) auf
der Weibertreu eine „Ruhmeshalle für Frauen" errichten und bemühte sich um
die Unterstützung der Regierung und des Königs Wilhelm I. Kerner fürchtete,
daß Heideloffs Pläne die Burg verschandeln könnten und schrieb an Julie Hartmann, von der die Idee zu dieser Ruhmeshalle stammte[219]:

*„... bis zur Ausführung wird es mit Heideloffs Luftschloss nicht kommen, was mir
sehr lieb wäre, denn er würde auf der Weibertreu oben alles durch Aufbauen von Marzi-
pantürmen verderben ... Dagegen, daß Heideloff eine Halle oder Kapelle zum Ruhme der
Frauen auf jenen Berg baut, bin ich nicht, aber die ehrwürdigen Ruinen soll er mir nicht
verderben ..."*

Obgleich Friederike und Justinus mit ihren beiden Kindern – der Sohn Theo-
bald war 1817 in Gaildorf geboren worden – zunächst eine nicht sehr günstige
Wohnung mieteten und Kerner einmal sogar die Emigration in die Vereinigten
Staaten erwog, begann die Familie bald, in dem kleinen Städtchen Wurzeln zu
schlagen. Diese verfestigten sich, als die Gemeinde Weinsberg Kerner mit der
Verleihung des Bürgerrechtes einen schönen Bauplatz schenkte, auf dem er im
Jahre 1822 durch den Baumeister Hildt das später berühmte „Kerner-Haus"
bauen ließ (Abb. 18). Wenige Tage nach dem Einzug in das neue Haus wurde
Kerners drittes Kind, die Tochter Emma, geboren. Das Haus ist mit seinen späteren Erweiterungen als kleines und kürzlich renoviertes Museum auch heute
noch sehenswert und läßt den Lebensstil ländlicher Bürgerlichkeit des Biedermeier ahnen.

„Zur Ehre des Vaterlandes". Nochmals Kerner und Hölderlin

Nach dem Erscheinen des ersten Buches über den Botulismus 1820 arbeitete
Kerner während der ersten zwei Jahre in Weinsberg intensiv an den im Kap. X
geschilderten Tierexperimenten zur zweiten Botulismusmonographie (1822).
Bei einigen Patienten konnte er weitere Erkrankungen an Wurstvergiftung beobachten und seine inzwischen verbesserten therapeutischen Erfahrungen anwenden. In die ersten Jahre in Weinsberg fallen auch seine wichtigen Bemühungen
zur Herausgabe von Hölderlins Gedichten. Kerner beabsichtigte schon vor dem
Umzug nach Weinsberg eine *Sammlung* der verstreut publizierten und z. T. noch
nicht veröffentlichten Gedichte Hölderlins, von denen er einige Abschriften
besaß. Am 10. Mai 1820 schrieb er an Karl Mayer in Heilbronn:

---

[219] Br. II, 768

146

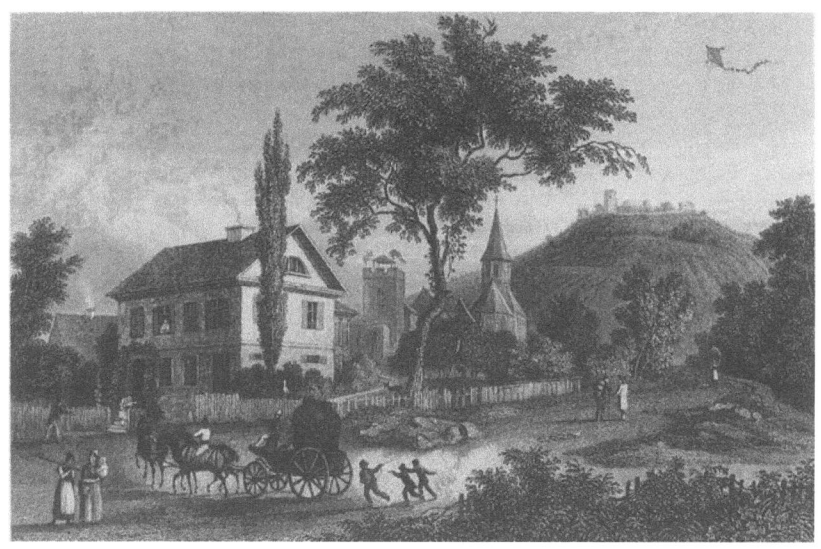

Abb. 18. Weinsberg etwa 1840. Stahlstich von Lacey nach einer Zeichnung von L. Mayer. Kerner-Haus im Vordergrund links, im Hintergrund die Burg „Weibertreu". Aus. G. Schwab: Schwaben

„*Ich wollte schon längst den Uhland betreiben: daß er es bey Haug, Conz cc. dahin bringt: daß die Gedichte von Hölderlin, zur Ehre des Vaterlandes gesammelt werden, da ich ihm aber nicht mehr schreiben kann, so kann ich es nicht, und bitte Dich, es zu thun und auch mit Schwab darüber zu sprechen. Es ist wahrhaft sündlich, diesen, besonders als Elegiker in Würtemberg einzigen Dichter, – so in Vergessenheit kommen und unter den Hobelspänen des Tübinger Schreiners vergraben zu lassen. Ich kann nichts thun, da mir nicht die Almanache, Journale u.s.w. zu Gebothe stehen, in denen Hölderlins Gedichte stehen. Am füglichsten könnten Haug und Neuffer es thun und es wäre mehr Verdienst als wenn diese was – anderes thäten. Rede mit Schwab, dieser könnte es auch thun oder betreiben*"[220].

Kerner nahm Kontakt mit Hölderlins Stiefbruder, dem Finanzrat Gok in Stuttgart, auf und konnte schon am 14. Juli 1821 an Karl Mayer schreiben, daß Uhland Hölderlins Gedichte „mit aller Freude herausgeben" würde. In dem gemeinsamen Bemühen um die Herausgabe von Hölderlins Gedichten kamen die alten Freunde sich auch wieder näher. Im August des gleichen Jahres erhielt der Stuttgarter Verleger F.G. Cotta von dem preussischen Leutnant E.W. von Diest aus Berlin einen Brief. Diest war mit dem auf dem Wiener Kongress 1815 plötzlich verstorbenen Hölderlin-Freund Sinclair bekannt, und befand sich

„*im Besitze der Abschrift eines Manuscripts von sechs Bogen Gedichte von Friedrich Hoelderlin Verfasser des Hyperions, einige derselben sind zwar in verschiedenen Taschenbüchern erschienen, doch so viel mir bekannt nicht alle. – Schon der verstorbene Sainclair hatte die Absicht diese Gedichte zum besten seines unglücklichen Freundes heraus zu*

---

[220] StA 7/2, 400

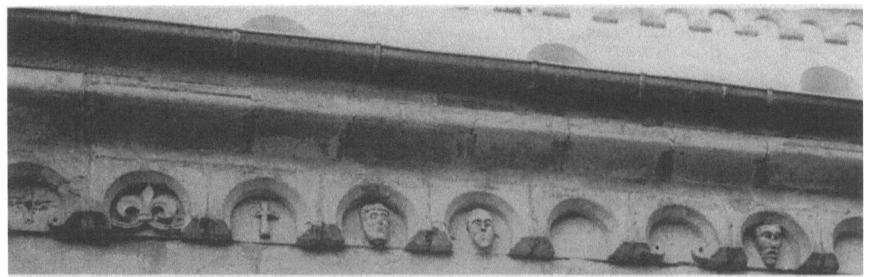

a

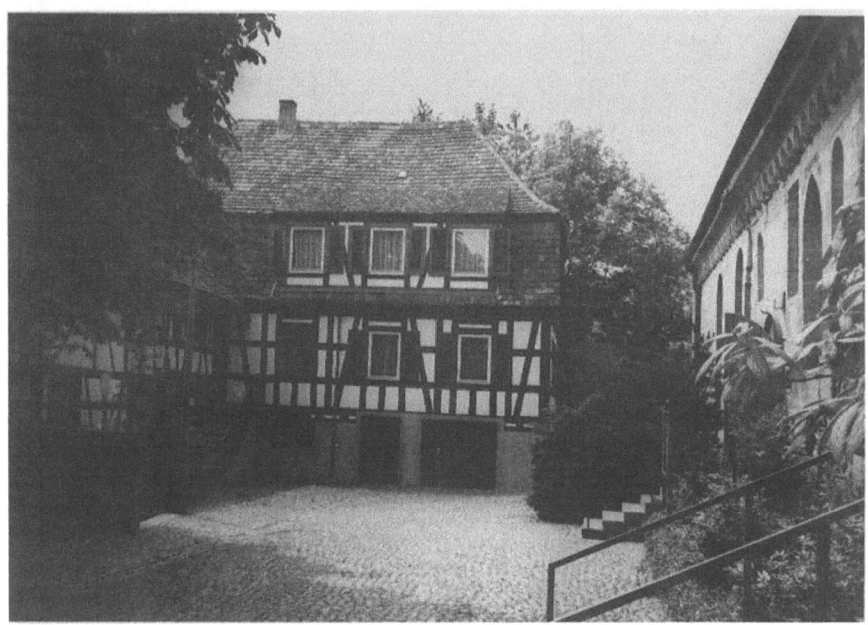

b

geben, und seit seinem Tode habe auch ich immer diese Absicht gehabt . . . ich weis nicht ob derselbe noch lebt und ob noch in dem früheren traurigen Zustande in Tübingen, ob derselbe vielleicht auch noch nähere Angehörige hat, die im etwaigen Besitze seiner Papiere die kleine eben erwähnte Sammlung noch vermehren u: die Herausgabe selbst besorgen könnten. – Daher wende ich mich an Ew: Hochwohl mit dem ergebenen Vorschlage, dieses Werkchen in Verlag zu nehmen, der unglückliche hohe Geist der in jedem Worte was Hoelderlin schrieb unverkennbar wohnt, wird es ihm sicher an Abnehmer nicht fehlen lassen . . ."[221].

Diest teilte die Liste der Gedichtüberschriften in dem Manuskript mit und versicherte, daß er selbst kein anderes Interesse habe, als

„das allgemeine, daß ein Geist wie Hoelderlin in unsrer Literatur nicht so schnell vergessen werde oder gar ganz verschwände, und das besondere welches in meiner hohen Ver-

---

[221] StA 7/2, 401

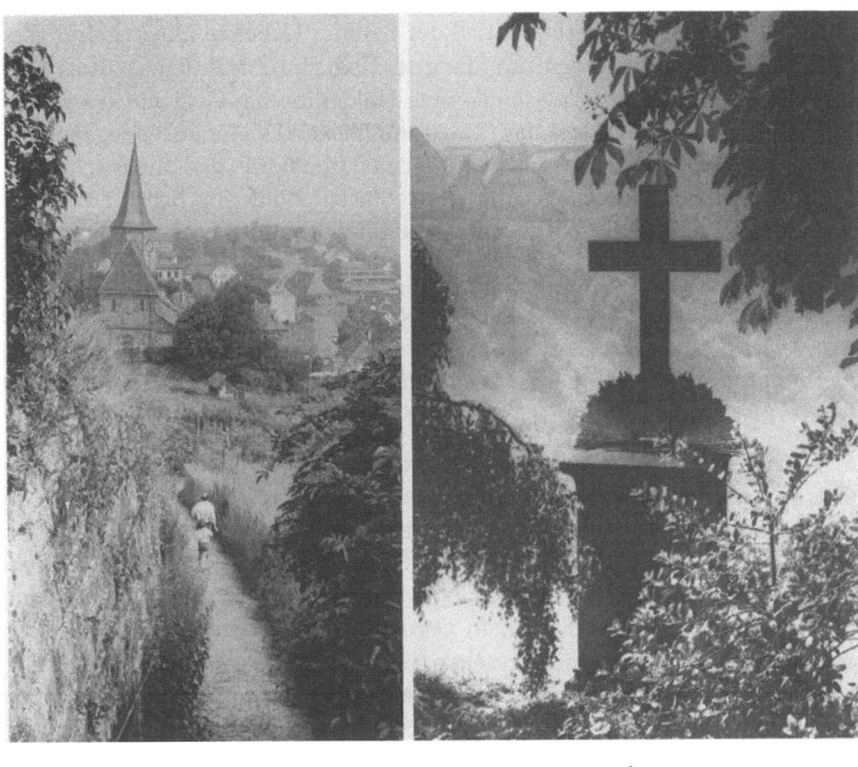

c   d

Abb. 19. a Fries (Ausschnitt) an der Kirche von Weinsberg. *b* Hof neben der Kirche von Weinsberg *(rechts). c* Blick von der „Weibertreu" auf die Kirche von Weinsberg. Das Kernerhaus liegt versteckt hinter der Kirche. *d* Grab von Frau F. Hauffe auf dem Waldfriedhof in Löwenstein

ehrung für den Verfasser seinen Grund hat, dem ich durch seinen Hyperion, mit die glücklichsten Stunden meines Lebens danke. . . ."[221].

Cotta ging auf diesen Vorschlag ein und meinte in seiner Antwort, daß sich „ein neues Abdrucken des Hyperions schicklich" mit der Herausgabe der Gedichte verbinden lasse. Nach Erhalt des Schreibens von Cotta sammelte Diest noch weitere Gedichte Hölderlins, für die sich auch die Prinzessin Wilhelm von Preussen (Marianne von Hessen-Homburg) interessierte. Auch sie suchte nach unveröffentlichten Hölderlin-Manuskripten[222], und Fouqué unterstützte ebenfalls den Leutnant von Diest.

Die württembergischen Literaten reagierten außer Uhland zunächst auf Kerners Vorschlag, die Hölderlinschen Gedichte herauszugeben, recht zurückhaltend. Friedrich Haug schrieb am 21. Oktober 1820 an Kerner[223] *„Ich glaub', es müßte für Hoelderlin ein schmerzliches Gefühl seyn, wenn Jemand, so lang' er lebt, seine Gedichte herausgäbe. Oder meinen Sie nicht?"*

---

[222] StA 7/2, 404
[223] StA 7/2, 405

Offenbar hatte auch Diest vom Plan Kerners erfahren, denn er schrieb ihm am 10. März 1821 aus Berlin[224], daß der Berliner Geheime Oberregierungsrat Johannes Schulze ihn bei der Sammlung der Gedichte unterstützen würde. Diest bat Kerner, ihm eventuelle Manuskripte Hölderlinscher Gedichte aus seinem Besitz zu schicken, da Cotta das Ganze zum Besten Hölderlins verlegen wolle. Als Kerner auch von Geheimrat Schulze aus Berlin hörte, daß dieser schon früher den Plan gehabt habe, zusammen mit Sinclair Hölderlins Schriften zu sammeln und zu veröffentlichen[225], schrieb er mit württembergischem Lokalpatriotismus an Uhland

„ich schrieb dem Schwab und Haug schon oft, daß sie Hölderlins Dichtungen sammeln sollen, – es that es nie einer ob sie gleich sonst – sammeln. Es ist eine Schande, daß nun Ausländer sich unsres unglücklichen Mitbürgers annehmen. – Doch freue ich mich, – daß es nur geschieht!!".

Kerner schickte das Schreiben von Schulze an Hölderlins Stiefbruder Karl Gok in Stuttgart und bat um dessen Meinung. Auch in Tübingen hatte sich der Plan einer Hölderlinschen Gedichtausgabe herumgesprochen, denn Conz schrieb am 9. April 1821 an Kerner[226], daß er selbst Manuskripte von Hölderlin gesammelt habe, dieselben jedoch z. T. beim Versuch einer Veröffentlichung durch Mahlmann in der „Eleganten Zeitung" verloren habe. Er habe Hölderlin seit fast einem Jahr nicht mehr gesehen. Gok unterstützte Kerners Plan der Herausgabe der Gedichte und reiste im Frühjahr 1821 von Stuttgart nach Nürtingen, um nachzusehen, ob seine Mutter noch im Besitz einiger ungedruckter Gedichte war. Er erhielt von einem Verwanden Jugendgedichte Hölderlins, die er jedoch für eine Veröffentlichung nicht „reif genug" hielt[227], und schickte die Manuskripte aus seinem Besitz mit der Bitte an Kerner, diejenigen Gedichte „zu bezeichnen, welche ihm zum Druk geeignet scheinen". Conz, Neuffer und Magenau könnten vermutlich auch noch zur Vervollständigung der Sammlung beitragen. Gok berichtete auch über die Sorge der alten Mutter Hölderlins,

„daß ohne die gehörige Vorsicht, die Kunde von der Herausgabe seiner Gedichte, die er bei seiner jetzt, Gott sey Dank, ziemlich ruhigen Stimmung leicht erfassen könnte, eine nachtheilige Wirkung auf seine GemüthsStimmung haben könnte.
Da Sie Hölderlin – und seinen GemüthsZustand ohne Zweifel selbst kennen, und als Arzt beurtheilen wissen, in wie weit die Besorgnisse meiner Mutter gegründet seyn könnten, so vertrau' ich in dieser Sache ganz Ihrem gütigen Rath, und bitte Sie, wenn Sie es für nöthig finden, deshalb etwa vornhin mit Herrn Professor Conz in Tübingen gfl. Rüksprache zu nehmen . . ."[227]

Conz besuchte auch Zimmer in Tübingen, der ihm noch Abschriften von Hölderlinschen Gedichten gab und einige ältere Almanache mit Hölderlins Gedichten aus seinem Besitz zeigte. Über den anschließenden Besuch bei Hölderlin

---

[224] StA 7/2, 407
[225] StA 7/2, 408
[226] DLM, Z1774
[227] StA 7/2, 413

schrieb Conz „ich berührte leise etwas von seinen Gedichten und einer Gedichtsammlung: „Wie Ihr Gnaden befehlen" war die Antwort. Mehrers ein andermal"[228].

Kerner hielt die Jugendgedichte Hölderlins zwar für biographisch interessant, fand jedoch nur ein Gedicht an die Großmutter zur Publikation geeignet: „es athmet ganz den ihm eigenthümlichen elegischen Geist, in dem er, meines Erachtens, alle anderen Dichter übertrifft"[229]. Kerner schrieb an die Berliner, daß erst die Zusammenfassung der Manuskripte in Berlin und in Württemberg eine vollständige Sammlung der Werke Hölderlins ergäbe und Uhland sich wohl zur Durchsicht derselben besonders eigne. Diest hatte inzwischen die Zusage von Schlosser in Frankfurt, sich an der Sammlung der Manuskripte zu beteiligen, und von Fouqué dessen Zustimmung, die Korrektur einer neuen Hyperionausgabe zu übernehmen. Nachdem auch Kerner die Selbstlosigkeit von Diests Bemühungen erkannt hatte, sah er in der Zusammenarbeit der Berliner Gruppe und der süddeutschen Literaten einen Vorteil für die Verbreitung des Werkes. Diest suchte weiter mit großer Ausdauer in älteren Literaturzeitschriften Gedichte von Hölderlin und schickte „ein Exemplar des Hyperion mit eingetragener Corectur an Cotta"[230].

Kerner konnte am 17. Juli 1821 an Gok schreiben:

„Heute war Uhland bey mir und ich weiß bestimmt, daß er sich dieser Arbeit [der Herausgabe der Werke Hölderlins] mit Vergnügen unterziehen würde, ebenso würde sich Schwab gewieß dazu bereit finden. Den Berliner dürfte man allerdings dabey nicht gänzlich zurüksetzen, da er es nun einmal ist, der den Sporn zum Unternehmen gab. Man müßte das von ihm Gesammelte mit Dank anerkennen . . ."[231].

Nachdem Cotta die Hyperionausgabe von Diest erhalten hatte, nahm er Kontakt mit Finanzrat Gok auf, u. a. auch wegen des Honorars. Diest wollte für seine Bemühungen lediglich einige Freiexemplare sowie einige „Pracht Exemplaren für die Glieder der Fürstlich Homburgischen Familie, welche sich Hölderlin hoffentlich auch verzinsen werden"[232].

Cotta hatte dem Finanzrat Gok wie schon früher Hölderlin nur ein mieses Honorar angeboten, worauf sich Diest bemühte, für die Gedichte in Berlin einen besser zahlenden Verleger zu finden. In die Herausgabe der Werke Hölderlins mischten sich auch tagespolitische Absichten, so schrieb z. B. Friedrich Notter an Kerner am 4. Februar 1822[233]:

„Hölderlins Werke sind wohl noch nicht im Druck erschienen, wenigstens habe ich noch nirgends eine Anzeige davon gesehen. Wir hofften letzten Herbst es werde nicht erst des Hyperions brauchen, um zum Kampf gegen die Unterdrücker Griechenlands aufzumuntern; aber man könnte bey gegenwärtigem Stand der Dinge an der Erwartung sterben . . ."

---

[228] StA 7/2, 414
[229] StA 7/2, 415
[230] StA 7/2, 421
[231] StA 7/2, 423
[232] StA 7/2, 428
[233] StA 7/2, 443

Im Februar 1822 berichtete Gok an Kerner, daß er endlich wegen der Honorarverhandlungen „mit Cotta im Reinen" sei und vom Verleger ein Anfangshonorar von 100 Gulden für die zweite Auflage des „Hyperions" garantiert wurde. Das Buch erschien noch 1822, während bis zum Erscheinen des Gedichtbandes noch einige Jahre vergingen, obgleich Kerner schon am 24. Februar 1822 der Schriftstellerin und Redakteurin des „Morgenblattes" Therese Huber mitteilte: *„Hölderlins Gedichte habe ich nun mit einem Berliner so ziemlich vollständig zusammen gebracht. Cotta übernahm deren Verlag zu Gunsten Hölderlins und vielleicht giebt Uhland seinen Namen zur Herausgabe"*[234]. Uhland erhielt die Manuskriptsammlung im März 1822, die Kerner zunächst an Gok nach Stuttgart geschickt hatte. Gok teilte Kerner noch Einzelheiten der finanziellen Vereinbarung mit Cotta mit, die vorsah, die Honorare *„als ausschliessliches Eigenthum Hölderlins einzig zu seiner Unterstützung in seiner gegenwärtigen Lage zu verwenden"*[235]. Im Frühjahr 1822 hat Kerner seine sehr intensiven Bemühungen um die Sammlung und Herausgabe von Hölderlins Gedichten abgeschlossen, Uhland und Schwab übernahmen die Endredaktion. Die Gedichte erschienen 1826 bei Cotta und Kerner konnte zu Recht mit seiner Arbeit für diese erste Sammlung der Gedichte Hölderlins zufrieden sein. Ich vermute, daß diese mühevolle Arbeit nicht nur „zur Ehre des württembergischen Vaterlandes" gereichen sollte, sondern für Kerner auch eine Art Wiedergutmachung der unverschleierten Darstellung der Psychose Hölderlins in den „Reiseschatten" war[235a]. Diest hat die Veröffentlichung der Gedichte Hölderlins nicht mehr erlebt; er starb (wahrscheinlich 1825) bei einem Duell.

Eine – fast – normale Landarztpraxis

Als Kerner 1822 beim Bau seines Hauses in Weinsberg in den Grundstein u. a. eine Glasröhre mit einer Pergamentrolle einmauern ließ, stand darauf: *„Dieses Haus ward mit Gott erbaut von Justinus Kerner, dem Arzte, der auch Lieder sang, und seiner Hausfrau Friederike . . ."*[236]. Diese Selbstcharakterisierung Kerners zeigt, was er damals als seine erste Lebensaufgabe ansah, nämlich Arzt zu sein. Sein „Liedersingen" und seine übrige schriftstellerische Tätigkeit standen an zweiter Stelle. Betrachtet man die erhaltenen Dokumente aus Kerners ärztlicher Praxis, so erscheint diese Selbsteinschätzung realistisch. Auch wenn Kerner wenige Jahre nach dem Einzug in das neue Haus in Weinsberg als Arzt von „Geisterseherinnen" über die Grenzen seiner Heimat hinaus bekannt wurde und sein Haus für einige Jahre Wallfahrtsort vieler, an parapsychischen Phänomenen und sonderlichem Geisterspuk interessierten Menschen werden sollte, so blieb er doch bis zu seiner Pensionierung 1850 vorwiegend praktischer Arzt, der zum Wohl seiner Patienten sein auf der Universität erlerntes und später erweitertes Wissen mit handwerklicher Genauigkeit und gesundem Menschenverstand, allerdings auch mit kritischer Distanz zur Entwicklung der zeitgenössischen Medizin einsetzte. In Welzheim, Gaildorf und Weinsberg wurde er ein bei seinen Patienten beliebter Doktor; er sprach eine den Bauern und Weingärtnern

---

[234] StA 7/2, 449
[235] StA 7/2, 457
[235a] Seeber 1983
[236] JE, S. 303

verständliche Sprache, und kümmerte sich um mehr als nur die organischen und psychischen Leiden seiner Patienten. In Weinsberg entwickelte er sich – auch in seinem Äußeren – zu einem von seinen Patienten verehrten und als Autorität geachteten ärztlichen Original. In späteren Jahren bevorzugte er eine kuttenartige Kleidung, in der er, meist von seinem Hündchen begleitet, seine Hausbesuche machte. Kerner versah für Jahrzehnte trotz seiner eigenen depressiven Phasen pflichtbewußt seinen ärztlichen Dienst, und in seinen guten Tagen waren Leutseligkeit, Schlagfertigkeit und Humor bei ihm gut gemischt. Seinen zahlreichen Gästen aus allen Schichten des Volkes war er ein liebenswürdiger Gastgeber, ein unterhaltsamer und phantasievoller Erzähler von Geistergeschichten, trinkfest und zu manchen Spässen aufgelegt. Als Oberamtsarzt hatte er mannigfache Aufsichtspflichten, die er allerdings nicht immer sehr genau nahm. Das Medicinalcollegium hatte bei den alle 4 bis 5 Jahre stattfindenden Visitationen einiges zu rügen, wobei Kerner sich des Wohlwollens des Medicinalcollegiums sicher sein konnte, solange Köstlin und Schelling einflußreiche Mitglieder desselben waren [237].

Kerners oben schon erwähnte „Empathie" bewirkte, daß er sich um die ihm anvertrauten Patienten mit großem Einsatz kümmerte.

„Er hatte unbeschreiblich zu leiden, wenn er einen gefährlichen Kranken hatte, und die Sorge darüber liess ihn Tag und Nacht nicht ruhen, er blieb oft lieber die ganze Nacht mit diesem, als daß er sich zu Hause schlaflos abquälte. Die Anwesenheit der liebsten Freunde konnte ihm die Sorge nicht abnehmen, und er war ruhelos, bis er wieder bei dem Kranken war, wo sein Erscheinen als die größte Wohltat begrüßt wurde" [238],

schrieb rückblickend seine Tochter Rosa Maria. Wußte Kerner selbst keinen Rat in Alltagsfragen seiner Patienten, so mußte ihm seine Frau Friederike helfen: *„Wie manche ärmliche Hütte hätte von Trost und Rat erzählen können, die er in sie trug; wie manche arme Hausfrau klagte ihm ihre Not, und er ging von ihr fort mit der Weisung: „Gehet zu meiner Frau, die wird schon wissen, wie zu helfen ist"* [239]. In späteren Jahren half der Sohn Theobald, der ebenfalls Medizin studiert hatte, für einige Jahre (1843–1848) in der ärztlichen Praxis des Vaters und entlastete dadurch Justinus Kerner.

Einige Rezepte Kerners sind erhalten [240]; sie zeigen wie seine medizinischen Veröffentlichungen, daß er die zu seiner Zeit übliche pharmakologische Therapie mit pflanzlichen Medikamenten und Mineralsalzen vornahm, Brechmittel anwandte, und häufig Senfpflaster und Canthariden-Salbe zur Reizung der Haut bei inneren Erkrankungen verordnete – Segmenttherapie der inneren Organe durch Stimulation der „Headschen Zonen" der Haut. Wie aus einzelnen Briefen und Berichten hervorgeht, gab Kerner manchen Patienten auch therapeutische Amulette, woran das Medicinalcollegium in Stuttgart natürlich Anstoß nahm. Gelegentlich teilte er seine Erfahrungen durch kurze medizinische Publikationen seinen Kollegen mit. So empfahl er zum Beispiel zur

---

[237] StAL, E162/I, (s. S. 159, 235 f.)
[238] JE, S. 309
[239] JE, S. 309
[240] DLM; Staatsbibliothek Berlin-Ost

„Behandlung der chronischen Wassersucht" (1844), die er auf den vielen Weingenuß in der Gegend von Weinsberg zurückführte, einen Decoct von Digitalisblättern, Hauhechelwurzeln und Kreuzkrautwurzeln (Radix senegae) mit Kaliumcitrat. Gemeinsam mit seinem Freund Dr. Tritschler aus Cannstatt bemühte er sich um die Anwendung von „Flores pruni padi", den Blüten der Traubenkirsche (Prunus padus L.), deren Rinde in der Volksmedizin gegen Gicht genommen wurde[241]. Beide Ärzte lernten den Gebrauch der Traubenkirschenblüten vom Kleemeister Fuchs aus Welzheim. Kerner (1839b) empfahl, die getrockneten Blüten in die „rationale" Medizin als Heilmittel gegen „gewöhnliche Hysterie, Anomalien des sympathischen und Gangliensystems und Manien" aufzunehmen.

Eine wichtige Aufgabe der niedergelassenen Ärzte war es, Vergiftungen mit Medikamenten oder Chemikalien an den klinischen Symptomen zu erkennen und dann die richtigen therapeutischen Maßnahmen zu ergreifen. Wer einen neuen Vergiftungsfall beobachtete, veröffentlichte seine Erfahrungen; so auch Kerner. Ein Fall ist durch die Akten des Medicinalcollegiums[242] und durch Kerners Publikationen gut dokumentiert. Kerner beobachtete eine tödliche Vergiftung nach Einnahme von „cremor tartari" und einem unbekannten weißen Pulver. Der Apotheker Schnizer aus Weinsberg stellte in einer von Kerner gegengezeichneten Analyse fest, daß das weiße Pulver Wismutnitrat („salpetersaures Wismuthoxid") sei. Kerner schickte mit dem Bericht[241a] auch die Substanz an das Medicinalcollegium in Stuttgart, das nochmals eine chemische Analyse veranlaßte. Das Ergebnis lautete: Quecksilberpräcipitat ($Hg[NH_3]_2Cl_2$). Der die Analyse durchführende Stuttgarter Apotheker kritisierte Schnizers und Kerners chemische Analyse und schrieb abschließend in seinem Bericht: *„. . . daß der Tod auf die genommene Quantität weißes Präcipitat folgen mußte, wie der geschehene Mißgriff zu spät, nachdem die Entzündung der ersten Wege nicht mehr zu beseitigen war, entdeckt wurde . . .".* Kerner war über diese „Kompetenzüberschreitung" des Apothekers empört und kommentierte die Akten des Medicinalcollegiums mit einer handschriftlichen Randbemerkung: *„Ist eine sehr unverschämte, dem Herrn Apotheker zu verweisende Behauptung, da gegen Entzündung folglich alles geschah".*

Kerner verstand sich also einerseits zu wehren, korrigierte jedoch andererseits sofort seine Veröffentlichung: „Eine tödliche Vergiftung durch weißes Quecksilberpräcipitat. Zur Berichtigung eines Irrtums" (1829 c). In diesem Bericht beschrieb er m. W. erstmals in Deutschland ausführlich die klinischen Symptome der akuten Quecksilberpräcipitatvergiftung. Zusammen mit den Akten des Medicinalcollegiums gibt die Beschreibung dieses „Falles" einen guten Einblick in die Medizin jener Tage:

Der Patient, ein Säufer, verlangte im Mai 1829 wegen Sodbrennens, das nach tagelangem Trinken aufgetreten war, von dem ebenfalls betrunkenen Chirurgen Klotz in Eschenau durch seinen Knecht *Magnesia usta*, ein heute noch bei solchen „Zufällen" benütztes Mittel. Der Chirurg gab dem 40jährigen Patienten, einem „Oberlieutnant" Herdtling, an Stelle der gebrannten Magnesia zwei Drach-

---

[241] Losch 1903
[241a] auch veröffentlicht in Kerner 1829 b
[242] StAL 162/I, Bü 1297

men[242a] des ebenfalls weiß aussehenden Quecksilberpräcipitats. Nach Einnahme der giftigen Substanz traten bei Herdtling als erste Symptome Durchfall und Erbrechen auf, dann folgten Muskelkrämpfe, besonders an den unteren Extremitäten, ein metallischer Geschmack im Mund, Reduktion der Speichelsekretion, ein aufgetriebener Unterleib ohne Schmerzen, starker Durst, eine Reduktion der Urinproduktion trotz vielen Trinkens, am dritten Tag Veränderungen der Haut an den Fußsohlen und Handinnenflächen, schließlich am 8. Tag Kreislaufkomplikationen, Angst, Atembeschwerden, Delir und Tod an Herz-Kreislaufversagen. Kerner beschrieb seine symptomatischen Therapieversuche und den Obduktionsbefund, den er auch sehr genau dem Medicinalcollegium mitteilte.

Der Titel von Kerners oben erwähnter Veröffentlichung zeigt, daß Kerner sofort bereit war, einen schon veröffentlichten Irrtum zu korrigieren. Da die Veröffentlichung in die Zeit der Arbeit an dem Buch über die „Seherin von Prevorst" fällt, erscheint mir diese Feststellung wichtig, weil sie eine allgemeine Kritikschwäche Kerners zu jener Zeit – aus welchen Gründen auch immer diese entstanden sein mochte – ausschließen hilft. Der Fall zog eine längere Untersuchung des Medicinalcollegiums nach sich und ein Verfahren gegen den Chirurgen Klotz, der seine Fehler, nicht jedoch die von Kerner behauptete Trunkenheit eingestand. Die noch erhaltenen Akten zeigen, wie gründlich sich die Gruppe von 4 oder 5 erfahrenen Ärzten, die das Württembergische Medicinalcollegium bildeten, medizinisch problematischer Krankheitsfälle im Lande annahm. Berichterstatter in dieser Angelegenheit war Heinrich Köstlin.

Wiederholt befaßte sich Kerner mit dem *Cretinismus*, der nach seinen Beobachtungen besonders gehäuft in seinem ehemaligen ärztlichen Distrikt im Oberamt Gaildorf vorkam und über den er bei Autenrieth ausführlich in dessen Vorlesungen über „Chronische Krankheiten" unterrichtet worden war. Die Bewohner der Talgegenden um Gaildorf zeichneten *„sich durch schlaffen Körperbau, durch mehr oder weniger Geistesstumpfheit, vorzüglich aber durch ihre so auffallende Anlage zu chronischen Nervenkrankheiten und zu Cretinismus aus"*[243]. 1815 nahm er eine Zählung im Weiler Hausen an der Roth vor und fand unter 170 Einwohnern „15 Blödsinnige, worunter 10 völlig Taubstumme Cretinen" waren. Auch in anderen Dörfern dieser Gegend waren Taubstummheit und Cretinismus verbreitet, und Kerner fiel eine „ungeheure Anzahl Kropftragender" auf. Kerner (1820b) schätzte für das Kochertal um Gaildorf „mehr als 160 Cretinen" und über „dreyhundert kropftragende Männer" zwischen dem 20. und 40. Lebensjahr. Im Gegensatz dazu fand er „unter 5230 Einwohnern auf dem nahen Gebirge kaum 4 Blödsinnige" – gemeint war die Berggegend des Murrhardter, Welzheimer und Mainhardter Waldes. Als eine der Ursachen für den endemischen Cretinismus sah Kerner die häufigen Heiraten unter Verwandten an: *„Es wurde selten ein Auswärtiger eingelassen, und die erkrankte Racé pflanzte sich so immer mehr unter sich mit all' ihren Gebrechen fort"*. Nachdem mehr als 20 Jahre seit seiner ersten Beobachtung und Zählung im Roth- und Kocher-Tal vergangen waren, habe der Cretinismus wegen der „Verheiratungen und Einwanderungen Fremder"

[242a] 1 Drachme – 3,654 Gramm
[243] Kerner 1839a

erfreulicherweise abgenommen. Auch im Oberamt Weinsberg, wo der Cretinismus früher häufiger vorgekommen sei, hätte ein *„verständiger Oberbeamter Weinsbergs die wirksame Maxime, so viel als möglich Auswärtige zu Verheirathungen mit in dem Städtchen Geborenen"* veranlasst, weshalb das Übel abgenommen habe[243].

Wegen der auffallenden landschaftlichen Variation der Häufigkeit des Cretinismus und der Häufigkeit von Kröpfen diskutierte Kerner klimatische Einflüsse und die *Zusammensetzung des Wassers* als mögliche Ursachen. Ihm fiel auf, daß Menschen, die in Gegenden mit Kalkböden lebten, gehäuft Kröpfe hatten. Er wußte, daß jodhaltiges Wasser „eine direkt den Kropf vertreibende Materie" enthalte (nämlich Jodide) und diskutierte, ob in den Gegenden, in denen Kröpfe endemisch seien, nicht eine „direkt Kropf machende Materie im Wasser" vorhanden wäre. Kerner hat seine Theorie des Cretinismus und der Kropfentstehung u. a. 1839 in einer Versammlung des württembergischen ärztlichen Vereins vorgetragen. In der Diskussion bestätigten einige seiner Kollegen die Beobachtung, daß in tiefen und schmalen Tälern der Cretinismus häufiger sei als auf den Höhen. Diese Ärzte unterstützten auch Kerners Hypothese einer hereditären Komponente beim Cretinismus. Allgemein wurde von den Ärzten 1839 die Meinung Kerners bestätigt, daß durch *Verbesserung der allgemeinen Lebensbedingungen* im Laufe der vergangenen Generation der Cretinismus im Lande abgenommen habe. Der naheliegende Schluß aus der Beobachtung des therapeutischen Effektes von Jodsalzen, daß nämlich für die Kropfbildung und den Cretinismus das *Fehlen* des therapeutisch wirksamen Jods im Trinkwasser eine wichtige Ursache sein könnte, wurde von keinem der diskutierenden Ärzte ausgesprochen. Diese Erkenntnis wurde erst mehr als eine Generation später formuliert. Der Vortrag Kerners, in dem er auch das therapeutische „Besprechen" der Kröpfe durch die Könige in früheren Zeiten erwähnte, und die anschließende Diskussion zeigen, daß er sich genauso wie seine ärztlichen Kollegen um „organische" Probleme der Medizin kümmerte und keineswegs durch seine Geistertheorien den Bezug zur Realität der alltäglichen hausärztlichen Aufgaben verloren hatte.

Als 1831 sich eine *Choleraepidemie* in Mitteleuropa ausbreitete, bildete das Medicinalcollegium in Stuttgart eine besondere Kommission aus dem Stuttgarter Stadtarzt Reuß und Professor Ch. Jäger und sammelte genaue Berichte über die Entwicklung der Cholera in anderen Ländern. Sie erließ Empfehlungen gegen die Erkrankung, die im Sommer 1831 im „Schwäbischen Merkur" veröffentlicht wurden[244]. Justinus Kerner war dies offenbar nicht genügende Warnung. Er verfaßte ein „Sendschreiben an die Bürger des Oberamts Weinsberg in Betreff der uns drohenden Cholera" (1831a) und eine zweite Flugschrift über die Therapievorschläge bei der Cholera: „Des ungarischen Arztes Harst, eines Württembergers, erprobte Behandlung der Cholera seinen Landsleuten zugesandt und mit einem Vorwort begleitet zum Drucke besorgt von Justinus Kerner" (1831b). Die „Sendschreiben" des Oberamtsarztes hatten nichts mit Geisterseherei, dafür umso mehr mit der Aufklärung der Bevölkerung und mit Anweisungen zu vernünftiger Hygiene zu tun: Schon 1770 habe in Ostindien eine Cholera-

---

[244] StAL, E162/I Bü 1976
[244a] Kerner 1831 a

epidemie geherrscht, 1817 „*entwuchs dieser giftige Bube den Kinderschuhen, zog sich Meilen-Stiefeln an und begann nun über Land und Meer zu wandern*"[244a]. Auf Java seien mehr als 4 Millionen Menschen an der Cholera gestorben, in Bangkok 40.000. Die Cholera habe sich mit einer Geschwindigkeit von etwa 15–20 englischen Meilen pro Tag ausgebreitet und sei im Jahr 1830 in das europäische Rußland vorgedrungen, von wo sie nun Preußen, Ungarn und Österreich heimgesucht habe und jetzt auch die Menschen in Württemberg bedrohen würde. In anschaulicher und jedem verständlicher Sprache schilderte Kerner die Symptome der Erkrankung:

„Hätt' die Seuche euch zum Opfer ersehen, so schmerzt euch auf einmal der Magen und ihr bekommt Durchfall und Erbrechen einer weißlichten Flüssigkeit. Heftiger Durst und innere Hitze quält euch, während eure Haut kalt wie ein Aal ist; bald fühlt man euren Puls nicht mehr; angstvoll wälzt ihr euch im Bette, Krämpfe kommen in alle eure Glieder, und der Tod euch an's Herz. Aber ehe das noch ganz still steht, meint ihr oft wohl gar noch es komme Besserung, verlangt wohl noch Speise, aber es geht nicht mehr, ihr speist nie wieder. Hat Gott euch zum Leben bestimmt und ihr das rechte Mittel gebraucht, verläßt euch die Kälte des Aals, Wärme kommt wieder in eure Glieder, die Krämpfe vergehen, Durchfall und Erbrechen stehen still und reichlicher Harnabgang folgt auf den brennenden Durst, Freude lächelt auf eurem Gesichte und in den Augen derer, die euch lieben.
Freunde! Nun merk' ich aber wohl, daß ihr ernster werdet, und bei euch sprecht: „So sag' Er uns aber doch nur, was wir um Gotteswillen anfangen sollen, daß uns dieser Jammer nicht treffe, uns der Tod nicht also ans Herz komme? denn Er weiß ja, wir haben noch Weib und Kind, und das Leben, so schlecht es ist" (S. 6,7)[244a].

Nach einigen Betrachtungen über den Tod und die Einstellung der Menschen zum Sterben beschrieb Kerner vorbeugende Maßnahmen gegen die Cholera und zitierte hierbei zur Verstärkung seiner Autorität aus dem Buch Jesus Sirach der Bibel: „*Überfülle dich nicht mit allerlei Speisen und friß nicht zu gierig: denn viel Fressen macht krank und ein unsättger Fraß kriegt das Grimmen. Viele haben sich zu todt gefressen, wer aber mäßig isset und trinket, der lebet desto länger*"[245]. Er empfahl nicht nur mäßige Nahrung, sondern auch gut durchgebackenes Brot und leicht verdauliche Speisen. „*Würste, Schweinefleisch, Sauerkraut, speckigte Erdbirnen und was sonst den Bauch belastet, laßt seyn*". Als Getränk empfahl er Wasser mit Wein oder mit Branntwein gemischt; eine witterungsgerechte Kleidung sei empfehlenswert. „*Denn Erkältung bringt diese Seuche zuerst*". Die Vermögenden sollen den Armen mit Kleidung helfen.
„*Die Unreinlichen, Schmutzigen am Leib und im Haus*" würde die Seuche leichter treffen. „*Die häufigste Krankheit unter euch ist die Wasserscheu*". Besonders schimpfte er über die Unreinlichkeit der Wohnungen und den „Unflath", den er von seinen ärztlichen Besuchen kannte. Immer wieder betonte er, wie wichtig „*Reinlichkeit*" zur Verhütung der Cholera sei. „*Schreibet zur Mahnung eurer Mädchen und Weiber auch über die Stubenthüren mit Kreide: Lüftet! Waschet! Feget!*". Neben der gründlichen Reinigung empfahl er die Räucherung der Wohnung mit Wacholderholz oder Essig, sowie die gründliche Lüftung aller Räume. Sollten

---

[245] Sirach 37; 31–34

sich Krankheitssymptome zeigen, so empfahl er bis zum Eintreffen des Arztes alle halbe Stunde eine Tasse Kamillen- oder Pfefferminztee, Branntwein-, Kampfergeist- oder Salmiakgeist-Abreibungen und Pflaster aus Meerrettich, Zwiebeln und Knoblauch sowie ein Dampfbad.

Kerners „Sendschreiben" zur Verhütung der Cholera ist an Deutlichkeit kaum zu übertreffen; er kannte nicht nur die Gefahr der Cholera, sondern beherrschte ebensogut die Sprache, die auch geistig träge Patienten schließlich begriffen. Kerner nahm Harsts Beobachtung, daß die Cholera „nur meistens die ärmere Klasse von Menschen heimsucht", durchaus ernst und hat Harsts Erfahrung auch für seine eigenen therapeutischen und prophylaktischen Vorschläge ausgewertet. Die „amtliche" Schrift zur Choleraerkrankung erschien erst 1832: *F.G. Gmelin, „Die Behandlung der ostindischen Cholera nach ihren verschiedenen Graden, Formen und Stadien. Mit Zusätzen von Obermedicinalrath Köstlin. Herausgegeben mit Genehmigung der K. Würtembergischen Commission für Fürsorge gegen die Cholera".*

Kerner erwarb sich bei seinen ärztlichen Kollegen ein hohes Ansehen und wurde 1843 zum Vorsitzenden des württembergischen ärztlichen Vereins gewählt. Dies gab ihm die Möglichkeit, in einem Vortrag „Heilung durch Sympathie" die Indikation von psychischen und somatischen Therapiemethoden gegeneinander abzugrenzen. Diese Stellungnahme Kerners wird im einzelnen in Kap. XIII besprochen (S. 232 f.).

Zu den Pflichten eines Oberamtsarztes gehörten nicht nur die direkte ärztliche Tätigkeit, sondern auch „polizeyärztliche" Aufsichtsmaßnahmen, wie die Meldung von ansteckenden Erkrankungen oder Epidemien, sowie die Kontrolle der Pockenschutzimpfungen durch die Ortschirurgen. In den Dörfern ohne einen Landchirurgen waren die Gemeindepfarrer verpflichtet, den Oberamtsarzt über Erkrankungen zu informieren. So zeigte z. B. der Pfarrer von Neuhütten einmal eine epidemisch auftretende Erkrankung bei Kindern an, „die von heftigen Convulsionen befallen waren und Sprünge und Rollungen gleich den geschicktesten Äquilibristen zu machen gezwungen seien"[246]. Kerner diagnostizierte „Veitstanz" (*Chorea minor*) und beschrieb die Symptome und den Verlauf der Erkrankung genau in seinem amtsärztlichen Bericht.

Vom Amts wegen befaßt war Kerner auch mit einer Influenza-Epidemie in Waldbuch, die vom 5. Dezember 1831 bis zum März des folgenden Jahres dauerte und sechs Todesopfer unter den 46 erkrankten Patienten erforderte. In seinem amtsärztlichen Bericht – er hatte den Ort siebenmal besucht – findet man nicht nur die Aufstellung der Kranken durch den Wundarzt Frösch, sondern auch die Rechnung von 21 Gulden für Kerners zusätzliche ärztliche Tätigkeit.

Bei den immer wieder auftretenden *Pockenerkrankungen* konnte Kerner die „Kraft der Kuhpockenimpfung, dieser durchgreifendsten Erfindung so lange wir eine Geschichte der Medizin kennen", beobachten. So schrieb er in einem Bericht aus Gaildorf[247] über die Pockenimpfung: *„Es wurde durchaus kein Fall bekannt, wo ein durch dieses Mittel sichergestelltes Kind von den ächten Blattern befallen worden wäre, obgleich solche Geimpfte das nähmliche Zimmer, ja das nähmliche Bette mit*

---

[246] DLM, 3393, Z2068
[247] 19. Mai 1816, DLM 3393/Z2068

Blatternkranken theilten". Als guter Beobachter stellte er u. a. fest, daß ein 5jähri-
ger Junge an Pocken erkrankt sei, obgleich er zwei Jahre zuvor mit Kuhpocken
geimpft worden sei, jedoch habe dieses Kind bei der damaligen Impfung „an
Krätze und einem herpetischen Ausschlag gelitten", weshalb die Impfung wohl
unwirksam gewesen sei. Kerner lobte den Segen der Pockenschutzimpfung,
sprach sich jedoch gegen den Zwang zur Impfung aus. Man soll der Impfung
eine „religiöse Weihe" geben. Diese empfahl er mit dem Hinweis auf die
Gesundheitsregeln in der Gesetzgebung des Alten Testamentes und im Glauben, daß das Volk dann die Impfung bereitwilliger mitmachen würde als unter
Zwang.

Kerner hatte in den ersten Jahren in Weinsberg auch die Hebammen seines
Oberamtes auszubilden. Später übernahm die Hebammenanstalt in Stuttgart
diese Aufgabe. Kerner mußte regelmäßig die Ausrüstung und Tätigkeit der
Hebammen, der Apotheker und der Ortschirurgen überwachen. Wiederholt
wurde bei den Visitationen des Medicinalcollegiums die Führung der Hebam-
men- und Impfbücher in seinem Verantwortungsbereich kritisiert[248]. Kerner
hatte in *amtsärztlichen Gutachten* die Arbeitsfähigkeit, Haft- oder Schuldfähigkeit
von Patienten zu attestieren, oder die Folgen von Schlägereien zu beurteilen. Ein
Beispiel sei zitiert[249]:

*„Die Verletzung des Peter Mächeles von Schnellbronn war eine so große Verletzung
der knöchernen Bedeckung des Gehirns, daß tiefe Vernarbungen zurückblieben, welche
bey erzeugten Blutcongestionen, wie sie bey schweren Feld- und Grasarbeiten stattfinden,
Kopfschmerzen und Schwindel, wenigstens periodisch, verursachen müssen. Es ist deshalb Mächele infolge dieser Verletzung, wenn er auch seit längerem wieder leichte Arbeiten verrichten kann, auch nicht imstande, angestrengtere Arbeit zu unternehmen und
wohl für immer dadurch an thätiger Ausübung seiner Berufspflichten als Landbauer verhindert (12. Mai 1844)".*

Auch Entscheidungen über sozialtherapeutische Maßnahmen gehörten zu
seinen Aufgaben. So schrieb er in einer amtsärztlichen Stellungnahme 1846 über
eine chronische Alkoholikerin recht deutlich[250]:

*„Die Frau des Müllers Lomber in Bitzfeld verfiel schon Anfang Oktober nachdem sie
in kurzer Zeit ein Maß Brandwein getrunken haben soll, in ein Nervenleiden, das alle
Symptome an sich trug, die auf den unmäßigen Genuß spirituoser Getränke zu folgen pflegen. Bey meinem letzten Besuch bey ihr vor ungefähr drey Wochen als sie sich wieder in
der Besserung befand, fand ich mich verpflichtet, ihr die Ursachen ihres Erkrankens zu
sagen, u. ihr vorzustellen: daß sie im Wiederholungsfalle ihrer Trunksucht nicht lange
mehr leben werde. Ihre Mutter stellte ihr in meiner Gegenwart das Gleiche vor und
erkannte also damit auch den Ursprung ihres Krankseyns an. Sie selbst wollte desselben
nicht geständig seyn, nahm mir auch meine Offenherzigkeit wahrscheinlich übel, wenigstens gebrauchte sie von dort an einen anderen Arzt, was mir auch wegen der nothwendi-
gen ehelichen Zwiste, die aus ihrer Trunksucht und ihrem sonst überheblichen Betragen
mit ihrem Gatten täglich entstehen müssen, da ich schon viele Jahre dessen Hausarzt bin,*

---

[248] StAL, E 162/I, OA Weinberg
[249] DLM, KN 9364
[250] DLM, KN 9362

sehr lieb war. Was nun die Angabe dieser Frau betrifft: sie könne in dem Haus ihres Mannes nicht gesund werden, so wird dieß allerdings der Fall sein, solange sich noch Wein und Brandwein in demselben befindet, sonst aber steht ihr zur Wiedergenesung in demselben durchaus nichts im Wege, in Betracht ja auch die ehelichen Zwiste nur durch Trunksucht veranlaßt werden."

Schließlich wurde Kerner wiederholt zu *gerichtsärztlichen Stellungnahmen* in der Frage der Zuverlässigkeit einer Aussage, bei Morden oder unklaren Todesfällen aufgefordert, wobei er gelegentlich zu entscheiden hatte, ob ein Toter durch Erhängen oder Erdrosseln von fremder Hand oder durch Selbsttötung ums Leben gekommen war. Sehr um das Wohl seiner Patienten besorgt, kümmerte Kerner sich besonders während seiner Zeit in Gaildorf um die Verbesserung der allgemeinen medizinischen Versorgung. Von der Zuverlässigkeit der Ortschirurgen, die z. T. auch das Schultheissenamt versahen, war er nicht überzeugt. Sie seien besonders nachlässig in der Meldung ansteckender Krankheiten und würden auch die Kranken hindern, einen Arzt herbeizurufen: *„Ein weiteres Hinderniss, daß Krankheiten in Ortschaften nicht zu öffentlicher Kenntnis kommen sind meistens auch die Ortschirurgen selbst. Diese sind alle, mehr oder weniger, die infamsten Quaksalber . . ."*[251]. Mit Nachdruck setzte sich Kerner dafür ein, minderbemittelten Patienten – auch wenn sie noch nicht Bettler seien – Medikamente aus der Staats- oder der Ortskasse zu zahlen.

Die dokumentarischen Reste aus Kerners amtsärztlicher Tätigkeit vermitteln uns Einblicke in seinen ärztlichen Alltag und ergänzen die sicher etwas geschönten Berichte seines Sohnes Theobald und seiner Tochter Rosa Maria über die ärztliche Praxis ihres Vaters, die dieser mit nüchternem Wirklichkeitssinn – auch was die Honorierung seiner Tätigkeit betraf – und mit wachsender Autorität, Sicherheit und Ernst, gepaart mit Sinn für Humor und Situationskomik, versah. Für letztere ist die Geschichte des „Wamsrezeptes" ein nettes Beispiel[252]. Diese von Kerners Tochter Rosa Maria erzählte Geschichte mutet zunächst eher wie ein Produkt der schriftstellerischen Phantasie an, obgleich sie in einer anderen Version auch von Reinhard (1862) und Theobald Kerner (1897) überliefert wurde. Jennings (1975) hat kürzlich mittels eines Briefes von Kerner an Julie Hartmann[253] nachgewiesen, daß diese Geschichte sich wahrscheinlich so ähnlich ereignet hat, wie sie Aimé Reinhard beschrieb:

„Auf einem Spaziergang den Kerner mit einigen Gästen nach Eberstadt machte, begegnete er einer Bauernfrau, die von ihm eine Arznei für ihren kranken Mann begehrte; da er nichts zum Schreiben dabei hatte, rief er einen eben vorbeigehenden Weinsberger Bürger herbei und schrieb ihm mit einem Stück Kreide, das dieser in der Tasche fand, das Recept in grossen Buchstaben auf den Rücken; so gieng der Mann, von dem Weibe sorgsam bewacht, in die Stadt, wo der Apotheker behauptete, der Doctor habe nie so schön geschrieben".

Die noch erhaltenen Dokumente ermöglichen einige Rückschlüsse auf Kerners finanzielle Situation. Er hat sich gerne als einen Menschen bezeichnet, der

[251] DLM 3393/Z2068
[252] JE, S. 353
[253] 20. Juli 1846, DLM, KN 8707

nichts von Geld verstehen würde, kaum die verschiedenen Münzen unterscheiden könne und die Finanzangelegenheiten seiner Frau überließe. Diese Selbstcharakterisierung wurde auch in der Familie überliefert. Während der ersten Jahre als Amtsarzt in Welzheim und Gaildorf war Kerners Einkommen sicher sehr bescheiden und seine Frau Friederike hatte damals gelernt, aus Wenigem mehr zu machen. Dies kam ihr dann später bei der großen Gastfreiheit des Kernerhauses in Weinsberg zustatten, obgleich sich Kerners Einkommen soweit verbesserte, daß er einen guten landbürgerlichen Wohlstand erreichte. Kerners Besoldung als Oberamtsarzt in Weinsberg lag bei etwa 500 Gulden pro Jahr. Dafür hatte er die armen Patienten umsonst zu behandeln und seinen oben geschilderten amtsärztlichen Pflichten nachzukommen. Aus den Jahren 1834–1841 ist sein Einnahmebuch erhalten[254]. Es zeigt, daß er ein recht realistisches Verhältnis zu finanziellen Dingen hatte. Die niedrigste ärztliche Taxe, die verzeichnet ist – wohl eine einzelne Konsultation oder Visite – betrug 15 Kreuzer. Wer nicht gleich bezahlte, wurde in das Buch als Schuldner eingetragen. Ein Strichsystem bezeichnete die Schuldenhöhe. Die Privatpatienten bezahlten überwiegend an Neujahr ihre Jahresschulden. Die Honorarzahlungen als Autor sind in dem Einnahmebuch ebenfalls vermerkt. Im Jahr 1835 betrugen zum Beispiel die Neujahrseinnahmen von den Privatpatienten 356 Gulden, 1836 dagegen 316 Gulden. Für den „Bärenhäuter" gingen im Mai 1835 206 Gulden Honorar ein. Am 8. Juli 1836 zahlte Cotta in zwei Raten 460 Gulden. 1838 nahm Kerner auch Zinsen aus einem Darlehen an die Staatskasse ein. Die dritte Auflage der „Seherin von Prevorst" brachte ihm 1838 ein Honorar von 600 Gulden von Cotta ein, die „Blätter von Prevorst" 117 Gulden. Das 1839 in 4. Auflage erschienene Wildbadbuch brachte immerhin 150 Gulden Honorar von Heerbrandt, die Zeitschrift „Magikon" im gleichen Jahr 100 Gulden Vorauszahlung. Ab 1848 bekam Kerner einen Ehrensold von 400 Gulden pro Jahr vom bayerischen Königshaus und ab 1851 neben seiner Pension als Oberamtsarzt noch jährlich 500 Gulden vom württembergischen König.

Im Vergleich zum Einkommen seines Bruders Carl, das Justinus Kerner in einem Brief einmal auf etwa 6.000 Gulden pro Jahr bezifferte, war sein eigenes Einkommen verhältnismäßig niedrig; beim damaligen allgemeinen Lebensstandard gehörte er jedoch zu den reicheren Bürgern. Sein gelegentliches Jammern über finanzielle Schwierigkeiten geht über das Landesübliche auch kaum hinaus. Bedenkt man, daß Hölderlin für den „Hyperion" von Cotta 100 Gulden bekam, so sind Kerners sechsfach höhere Buchhonorare von Cotta bemerkenswert, aber schließlich schrieb er auch mit seinen Geisterbüchern eine Art Bestseller für Gebildete, und der tüchtige Verleger wußte, was er an Kerner als Autor hatte.

Die lyrische Dichtung während der ersten Weinsberger Jahre

Die Arbeit an der zweiten Botulismusmonographie, die Sammlung von Hölderlins Gedichten, die intensive Beschäftigung mit dem „Somnambulismus", die Aufnahme von Frau Friederike Hauffe als Patientin in sein Haus und die

---

[254] DLM, Z2070

Abfassung der Bücher über diese „Seherin von Prevorst" sowie die „Geschichte zweyer Somnambülen" beanspruchten Kerner neben dem ärztlichen Tagwerk so sehr, daß er während der ersten zehn Jahr in Weinsberg seine lyrische Dichtung vernachläßigte. Gelegenheitsgedichte, jährliche Lieder auf den Weinherbst, einige Balladen und einige schwermütige naturlyrische Gedichte waren die dichterische Ernte dieser Zeit. Sie erschienen meist im „Morgenblatt", mit dessen Hauptredakteurin Therese Huber er gerne und viel korrespondierte. Auch eines seiner schönsten Gedichte, das in den Kerner-Liedern Schumanns erhalten blieb, stammt aus den ersten Weinsberger Jahren:

Stille Tränen

„Du bist vom Schlaf erstanden
Und wandelst durch die Au,
Da liegt ob allen Landen
Der Himmel wunderblau.

Solang du ohne Sorgen
Geschlummert schmerzenlos,
Der Himmel bis zum Morgen
Viel Tränen niedergoss.

In Stillen Nächten weinet
Oft mancher aus den Schmerz,
Und morgens dann ihr meinet,
Stets fröhlich sei sein Herz."

Die jährliche Weinernte oder die Arbeit der Weingärtner im Sommer, die Kerner von seinem Haus aus beobachten konnte, regten ihn immer wieder zu Wein- und Trinkliedern an. Er selbst sprach dem Wein kräftig zu und trank täglich bis zu zweieinhalb Liter von dem leichten Weinsberger Riesling. Der als Erzähler nicht sehr zuverlässige Sohn Theobald schrieb, daß er einmal mit seinem Vater mit großem Vergnügen ausgerechnet habe, wieviel Weinfässer dieser schon in seinem Leben leergetrunken hätte. Eines der Kernerschen Trinklieder sei im folgenden wiedergegeben:

Trinklied im Juni

„Was duftet von des Berges Haupt
So tief ins Tal hinab?
Die Rebe ist's, die neubelaubt
Sich blühend hebt am Stab.

Was regt sich in des Hauses Grund,
In den Gewölben tief?
Der Wein ist's, der in Fasses Rund
Schon längst gebunden schlief.

162

Die Blüte hat ihn aufgeregt,
Der Duft im Heimatland,
Daß er, von Sehnsucht tiefbewegt,
Will sprengen jetzt sein Band.

Zwingherren, Freunde, sind wir nicht,
Bringt die Pokale her!
Und lasst den Armen jetzt an's Licht
Wie er es wünscht so sehr!

Und singend hebt dem Berge zu
Den schäumenden Pokal:
Befreiter, siehst die Heimat du
In Duft und Sonnenstrahl?

Seht, wie mit tausend Augen er
Die Heimat schaut entzückt,
Aus der die Rebe blütenschwer
Ihm in die Augen blickt!

Er braust, er singt: „Willkommen du,
O Heimat voller Licht!
Und jetzt, ihr Lieben trinkt nur zu!
Ich bin der letzte nicht!"

Du edler Saft, du trinkst mit Macht
Uns in das Herz hinein!
Wohlan! stoßt an! du sollst gebracht
Der teuren Heimat sein!

Und dem, der irrt am fremden Strand,
Und dem in Kerkernot,
Daß ihm erschein' sein Heimatland
Wie dir noch vor dem Tod."

Kerner als Weinexperte

Kerner hat nicht nur gerne mit den Freunden zu Hause oder in der Heilbronner „Gräßle-Gesellschaft" getrunken und Wein und Herbst in Gedichten besungen, er hat auch wie sein Lehrer Autenrieth den therapeutischen Effekt von Wein geschätzt. Den weißen „Riesling" hielt er für therapeutisch besonders wirksam. Er stellte dies in einer kurzen Veröffentlichung „Einige Worte über die Wirkungen des Rieslings auf das Nervensystem" (1847) dar, der ein Vortrag Kerners bei einer Weingärtnerversammlung in Heilbronn zugrunde lag. Kerner war der Überzeugung, daß „der aus reifen, nicht sauren Rieslingen erzeugte Wein und der auch im Keller eine verständige Erziehung erhielt, derjenige Wein ist, der am wohlthätigsten von allen Weinen auf das Nervensystem einwirkt". Er glaubte, daß im Riesling ein „ätherisches Princip" ähnlich dem „Nervengeiste des Menschen" vorhanden sei und dieses Prinzip sich leicht mit dem Nervengeist vereinigen könne. Daher sei im Bouquet des Rieslings *„ein auf die Nerven des Menschen besänftigend und kühlend einwirkendes Princip neben seinem Geiste"* (Alkohol) vorhanden. Der Muscateller wirke dagegen mehr betäubend; gleiches gelte für „Roth- und Weißelben", während der Ruländer einen besonderen Einfluß auf die Nerven der Augen ausübe. Diese Meinung begründete Kerner auch mit seinen Experimenten, die er gemeinsam mit dem Hohenheimer Professor Göritz und dem Kameralverwalter Fetzer an der „Seherin von Prevorst" (s. S. 212) angestellt hatte, wobei der Patientin die Trauben in die linke Hand gelegt wurden:

„Der Traminer und Völteliner erregten ihr Hitze, der Ruhländer, Spanier, der Rothelben, Weißelben und rothe Muscateller, Betäubung im Kopf. Den Sylvaner erklärte sie gesund für die Brust, der Affenthaler verursachte ihr Wärme, der Traminer Bangigkeit auf der Brust, der rothe Gutedel Herzklopfen und heftige Blutbewegung. Wärme im Unterleib brachte ihr der Clevner und Velteliner, besonders Wärme im Magen der Trollinger hervor. Das Gefühl von Kälte aber durch alle Glieder erregten ihr der Riesling und der Sylvaner, jedoch beide auf eine verschiedene Weise, beim Riesling ergriff zugleich die Nerven eine Art Starrheit, und sie erklärte ihn für nervenstärkend, während es der Sylvaner nicht sey . . ."[255].

Diese Urteile seiner Patientin verglich Kerner mit der Erfahrung, die die Weingärtner und Weintrinker im Lande mit den verschiedenen Traubensorten hatten *„auf einen Widerspruch mit der Erfahrung bin ich jetzt nicht gestoßen . . ."* – wen wundert's? Bei seinem Vortrag vor der Weinbau-Section in Heilbronn kam er schließlich zu dem Schluß, daß es sinnvoll wäre, den Riesling weiter sorgfältig anzubauen, wobei er den Weintrinkern insgesamt zur Mäßigung riet:

„Uebermaaß ist aber in allen Dingen, und besonders im Genusse der Weine, sie mögen unter die kalten oder die warmen gehören, schädlich und sie üben hier alle ihre Tücke, doch möchte selbst ein Rausch von Riesling weniger schädlich als einer von Clevner und Velteliner sein" (S. 169).

Daß Kerner selbst Erfahrung mit Räuschen hatte, zeigt ein Protokoll des Städtischen Polizei-Commissariats Heilbronn vom 11. Dezember 1843[256]:

„Der Polizeidiener Strakan zeigt an, daß gestern Abend vor 10 Uhr ein großer Lärm (vermutlich von jungen Leuten) in der Klostergaß entstanden, und die Einwohner derselben aus dem Schlaf geweckt worden seyen, daß sie aber beym Erscheinen der Polizei auseinander gesprungen, nur Herr Dr. Kerner aus Weinsberg nicht habe fortkommen können. Da der Nachtwächter die Aussage des Strakans bestätigt, so wurde beschloßen: Den Herrn Dr. Kerner aus Weinsberg mit einem sogenannten
Saufgulden
zu bestrafen. "

---

[255] Kerner 1847, S. 165/166
[256] DLM, Z2140

Beim Lesen von Kerners „Differentialtherapie" mit verschiedenen Weinsorten wurde ich an die Vorlesungen von Prof. E. Weißbecker erinnert, die ich 1955 als Student in Freiburg hörte. Weißbecker ging im Rahmen der „Therapie Innerer Krankheiten" sehr ausführlich darauf ein, welche Weinsorten aus welchen Lagen des Kaiserstuhls und des Markgräfler Landes bei welchen Krankheiten therapeutisch nützlich sein können. Solches Wissen dürfte vermutlich im Unterricht der modernen Medizin nur noch selten gelehrt werden, aber jeder erfahrene Arzt wird Kerner zustimmen, daß die Wirkung eines frischen Rieslings sich deutlich von dem eines Gewürztraminers, Gutedels oder Ruländers unterscheidet, vorausgesetzt, daß der Wein auch im Keller eine „verständige Erziehung" und kein Diaethylenglykol oder Methylalkohol erhielt. Von den verschiedenen Neuzüchtungen des deutschen Weinbaues in der Gegenwart sei die Sorte „Kerner" als besonders wirksam gegen den Geisteraberglauben empfohlen.

XI

„Alle Seelenstörungen rühren daher, daß die niederen Kräfte
die Herrschaft, die den oberen gebührt, an sich reissen ..."
– Psychiatrie zur Zeit Kerners –

Für die ärztliche Betreuung von Geisteskranken gab es bis zum 18. Jahrhundert in den deutschen Ländern nur wenige Spitäler, in denen – meist unter Leitung von kirchlichen Orden – Irrenabteilungen eingerichtet wurden. Die Betreuung der Geisteskranken hatte in Europa vor allem in Spanien eine gute Tradition, weil dort der Einfluß der arabischen Medizin nachwirkte. Der Koran machte die Betreuung von Geisteskranken zur Aufgabe der Nächstenliebe. Darüberhinaus hatten die arabischen Ärzte wesentliche Erfahrungen der antiken Medizin bewahrt, die im christlichen Europa während des kulturellen Niedergangs im Mittelalter verloren gegangen waren: In der hippokratisch-galenischen Medizin wurden Geisteskrankheiten überwiegend als Folge organischer Störungen oder als Hirnkrankheiten angesehen und die Betreuung geistes- oder gemütskranker Menschen gehörte zu den Aufgaben der Ärzte. Im hohen Mittelalter gab es allerdings nicht nur in Spanien, sondern auch in Paris, Lyon, Montpellier, London, München, Braunschweig, Freiburg, Zürich und Basel in den Allgemeinspitälern noch Irrenabteilungen, in denen Ärzte wirkten, die wenigstens noch einen Teil der antiken Tradition kannten[257]. Im späten Mittelalter wurden dagegen schwere psychische Störungen wie Halluzinationen, psychotische Erregungszustände, Wahnkrankheiten, schwere Melancholie und von der Norm abweichende Absonderlichkeiten des Verhaltens in der Regel als Folge von *Behexung* und *Besessenheit* oder als *Werke des Teufels* angesehen und übel verfolgt. Zwischen dem 15. und 19. Jahrhundert sollen in Europa etwa 9 Millionen Menschen als Hexen oder Hexer umgebracht worden sein[258]. Sicher gab es auch im späten Mittelalter noch in einzelnen Klöstern und Spitälern Schutz für seelisch Kranke, die Verbreitung des Hexenwahns war jedoch so groß, daß die eigentlichen ärztlichen Aufgaben bei der Betreuung geisteskranker Menschen kaum mehr erfüllt wurden.

Paracelsus verfaßte noch 1520 eine Schrift „Von den Krankheiten, die der Vernunft berauben" (1567 veröffentlicht), in der er Epilepsie, Manie, Veitstanz, Hysterie und psychotische „Unsinnigkeiten" unterschied und diese Erkrankungen auf natürliche Ursachen und nicht auf die Einwirkung von Dämonen zurückführte. Doch schon 1531 änderte er seine Meinung, denn in einem zwei-

---

[257] Ackerknecht 1985
[258] Gaupp 1900

ten Buch über Geisteskrankheiten („Von den unsichtbaren Krankheiten") rückte er von seiner früheren Erklärung ab und unterstützte den gängigen Hexen- und Dämonenwahn seiner Zeit[259].

Die Reform der klinischen Psychiatrie im Zeitalter der Aufklärung und der französischen Revolution

Während der Zeit der absolutistischen Regierungen des 17. und 18. Jahrhunderts wurden Geisteskranke meist zusammen mit Armen und Bettlern in Gefängnissen eingesperrt, sobald sie öffentlich auffielen oder von ihren Familien verstoßen wurden. Geistes- und Gemütskranke, für die keine Möglichkeit der Hauspflege bestand, erlitten das Schicksal von sozial Geächteten und starben meist elendiglich in den Ketten der Gefängnisse. Natürlich gab es von dieser allgemeinen Regel immer wieder erfreuliche Ausnahmen. Die Betreuung der Kranken wurde unter dem Einfluß christlicher Morallehre als Werk der Nächstenliebe praktiziert (wie z. B. im Juliusspital in Würzburg). Im 18. Jahrhundert wurde unter dem Einfluß der Aufklärung die Betreuung Geisteskranker allmählich wieder als ärztliche Aufgabe verstanden. Zwischen 1790 und 1830 vollzog sich dann in den theoretischen Vorstellungen, die der Medizin im allgemeinen und der Psychiatrie im besonderen zugrundelagen, ein deutlicher Wandel. Dazu trugen einerseits die praktischen Erfahrungen der Ärzte bei, die psychisch Kranke stationär behandeln konnten, andererseits wurden jedoch auch die Entdeckungen der tierischen Elektrizität durch Galvani und Volta am Ende des 18. Jahrhunderts und die physiologischen Theorien von Albrecht von Haller (1752/1788) über die *Sensibilität* des Nervensystems und die *Irritabilität* des Muskelsystems für die Entwicklung eines theoretischen Psychiatriekonzeptes wichtig.

Die Abkehr von einer Dämonen- und Hexentheorie psychischer Erkrankungen in Deutschland erfolgte unter dem Einfluß der französischen Materialisten wie La Mettrie, Diderot, Holbach und Cabanis und der englischen Ärzte Cullen, Erasmus Darwin und Cox, die jede Besessenheitstheorie psychischer Störungen radikal ablehnten und konsequent nach den natürlichen Ursachen der Geisteskrankheiten fragten. Der französische Mediziner und Philosoph Pierre Cabanis (1757–1808) wurde auch für die praktische Psychiatrie wichtig, da er nach der französischen Revolution in Paris für einige Jahre erheblichen politischen Einfluß hatte und seinen Freund Philippe Pinel (1745–1826) bei seinen psychiatrischen Reformbemühungen unterstützen konnte. Pinel, der in Toulouse und Montpellier Medizin studiert hatte, wurde 1793 Leiter des Irrenhauses des Bicêtre in Paris und übernahm 1795 auch die Leitung der psychiatrischen Frauenabteilung der Salpetrière in Paris. Er erklärte Geistes- und Gemütskrankheiten durch organische und durch lebensgeschichtliche Ursachen bedingt und unterschied vier große Gruppen: Melancholie, Manie, Demenz und Idiotie. Pinel schaffte in kürzester Zeit gegen den Widerstand der revolutionären Politiker in Paris die gefängnisartige Unterbringung der Geisteskranken ab, reformierte die praktische Psychiatrie mit großer Energie und baute eine für mehrere

---

[259] Ackerknecht 1985

Generationen vorbildliche Einrichtung für die Betreuung geisteskranker Menschen auf.

Auf Arbeitstherapie, „moralische Mittel" – heute würde man diese als Gesprächs- und Verhaltenstherapie bezeichnen – Bäder, Duschen, Leibesübungen und einen geregelten Tagesablauf legte Pinel besonders großen Wert. Seine „Befreiung der Geisteskranken von ihren Ketten" wirkte sich über ganz Europa aus. In Frankreich führte Pinels Schüler Esquirol (1772–1840) sein Werk weiter und baute die Heilanstalt Charenton und ein psychiatrisches Privatsanatorium in Ivory auf, die lange Zeit als Musteranstalten galten[260].

Infolge des starken Einflusses der französischen Kultur in den deutschen Staaten gegen Ende des 18. Jahrhunderts und während der Zeit der napoleonischen Kriege blieben die theoretischen und organisatorischen Leistungen der französischen Psychiatrie nicht ohne Einfluß in Deutschland. Vor allem der Hallenser Kliniker J. Ch. Reil hat sich engagiert für die Verbesserung der Lage der Geisteskranken und die Einführung der Pinelschen Reform in Deutschland eingesetzt[261]. Ein Teil der deutschen Heil- und Pflegeanstalten wurde nach dem Vorbild der französischen Reformanstalten eingerichtet; einige der wichtigeren deutschen Anstaltpsychiater hatten bei Esquirol gelernt (z. B. Pienitz, Hayner und Damerow). Die von Pienitz geleitete und hervorragend ausgebaute Anstalt „Sonnenstein" bei Pirna wurde nach 1811 zum Vorbild zahlreicher neu gegründeter psychiatrischer Krankenhäuser in Deutschland. Wie einem ausführlichen Bericht von Schaeffer (1832) entnommen werden kann, war die Heil- und Pflegeanstalt „Sonnenstein" mit allen notwendigen Einrichtungen zur Betreuung von Geistes- und Gemütskranken Patienten eingerichtet. Dazu gehörten sowohl speziell eingerichtete „Irrenzimmer", für die das Autenriethsche „Pallisadenzimmer" Vorbild war (s. S. 39) und „Zwangsmittel" zum Festhalten besonders erregter Patienten, als auch Spiel- und Musizierzimmer, Bibliotheken, ein Raum zum Tanzen, eine Badeanstalt, z. T. Flußbäder, Parks und Möglichkeiten zur Arbeits- und Beschäftigungstherapie. Neben „Sonnenstein" galten in Deutschland besonders die von Jacobi geleitete Klinik in Siegburg bei Bonn, später auch die württembergische Heil- und Pflegeanstalt Winnenthal sowie die von Ch.F.W. Roller (1802–1878) ab 1837 mit großer Energie und Umsicht geplante und ab 1842 für viele Jahre geleitete badische Anstalt Illenau (bei Achern), als besonders vorbildlich.

Vom Ludwigsburger „Tollhaus" zur Heil- und Pflegeanstalt Winnenthal

Zwei Jahre nach seinem Regierungsantritt hatte der damals 18jährige Herzog Carl Eugen im Mai 1746 eine Anordnung erlassen, durch die das „Tollhaus" in Ludwigsburg gegründet wurde. Es wurde als Annex zum Zucht- und Arbeitshaus für zunächst 11 Patienten neu erbaut[262]. Spätere Erweiterungen ermöglichten eine Unterbringung von maximal 48 Patienten. Die ersten Kranken wurden im Juni 1749 aufgenommen. Die Verordnung zur Einrichtung dieses Tollhauses,

---

[260] Schaeffer 1832, Kirchoff 1912, Ackerknecht 1985
[261] Reil 1803, 1808–1812; Kaiser und Mocek 1979
[262] Koch 1880

die vielleicht durch die 1714 erfolgte Errichtung eines Tollhauses im nahen, markgräflich-badischen Pforzheim angeregt wurde, läßt für diese fortschrittliche Entscheidung des Herzogs zwei Motive erkennen:

- die oft vieljährige Verwahrung und der Unterhalt von Geisteskranken („melancholische und blöde Leuthe, auch wirkliche Maniaci und Furiosi") bereiteten den Gemeinden erhebliche Kosten und Mühen. Diese Aufgaben könnten durch ein Tollhaus einfacher und besser erfüllt werden.
- Da die bisherige Unterbringung geisteskranker Menschen die Hoffnung auf „Rekonvaleszenz und Wiedergenesung durch ungeschickliches Behandeln, wo nicht gar vernichtet, doch ungleich erschweret würde", sei ein Tollhaus als Ort „für eine bessere Besorgung so vieler bedaurungswürdiger Persohnen" wünschenswert.

Die Einrichtung des „Tollhauses" in Ludwigsburg kann als ein erster Schritt der Humanisierung der Lage geisteskranker Menschen in Württemberg angesehen werden; er wurde von Binder (1899/1900) ausführlich beschrieben. Für dieses Tollhaus wurde mit einer Besoldung von 150 Gulden pro Jahr ein „besonderer Tollknecht zur Aufsicht über diese unglückseligen Leuthe" eingestellt, der unverheiratet sein und einen guten christlichen Leumund haben mußte. Bei der Aufnahme eines Kranken in das Tollhaus mußten von den geistlichen und weltlichen Beamten, z. T. auch von den Stadt- und Amtsärzten des Heimatortes, sorgfältige Aufzeichnungen über den Patienten eingereicht werden. Die ordentliche Unterbringung der Patienten wurde geregelt, ein Bericht alle 4–5 Wochen vorgeschrieben und eine den Umständen der Patienten gemäße Arbeit empfohlen. Der Hofmedicus und der Waisenhauspfarrer von Ludwigsburg hatten die Patienten zu betreuen, ein ehrenamtlicher Verwalter sorgte für die finanzielle Abrechnung des Tollhauses. Waren die Patienten unbemittelt, so mußte das Kostgeld von den zuständigen Gemeinden aufgebracht werden. Aus dem Vermögen der evangelischen Kirche, dem „Kirchenkasten", gingen jährlich Spenden ein.

Die weniger schwer Erkrankten wurden im mittleren Stockwerk des Tollhauses untergebracht, die unruhigen Patienten im unteren Stockwerk. Hochgradig erregte und tobende Patienten konnten angeschlossen werden. 1756 wurde – wie der Rechnung eines Schreinermeisters zu entnehmen ist – eine „neue Sessel-Maschine, die Tollen darein zu sperren von Eichenholtz gestempt . . ." angeschafft. Binder (1899/1900) hat aus Einweisungsberichten, noch vorhandenen ärztlichen Befunden, vor allem jedoch aus Rechnungen, Einrichtungs-, Verpflegungs- und Reparaturkosten versucht, ein wirklichkeitsnahes Bild dieses Tollhauses zu rekonstruieren. Er kam 150 Jahre nach der Gründung desselben zu folgendem Schluß: „. . . umso mehr gebührt unsere Bewunderung dem Fürsten und Regenten, der vom Mitgefühl für die elendesten und bedaurungswürdigsten seiner Unterthanen erfüllt, mit klarem, seiner Zeit vorauseilendem Blick von sich aus den richtigen Weg erkannt hat, der nach den damaligen Verhältnissen einzig und allein zu einer Verbesserung des Looses der Irren und zum Fortschritt führen konnte . . ." (S. 30).

Man kann in der Tat die unter dem Einfluß der Aufklärungsphilosophie und dem Rat der Leibmedici vollzogene Entscheidung Carl Eugens nur loben; sie erfolgte mehr als eine Generation, bevor die „Befreiung der Geisteskranken von ihren Ketten" durch Philippe Pinel in Paris ein auch international wirksames Zeichen für eine Wende in der Behandlung der Geisteskranken setzte. Allerdings muß sich die Betreuung der Patienten im Tollhaus zu Beginn der 80er Jahre verschlechtert haben, so daß 1884 der „Cammerrath und Pfleger" Wider von der herzoglichen Deputation aufgefordert wurde, Verbesserungs- und Erweiterungsvorschläge für das Tollhaus auszuarbeiten, das damals 26 Patienten betreute. 1788 wurde mit einem Neubau begonnen, der 1794 abgeschlossen wurde[263].

Justinus Kerner hat als Schüler und Lehrling der vom Tollhaus benachbarten staatlichen Tuchfabrik die Patienten des Tollhauses besuchen können und sie nach seinem eigenen Bericht (BK) mit seinem Maultrommelspiel beruhigt. Ihre traurige Lage war für ihn sicher eine prägende Erfahrung.

Mit der Errichtung des Ludwigsburger Tollhauses war in Württemberg im Geist der Aufklärung des Humanismus ein erster Schritt zur zentralisierten ärztlichen Betreuung geisteskranker Menschen getan. Das Ludwigsburger Tollhaus wurde erst mit der Eröffnung der *„Königlichen Pflegeanstalt Zwiefalten"* 1812 aufgelöst und die 30 männlichen und 16 weiblichen Patienten von Ludwigsburg nach Zwiefalten verlegt. Die Errichtung der Pflegeanstalt Zwiefalten erfolgte in einem der säkularisierten Benedictinerklöster des Landes. Die neue Pflegeanstalt war im Vergleich zum alten Tollhaus relativ großzügig eingerichtet, hatte die damals üblichen therapeutischen Möglichkeiten der Psychiatrie und wurde später mit Werkstätten und einer ausgedehnten Landwirtschaft versehen, so daß die Patienten einer sinnvollen Arbeit nachgehen und sich begrenzte soziale Gemeinschaften bilden konnten. Die Anstalt in Zwiefalten wurde jährlich vom Medicinalcollegium visitiert, wobei der leitende Arzt Berichte über jeden Patienten vorzulegen hatte. Diese Berichte sind zum großen Teil erhalten und zeigen, daß Zwiefalten in seinem zweiten Arzt, Dr. Elser, einen qualifizierten Psychiater hatte, der sich engagiert für die Verbesserung der Behandlung seiner Patienten einsetzte[263a]. Dr. Elser konnte im Auftrag der Stuttgarter Regierung auch psychiatrische Anstalten außerhalb Württembergs besuchen und brachte vor allem von einem Besuch auf dem „Sonnenstein" wesentliche Verbesserungsvorschläge für Zwiefalten mit. Die Anstalt wurde jedoch nicht nur durch das Medicinalcollegium kontrolliert, sondern gelegentlich auch direkt von König Wilhelm I. Aus dem Jahr 1841 ist der Bericht eines solchen königlichen Besuches erhalten[264].

„Heute vormittag, 15 Minuten vor 1 Uhr, trafen S. Majestät der König auf Ihrer Durchreise hier ein und geruhten ebenso unvermuthet als allergnädigst vor dem Anstaltsgebäude abzusteigen, sofort eine bis in die kleinste Einzelheiten gehende Besichtigung der gesamten Anstalt, ihrer Gärten und ihrer Bewohner eine volle Stunde zu widmen, sich hiebey auf das sorgfältigste und herablassendste über alle Details der ärztlichen und öko-

---

[263] Koch 1880; nach Durchsicht der im Hauptstaatsarchiv Stuttgart und im Staatsarchiv Ludwigsburg vorhandenen Akten habe ich die Entwicklung der Psychiatrie in Württemberg an anderer Stelle ausführlich dargestellt (Grüsser 1987)

[263a] Dies gilt wenigstens für die ersten Jahre seiner Amtszeit.

[264] StAL, E 163 Bü 673

nomischen Verwaltung des Hauses zu erkundigen und zuletzt den unterzeichneten Vorstehern allerhöchst ihre gnädige Zufriedenheit mit der – hiebey wahrgenommenen Reinlichkeit, Ordnung und Zweckmässigkeit in Haltung und Verpflegung der Kranken erkennen zu geben."

Mit der Vergrößerung des Landes und der Zunahme der Bevölkerung reichte diese königliche Pflegeanstalt bald nicht mehr aus, so daß das Medicinalcollegium in Stuttgart die Errichtung einer weiteren Heil- und Pflegeanstalt empfahl. Der württembergische Minister des Kirchen- und Schulwesens von Wangenheim, der auch für die Universitäten zuständig war, empfahl 1817 die Errichtung einer Heilanstalt für Gemüts- und Geisteskranke in Tübingen[265]. A.C.A. Eschenmayer, der seit 1811 Professor für Philosophie in Tübingen war und das Vertrauen von Wangenheim hatte, schlug in einem ausführlichen Gutachten den Neubau einer Heilanstalt für etwa 10–12 Kranke vor, die auch als Lehrkrankenhaus dienen sollte. Sein Plan enthielt die damals in der Psychiatrie eingeführten, physikalischen Therapiemethoden (Bäder, Duschen, Coxsche Schaukel) sowie einen geräumigen Hof und Garten nebst arbeitstherapeutischen Möglichkeiten für die Patienten im Garten- und Ackerbau[266]. Wie oben schon erwähnt wurde (S. 40), verhinderte ein unter Autenrieths Einfluß erstelltes Gegengutachten der Medizinischen Fakultät den Bau einer Heil- und Pflegeanstalt in Tübingen. Autenrieth wehrte sich gegen eine größere psychiatrische Klinik, weil er aufgrund seiner eigenen Erfahrungen eine seelische Überlastung der Ärzte bei der Betreuung zahlreicher geisteskranker Menschen fürchtete und damit eine schlechte Versorgung der Patienten vorhersah. Er setzte sich vor allem für die Unterbringung der Kranken in besonders ausgewählten und vorgebildeten Familien ein. Die schwäbischen Landpfarrhäuser hielt er für diese Aufgabe besonders geeignet. Im übrigen empfahl er die Einrichtung einiger psychiatrischer Zimmer in den städtischen Spitälern, wie er sie selbst im Tübinger Klinikum verwirklicht hatte (s. S. 39).

Auch ein späterer Vorschlag von Wilhelm Leube (1799–1881), der im Auftrag der Stuttgarter Regierung in Frankreich und in den Niederlanden psychiatrische Kliniken besucht hatte, in Tübingen eine „Irrenanstalt" einzurichten, blieb erfolglos[267]. Leube hatte sich in Tübingen als praktischer Arzt niedergelassen und las als Privatdozent von 1824–1838 an der Universität über Psychiatrie, z. T. also in Konkurrenz mit Eschenmayer.

Nachdem die Tübinger Fakultät eine psychiatrische Klinik abgelehnt hatte, erstattete Kerners Studienfreund, der Stuttgarter Obermedizinalrat Heinrich Köstlin, Mitglied des Medicinalcollegiums, 1829 ein ausführliches Gutachten über die Einrichtung einer zweiten psychiatrischen Anstalt in Württemberg. Nach längerer Suche des geeigneten Platzes wurde das ehemalige Jagdschloß Winnenthal bei Winnenden für besonders günstig gehalten, umgebaut und mit den notwendigen Neubauten und Einrichtungen versehen[268]. Die Klinik wurde

---

[265] Fichtner 1980
[266] Wuttke 1972
[267] Leube 1825, 1827, 1829
[268] Kreuser 1885

im August 1833 eröffnet; Aufsichtsbehörde war das königliche Medicinalcollegium in Stuttgart. Die erste größere private Irrenanstalt in Württemberg, das Göppinger „Christophsbad", wurde erst 20 Jahre später durch Dr. Heinrich Landerer, dem Schwager Gustav Werners, eröffnet[269].

Für mehr als 40 Jahre war Albert Zeller (Abb. 20, 1804–1877) ärztlicher Direktor von Winnenthal. Er hatte in Tübingen Medizin studiert und widmete sich der Psychiatrie, nachdem er selbst eine erste depressive Phase durchgestanden hatte. Er hospitierte einige Zeit in der damals wichtigsten deutschen Irrenanstalt, dem 1811 gegründeten „Sonnenstein" bei Pirna, und hielt sich später auch für einige Zeit in Berlin auf, wo er die Charité besuchte. Er heiratete in Berlin Marie Reimer, die Tochter des Berliner Verlegers und Buchhändlers Georg Reimer, kehrte nach Stuttgart zurück, ließ sich dort 1828 als praktischer Arzt nieder und behandelte bevorzugt psychisch Kranke. Als dank der intensiven Planungsarbeit Köstlins die Eröffnung der neuen Heilanstalt Winnenthal abzusehen war, konnten sich qualifizierte Ärzte um die Stelle des leitenden Arztes bewerben. Aus neun Bewerbern kamen Albert Zeller und Dr. Buzorini aus Ehingen in die engere Wahl[270]. Köstlin verfertigte für die Regierung ein Exposé zur Erleichterung der Entscheidung, wobei er offensichtlich Zeller favorisierte. „Dr. Zeller lebt und handelt seit drey Jahren unter den Augen des hiesigen Publikums. Er dürfte, was die allgemeine Bildung betrifft, nur Buzorini voraushaben". 1831 wurde Albert Zeller zum Direktor der späteren Heil- und Pflegeanstalt Winnenthal gewählt und auf Betreiben von Köstlin zunächst von der württembergischen Regierung auf eine ausgedehnte Reise geschickt, um entsprechende Krankenanstalten in Deutschland, England, Schottland und Frankreich zu besuchen. Besonders beeindruckt war er von der Anstalt Siegburg bei Bonn und ihrem Leiter Maximilian Jacobi (1775–1858), der neben Friedrich Nasse der führende Vertreter der „Somatiker" unter den Anstaltspsychiatern war (S. 178). Jacobis Einfluß auf Zeller war nachhaltig und bewirkte, daß in Winnenthal eine an der täglichen Erfahrung orientierte nüchterne Psychiatrie praktiziert wurde, die mehr zur „somatischen" Richtung Autenrieths und Nasses, als zur „psychischen" Richtung Eschenmayers zu rechnen war, bei dem Zeller 1824 in Tübingen Psychiatrievorlesungen gehört hatte. Zeller veröffentlichte seine ärztlichen Erfahrungen in den „Berichten über die Wirksamkeit der Heilanstalt Winnenthal". Aus diesen Berichten geht hervor, daß nach dem Aufbau der Anstalt und ihrer therapeutischen Möglichkeiten diese Klinik für die damalige Zeit außerordentlich „modern" eingerichtet war. Für die leichter Erkrankten gab es Möglichkeiten zur Arbeits- und Beschäftigungstherapie, ein Spielzimmer und eine Bibliothek. Eine Hausordnung regelte das Gemeinschaftsleben. An schönen Tagen wurden mit den Patienten Ausflüge gemacht, die bis zur Schwäbischen Alb reichten.

Zeller leitete die Anstalt Winnenthal bis 1877 im Geist christlicher Ethik und eines aufgeklärten Humanismus. Allen Berichten zufolge muß er eine eindrucksvolle Persönlichkeit gewesen sein, ein „großer Irrenarzt und einer der ersten Psychiater seiner Zeit"[271]. Der wichtigste deutsche Psychiater des 19.

[269] Krauß 1957
[270] StAL, E 163, Bü 612
[271] Gaupp 1940

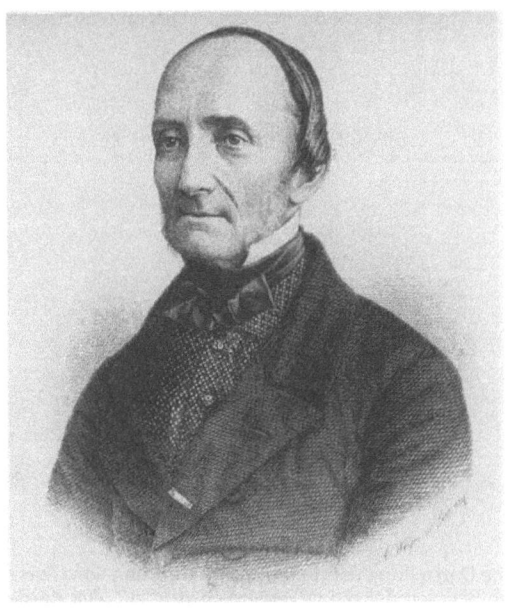

Abb. 20. Albert Zeller. Stahlstich aus A. Zeller: Gedichte 1882

Jahrhunderts, Wilhelm Griesinger, war zwei Jahre (1840/41) Assistenzarzt von Zeller und hat aufgrund seiner Erfahrung in Winnenthal sein Buch *„Die Patholo- gie und Therapie der psychischen Krankheiten"* geschrieben, das als erster Markstein einer modernen Psychiatrie in Deutschland angesehen werden kann. Der Vor- schlag des Medicinalcollegiums, Albert Zeller zum Direktor der Anstalt Winn- enthal zu wählen, hat sich für die Entwicklung der Psychiatrie in Württemberg und die Akzeptanz der klinischen Psychiatrie durch die Bevölkerung als außer- ordentlich segensreich erwiesen. Albert Zeller war ein überzeugter evangeli- scher Christ. Seine literarische Begabung ist in seinen „Liedern des Leids" zu erkennen[272], von denen einige in das württembergische Kirchengesangbuch aufgenommen wurden. Zeller wird uns in späteren Kapiteln nochmals begeg- nen, einmal als scharfer Kritiker der Kernerschen Geistertheorie (S. 227 f.), zum anderen als Kerners Kollege bei der Behandlung gemeinsamer Patienten, insbe- sondere bei der Betreuung von Nikolaus Lenau (S. 303 f.).

Hirnorganiker – Somatiker – Psychiker – Mystiker.
Varianten psychiatrischer Theorie

Die *Theorie der Psychiatrie* war in den deutschen Staaten in der ersten Hälfte des 19. Jahrhunderts durch die Entwicklung von drei unterschiedlichen Schulen gekennzeichnet, die sich z. T. erheblich von der Meinung der französischen Ärzte abhoben, obgleich der Einfluß der französischen Psychiatrie unverkenn-

---

[272] Zeller, 7. Auflage 1882

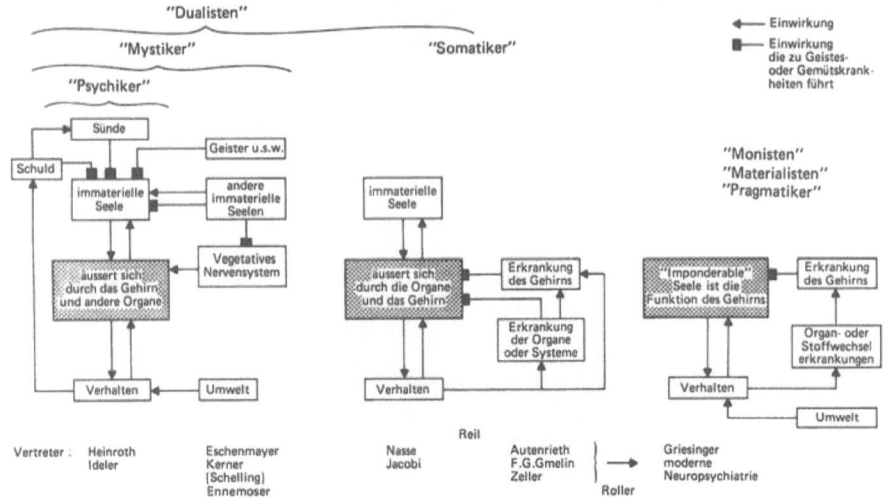

Abb. 21. Schematische Darstellung der theoretischen Deutung von Geisteskrankheiten durch die unterschiedlichen Schulen der deutschen Psychiatrie zur Zeit Kerners. Die Gruppe der „Psychiker" und der „Mystiker" (links) nahm an, daß bei Psychosen die immaterielle Seele erkrankt sei. Die Gruppe der „Somatiker" (mitte) ging dagegen davon aus, daß die immaterielle Seele nicht erkranken könne und Geisteskrankheiten überwiegend durch Organerkrankungen bedingt seien. Die Gruppe der zum Materialismus neigenden „Pragmatiker" (rechts) verzichtete auf die Annahme einer immateriellen Seele oder hielt diese Frage für ärztliche Probleme unwichtig. Die meisten Pragmatiker betrachteten Geisteskrankheiten als Gehirnkrankheiten oder Stoffwechselerkrankungen

bar blieb: die „Psychiker", mit ihrem extremen Flügel den „Mystikern", die „Somatiker" und die mehr materialistisch oder pragmatisch orientierten „Hirnorganiker"[273]. Die theoretischen Konzepte, mit denen die verschiedenen Schulen aus den Kindertagen der deutschen Psychiatrie die Entstehung von Geisteskrankheiten erklärten, sind vereinfacht in Abb. 21 dargestellt. Die unterschiedlichen Deutungen kennzeichnen die theoretische Unsicherheit, in der sich die Psychiatrie zur Zeit Kerners befand. Sie machen vielleicht auch die eigentümliche Entwicklung verständlich, die Kerners und Eschenmayers Theorie des „thierischen Magnetismus" und Somnambulismus nahm. Aufgrund der geistesgeschichtlichen und religiösen Tradition in unserem Land, der Neigung zum unklaren und spekulativen Denken, der beschränkten Auswirkung der Aufklärung und des Einflusses der Naturphilosophie Schellings, war die Entwicklung der Psychiatrie in Deutschland schon an ihrem Beginn durch spekulativ-dualistische Theorien dominiert. Die pragmatisch-nüchterne Auffassung, daß die endogenen und die symptomatischen Psychosen Hirnkrankheiten seien[274], hat sich hierzulande erst langsam durchgesetzt und wird auch heute noch von manchen Psychiatern abgelehnt. Im folgenden möchte ich die drei Konzepte und Entwicklungen nachzeichnen, die zu den oben genannten „Schulen" führten.

---

[273] Grüsser 1987
[274] Griesinger 1845

(a) Zur *pragmatischen Schule* der „Hirnorganiker", die sich aus der „fortschrittlichen" französischen Psychiatrie der Zeit nach der Französischen Revolution entwickelte, einen Teil der Lehre Galls aufnahm und überwiegend vom Geist der Aufklärung geprägt war, ist mit Einschränkungen auch Autenrieth in Tübingen zu rechnen, obgleich er – vermutlich aus religiösen Gründen – eine dualistische Deutung der Leib-Seele-Beziehung einer monistisch-materialistischen vorzog. In seinen Vorlesungen über „Chronische Krankheiten" führte er die Geisteskrankheiten überwiegend auf drei Ursachen zurück:

– auf primäre Hirnerkrankungen, wie z. B. geistige Störungen bei der „Hirnepilepsie";
– auf Störungen der Hirnfunktion, die durch eine bei der Obduktion sichtbare Veränderung der „palpabalen" Hirnsubstanz begründet wurden, wobei diese Veränderungen durchaus sekundäre Folgen einer anderen Erkrankung sein konnten (z. B. Hirnentzündungen, „verdrängte Kräze");
– auf Veränderungen der Funktion des „Gefäßsystems". Darunter verstand Autenrieth nach den heutigen Bezeichnungen überwiegend *Stoffwechselerkrankungen*, durch die der „imponderabile" Teil der Hirnfunktion gestört würde.

Autenrieth unterschied in seinen Vorlesungen 1807 bei der häufigsten Geisteskrankheit, der „Manie", drei Formen:

1. Störungen der Urteilkraft mit einer Beeinträchtigung des Bewußtseins wie beim Fieberdelir,
2. logisch falsche, „närrische" Vorstellungen, die durch Argumente nicht beeinflußt werden können bei sonst normalem Bewußtsein,
3. „Lähmungen" der Willensfreiheit mit triebhaften Erregungszuständen.

Er beobachtete, daß eine durch Überdosierung von Belladonnablättern (Tollkirsche) bedingte Psychose – also eine Atropin- und Scopolaminvergiftung – einer „natürlichen Manie" völlig gleiche, was ihn zur Hypothese einer chemischen Ursache derselben führte. Die meisten „Manien" der damaligen psychiatrischen Krankheitslehre würde man heute den Psychosen des schizophrenen Formenkreises zuordnen.

Natürlich kannte Autenrieth auch überwiegend psychogene Erkrankungen, wie die Hysterie, den Somnambulismus und abnorme (neurotische) Reaktionen, doch ordnete er diese Erkrankungen mit Recht weder den „Kopfkrankheiten", noch den eigentlichen Geisteskrankheiten zu. Für die Entstehung der Geisteskrankheiten im engeren Sinne (d. h. der *endogenen* Psychosen der heutigen Psychiatrie) glaubte Autenrieth an das Zusammenwirken von psychischen und organischen Faktoren (S. 73). Seine theoretische Deutung von geistigen Erkrankungen läßt sich aus seinem „Handbuch der empirischen menschlichen Physiologie" (1801/1802) herleiten: Gemeinsam mit zahlreichen Physiologen und Ärzten seiner Zeit glaubte Autenrieth, daß es außer den chemischen Grundstoffen des Körpers in diesem noch etwas geben würde, das den Körper lebendig mache: *„Der augenscheinliche Unterschied zwischen einem Lebenden und einem Toten ist Handlung, d. h. Bewegung des Körpers oder eines Theils desselben"* (S. 48). Diese

Handlung sei durch die Funktion der Seele als „lebende Kraft" bedingt. Andererseits würden die Urteilkraft, der Scharfsinn und andere Leistungen der Seele von bestimmten körperlichen Funktionen abhängen. Beim Bewußtlosen seien einige körperliche Funktionen erhalten, die Hirnfunktion dagegen gestört. Die „Lebenskraft" als Ausdruck der Seele hielt Autenrieth wie sein Freund Johann Christian Reil (1796) für ein immaterielles „Fluidum", das auch für die Signalübertragung im Nervensystem notwendig sei. Da der Mensch beim Sterben nicht leichter würde, sei die Lebenskraft ohne Zweifel „imponderabil"; ihre Ausbreitung auf den Nerven sei beliebig schnell: *Man bemerkt auch nicht die Zeit, die zwischen der Reizung des Fusses und der Empfindung vergeht".* Erst in der Generation nach Authenrieth verzichtete die Physiologie endgültig auf die Vorstellung einer unabhängigen „Lebenskraft" und führte die Funktionen des Organismus auf physikalische und chemische Gesetzmäßigkeiten zurück[275].

Gemeinsam mit den meisten seiner wissenschaftlichen Zeitgenossen glaubte Autenrieth an eine *allgemeine Polarität* der Lebenskraft, wofür er z. B. Beobachtungen der Änderung der elektrischen Phosphene (Lichtempfindungen) bei Gleichstromreizung des Auges in Abhängigkeit von der elektrischen Polarisationsrichtung anführte. Hier wird auch bei dem strengen Empiriker Autenrieth der Einfluß der zeitgenössischen romantischen Philosophie sichtbar (S. 186 f.). Autenrieth erkannte, daß eine *dualistische Deutung* der psychischen Funktionen zu erheblichen theoretischen Schwierigkeiten führt, doch blieb er selbst Dualist, obgleich er der Meinung der französischen Materialisten gelegentlich recht nahe kam. Für ihn war das Gehirn ein *„materielles Hilfswerkzeug zum apriorischen Denken"* und der Körper eine *notwendige* Struktur, um die äußere Welt zu erfahren: *„durch ihn können wir jene, in immer weiterem Umfang, aber nur durch Erfahrung wahrnehmen; und durch ihn sind wir als Menschen selbst noch Theil dieser Welt ausser unserem klaren Bewußtseyn. Nicht sind wir mit ihr in Eins zusammengeflossen; uns scheidet von ihr unser Geist, seines eigenen Ichs sich bewusst"*[276].

Von Autenrieths Vorstellungen, die in Albert Zellers Deutung der Geisteskrankheiten nachwirkten, führt ein direkter gedanklicher Weg zu Wilhelm Griesingers Auffassung, daß die endogenen Geisteskrankheiten Gehirnkrankheiten seien. Die moderne Forschung bestätigte diese Auffassung.

(b) Am anderen Pol der Theorie psychischer Erkrankungen standen die *„Psychiker"* und ihr extremer Flügel, die *„Mystiker"* (Abb. 21). Da letztere die Begründung ihrer uns heute sonderlich erscheinenden Theorie aus Beobachtungen der Dämmerzustände von hysterischen Patienten herleiteten und nicht als eine Theorie der Geisteskrankheiten betrachteten, wird ihre Auffassung erst im nächsten Kapitel besprochen.

Die „Psychiker" unter den Anstaltspsychiatern jener Zeit wurden von dem Leipziger Arzt *Johann Christian August Heinroth* (1773–1843) angeführt. Er hatte in Leipzig Medizin studiert und nach einer Bildungsreise nach Italien 1805 in Leipzig promoviert. Ab 1806 hielt er Vorlesungen über „Medizinische Anthropologie", ab 1811 über „Psychische Medizin" an der Universität Leipzig.[277]. Seine

---

[275] DuBois-Reymond 1848
[276] Autenrieth 1836, S. 34
[277] Gregor 1921a

Theorie der psychotischen Erkrankungen, die er ab 1811 in den Vorlesungen über „Psychische Medizin" vortrug und 1818 in einem übersichtlich geschriebenen Buch veröffentlichte, ging von der Annahme aus, daß alle Krankheiten – nicht nur Psychosen – durch den Patienten selbst verschuldet oder durch Verwahrlosung der Umwelt bedingt seien. Gestörte Affekte und Leidenschaften seien Hauptursachen für körperliche Erkrankungen. Gesundheit sei Freiheit der Seele, Krankheit die Abhängigkeit oder Unfreiheit derselben. Psychische Erkrankungen seien Störungen der immateriellen Seele, durch Verleugnung der Moral und durch Schuld und Sünde bedingt: *„Seelenstörungen entstehen nur aus dem verkehrten Gebrauche der Freiheit"*[278]. Gesteigerte Leidenschaften bewirkten Täuschungen und schließlich Wahn und endeten in dauernder Unfreiheit. Heinroth entwickelte eine systematische psychiatrische Formenlehre und teilte die psychischen Erkrankungen nach einer 3x3-Matrix ein, in der die eine „Dimension" nach den Kategorien „Gemüt", „Geist" und „Wille", die andere nach dem Grad der Erregung: „erregt", „gemischt", „unerregt" gegliedert waren. Die Beschreibung der psychopathologischen Phänomene, die Heinroth bei geistes- oder gemütskranken Patienten beobachtete, sind recht genau und können gut in die Begriffe der heutigen Psychopathologie „übersetzt" werden[278a].

In der Beschreibung der klinischen Beobachtungen und der verschiedenen Formen geistiger Störungen („Verhalten" in Abb. 21) standen sich „Psychiker" und „Hirnorganiker" keineswegs fern, sie beobachteten schließlich auch die gleichen Phänomene. Radikal verschieden war dagegen ihre psychiatrische Theorie, die in der „Wesenslehre" von Heinroth schließlich zur Behauptung führte, daß das moralisch Böse Ursache *aller* geistigen Störungen sei. Daß das *überindividuell Böse* den Einzelnen überhaupt beeinflussen könne, wurde von Heinroth mit naturphilosophischen und religiösen Spekulationen erklärt. Seine Vorstellungen über das Wesen psychischer Erkrankungen und ihrer Therapie waren aus der protestantischen Ethik und der Theologie von Schuld und Sünde abgeleitet, wobei Heinroth auch von Schellings naturphilosophischen Spekulationen beeinflußt war.

Trotz großer theoretischer Unterschiede waren die *therapeutischen Bemühungen* der verschiedenen psychiatrischen Schulen wiederum sehr ähnlich. Heinroth empfahl als „indirekte Heilmittel" viel Luft, Licht, Wasser, Arbeit im Garten oder auf dem Feld, Beschäftigung mit Kunst und jede Form von Arbeitstherapie. Als „direkte Heilmittel" wandte er einerseits Musik an, andererseits hielt er auch Erbrechen und körperliche Bestrafung für sinnvoll, wobei „Rutenhiebe nur in Gegenwart und auf Verordnung des Arztes" ausgeführt werden durften.

Heinroths theoretischen Vorstellungen stand auch *Karl Ideler* (1795–1860) nahe, ein weiterer wichtiger Psychiater jener Zeit, der von 1828–1860 Leiter der Irrenabteilung der Charité in Berlin war[279]. Auch er betrachtete Geisteskrankheiten als Erkrankungen einer körperlosen Seele, hervorgerufen durch maßlose Leidenschaft und verbunden mit dem Verlust von sittlicher Einsicht und verantwortlichem Handeln. Obgleich (oder vielleicht weil) Ideler aus einer protestanti-

---

[278] Heinroth 1818
[278a] Grüsser 1987
[279] Kirchhoff 1921a

schen Pastorenfamilie stammte, lehnte er jedoch das „Böse" als Ursache von Geisteskrankheiten ab.

In *Tübingen* war *A.C.A. Eschenmayer* ein Anhänger der Heinrothschen Psychiatrie. Seine in einer sorgfältigen Nachschrift erhaltenen Vorlesungen über „Psychiatrie" aus dem Jahr 1822 durch den Philosophiestudenten A. Frick folgen z. T. wörtlich dem Buch von Heinroth (1818). Eschenmayer ließ jedoch – wahrscheinlich aufgrund eigener Erfahrungen mit geisteskranken Patienten [278a] – die Möglichkeit offen, daß es auch organische Ursachen für psychische Erkrankungen geben würde; er paßte sich damit etwas an Autenrieths Meinung an. Später versuchte Eschenmayer (1830a) aufzuzeigen, daß die „obersten" geistigen Funktionen wie „Gewissen, Glaube, Vernunft, Phantasie und oberes Begehrungsvermögen" nicht erkranken könnten. Nach seiner Meinung waren sich die „psychischen Ärzte" darüber einig, daß es *„Krankheiten des Verstandes, des Gefühlsvermögens, des Gemüts, des niederen Begehrungsvermögens und der Einbildungskraft"* geben würde (S. 65). *„Alle Seelenstörungen rühren daher, dass die niederen Kräfte die Herrschaft, die den oberen gebührt, an sich reissen und die ganze Persönlichkeit einnehmen".* Ganz im Sinne Heinroths erklärte Eschenmayer die Ursache von Geisteskrankheiten: *„die Verrückung ist im Grunde nichts anderes, als der vom Gesetze der Wahrheit abgefallene und dem Irrthum preisgegebene Verstand".*

(c) Zwischen der Auffassung der „Hirnorganiker" und jener der „Psychiker" stand das theoretische Konzept der „Somatiker" (Abb. 21). In der Diskussion um die Ursache von Geisteskrankheiten bildeten sie in Deutschland jedoch den Gegenpol zu den „Psychikern", da die „Hirnorganiker" sich nach 1830 nicht mehr (z. B. Autenrieth) oder noch nicht (z. B. Griesinger) an der theoretischen Diskussion beteiligten. Die wichtigsten Theoretiker der „Somatiker" waren Friedrich Nasse (1769–1851) und Maximilian Jacobi (1775–1858). Die meisten „Somatiker" waren Dualisten (Abb. 21) [279a]. Nasse war Schüler von Reil, der gute physiologische Kenntnisse hatte, dessen Zusammenarbeit mit Autenrieth in der Herausgabe des Archivs für Physiologie jedoch keiner großen Geistesverwandtschaft mit dem Tübinger Mediziner entsprach (Reil 1796–1815). Nasses Hauptwirkungsstätte war Bonn. Er war der Überzeugung, daß die körperlose Seele nicht erkranken könne, sondern Geisteskrankheiten infolge von *Organerkrankungen* entstünden und die Ein- und Ausdrucksfähigkeit der Seele veränderten. Er erkannte, daß es Geisteskrankheiten als Folge von primären Hirnerkrankungen gibt, führte zunächst jedoch die meisten Geisteskrankheiten auf Erkrankungen anderer Organe zurück. Konsequent bestand er daher auf einer genauen körperlichen Untersuchung der geisteskranken Patienten. Er war ein hervorragender Internist und hat sich um die Einführung der Stethoskopie besonders verdient gemacht.

Eine ähnliche Auffassung vertrat auch sein Freund und Kollege Maximilian Jacobi (1775–1858), der sich als Direktor der 1825 eröffneten, damals modernen und berühmten Irrenanstalt Siegburg bei Bonn große Verdienste erwarb [280]. Beide Psychiater haben sich mit der Dauer ihrer Erfahrung im Zusammenleben

---

[279a] Sioli 1921
[280] Herting 1921

mit psychotischen Patienten und aufgrund langjähriger Beobachtung von Krankheitsverläufen immer mehr der späteren Auffassung Griesingers angenähert. Für die theoretische Deutung der Geisteskrankheiten hat sich so ein kontinuierlicher Übergang von der Meinung der „Somatiker" zur Position Griesingers entwickelt, der die „hirnorganische" Richtung vertrat und davon überzeugt war, daß Psychosen Krankheiten des Gehirns seien.

Die Jahrzehnte nach 1811, dem Jahr der Gründung der ersten modernen Irrenanstalt „Sonnenstein" in Pirna, waren auch außerhalb Württembergs durch die Einrichtung zahlreicher moderner Heil- und Pflegeanstalten (z. T. staatlich, z. T. privat) gekennzeichnet. Die Anstaltsdirektoren, die wie Zeller mit ihren Kranken zusammenlebten, benutzten unabhängig von den theoretischen Grundpositionen recht ähnliche Therapieverfahren, wobei mit Verbesserung der medikamentösen und psychischen Therapie die Zwangsmethoden immer mehr in den Hintergrund traten. Neben Zeller waren Hayner, Damerow, Flemming und Pienitz die führenden Anstaltspsychiater. Ch.F.W. Roller (1802–1878), dessen Vater in Pforzheim der erste Irrenarzt im Großherzogtum Baden war, hat mit der badischen Anstalt Illenau (bei Achern) ab 1837 mit großer Energie und Umsicht ein vorbildliches Krankenhaus geschaffen und dieses ab 1842 für viele Jahre geleitet[281].

Betrachtet man die in Abb. 21 dargestellten theoretischen Deutungen der zu Kerners Studenten- und Wirkungszeit in Deutschland vertretenen psychiatrischen Theorien, so muß man berücksichtigen, daß diese sich überwiegend auf die *endogenen Psychosen* oder auf die *hirnorganisch begründbaren geistigen Störungen* bezogen, wobei die Anhänger der unterschiedlichen theoretischen Richtungen aus heutiger Sicht recht einheitliche Beschreibungen der beobachteten Phänomene gaben und sich auch in der praktischen ärztlichen Betreuung der Patienten kaum unterschieden. Ausgeklammert wurden in den theoretischen Deutungen der Anstaltspsychiater in der Regel die Hysterien und neurotischen Reaktionen. Auch die Phänomene von Hypnose und Suggestion („thierischer Magnetismus") wurden in den psychiatrischen Theorien meist nicht berücksichtigt. Die durch Mesmer begründete Tradition des „thierischen Magnetismus" nahm eine Sonderentwicklung außerhalb der Anstaltspsychiatrie, obgleich im ersten Drittel des 19. Jahrhunderts einige Anhänger dieser damals modischen psychotherapeutischen Technik (z. B. Nasse, Kieser) Erfahrungen mit der Betreuung psychotischer Patienten hatten.

Justinus Kerner und die zeitgenössische Psychiatrie

Justinus Kerner entwickelte sich zu einem erfolgreichen und verständnisvollen „Spezialisten" für Hysterie, Somnambulismus und andere hypnotische Phänomene, während er merkwürdigerweise für Menschen, die an endogenen Psychosen erkrankt waren, nicht immer Verständnis aufbrachte. Er hat auch nicht in die theoretischen Diskussionen um die Deutung endogener Psychosen zwischen den „Somatikern" und „Psychikern" eingegriffen und war bei der Beurteilung von wahnkranken Patienten z. T. recht hilflos. Wer will, mag dies heute als

---

[281] Fischer 1921

Abwehrmechanismus wegen der eigenen psychischen Grenzsituation Kerners deuten. Seine Schwierigkeiten im Umgang mit wahnkranken Menschen wurden schon in seiner Reaktion auf Hölderlins Psychose deutlich (S. 71 f.), sie sind jedoch auch durch Berichte des Sohnes Theobald belegt, der sonst ja bemüht war, dem Ansehen des Vaters nicht zu schaden. Theobald Kerner berichtete z. B. in seinem Buch „Das Kerner-Haus und seine Gäste"[282], wie ein schizophrener, wahnkranker Mann mit „roten Haaren, einem grossen spitzen Schnurrbart, vorstehenden Backenknochen, glänzend stechenden Augen, elegantem Reiseanzug" bei Justinus Kerner Hilfe suchte und Kerner recht abweisend reagierte. Dieser Patient fühlte sich „von einer unsichtbaren Bande Tag und Nacht gepeinigt und beschimpft". Er wollte wissen, „wo diese Rotte ist, aus welchen Personen sie besteht; o, ich erwürge sie, und wenn ich aufs Schaffott komme! Hören Sie, wie sie wieder lachen und mir nachhöhnen! Schafott! Schafott!." Der Patient hoffte, durch eine Somnambule in Kerners Haus Auskunft über diese „Rotte" seines Wahns zu bekommen. Kerner antwortete „Es thut mir leid, aber ich habe in der That gegenwärtig keine Somnambule, die Ihnen Auskunft geben könnte, aber reisen Sie nach Paris, der berühmte Magnetiseur Graf Scapary kann es Ihnen mitteilen" . . . „Mein Vater war froh, den Narren fort zu haben, aber nach 5 Tagen war er wieder da und noch aufgeregter als vorher . . .". Darauf sagte Kerner zu dem Patienten, daß seine Verfolger in einem Frauenkloster 3–4 Stunden von Moskau entfernt seien, worauf der Patient mit der Feststellung „Ich kenne das Kloster, eine Verwandte von mir ist darin" forteilte.

Nachdem Kerner als „Geisterseher" und Spezialist für Somnambulismus und tierischen Magnetismus im Lande berühmt wurde, suchten ihn natürlich immer wieder schizophrene Patienten auf, die sich durch magnetische oder elektrische „Manipulationen" belästigt, verfolgt oder beeinflußt fühlten. Einen dieser Patienten hat Kerner im Anhang zu seinem Buch „Geschichte zweier Somnambülen" in dem Kapitel „Merkwürdige fixe Idee eines Menschen" (1824, S. 420–426) beschrieben. Es handelte sich um den in Antwerpen tätigen schwäbischen Kaufmann Krauß (bei Kerner „Herr H." genannt), der Kerner 1819 oder 1820 aufsuchte, weil er sich durch eine „Bande in Antwerpen" verfolgt fühlte, die ihn mit Hilfe magnetischer Strahlung beeinträchtigen würde. Die Wahnerkrankung begann offensichtlich mit dem Erlebnis, daß sich Krauß durch den Blick der häßlichen Schwester eines Bürokollegen „magnetisiert" fühlte. Das Mädchen, so glaubte der Patient, sei Mitglied einer Bande, zu der ihr Oheim, ihr Bruder und eine „abscheuliche Muhme" gehörten, die mit Hilfe „magnetischer Strahlung" seine Ermordung planen würden. Er unternahm allerhand Maßnahmen gegen diese „Bande", halluzinierte jedoch immer wieder Drohungen seiner Verfolger, so hörte er z. B. einmal im Konzert den Satz „Hund, du kannst uns nicht entgehen". Anläßlich einer Schiffsreise fühlte er, wie der Offizier eines entgegenkommenden Schiffes ebenfalls ein „magnetisches Fluidum" einsetzte und ihn mit Schimpfreden beleidigte.

Kerner versuchte, den Patienten zu überzeugen, daß diese Bande nur in seiner Einbildung existieren würde und schrieb: „Herr H. ist von seinen fixen Ideen wohl nicht zu heilen und ist höchst unglücklich. Die magnetische Behandlung, die man in

---

[282] KH, S. 87 ff

Heidelberg mit ihm vornahm, scheint ihn gerade noch mehr in seinem krankhaften Glauben bestärkt zu haben."

Hier erkannte Kerner also nicht nur richtig die großen therapeutischen Schwierigkeiten bei einem systematisierten schizophrenen Wahn, sondern auch die Nutzlosigkeit einer Therapie mit tierischem Magnetismus und Hypnose, die 1819 in Heidelberg durch den dortigen Professor Schelver bei dem Patienten versucht wurde. Die Beschreibung Kerners ist deshalb besonders interessant, weil dieser Patient, Friedrich Krauß aus Göppingen, auch seine Behandlung bei Kerner erwähnt hat. Krauß hat 1852 im Selbstverlag eine über tausend Seiten umfassende Beschreibung seines Wahnes veröffentlicht: „Nothschrei eines Magnetisch-Vergifteten; Thatbestand, erklärt durch ungeschminkte Beschreibung des 36jährigen Hergangs, belegt mit allen Beweisen und Zeugnissen. Zur Belehrung und Warnung besonders für Familienväter und Geschäftsleute". Als zweites Buch folgte „Nothgedrungene Fortsetzung meines Nothschrei gegen meine Vergiftung mit concentrirtem Lebensäther und gründliche Erklärung der maskirten Einwirkungsweise desselben auf Geist und Körper zum Scheinleben"[283]. Diese beiden ausführlichen Selbstberichte über eine schizophrene Psychose, die über mehr als 50 Jahre anhielt, stellen vor den ähnlich ausführlichen Selbstberichten des Senatspräsidenten Schreber (1903) und des Chemieprofessors Staudenmaier (1912) ein psychiatrisch wichtiges Dokument aus dem 19. Jahrhundert dar, das im Auszug durch Ahlenstiel und Meyer 1967 wieder veröffentlicht wurde. Im folgenden gebe ich einen kurzen Abschnitt aus dem Bericht von Krauß wieder, aus dem man erkennt, wie er auch seine Behandlung durch Kerner – er nannte ihn *„Diafoirus"* – in die psychotische Deutung seines Lebens aufnahm und Kerners therapeutische Bemühungen, sicher ungerechtfertigter Weise, negativ beurteilte. Nach Beschreibung unangenehmer „Manipulationen", die der Patient an seinem Körper, besonders an seinem Kopf erlebte und die er auf die Einwirkung seiner Verfolger zurückführte, schrieb Krauß:

„. . . Der Leser macht nun sich selbst seine Gedanken über das Gewicht der Verworfenheit und Canibalität dieser Menschenfresser! Während mich v. E. [wahrscheinlich von Eschenmayer] dieser horriblen Vernichtung unterwirft, wogegen die Regierung mir nicht helfen zu können behauptet, liest man in den Journalen unter'm 23. Januar, dass ein Dr. Kr. in Wbg. in Gesellschaft mit mehrern andern Beamten die absurdesten Phantasmagorien (Wundermährchen), Geschichten von Geistererscheinungen, wo u. a. eine Mörderseele von einer Diebin im Gefängnis erlöst seyn will, was vornherein gegen jede noch so simpelhafte Geistertheorie verstößt, den Leuten aufhängen will. Oh Jemine! Überzeugt, daß diese Fledermäuse auch nicht den mindesten Bauer mit ihren auf Volksverdummung gerechneten Stückchen betrügen können, muß ich hier beifügen, daß dieser selbe Diafoirus mir vor ungefähr 20 Jahren ein rundes Glas von ca. 2 Zoll Diameter zustellte, das ich noch aufweisen kann, um es auf der Brust tragend, einen ableitenden magnetischen Rapport mit ihm zu unterhalten; daß er ferner meine Magnetisation bezeugte durch zwei mir an seine Freunde mitgegebene Briefe, wovon mich Einer den Inhalt selbst lesen ließ, der Andre sein Beileid darüber bezeugte; einen gleichen Brief an Dr. Wagemann in Welzheim, welcher mir darauf und auf meine Untersuchungen und Erklärungen hin ein offenes Cer-

---

[283] Krauß 1867

tifikat über meinen Zustand als Magnetisierter zustellte; daß Kr. noch Zeuge und Selbstangeber ist von dem, was ich vom edlen Baron Wangenheim erwähnt habe, daß nichtsdestoweniger dieserselbe Laxantius einige Jahre nachher in einem der mystisch-attrabilären Bücher, die er fabricirt, gegen mich geschrieben, mich als mit der Einbildung gestraft geschildert, also mit unbestreitbarem Selbstbewußtseyn fremden Giftmördern einen Freibrief, ein Mordpatent gegen mich ausgestellt hat . . .[284].

Bei anderen Wahnkranken, die Kerner in sein Haus aufnahm, beschränkte er sich auf die Anwendung vernünftiger physikalischer Therapie. So berichtete z. B. Theobald Kerner wie sein Vater einmal einen Theologiestudenten, der sich für Spinoza oder Kant hielt, therapierte: *„durch das einfache Landleben in Weinsberg, tüchtiges Laxieren, angestrengte Märsche durch Wald und Feld, wobei ihm mein Vater anriet, sich soviel als möglich vom Wind durchblasen zu lassen, verschwanden nach und nach die Phantasien und Ideen, er wurde aus einem überstützigen Philosophen wieder ein gewöhnlicher, gescheiter Mensch, . . . und wurde Landwirt"*[285]. Kerners persönliche Einwirkung auf geisteskranke Menschen schilderte sein Sohn Theobald recht anschaulich in der Beschreibung der Behandlung eines geisteskranken Mannes, der im Weinsberger Gefängnis so tobte, daß die Wärter den Oberamtsarzt riefen: *„Offenbar war der Kranke . . . von den Bauern in Weiler arg geplagt und geschunden und gebunden worden, wie es auf dem Lande bei „Narren" gewöhnlich ist . . ."*. Kerner spielte dem Kranken zunächst durch die Türe auf der Maultrommel vor. Der Patient beruhigte sich, sang alsbald einige Kirchenlieder und nahm die ihm von Kerner verordneten Medikamente ein. Am nächsten Tag wurde er ins Kernerhaus aufgenommen, wo er längere Zeit als Kutscher tätig war. *„Die vornehmste Stunde seines Lebens war vielleicht, als er einmal, auf des Doktors Kutschbock sitzend, mit fröhlichem Gesang in sein Dorf, das er so schmählich als gebundener Narr verlassen hatte, einfahren durfte"*[286].

Als die Psychiatrie zwischen 1830 und 1850 allmählich eine systematische Psychopathologie und Krankheitslehre entwickelte, die Wilhelm Griesinger sein, die Psychiatrie der nächsten Generationen bestimmendes, Werk ermöglichte, hat sich Kerner an der wissenschaftlichen Diskussion nicht mehr beteiligt und deren Resultate vermutlich auch nicht zur Kenntnis genommen. Da unter seinen Patienten nicht nur Hysteriker, sondern auch Menschen waren, die an endogenen Psychosen erkrankt waren, fehlte ihm bei der Beurteilung dieser Patienten das hinreichende ärztliche Wissen zur differentialdiagnostischen Unterscheidung, die auch heute nicht immer einfach ist. Dieser Mangel machte auch seinen Dialog mit Albert Zeller schwierig, und Kerner konnte in Zellers Angriffen auf sein Buch „Die Seherin von Prevorst" dessen psychiatrische Argumente nur schwer verstehen (s. S. 227 f.).

---

[284] Krauß 1852, S. 255–256
[285] KH, S. 66
[286] KH, S. 255/256

XII

„Es gibt so gewiß eine Geisterwelt, . . . als es eine Naturwelt gibt. "
Naturphilosophie, Mesmerismus und magisches Denken
der Romantik

In seinem „Prognostikon", das Kerner im „Morgenblatt" 1841 veröffentlichte, meinte er über die Nachwirkung seiner Tätigkeit im dritten Vers:

> „Flüchtig leb' ich durch's Gedicht,
> Durch des Arztes Kunst nur flüchtig;
> Nur wenn man von Geistern spricht,
> Denkt man mein noch und schimpft tüchtig. "

Kerner schrieb dieses Gedicht zu einer Zeit, als das öffentliche Aufsehen, das seine Geistergeschichten auslösten, allmählich abnahm und er wegen seiner Deutung abnormer psychischer Phänomene mit Hilfe des „Hereinragens einer Geisterwelt in die unsere" heftig angegriffen wurde. Diese Angriffe kamen von medizinischer, theologischer und literarischer Seite. Heute, mehr als 150 Jahre nach dem Erscheinen der „Seherin von Prevorst", ist Kerners Geistertheorie bestenfalls in Spiritistenkreisen noch bekannt, und niemand schimpft auf ihn. Man denkt seiner im Konzertsaal, wenn seine Lieder in der Vertonung Robert Schumanns oder Hugo Wolfs gesungen werden. Sein Buch „Die Seherin von Prevorst" ist auch in aufgearbeiteter Form heute nur schwer lesbar. J. Bodamer, ein hervorragender Kenner der Geschichte der Psychiatrie, hat sich die wohl vergebliche Mühe gemacht, *„die Geschichte der Seherin von allen zeitbedingten Überlagerungen und Spekulationen zu befreien, um so die beobachteten Tatsachen rein zur Darstellung kommen zu lassen"* [287].

Im folgenden werde ich zunächst den medizin- und geistesgeschichtlichen Hintergrund von Kerners und Eschenmayers theoretischen Deutungen der Beobachtungen an Patienten mit psychogenen Dämmerzuständen darstellen. Kerner und Eschenmayer interpretierten die Phänomene, die sie an „somnambulen" Patienten und an „Besessenen" beobachteten, als paranormale Erscheinungen, verursacht durch eine Wechselwirkung einer „Geisterwelt" mit der Welt des Alltäglichen. Eine solche Interpretation war im Lichte der spekulativen romantischen Philosophie – von David Friedrich Strauß ironisch „Systemspinnerei" genannt – nicht so absonderlich, wie uns dies heute erscheint. Soweit sich aus den Berichten Kerners diagnostische Schlüsse ableiten lassen, litten die mei-

---

[287] Umschlagstext der Ausgabe von 1973

sten seiner „besessenen" Patienten an psychogenen (hysterischen) Dämmerzuständen, einige wahrscheinlich jedoch an Dämmerzuständen, die durch eine Temporallappenepilepsie bedingt gewesen waren.

Die romantische Naturphilosophie von F.W.J. Schelling

Justinus Kerner kam zum ersten Mal während seiner Tübinger Studentenzeit – vermutlich im Jahr 1806 – in näheren Kontakt mit den naturphilosophischen Gedanken Schellings, die dem Tübinger Kreis durch Schellings Vetter, den späteren Stuttgarter Obermedizinalrat Heinrich Köstlin, vermittelt wurden. In seinem letzten Studienjahr hat Kerner zusammen mit August Varnhagen einige der Schriften Schellings gründlich studiert. Kerner war kein theoretischer Kopf; er distanzierte sich zeitlebens von den „Glasköpfen", den aufgeklärten Intellektuellen seiner Zeit, und war an systematischer Philosophie nicht besonders interessiert. Philosophie nahm er vermutlich nur dann zur Kenntnis, wenn sie in seine eigene, meist spielerisch sich wandelnde Weltinterpretation paßte. Einige Gedanken der Schellingschen Philosophie scheinen ihn hierbei beeindruckt zu haben. Durch die Naturphilosophie Schellings wurde der romantische Zeitgeist in ein spekulatives, in sich jedoch schlüssiges philosophisches System einbezogen.

Friedrich Wilhelm Joseph Schelling wurde 1775 in Leonberg geboren, wo sein Vater als Diakon tätig war. Später wirkte sein Vater als Prediger und Professor an der evangelischen Schule im Kloster Bebenhausen bei Tübingen. Der frühreife und hochbegabte Schelling erhielt seine Schulbildung an der Lateinschule in Nürtingen und in Bebenhausen. Schon mit 15 Jahren trat er in das evangelische Stift an der Universität Tübingen ein, wo er insgesamt 5 Jahre Philosophie und Theologie studierte. Für mehrere Semester waren dort Hölderlin und Hegel seine Stubengenossen. 1793/94 traf Schelling Fichte, der zu Besuch in Tübingen weilte, und war von dessen Philosophie sehr beeindruckt[288]. Schellings erste philosophische Schrift, die er mit 20 Jahren verfaßte „Vom Ich als Prinzip der Philosophie und über das Unbedingte im menschlichen Wissen", ist in der Fichte-Nachfolge geschrieben. Nach Ende ihres Studiums entwarfen Schelling, Hölderlin und Hegel im März 1796 das „Systemprogramm des deutschen Idealismus"[288].

Wie seine beiden Freunde war auch Schelling nach dem Studium für einige Jahre als Hauslehrer tätig. Er versuchte während dieser Jahre, sich die mathematischen, naturwissenschaftlichen und medizinischen Kenntnisse seiner Zeit anzueignen. Besonders beeindruckt war er von der Elektrizitätslehre Voltas und der tierischen Elektrizität, die 1791 und 1794 von Galvani (1737–1798) entdeckt[289] und von dem jungen Alexander von Humboldt (1797) in sehr sorgfältigen Experimenten bestätigt wurde (Muskelzuckung durch elektrische Reizung mit der Leydener Flasche oder Berührung mit zwei verschiedenen Metallen, Übertragung der Muskelzuckung auf einen zweiten Muskel, Erregungsausbreitung durch die Nerven). Schelling nahm in seine Gedanken auch die biologische Ent-

---

[288] Kirchhoff 1982
[289] Rothschuh 1953, 1958

wicklungstheorie von C.F. Kielmeyer (s. S. 42 f.) auf. Auch die alte Theorie der organischen „Kräfte" des Anatomen und Physiologen Albrecht von Haller (1708–1777), die Kielmeyer in Tübingen weiter entwickelt hatte, beeinflußte Schelling: *Sensibilität* der Nerven, *Irritabilität* der Muskulatur, *Reproduktionsfähigkeit* des biologischen Organismus. Diese zeitgenössischen physiologischen Konzepte wurden in der damaligen Medizin zusammen mit der Brownschen Sthenie-Asthenie-Lehre (S. 19) auch für die Deutung der Entstehung und der Symptome von Krankheiten herangezogen.

Schelling versuchte gegen Ende des 18. Jahrhunderts, die Kenntnisse der Naturwissenschaften und der Medizin in einem geschlossenen philosophischen System zusammenzufassen. Besonders deutlich wird dieser Versuch in seinen *„Ideen zu einer Philosophie der Natur"* (1797). Dieser ersten naturphilosophischen Schrift folgte dann 1798 *„Von der Weltseele, eine Hypothese der höheren Physik zur Erklärung des allgemeinen Organismus"* und 1799 die *„Einleitung zu dem Entwurf eines Systems der Naturphilosophie oder über den Begriff der spekulativen Physik und die innere Organisation eines Systems dieser Wissenschaft"* sowie der *„Erste Entwurf eines Systems der Naturphilosophie"*. Diese Schriften sind aus Schellings Vorlesungen in Jena hervorgegangen. Von 1803–1806 unterrichtete er an der Universität Würzburg, wo er enge Kontakte zur Medizin hatte, besonders zu den Bamberger Medizinern Röschlaub und Marcus.

Bis zum Beginn der Würzburger Periode hatte Schelling in seiner Naturphilosophie den Evolutionsgedanken besonders betont: Die Natur entsteht durch die Entfaltung einer in ihrem „Anfangspunkt" schon „unendlichen Größe", wobei die Entwicklung sich in der Einwirkung *hemmender Faktoren* zeigt, durch die der Gestaltung der Wirklichkeit kontinuierlich Schranken gesetzt werden. Die Natur ist ihre eigene Gesetzgeberin, sich selbst genug; sie besitzt unbedingte Realität aus sich selbst (*Autonomie, Autarkie* und *Realität* der Natur). Durch Verallgemeinerung des Evolutionsgedankens entwickelte Schelling eine dynamische Stufenfolge der Natur: *Licht, Wärme, Elektrizität* und *Schwere* sind Eigenschaften der Materie und Grundlage alles Seienden. In der belebten Natur entsteht im Vergleich zur unbelebten Natur eine neue Dynamik, wobei in der Ordnung des Lebendigen der jeweilige individuelle Organismus einer Art nur Mittel, die Gattung dagegen „Zweck der Natur" ist. Die dynamische Stufenfolge in der belebten Natur ist jeweils *polar geordnet*. Die Funktion eines Organismus ist durch seine *Receptivität* gekennzeichnet, die bei den Tieren durch deren *Tätigkeit* verursacht wird. Was also wahrgenommen wird, ist überwiegend durch die innere Aktivität des Organismus bedingt, woraus Schelling schließlich das Prinzip des „physiologischen Immaterialismus" ableitete. Tätigkeit und Receptivität sind in gegensätzlicher Wechselwirkung einander zugeordnet; ein größerer Reiz senkt die Receptivität und erhöht die Tätigkeit.

Schelling glaubte, daß eine *polare Organisation* Grundprinzip der Natur und aller in ihr waltenden Kräfte sei. Die polare Strukturierung zeige sich im Aufbau aller Materie und aller Organismen. Für diese sei eine regelhafte Zuordnung zwischen den anorganischen und den organischen „Kräften" gültig: die *Sensibilität* des Organismus entspricht in Schellings System den *magnetischen* Erscheinungen der Natur, die *Irritabilität* der *Elektrizität* und der *Bildungstrieb* (Repro-

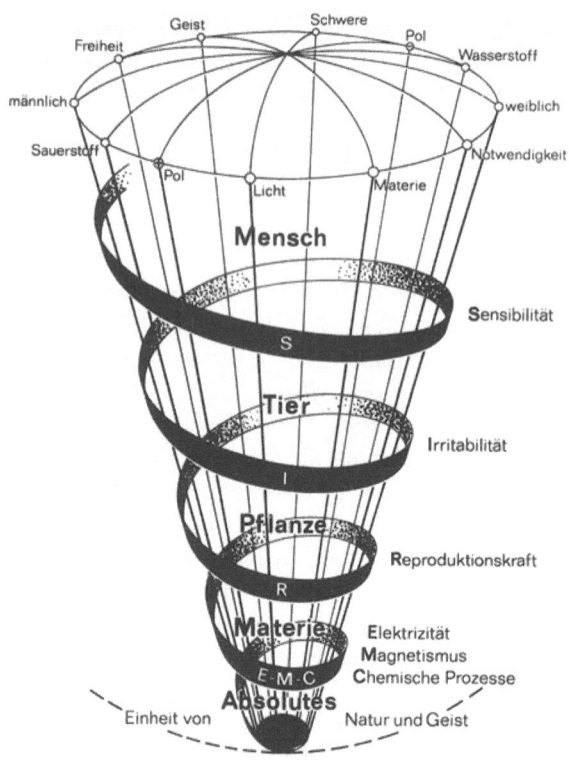

Abb. 22. Schematische Darstellung der Naturphilosophie Schellings (nach Rothschuh, 1961, umgezeichnet und modifiziert)

duktionsfähigkeit) dem *Licht*. In seinen frühen Schriften betonte Schelling den Wert der Erfahrung: „*. . . wir wissen ursprünglich überhaupt nichts als durch die Erfahrung und mittels der Erfahrung und insofern besteht unser ganzes Wissen aus Erfahrungssätzen . . .*"[290]. Die Erfahrungssätze können nach seiner Meinung zu *apriorischen* Sätzen umgewandelt werden, wenn man sich ihrer als *notwendig* bewußt wird oder sie als notwendig beweisen kann. Später verlor Schellings philosophisches Denken immer mehr den Bezug zur Erfahrungswelt und endete in heute schwer verständlichen spekulativen Konstrukten.

Schelling bemühte sich, in seiner „Systemphilosophie" die Einheit der Natur nach den eben erwähnten Gesetzen der Polarität und Stufenfolge abzuleiten. Der sehr verdiente Medizinhistoriker und Physiologe Rothschuh hat 1961 versucht, das Schelling'sche Einheitssystem der Natur bildlich darzustellen (Abb. 22). Im „Absoluten" Schellings ist die Einheit von Natur und Geist im „Urgrund" des Anfangs der Welt als potentiell Unendliches gegeben. Diese Einheit entfaltet sich entsprechend dem Evolutionsgedanken von Kielmeyer und bringt die Materie, Pflanzen, Tiere und schließlich den Menschen hervor. Wäh-

---

[290] Schelling 1799a, S. 276

186

rend der Evolution wirken verschiedene, polar strukturierte und die unendliche Mannigfaltigkeit der Natur einschränkenden Kräfte. Rothschuh deutete Schellings Denken so: *„Der bewusstlos bildende Geist der Natur bedient sich der polaren Gegensätze, welche den Umkreis der Seinsspirale umfassen und die Dynamik der Naturbereiche bedingen . . ."* (S. 397, Abb. 22).

Schelling versuchte also, *alles Erfahrbare in ein Einheitssystem zu bringen*, weil er der Überzeugung war, daß nichts in der Welt unabhängig für sich besteht, sondern alles durch einen regelhaften Zusammenhang verbunden ist. Dieser in der Geschichte der Naturwissenschaften immer wieder gemachte Versuch, die vermutete Einheit der Natur auch durch eine einheitliche Theorie zu beschreiben, wurde seit Schelling immer schwieriger und vergeblicher, je mehr Wissen durch Wissenschaft geschaffen wurde. Schellings System beeindruckte viele seiner Zeitgenossen außerordentlich. Rothschuh wies nach, wie „ansteckend" Schellings Ideen in der Grundlagenforschung der Medizin waren. Zwischen 1805 und 1830 waren die meisten deutschen Physiologen für einige Jahre tief im Geist der romantischen Naturphilosophie gefangen. Viele von ihnen haben sich nach dieser Durchgangsphase zu bedeutenden Naturwissenschaftlern entwickelt. Besonders verführerisch im Schellingschen naturphilosophischen System war die Annahme eines einfachen Zusammenhanges alles Seienden und seine Deutung aller Gegensätze in der Natur und im Menschen nach relativ einfachen Polaritätsregeln. Natürlich schloß Schellings Einheit der Natur auch alle psychischen Funktionen mit ein, was zur Annahme führte, daß für die Wechselwirkung von Seelischem und Materiellem ein besonderer „Weltäther", „Nervengeist" oder „Lebensgeist" existiere.

Nach 1803 schlug Schelling einen philosophischen Weg ein, auf dem ihm nicht alle seiner naturphilosophischen Anhänger folgten. Er entwickelte – hierbei z.T. unter dem Einfluß von Eschenmayer – ein spekulatives religiöses System, das seine alte Einheitstheorie der Natur mit mystischen Zügen versah und erweiterte. Kennzeichnend für die Durchgangsphase zu diesem mir sehr schwer verständlichen Denken Schellings während der zweiten Hälfte seines akademischen Wirkens waren die „Stuttgarter Privatvorlesungen" (1810), die nicht nur eine positive Resonanz hatten – der Prophet im Vaterland. Schelling hielt diese Vorlesungen nach einer tiefen persönlichen Krise, die durch den Tod seiner Frau Caroline[291] ausgelöst wurde.

In diesen „Stuttgarter Privatvorlesungen" begründete Schelling, wie vor ihm schon Eschenmayer, den Glauben an die Existenz eines „Geisterreiches" mit Hilfe einer ins Religiöse erweiterten spekulativen Naturphilosophie. Schelling ging nicht von Beobachtungen aus, von „Geistererscheinungen", sondern leitete seine Aussagen über ein das „Weltsystem" regulierendes Prinzip aus der „absoluten Identität des Realen und Idealen" ab, der „organischen Einheit aller Dinge". Entsprechend dem in Abb. 22 dargestellten Schema behauptete Schelling: *„alles lebendige Daseyn fängt von Bewußtlosigkeit an, von einem Zustande, worin noch alles ungetrennt beisammen ist, was sich hernach einzeln aus ihm evolviert; es ist noch kein Bewußtseyn mit Scheidung und Unterscheidung da. Ebenso fängt auch das*

---

[291] Kirchhoff 1982

göttliche Leben an . . . Gott ist nur noch da als ein stilles Sinnen über sich selbst – ohne alle Aeußerung und Offenbarungen. . . ." (S. 376). Die Schöpfung wird als ein in der Zeit fortschreitender Prozeß der Bewußtwerdung Gottes in der Welt verstanden. Dieser Prozeß einer allmählichen Bewußtwerdung setzt sich im individuellen Leben fort „*. . . das ganze Leben ist eigentlich nur ein immer höheres Bewußtwerden . . .*". Die Materie wird als der „bewußtlose Theil von Gott" bezeichnet, die mit dem Menschen Bewußtheit gewinnt und so wieder zu Gott zurückkehrt. „*Gottes Hauptzweck ist im Menschen erreicht*". Die ursprüngliche Identität von Gott und Natur ist in der Entwicklung der Welt in das Geistige und Materielle zerlegt und doch gleichzeitig Eines: „*mit einem Wort, diese sichtbare Natur ist nur durch ihre Form Natur, durch ihr Wesen aber göttlich*" (S. 385). In der Entwicklung der Natur entstehe das Geistige „aus der Tiefe der Materie". „*Alles ist aus dem dunkeln Princip selbst hervorgerufen durch das höhere schaffende Princip, das wir Aether genannt haben, das aber der wahre Lebensgeist der Natur ist*" (S. 394).

Im zweiten Teil der Privatvorlesungen entwickelte Schelling eine allgemeine religiöse Theorie der materiellen Welt und ihrer Gesetze. Er nahm auch zu psychiatrischen Fragen Stellung und begründete seinen Glauben an die Existenz einer Geisterwelt. Die seelischen Fähigkeiten des Menschen teilte Schelling in „Gemüt", „Geist" und „Seele" ein. Das Gemüt sei das „dunkle Princip des Geistes", durch besondere „Schwerkraft des Gemüths" käme Schwermut zustande. Der Geist sei nicht, wie viele glauben würden, das Höchste im Menschen „*allein, daß er es durchaus nicht seyn kann, folgt daraus, daß er der Krankheit, des Irrthums, der Sünde oder des Bösen fähig ist*" (p. 411). Das Höchste im Menschen sei die Seele, sie sei „*das eigentlich Göttliche im Menschen, also das Unpersönliche, das eigentlich Seyende, dem das Persönliche als ein Nichtseyendes unterworfen seyn soll*". Seelenkrankheiten im engeren Sinne würde es nicht geben, nur das Gemüt oder der Geist könnten erkranken. Mit der Seele sei der Mensch im „Rapport mit Gott". Sobald dieser unterbrochen sei, „*ist Krankheit da und zwar Gemüthskrankheit, besonders wenn die Sehnsucht über das Gefühl siegt, was gleichsam im Gemüth die Seele vorstellt*" (S. 413). Wenn die „*Leitung zwischen dem Verstand und der Seele unterbrochen*" sei, entstehe Wahnsinn. Hier spiegelt sich im Schellingschen philosophischen Denken die Diskussion der zeitgenössischen psychiatrischen Schulen der „Psychiker" und der „Somatiker" wieder (S. 174 f.). Schelling glaubte wie die „Psychiker" an ein immaterielles Gemüt und einen immateriellen Geist, die beide erkranken könnten. Die Geist und Gemüt übergeordnete, mit Gott in Verbindung stehende Seele sei dagegen als *Wesenheit* jedes Menschen gegen Krankheit gefeit.

In seinen Betrachtungen über die Notwendigkeit des Todes begründete Schelling die Existenz einer Geisterwelt und behandelte die Frage, was vom Menschen in diese Geisterwelt übergehe: „*Alles, was auch hier schon Er selber war, und nur das bleibt zurück, was nicht Er selber war. Also geht der Mensch nicht bloß mit seinem Geiste im engeren Sinn des Wortes in die Geisterwelt über, sondern auch mit dem, was in seinem Leib Er selber, was in seinem Leib Geistiges, Dämonisches war*" (S. 420). Der Tod des Menschen sei als Übergang in die gute oder böse Geisterwelt eine „reductio ad essentiam" „*. . . die reinen Geister sind erschaffen aus dem göttlichen Gemüth, und es gibt so gewiß eine Geisterwelt, auch unabhängig von Menschen, als es eine Naturwelt gibt*" (S. 423).

Heute erscheinen uns solche Formulierungen des nach dem Tode Hegels (1831) einflußreichsten deutschen Philosophen merkwürdig und fremd, als Ausdruck eines realitätsfernen Denkens, dem man allerdings eine in sich geschlossene Einheitlichkeit und ästhetische Züge nicht absprechen kann. Die in den eben zitierten Sätzen deutlich werdende Gedankenwelt Schellings verweist auf den kurzen Weg von den abstrakten Sphären und der Wörterwelt der Kathederphilosophie zum alltäglichen Aberglauben.

Als Justinus Kerner sich während seiner Untersuchungen der „Seherin von Prevorst" mit dem Tübinger Philosophieprofessor A.C.A. Eschenmayer befreundete, kam er ein zweites Mal in seinem Leben unter den Einfluß romantisch-philosophischen Denkens. Bei aller Neigung zu dieser spekulativen Philosophie empfand Kerner es immer als Vorteil, daß er zur Begründung seines naturphilosophischen Glaubens seine ärztliche Erfahrung heranziehen und im Gegensatz zu den „reinen Philosophen" empirische Beobachtungen an Patienten als „Beweise" für seine Hypothesen anführen konnte. Kerner betonte in seinen Büchern und in vielen Briefen immer wieder, daß er bei der Untersuchung „Besessener" objektiv, nüchtern und im Sinne seines oben erwähnten „positivistischen" Wissenschaftsprinzips vorgegangen sei (S. 131). Seine „Geistertheorie" sei der Erfahrung und Beobachtung des *Naturforschers* entsprungen, wobei er die Phänomene mit der gleichen Einstellung untersucht habe, wie Jahre zuvor die Wirkung giftiger Würste.

Kerners *Theorie* des Hellsehens, der Geisterwirkung und der Telepathie blieb zunächst im Umfeld der romantischen Einheitsphilosophie und der gängigen Deutungen des „Thierischen Magnetismus". Manche Vorstellungen Kerners und Eschenmayers erscheinen uns heute sehr abwegig und stießen auch bei ihren Zeitgenossen z. T. auf Ablehnung. Die Älteren aus der Aufklärergeneration Autenrieths standen dem romantischen Denken ohnehin skeptisch oder agnostisch gegenüber, während die jüngeren Wissenschaftler aus der Generation von David Friedrich Strauß – schon wegen der Notwendigkeit einer eigenen Profilierung – dem traditionellen Enkel-Großvaterkonsens folgten und romantische Spekulationen ebenfalls ablehnten. Nimmt man Schellings Naturphilosophie wörtlich und vergleicht sie mit Kerners „Geisterberichten", so verlieren Kerners und Eschenmayers Schlüsse etwas vom Ungewöhnlichen und Bizarren. Eschenmayer hat damals in seinen populären Vorlesungen in Tübingen mit großem Erfolg Kerners Beobachtungen geschildert und die Faszination genossen, die bei seinen zahlreichen gläubigen Hörern die Berichte über die paranormalen Phänomene in Weinsberg auslösten. Sicher mit gleichem Erfolg hat sich Autenrieth – vor einem anderen Publikum – darüber lustig gemacht. Es dauerte fast eine Generation, ehe die Unklarheit der deutschen romantischen Naturphilosophie durch einen neuen Rationalismus überwunden wurde.

Mesmer und der „thierische Magnetismus"

Kerners „naturphilosophische" Erfahrungswelt waren Patienten – überwiegend Frauen – bei denen spontan oder durch Hypnose bedingt, psychogene Dämmerzustände auftraten. Diese Phänomene wurden damals *„thierischer*

Magnetismus" oder *„Somnambulismus"* genannt. Hypnose und Suggestion wurden in der Medizin wahrscheinlich schon seit ihren Anfängen in der Antike angewandt. Wiederentdeckt und populär gemacht wurden diese Phänomene zur Zeit der Aufklärung durch *Franz Anton Mesmer* (1734–1815), dessen Lebensbeschreibung Kerners letzte größere literarische Arbeit war (s. S. 315 f.). Mesmer hatte zwischen 1770 und 1820 in Europa einen großen Einfluß. Seine z. T. auch in der Öffentlichkeit demonstrierten Behandlungsverfahren mit Hilfe „magnetischer Striche", die bei entsprechend empfindlichen Patienten auch zu hypnotischen Zuständen führten, hatten eine große Resonanz. Es wurde zeitweilig sehr viel für und gegen Mesmer gestritten[291a].

Mesmer, der in Iznang bei Radolfzell am Bodensee geboren wurde, hat in Wien Medizin studiert und dort auch sein System des „thierischen Magnetismus" entwickelt. Schon in seiner Doktorarbeit unterstützte er die mittelalterliche Hypothese, daß die Gestirne einen Einfluß auf den Menschen hätten. Der musikalische Arzt – er spielte selbst die Glasharmonika – hatte in Wien Kontakt mit den Komponisten J. Haydn, W.A. Mozart und C.W. Gluck. Des zwölfjährigen Mozarts „Bastien und Bastienne" wurde in Mesmers Auftrag komponiert und in seinem Garten 1768 uraufgeführt. 1778 mußte Mesmer aus politischen Gründen Wien verlassen. Er war keineswegs ein Mystiker, sondern ein Arzt der Aufklärung und gehörte politisch zu den „Fortschrittlichen" seiner Zeit. Mesmer emigrierte nach Frankreich, wo er mit seiner Behandlungsmethode des „thierischen Magnetismus" auch in Paris Furore machte. Die rational eingestellte französische Akademie der Wissenschaften wollte ihn jedoch nicht aufnehmen, was er als Kränkung empfand. Während der Revolutionszeit ging er auf Reisen und verbrachte die folgenden Jahre überwiegend in Frauenfeld in der Schweiz. Gegen sein Lebensende lebte er in Meersburg am Bodensee.

Mesmers Wirkung in der Öffentlichkeit wurde durch die „Post- und Ordinari Schaffhausener Samstags-Zeitung" vom 9. August 1775 treffend geschildert:

„Der durch die Entdeckung verschiedener neuer Würckungen des Magnets, und besonders des thierischen Magnetismus berühmte Hr. Doct. Mesmer von Wien ist in diesen Gegenden angekommen. Er beweiset sein System durch die wunderbare Gewalt, die er über alle Menschen ausübt, bey denen der Nervensaft in einiger Unordnung ist. Durch bloße Berührung der Hände der Patienten macht er den Epileptischen ihre Paroxismos kommen, bringt Empfindungen in paralytische Glieder, erregt Ohnmachten, Schwindel, Zittern, Magenkrampf und andere hysterische und convulsivische Symptomen . . . Diese Erscheinungen hat er sonderbar zu Mörspurg . . . in Gegenwart verschiedener Hof-Cavaliere und anderer ansehnlicher Personen, zu jedermanns Erstaunen an verschiedenen Patienten gezeigt . . . Wenn nun auch die Curen, die Hr. Doct. Mesmer unternommen, unserer Erwartung entsprechen, so ist seine Erfindung nicht allein wunderbar, sondern eine große Wohlthat für die Menschheit"[292].

Mesmer hat lange vor Schelling in seinen ersten Schriften ein System der allgemeinen Wechselwirkung in der Natur entworfen, doch vertrat er stets eine

---

[291a] s. Schott 1985, Grüsser 1987
[292] Bittel 1939

rationale, vom Geist der Aufklärung geprägte Position. Er begründete die Einheit psychischer und physischer Phänomene durch eine „Allfluth", eine Art „Weltäther", der alles miteinander verbindet. Mesmer war Empiriker und entwickelte seine Theorie des „thierischen Magnetismus" keineswegs am Schreibpult des Gelehrten, sondern aufgrund seiner ärztlichen Erfahrung. Er hielt sich mit spekulativen Deutungen bemerkenswert zurück. Seine Beobachtungen über die Wirkung der „magnetischen Striche", der verbalen Suggestion oder der durch beide hervorgerufene hypnotischen Zustände, wurden durch die wissenschaftlichen Akademien zunächst als Hokuspokus abgelehnt. Die therapeutischen Erfolge mit dieser Heilmethode bei psychogenen Erkrankungen bewirkten jedoch allmählich einen Wandel der Einstellung der wissenschaftlichen Welt zum „Mesmerimus", zumal der einflußreiche Schweizer Schriftsteller Johann Kaspar Lavater (1741–1801) Mesmer unterstützte. Nach 1800 gehörte es fast zu den gesellschaftlichen Pflichten, sich von Mesmer oder einem seiner ärztlichen oder nicht-ärztlichen Anhänger „magnetisch" behandeln zu lassen, um darüber in den Salons berichten zu können.

Einige medizinische Fakultäten nahmen Mesmers Psychotherapieversuche schließlich ernst und erkannten, daß er keineswegs ein Scharlatan war. An den Universitäten Berlin und Bonn wurden Lehrstühle für den „thierischen Magnetismus" eingerichtet. In Berlin waren C.F. Hufeland, K.C. Wolfart und D.F. Koreff Anhänger Mesmers. Wolfart wurde von der preussischen Regierung beauftragt, sich ein Bild über die Seriosität von Mesmer und der von ihm behaupteten Phänomene zu machen. Er besuchte Mesmer in Frauenfeld und war, wie er im Vorwort zu Mesmers Buch schrieb, von dessen Persönlichkeit tief beeindruckt. Wolfart gab dann Mesmers Buch „Mesmerismus oder System der Wechselwirkungen, Theorie und Anwendung des thierischen Magnetismus als die allgemeine Heilkunde zur Erhaltung des Menschen" in der deutschen Übersetzung heraus[293]. Im „Archiv für den thierischen Magnetismus", von den Psychiatern Nasse und Kieser zusammen mit Eschenmayer von 1817 bis 1824 herausgegeben, wurden die ärztlichen Erfahrungen mit dieser neuen therapeutischen Methode veröffentlicht. Kerner hat Mesmers Schriften und das Archiv gekannt. Als er 1824 erstmals seine Beobachtungen an „Somnambülen" beschrieb, bearbeitete er also keineswegs wissenschaftliches Neuland.

Wolfart betonte, daß man Mesmers Heilmethode am besten durch direkte demonstrierende Unterrichtung lernen könne. Wir wissen nicht, wo Kerner die Technik des „Magnetisierens" erlernt hatte. Sie ist in ihrer elementaren Form recht einfach: Mesmer hielt bei seinen Behandlungsversuchen entweder seine Hände direkt über die erkrankten Organe seiner Patienten oder führte „magnetische Striche" aus. Dazu bewegte er seine Hände in langsamen symmetrischen Bewegungen vom Kopf des Patienten über die Schultern zu den Fingerspitzen oder zur Herzgrube, in der Regel ohne die Haut zu berühren. Mesmer gab keine Anweisung für gleichzeitige verbale Suggestionen, die „Magnetiseure" entdeckten jedoch sehr rasch die Wirkung derselben. Mesmer vermied es nach Möglichkeit, „somnambule" Zustände zu erzeugen, in denen die Patienten einen tiefe-

---

[293] Wolfart 1814

191

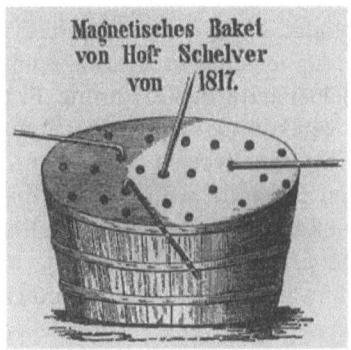
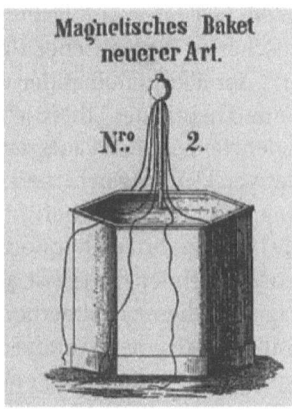

Abb. 23. Zwei „magnetische Bacquets" aus dem ersten Viertel des 19. Jahrhunderts (aus Krauß 1852)

ren Hypnosegrad mit Veränderungen des Wachbewußtseins erreichten. Man kann heute Mesmers ursprüngliche Technik zu den einfachen suggestiven Behandlungsmethoden zählen.

In seinem Buch beschrieb Mesmer auch apparative Methoden zur Erzeugung des „thierischen Magnetismus". Diese Apparate wurden erfunden, um den Ansturm der Patienten durch Gruppensitzungen zu meistern. Als „magnetisches Bacquet" (Abb. 23) benützten die Mesmerianer einen einfachen Holzzuber, der mit Wasser, Sand oder Glas gefüllt war und dessen „thierisch-magnetische Eigenschaften" durch Eisenstäbe auf die Patienten „abgeleitet" wurden. Wer thierischen Magnetismus im Freien liebte, konnte sich dazu einen schönen Baum aussuchen. Dieser wurde durch den Therapeuten „magnetisiert". Die Patienten wurden durch einfache Seile mit dem Baum verbunden, die als „Leiter" die magnetische Wirkung des Baumes auf die Patienten übertrugen. So kamen einerseits die behandlungsbedürftigen, bleichsüchtigen jungen Damen in Gruppen an die frische Luft, andererseits verminderte diese „Gruppentherapie" die Kosten für den Patienten, was der Breitenwirkung des Mesmerismus förderlich war.

Carl Gustav Carus (1789–1853), einer der bedeutendsten Ärzte und Naturforscher der Zeit der Romantik, auch als Maler berühmt und Anhänger eines romantischen philosophischen Einheitsdenken, hat als junger Arzt eine der magnetischen Seancen von Wolfart in Berlin besucht und diesen „wunderlichen Abend" beschrieben:

„Als ich nun abends in das Heiligtum des Magnetismus eingeführt wurde, bot sich mir ein sonderbarer Anblick dar. Der ziemlich große Saal war spärlich erleuchtet, man trat ein unter herabrollenden Vorhängen, und rings an den Wänden standen hinter ähnlichen Vorhängen und spanischen Wänden Sofas und Armsessel in noch tieferem mystischen Dunkel. In der Mitte des Saales stand das große Bacquet . . . hier sah die Maschine aus wie ein großer, aber nicht hoher Ofen, aus dem eine starke Eisenstange herausragte, an welcher weiter oben eine Anzahl breiter bunter Wollbänder befestigt waren, deren eines

jede der Kranken, die im Kreis auf Stühlen um das Bacquet saßen, mit dem freien Ende in die eine Hand bekam . . . Man denke sich dann die seltsame Erscheinung: In all diesem Halbdunkel und zwischen all den Schirmen und Vorhängen eine Anzahl von zehn oder zwölf Kranken, meistens Frauen und Mädchen, die in großer Stille mit Streichen an jenen Bändern einen geheimnisvollen Selbstmagnetismus ausübten! Zwischendurch schritt Wolfart gleich einem Magier . . .[294].

In Württemberg hatte der Heilbronner Stadtphysikus Eberhard Gmelin – Sproß der berühmten Tübinger Gelehrtenfamilie – in den frühen Jahren des Mesmerismus die größten therapeutischen Erfahrungen mit dem „thierischen Magnetismus". Er hat diese, wie auch einige seiner experimentellen Untersuchungen zum „thierischen Magnetismus" in seinen Büchern ausführlich dargestellt[295]. Er überzeugte sich, daß der „thierische Magnetismus" mit dem Magnetismus des Eisens nichts zu tun hatte, obgleich einige Anhänger Mesmers während der magnetischen Striche Eisenmagneten in ihren Händen hielten. Gmelin experimentierte und beobachtete sehr systematisch – auch Geistesadel verpflichtete. Er konnte z. B. hypnotische Zustände an Patienten auslösen, die auf einem mit Pech und Kolophonium *elektrisch isolierten Tisch lagen.* Gmelin meinte zunächst sogar, daß diese elektrische Isolation die Wirkung der magnetischen Striche verstärken würde. Schließlich erkannte er, daß die Phänomene allein durch die psychische Wechselwirkung zwischen Therapeuten und Patienten zustandekamen. Um sich diese zu erklären, nahm er, dem Zeitgeist folgend, ein materielles Substrat an, einen „Nervenäther", eine Art *elektrisches Fluidum,* das vom Arzt auf den Patienten und evtl. auch umgekehrt übertragen werden könnte. Er vermutete hierfür eine eigene organische Kraft, für die er die Bezeichnung *„animalische Elektrizität"* für besser hielt als „thierischer Magnetismus". Wie oben erwähnt wurde, hat Gmelin den jungen Kerner wegen seiner neurotischen Erkrankung behandelt. Kerner gelangte hierbei in einen tieferen Grad von Hypnose, denn er hatte für die Behandlung eine retrograde Amnesie (Erinnerungslücke). Gmelins Untersuchungen über den „thierischen Magnetismus" blieben auch außerhalb Württembergs nicht unbekannt. Heinrich von Kleist soll bei der Abfassung seines „Käthchen von Heilbronn" Gmelins Berichte im Sinn gehabt haben[296].

Autenrieths Meinung zum Somnambulismus kennen wir aus Kerners (1808a) und anderer Hörer Vorlesungsnachschriften („Nervenkrankheiten") sowie Autenrieths letzter Veröffentlichung (1838). Er zählte den Somnambulismus zu den „Störungen einzelner Funktionen des Gehirns". Im somnambulen Zustand seien die inneren Sinne sehr tätig, nach außen schlafe alles: Diese Menschen würde durch das Ohr nichts hören, sondern durch die Herzgrube, und viele glaubten auch, in der „Gegend des Magens hellzusehen", weil das Gehirn seine Funktion mit dem „Cerebrum abdominale" – also mit dem peripheren sympathischen Nervensystem – vertauscht habe. *„Hieraus entspringt dann, daß die Personen auch auf dem Magen lesen zu können glauben, wenn man ihnen lang genug*

---

[294] Carus 1866, zit. nach Genschorek 1983
[295] Gmelin 1787, 1789
[296] Froreich 1973

davon vorschwatzt". Während des magnetischen Schlafes sei das Gemeingefühl und die Erinnerungsfähigkeit im hohen Grade gesteigert. *„Eine Somnambule demonstrierte ganz genau ihr Gehirn wie ein Kalbs-Gehirn, weil sie einmal ein Kalbs-Gehirn genauer gesehen hatte . . ."*[297]. Da die Kraft- und Zeitschätzung verbessert sei, könne eine somnambule Person *„die Dauer und Stärke des magnetischen Anfalls bestimmen"*. Aber auch Autenrieth glaubte an eine *imponderabile Lebenskraft*, die von einem Menschen auf den anderen übergehen könne und erklärte sich damit die einschläfernde Wirkung der magnetischen Striche. Autenrieth akzeptierte die Phänomene von Suggestion und Hypnose, betonte jedoch die leichten Täuschungsmöglichkeiten beim „Hellsehen" durch somnambule Patienten. *„Über das Eintreffen der Prophezeiungen schreibt man Wunder, was nicht eintrifft, verschweigt man, oder versucht es so zu drehen, bis es halbwegs paßt"* (S. 169).

Auch F.G. Gmelin (1813) hielt den Somnambulismus für einen partiellen Schlaf bei gleichzeitiger Steigerung der Sinneswahrnehmungen und erklärte ihn mit einer Aktivierung des vegetativen Nervensystems. Wie Autenrieth erkannte er die psychisch beruhigende Wirkung des magnetischen Schlafes und seinen therapeutischen Nutzen bei Schmerzzuständen und hysterischen Symptomen. Diese Auffassung entsprach auch der älteren Tübinger Lehrmeinung von Ploucquet, der Hypnose, Hysterie und „thierischen Magnetismus" zur gleichen Klasse von Phänomenen zählte.

Justinus Kerner setzte als Arzt bei besonders geeigneten Patienten die Technik der magnetischen Striche ein. Seine „Geistertheorie" entstand aus Beobachtungen von Patienten, die spontan oder infolge dieser magnetischen Striche in psychogene Dämmerzustände, d. h. in mehr oder weniger tiefe Stadien von Hypnose fielen. Für Kerner wurde der „Mesmerismus" bald mehr als eine ärztliche psychotherapeutische Technik; er benützte ihn als Instrument zum „Einblick" in die „Geisterwelt". Kerners Beobachtungen an somnambulen Patientinnen brachten ihn auf einen Weg, der ihn zu einem medizinischen Außenseiter machte und zu einem magisch-mystischen Denken führte, das offenbar seiner eigenen Welterfahrung entsprach. Kerner war auf diesem Weg keineswegs ein Einzelgänger. Die Durchsicht des „Archivs für den thierischen Magnetismus" zeigt, daß zahlreiche Anhänger dieser damals neuen therapeutischen Methode die Aussagen hypnotisierter Patienten als *magische Phänomene* deuteten. Mesmer selbst war für diese Entwicklung nicht verantwortlich. Die Neigung zur religiösen oder magischen Deutung hypnotischer Phänomene entsprach dem romantischen Zeitgeist der Generation *nach* Mesmer.

Auf Kerners Weg von der Beobachtung einzelner Phänomene an hypnotisierten oder hysterischen Patienten zur Magie und zur Anwendung des Exorzismus war der Tübinger Philosophieprofessor und Arzt A.C.A. Eschenmayer ein wichtiger Begleiter, Gesprächspartner und Berater. Zum Verständnis der Entwicklung Kerners ist daher eine kurze Betrachtung der Gedanken und des Lebensweges von Eschenmayer notwendig.

---

[297] Autenrieth 1838, S. 165

A.C.A. Eschenmayer: Ärztliche Erfahrung –
philosophische Spekulation – religiöse Magie

Adam Carl August Eschenmayer (Abb. 24) wurde 1768 in Neuenburg (Württemberg) geboren. Schon mit 15 Jahren immatrikulierte er sich an der Universität Tübingen für das Fach Philosophie und wechselte dann an die Hohe Carlsschule nach Stuttgart, weil er sich zum Kaufmann ausbilden lassen wollte. Dieser Weg befriedigte ihn jedoch nicht, weshalb er in Stuttgart mit dem Medizinstudium begann, das er nach Auflösung der Hohen Carlsschule ab 1794 in Tübingen fortsetzte. 1796 promovierte er und legte das medizinische Staatsexamen ab. Während einiger Jahre als praktischer Arzt in Kirchheim u. T. und Sulz a. N. beschäftigte er sich viel mit Philosophie. Als Stadtphysikus von Kirchheim veröffentlichte er eine kleinere naturphilosophische Schrift: *„Säze aus der Natur-Metaphysik auf chemische und medizinische Gegenstände angewandt"* (1797) und versuchte eine allgemeine Theorie des Magnetismus (1798). Früh neigte er dazu, die von der Aufklärung gesetzten Grenzen rationalen Denkens zu überschreiten und begründete diesen Schritt in seinem ersten größeren philosophischen Werk *„Die Philosophie in ihrem Übergang zur Nicht-Philosophie"* (1803). Philosophie war für ihn Moralphilosophie und Naturphilosophie. Die erstere ergebe sich aus dem *Ideal der Freiheit*, die letztere folge dem *Ideal der Notwendigkeit*. Die Moralphilosophie, so glaubte Eschenmayer, vertrete den positiven Pol, die intelligible Gedankenwelt, die Naturphilosophie dagegen den negativen Pol, die Sinnenwelt. In der einen gehe es um Tugend und Ethik, in der anderen um Wahrheit und Physik. Diese Einteilung klingt auch heute noch vernünftig.

Bei seinem Versuch, die beiden Philosophien gegen Nichtphilosophie abzugrenzen, untersuchte er den Übergang vom philosophischen, reflektierenden Denken zum christlichen Glauben. Er sah in der Philosophie eine Brücke zwischen der Welt alltäglich erfahrener Wirklichkeit und jener des religiösen Glaubens. Philosophie, so meinte Eschenmayer, bilde sich im „Indifferenzpunkt" zwischen Glauben und Erkennen; alle empirischen und rationalen Wissenschaften fänden in der Philosophie ihr Ende. Diese habe jedoch auch noch ein anderes Ziel, nämlich den Übergang zur Religion, zur Nichtphilosophie, zu vollziehen. Heute erscheinen uns die Gedanken Eschenmayers als ein etwas umständlicher Versuch, einen nicht weiter begründbaren religiösen Glauben gegen die Postulate der Aufklärungsphilosophie und den Einfluß der französischen Materialisten abzugrenzen. Diese Schrift Eschenmayers soll Schelling beeindruckt und ihn zu seinen späteren spekulativen Gedankensystemen angeregt haben.

1811 nahm Eschenmayer einen Ruf als außerordentlicher Professor für praktische Philosophie an die Universität Tübingen an, wo er sich zunächst überwiegend mit Problemen im Grenzbereich von Philosophie und Medizin befaßte. 1813 begann er mit Vorlesungen über Psychiatrie[298]. Auch der „thierische Magnetismus" beschäftigte ihn, obgleich er zunächst nicht viel eigene Erfahrung mit diesem therapeutischen Verfahren hatte. Er scheint mehr an der theoretischen Deutung dieser Phänomene interessiert gewesen zu sein, benützte jedoch später die Therapie der „magnetischen Striche" bei einigen Patienten, nachdem

---

[298] Holstein 1979, Wuttke 1972

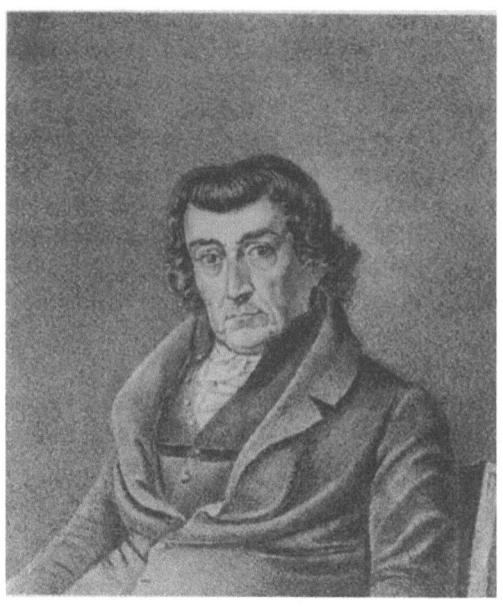

Abb. 24. A.C.A. Eschenmayer (Br. II)

er sich mit 67 Jahren 1835 von seinen Tübinger Lehrverpflichtungen zurückgezogen hatte und wieder in Kirchheim als Arzt praktizierte (S. 235).

Der Mesmerismus war, wie oben schon erwähnt wurde, ein populäres Thema jener Zeit, und Eschenmayer – immer um öffentliche Wirkung bemüht – gelang in seinem Buch *„Versuch, die scheinbare Magie des thierischen Magnetismus aus physiologischen und psychischen Gesezen zu erklären"* (1816) eine verhältnismäßig vernünftige Deutung der Phänomene. Man erkennt in diesem Buch seinen ursprünglich aufgeklärten und kritischen Ansatz: Beobachten und Erklären stünden innerhalb eines „ewigen Zyklus" in Wechselwirkung zueinander. Eschenmayers Denken durchzieht die Vorstellung von einer allgemeinen Harmonie zwischen den Gesetzen des menschlichen Denkens und den Naturgesetzen. Diese Harmonie erklärte er im Gegensatz zu Kielmeyer nicht mit Hilfe der Evolution, sondern als Ausdruck eines göttlichen Schöpfungsaktes. Eschenmayer unterschied drei Weisen des Erkennens: *Erfahrungswissen, Induktionswissen* und *spekulatives Wissen.* Er betonte den strengen Zusammenhang dieser drei Möglichkeiten der Welterfahrung. Induktives und spekulatives Wissen könnten ohne Erfahrung nichts leisten, wie umgekehrt Erfahrungswissen ohne Induktion bloße Empirie bliebe, während spekulatives Wissen ohne Beobachtung und ohne Induktion sich von der Wirklichkeit isoliere.

Eschenmayer lehrte auch das seit Kant übliche Schema der Dreiteilung der seelischen Funktion in *Erkennen, Fühlen* und *Wollen* und ordnete die Phänomene des „thierischen Magnetismus" der Gefühlswelt zu. Wie auch andere zur Magie neigende Anhänger Mesmers unterschied er vier verschiedene Grade des Somnambulismus:

196

(a) Die Stufe der sinnlichen „*magnetischen Anschauung*",

(b) die Stufe des *Hellsehens* („Clairvoyance"), die er durch eine erhöhte Einbildungskraft erklärte,

(c) die Stufe der „*magnetischen Sympathie*", die durch ein erhöhtes Gefühlsvermögen gekennzeichnet sei,

(d) die Stufe der „*magnetischen Divination*", auf der göttliche Eingebung durch eine veränderte Funktion der Phantasie möglich werde.

Um diese vier Stufen physiologisch zu erklären, nahm er einen „organischen Äther" an, der sich während des somnambulen Zustandes aus dem Gehirn in das periphere sympathische Nervensystem der Magengrube (*Plexus solaris*) verlagern würde. Daher sei der thierische Magnetismus physiologisch durch eine Funktionsänderung des „Gangliensystems", also des peripheren, vegetativen Nervensystems gekennzeichnet. Diese Verschiebung interpretierte er mit Hilfe des auch von Schelling vertretenen romantischen Polaritätsprinzips, wobei er eine „Wunderformel" anwandte: „– 0 +". Eschenmayer glaubte, daß das periphere vegetative Gangliensystem den „*Minuspol*", das zentrale sympathische System den „*Indifferenzpunkt*" (0) und das Gehirn den „*Pluspol*" repräsentieren würden. Im Zustand der Hysterie oder des thierischen Magnetismus würde sich der Polarisationszustand im Nervensystem ändern. Mit dieser physiologischen Theorie der Hypnose versuchte er, „*mit Standhaftigkeit das Wunderbare zurückzuweisen*". Einige Jahre später sprach Eschenmayer seinerseits nur noch vom Wunderbaren.

Aus seinen Tübinger Vorlesungen hervorgegangen war sein nächstes größeres Werk „*Psychologie in drei Teilen als empirische, reine und angewandte. Zum Gebrauch seiner Zuhörer*"[299]. In diesem umfangreichen Werk wird Eschenmayers Fähigkeit zur systematischen Gliederung und zur Integration von psychologischer Beobachtung und philosophischer Spekulation besonders deutlich. Die Kapitel über den „thierischen Magnetismus" folgen der bereits erwähnten Schrift von 1816. Etwas mehr ausgearbeitet sind seine Betrachtungen zur 4. Stufe des „thierischen Magnetismus", der „magnetischen Divination". Er glaubte, daß im Zustand der magnetischen Divination „Fernsehen" möglich sei, wobei „*über viele 100 Meilen . . . diese Personen sich an jeden Ort versezen und alles wie in der Gegenwart anschauen*" könnten. Die Visionen und die Vorhersagefähigkeit („magnetische Prophetie") würden in diesem Zustand die Grenzen des Wunderbaren erreichen. Offenbar glaubte Eschenmayer unkritisch alle Erzählungen über diese angeblichen Fähigkeiten und deutete sie mit Hilfe seines „*organischen Äthers*", der an „*Reinheit, Feinheit und Intensität selbst das Licht übertreffe*" und damit die für die genannten Divinationsphänomene logisch notwendige Unabhängigkeit von Ort und Zeit ermöglichen würde. In einer weiteren Veröffentlichung berichtete er über „eingetroffene Vorhersagen zweier Somnambüler"[300]. Der übrige Teil seines umfangreichen Werkes ist keineswegs durch Spekulationen dieser Art überladen, sondern stellt im Gegenteil einen recht rationalen Versuch dar, psychische Phänomene denkend zu gliedern.

---

[299] Eschenmayer 1817a, Nachdruck 1982
[300] Eschenmayer 1817c

Eschenmayer hat sein psychologisches System zur Grundlage seiner psychiatrischen Vorlesungen und Veröffentlichungen gemacht, in denen er die Psychiatrie des Psychikers Heinroth lehrte (s. S. 176 f.).

Nachdem Eschenmayers Denken diese Entwicklungsstufe erreicht hatte, muß er zur Überzeugung gekommen sein, daß er auf dem Gebiet der Naturphilosophie, auf dem er ohnehin wegen des eindrucksvollen Erfolges von Schelling etwas an den Rand des Interesses geraten war, alles Wichtige gesagt oder gedacht hatte. Er wandte sich zunächst der Moral- und Religionsphilosophie zu („System der Moralphilosophie" 1818; „Religionsphilosophie", Teil 1: Rationalismus, Teil 2: Mystizismus, Teil 3: Supernaturalismus und die Lehre von der Offenbarung des alten und neuen Testaments" 1818–1824). Obgleich Eschenmayer weiterhin noch Psychiatrievorlesungen hielt, verstand er sich nach 1820 überwiegend als Religionsphilosoph und hoffte vermutlich, wenigstens auf diesem Gebiet Schelling zu übertreffen.

Als Kerner mit seinen Untersuchungen der beiden „Somnambülen" begann und seine Beobachtungen niederschrieb, kannte er Eschenmayers Werke, insbesondere dessen Veröffentlichungen über den „thierischen Magnetismus". Kerner nahm mit Eschenmayer Kontakt auf, nachdem er mit der Behandlung von Friederike Hauffe begonnen hatte. Der erste im Deutschen Literaturarchiv in Marbach vorhandene Brief Eschenmayers an Kerner stammt vom 1. Februar 1827 und behandelt magische Probleme im Zustand des Somnambulismus nebst einer „Mitteilung eines Verstorbenen an eine Somnambule". Aus dem nächsten Brief vom 29.4.1827 ist zu entnehmen, daß Eschenmayer inzwischen in Weinsberg zu Besuch war und die Patientin Friederike Hauffe gesehen hatte, über die Kerner später sein Buch „Die Seherin von Prevorst" schrieb. Eschenmayer war von der Patientin fasziniert und erkannte die für ihn einmalige Gelegenheit, nicht nur als philosophischer Zaungast, sondern als aktiver Berater von Kerner an der Behandlung der Patienten und den Beobachtungen ihrer psychogenen Dämmerzustände teilzunehmen. Zwischen Eschenmayer und Kerner entwickelte sich eine enge freundschaftliche Beziehung, die bis zu Eschenmayers Tod 1852 anhielt. Kerner vertraute den theoretischen Fähigkeiten des Philosophieprofessors, der häufig nach Weinsberg kam, fast blindlings, und Eschenmayer überzeugte Kerner von der großen Bedeutsamkeit seiner Untersuchungen. So schrieb er z. B. am 7.7.1827: *„Was geht nicht alles in Ihrem Hause vor, wovon die Menschen bisher kaum zu träumen wagten".* Kerner glaubte sich auf der Spur von ganz Außerordentlichem und Eschenmayer unterstützte seinen Glauben. Am 15.8.27 schrieb Eschenmayer: *„Mit dem grossen Kapitel von Visionen und Selbsttäuschungen und Phantasmen, können wir uns nun einmal bei dem, was wir wissen, nicht mehr abfertigen lassen"* und war für die Deutung ihrer gemeinsamen Beobachtungen überzeugt, daß *„die Sache auf einem noch unserer Naturgesetze anpassenden Wege erklärt"* werden könne. Diese Meinung kam Kerner entgegen, der sich auch bei der Behandlung und Untersuchung von Frau Hauffe als *Naturforscher* verstand. Eschenmayer konnte in Tübingen den gläubigen Hörern seiner Vorlesungen immer neue Sensationen aus Weinsberg berichten, da er nicht nur häufig in Weinsberg weilte, sondern auch von der somnambulen „Seherin von Prevorst" insgesamt über 100 Briefe erhielt, in denen sie ihn über ihre Geisterwahrnehmungen informierte[301].

Nach den Erfahrungen mit der „Seherin von Prevorst" kehrte Eschenmayer 1832 wieder zu seinem ursprünglichen Konzept der Naturphilosophie zurück und versuchte, dieses zu einem umfassenden philosophischen System zu erweitern. In seinem „Grundriss der Naturphilosophie" (1832) wird ein System geschildert, in dem nicht nur Pflanzen, niedere Tiere, das höhere Tierreich und der Mensch eingeschlossen waren, sondern auch dessen religiöse Offenbarungen und die Beziehung der gesamten Natur zum christlichen Gott. In diesem Werk wird deutlich, daß er die in früheren Jahren vorhandene Diszipliniertheit seines Denkens im Alter weitgehend verloren hatte und ihm eine Abgrenzung von Spekulation, Wissen, Nichtwissen, Vermutungen, Beobachtungen und magisch-mystischen Bildern nicht mehr gelang. Vieles von dem, was er damals schrieb, erscheint uns heute als barer Unsinn. Es muß ein recht wirklichkeitsfremder Zeitgeist in dieser Phase der Spätromantik geherrscht haben und ein hohes Maß zur Bereitschaft zum Aberglauben oder große intellektuelle Liberalität bei seinen Hörern in Tübingen, die im Gegensatz zum alten Aufklärer Autenrieth Eschenmayer ernst nahmen.

Eschenmayers Alterswerk begann mit den „Mysterien des inneren Lebens; erläutert aus der Geschichte der Seherin von Prevorst" (1830), auf die eine Auseinandersetzung mit der Hegelschen Religionsphilosophie folgte. Eschenmayer verstrickte sich schließlich in einen außerordentlich merkwürdigen Dämonenglauben. Überzeugt von der Richtigkeit seiner religiösen Vorstellungen, richtete er heftige Angriffe gegen die rationale Theologie der jüngeren Generation, insbesonders empörte ihn das Buch von David Friedrich Strauß „Das Leben Jesu" (1835). Eschenmayers Buch als Antwort auf Strauß hatte den Titel „Der Ischariothismus unserer Tage" (1835). Mit diesem Buch und einer weiteren Schrift „Conflict zwischen Himmel und Hölle, an den Dämonen eines besessenen Mädchens beobachtet, nebst einem Wort an Dr. Strauss" (1837) wurde er einer der heftigsten Gegner der rationalen Theologie von F. Baur und D.F. Strauß. Das „besessene Mädchen" war Kerners Patientin Stadelbauer, bei der dieser die Behandlung abbrechen mußte. Eschenmayer nahm die Patientin vorübergehend in sein Haus auf und setzte den Kirchheimer Schneider Dürr als Exorzisten zur Behandlung ein. Die im Buch geschilderten „Geistererscheinungen" und „Dämonenaustreibungen" lassen heute die Frage offen, wer im Kreise der Beteiligten – Eschenmayer, die schwer hysterische Patientin und der von Wahnvorstellungen geleitete Exorzist Dürr – den Gang der Erscheinungen bestimmte. Die zu den exorzistischen Sitzungen hinzugezogenen „Zeugen" – der Oberpräceptor Eyth, der Müller Reuber und ein offenbar tuberkulosekranker Vikar, der ebenfalls als Patient von Eschenmayer aufgenommen worden war, mögen sich dabei nicht immer wohl gefühlt haben. Aus von Eschenmayer nicht näher angegebenen Gründen mußte auch er die Behandlung abbrechen, doch verließ die Patientin Kirchheim offenbar gebessert (s. S. 235 f.). Liest man heute Eschenmayers Buch, so versteht man, warum Strauß mit dem unfreundlichen Kommentar antwortete, Eschenmayer – sein

---

301 Eschenmayer 1830b. Diese Briefe sind m.W. bisher nicht aufgefunden worden

ehemaliger akademischer Mentor – sei ein „Systemspinner", den man nicht ernst nehmen könne. Bemerkenswerterweise gelang es Kerner, sein freundschaftliches Verhältnis zu beiden Kontrahenten zu erhalten, obgleich er den Rationalismus von Strauß scharf ablehnte – ein „Genie der Freundschaft" auch im Umgang mit versponnenen Intellektuellen.

In der Zusammenarbeit mit Eschenmayer bei der Entwicklung und Begründung ihres Geisterglaubens kam auch Kerner mit dem Kirchheimer Exorzisten Dürr in Kontakt, der von Eschenmayer zur Behandlung „Besessener" herangezogen wurde. Gemeinsam haben sich dann auch Eschenmayer und Kerner in einer Untersuchung durch das Oberamt Kirchheim gegen die Angriffe auf ihre ärztliche Entscheidung gewehrt, den Schneider Dürr als „Therapiegehilfen" eingesetzt zu haben (s. S. 236).

Kerners Anspruch, er habe die Phänomene der „Besessenheit" als Naturforscher beobachtet, wurde von seinen ärztlichen Kollegen recht zwiespältig aufgenommen. Nur wer ohnehin an Geister glaubte, – dies waren damals noch viele Menschen – las Kerners und Eschenmayers Berichte nicht mit Kopfschütteln und war bereit, die Schriften für mehr als ein gemeinschaftliches Phantasieprodukt von Patient, Arzt und Philosophen zu halten. Diesen Schriften, durch die Kerner auch zum Helfer der verschrobenen, orthodoxen Theologie Eschenmayers (1838) wurde, sei das nächste Kapitel gewidmet.

XIII

„Ich treibe mich als Forscher in den Nachtgebieten der Natur herum und suche die Schatten des Mittelreiches auf" – Kerners Weg zum medizinischen Mystizismus und zur Magie –

Nach dem Abschluß seiner zweiten Monographie über die Wurstvergiftung wandte sich Kerner einem Gebiet der Medizin zu, das ihn von psychotherapeutischen Bemühungen mittels des „thierischen Magnetismus" zu dem Glauben an „Besessenheit" und der Anwendung des Exorzismus führte. Seine zahlreichen Veröffentlichungen zu diesem Thema brachten ihm einen Bekanntheitsgrad, den er mit seiner lyrischen Dichtung nicht annähernd erreicht hatte. Er wurde der über die Grenzen des Landes hinaus bekannte „Magier von Weinsberg". Ich möchte im folgenden diesen Weg Kerners aufgrund seiner Veröffentlichungen und Briefe nachzeichnen.

Die „Geschichte zweyer Somnambülen"

Justinus Kerner hat seine ersten Erfahrungen mit der Hypnose in jungen Jahren als Patient von E. Gmelin gemacht (S. 20). Während der ersten Jahre seiner ärztlichen Tätigkeit hat Kerner die psychotherapeutische Technik des „thierischen Magnetismus" nicht sehr häufig angewandt, denn in seinem ersten Buch über den „Somnambulismus" kann man immer wieder sein Erstaunen über die an den beiden Patientinnen in Weinsberg beobachteten Phänomene erkennen, auch wenn es völlig „normale" Erscheinungen bei einer Mesmerschen Therapie waren. In der *„Geschichte zweyer Somnambülen nebst einigen andern Denkwürdigkeiten aus dem Gebiete der magischen Heilkunde und der Psychologie"* (1824) beschrieb Kerner in sehr genauen Protokollen seine Beobachtungen an zwei jungen somnambulen Patientinnen. Im Vorwort zu diesem Bericht betonte er, nur seine Erfahrungen als „treuer Beobachter" wiedergeben zu wollen; jeder könne sich dann daraus seine eigene Theorie ableiten. Wie sein Bericht zeigt, ist ihm diese distanzierte, objektivierende Haltung eines Beobachters mißlungen; mit der Dauer der Behandlung der beiden Patientinnen wurde Kerner immer stärker selbst betroffen. Wer die psychische Dynamik solcher psychotherapeutischer Bemühungen kennt, wundert sich darüber bei Kerners Persönlichkeitsstruktur nicht. Sein Studienfreund Georg Jaeger kommentierte die Berichte über die somnambulen Patientinnen kritisch: „... aber bey manchen, die doch mehr oder weniger *in ihre Magnetisierte verliebt waren, mag doch auch die sonst vielleicht klare Brille etwas farbig geworden seyn ..."* [302]. Auch Kerners Brieffreundin Therese Huber, Redak-

---

[302] Brief vor 1828; DLM Z1769

teurin des „Morgenblattes", schrieb recht besorgt, daß bei Kerners Darstellung oft der Gegenstand Herr über den Autor geworden sei. Im übrigen mahnte sie Kerner

> „. . .um was ich Sie aber innig bitte, ist: Ihre Frau in dieses Zauber- und Geisterwesen nicht mit hineinzuziehen. Nein wahrlich, das ist gegen die Würde, das Bedürfnis, den Beruf einer Hausmutter. Und wenn sie soweit in den Himmel hinaufstieg, daß sie sich den Herrgott barbieren säh', so taugt das nicht . . ."[303].

Kerner führte seine Beobachtungen keineswegs so „naiv" aus, wie er dies seinen Lesern versicherte. Er kannte die Literatur des Mesmerismus und die wichtigsten Schriften von Schelling, Schubert und Eschenmayer sowie die Berichte im „Archiv für den thierischen Magnetismus". Schon während der Jahre in Wildbad und Welzheim hat er – vermutlich unter dem Eindruck seiner eigenen Erfahrungen während einer depressiven Phase – ein naturphilosophisches Weltbild entworfen, das sich durch eine „harmonische" Einheit von Seele, Geist, Körper, Natur, Krankheit, Wahnsinn und Tod auszeichnete und große Ähnlichkeit mit den in Schellings „Stuttgarter Privatvorlesungen" dargelegten Vorstellungen hatte. Anlaß zu Kerners Stellungnahme war eine Rüge Ludwig Uhlands wegen einiger spiritistischer Teile in Kerners Novelle „Die Heimatlosen", die vor der Veröffentlichung auch gestrichen wurden. Kerner schrieb zu seiner Verteidigung an den Freund[304]:

> „. . . Ich kann nicht jedem Leser, vielleicht keinem, zumuten, in meine Begriffe von Krankheit (Deine krankhafte Ahnung, wie Du es nennst), Tod, einzugehen etc. Tod nenne ich die innigste Vereinigung mit dem Geist der Natur, Krankheit ist Hinstreben nach dieser Vereinigung. Tod ist die höchste Verherrlichung, zu der der Mensch im Leben kommt. Magnetischer Schlaf, Epilepsie (die scheussliche fallende Sucht, wie Du es nennen magst), Katalepsie, Verzückung, Wahnsinn (Pythia auf dem Dreifuß), Metallfühlen (Siderismus), dann die organische Zerstörung in einzelnen Teilen des Körpers, alte Narben die die Veränderungen in der Atmosphäre voraussagen – all dies sind Zustände, durch die der Mensch dem Geist der Natur, einem Allgemeinleben, dem Leben der Geister und der Gestirne, näherkommt, befreundeter wird. Magnetischer Schlaf ist gleich Tod, Heraustretung des Geistes auf Momente aus dem Körper, Nähertreten der Geisterwelt oder der Natur, wie man es nennen will . . .".
>
> „Im innigsten Umgang mit der Natur kann man dahin gebracht werden, Metalle und Gewässer in Tiefen zu erfühlen, in die Zukunft zu schauen, Geister zu sehen etc., kurz, alles das zu erkennen, was dem Geiste durch das bloß für sich bestehende, harte, begrenzte Bollwerk des Körpers . . . verdeckt ist."
>
> „Das Weib (Weib zu sein ist eigentlich Krankheit) steht schon inniger wie der Mann in Verbindung mit der Natur . . . Es ist, noch im Bollwerk des Körpers, in innigerer Verbindung mit den Gestirnen, mit dem Mond, es hat größere Ahnungsfähigkeit als der Mann. Pythia, die Sibyllen, die Hexen."

---

[303] Br.I, 346
[304] Br.I, 171 vom 26.1.1812

Diese Zeilen charakterisieren Kerners Glauben, aus dem wir verstehen können, wie er die Symptome der beiden Patientinnen schließlich interpretierte. Im folgenden möchte ich zunächst Kerners Beobachtungen zusammenfassen:

Die erste somnambule Patientin, Christiane Kepplinger (Käpplinger), war die 16jährige Tochter eines Weingärtners in Weinsberg, ein tüchtiges, fleißiges und frommes Mädchen, das den Eltern bei der Arbeit half und sich einen guten Bildungsgrad erworben hatte. Sie hat zwischen ihrem 30. und 36. Lebensjahr ein Buch geschrieben, das erstmals 1843 erschien: *„Beschreibung über das Wesen der Gottheit, der menschlichen Natur und der christlichen Religion. Gewidmet allen christlich gesinnten Freunden unserer Zeit"*.

Als Christiane K. 13 Jahre alt war, starb ihr 11jähriger Bruder. Sie war untröstlich und entwickelte eine starke Sehnsucht nach dem Verstorbenen. Als sie nach einiger Zeit erkrankte, verlangte sie nach ihm: „mein Fritz soll kommen". Kerner behandelte das Mädchen mit magnetischen Strichen und erreichte eine vorübergehende Besserung. Einige Zeit später soll die Patientin spontan bei der Arbeit eingeschlafen sein, im Halbschlaf gesprochen haben und in diesem andere Menschen und Gegenden gesehen haben. Als sie über organische Beschwerden klagte, zog Kerner seinen Freund, den Oberamtsarzt Dr. Seyffer, aus dem nahen Heilbronn zur Behandlung hinzu. Auch dieser riet zur Anwendung magnetischer Striche, weil er das Leiden der Patientin ebenfalls für psychogen hielt. Nach den von Kerner geschilderten Symptomen läßt sich heute bei der Patientin eine Temporallappenepilepsie mit hirnorganisch bedingten Dämmerzuständen nicht ausschließen.

Kerner verfaßte ein ausführliches Protokoll seiner Behandlung, die er fast täglich vornahm, wobei er sich oft mehr als eine Stunde mit der Patientin befaßte. Das Original des „regelmäßigen Tagebuches"[305] konnte ich nicht finden. Wie aus den veröffentlichten Texten hervorgeht, protokollierte Kerner genau, nahm alles, was die Patientin äußerte, für bare Münze und dachte nicht an Täuschungsmöglichkeiten. Den Beschreibungen nach geriet die Patientin durch Kerners „magnetische Striche" in mittlere Hypnosetiefe, in der sie z. T. auch visuelle Halluzinationen hatte, deren Inhalt sicher wesentlich durch Kerners Fragen bestimmt war. Gelegentlich verfiel die Patientin während des Magnetisierens in hysterische Krämpfe. Während der somnambulen Trance sah sie wiederholt ihren geliebten Bruder Friedrich. Schon einige Tage nach Beginn der Behandlung begann die Patientin zu verordnen, was geschehen müsse, damit sie aus ihrem somnambulen Zustand erwache. Sie berichtete über Wärmeempfindungen, Lichtwahrnehmungen, Augenschmerzen und bekam gelegentlich auch Brustkrämpfe während der Behandlung. Gegen die Augenschmerzen verordnete sie sich selbst einmal: *„der Herr Doktor soll mir ein Sacktuch auf die Augen legen"*, und Kerner folgte dieser Anordnung. Nach etwa einem Monat der Behandlung sah Christiane K. im hypnotischen Zustand Geister, die einen bezeichnete sie als gut, die anderen als schlecht. Sie begann vorauszusagen, wann sie wieder in „magnetischen Schlaf" fallen würde und folgte pünktlich ihren eigenen Prophezeihungen. Etwa 6 Wochen nach Beginn der Behand-

---

305 Th. Kerner 1897

lung prüfte Kerner, ob auch ein schriftlich gegebener Befehl die Patientin in magnetischen Schlaf bringen würde. Hier zeigt sich seine experimentelle Neugierde, die bei der späteren Therapie der „Seherin von Prevorst" dann ein ungewöhnliches Ausmaß annehmen sollte. Kerner schrieb Christiane auf ein kleines Zettelchen „schlafe". Die Patientin las die Aufforderung und reagierte prompt.

Aus den Protokollen läßt sich erkennen, wie Kerner im Verlauf der Therapie immer stärker von der Patientin abhängig wurde und diese teilweise sein therapeutisches Verhalten bestimmte. Nachdem sich Christiane im magnetischen Schlaf in Trauerkleidung sah und am gleichen Tag ein Verwandter gestorben war, glaubte Kerner seine Vorstellungen vom „Fernsehen" im somnambulen Zustand bestätigt (s. S. 197, 202). Er prüfte nicht sorgfältig, ob die Patientin irgendeinen Hinweis von der Erkrankung des Verwandten gehabt hatte. Allmählich wurde das Wechselspiel zwischen der Patientin und dem Doktor immer enger. Im magnetisierten Zustand „sah" Christiane in den Magen Kerners und entdeckte dort eine „Härte, eine Geschwulst". Kerner bestätigte ihr prompt, daß er Magenbeschwerden habe, worauf sie ihm folgendes Rezept verordnete: „Johannisblumen 27 Stück, Wegwartwurzel 27 Stücklein, einen halben Zoll lang gebrochen, aber nicht mit dem Messer geschnitten, 9 Blätter Gartensauerampfer . . .". Dieses Gemisch müsse mit drei Tassen siedendem Wasser aufgegossen werden; Kerner solle dann morgens 5.45 Uhr, mittags 12.45 Uhr und abends 8.45 Uhr davon trinken. Er beschrieb nicht, wie ihm dieser Trank geschmeckt hat.

Nach zweimonatiger Behandlung begann die Patientin den Doktor im magnetisierten Zustand ungeniert mit Du anzureden: „Du, Doktor, fühlst Du nichts? Soeben war Dein Vater da als ein Lichtstrahl, er war zu Deiner rechten Seite, als Du schriebest, er hat noch viel Sehnsucht nach Dir . . ." (S. 105). An der Behandlung der Patientin, die offenbar häufig auch bei Kerner zu Hause war, wurde auch Kerners Frau Friederike beteiligt, was einige Rückwirkungen auf die empfindsame Frau hatte, die früher selbst zu hysterischen Reaktionen neigte (s. S. 93): „Nach ihrem (der Patientin) Weggehen, fiel meine Frau, die sehr zu Krämpfen geneigt ist, nach vorhergegangenen Krämpfen in einen magnetischen Schlaf, in dem sie krank und mühsam sprach, die Augen aber durchaus nicht zu öffnen fähig war, er hielt eine Stunde lang an. Sie hatte das Mädchen während ihres Schlafes lange berührt" (S. 207). Therese Huber hatte also allen Grund für ihre Mahnung (S. 202).

Bei den magnetischen Sitzungen übernahm die Patientin immer mehr die Führung, und Kerner ließ sich recht passiv darauf ein. Christiane K. versuchte auch weiterhin ihre diagnostischen Fähigkeiten:

„Im heutigen Abendschlafe sagte sie: heute will ich in Dich sehen. Sie ergrief nun meine Hände. Nach einer Weile sprach sie: ich sehe, dass Dein Magenleiden bedeutend sich verminderte, denn die Oeffnung unten an Deinem Magen hat sich bestimmt wieder erweitert. Ich versicherte sie, daß ich auffallend Besserung spüre. Nun sehe ich, sprach sie, Deine Lunge, und sehe, daß Deine linke einen Fleck hat, in der Größe eines Eyes, der dunkler ist als der übrige Theil, hier ist sie angesteckt, nach Art, wie die meinige war, nur größer . . ." (S. 161/162).

Die Patientin verordnete Kerner ein therapeutisches Frühstück „alle Morgen um 3/4 auf 9 Uhr drey Messerspitzen voll Schneekraut in einer Zwiebelsuppe". Sie bestimmte auch, wieviel magnetische Striche sie zu bekommen hatte und gab manchmal groteske Anweisungen: Einmal brachte sie ein Glasstück zwischen ihre Zähne, und Kerner mußte es an der anderen Seite ebenfalls zwischen seine Zähne nehmen, nur so würde sie aus dem magnetischen Schlaf erwachen. Kerner zog bei der Behandlung der Patientin häufig andere Beobachter, Kollegen und Laien hinzu. Dies bestärkte die Patientin in ihrer Überzeugung, wie wichtig sie für den Doktor sei. Man gewinnt als Leser heute den Eindruck, daß die Patientin ihrerseits experimentierte und immer grotesker Verordnungen machte, um herauszufinden, wie weit sie Kerners Verhalten bestimmen konnte. Einmal verlangte sie im magnetischen Schlaf, daß Wasser aus dem Bach in besonderer Richtung herausgeschöpft werden müßte, damit sie ein Fußbad mit Seife nehmen könnte; anschließend wollte sie von diesem Wasser trinken. Sie wollte auch ein Büschel von Kerners Haaren haben. Diese streute sie in Wasser, mit dem sie sich selbst die Haare wusch. Ihre Abhängigkeit von Kerner charakterisierte sie einmal so: *„Du hast an mir wie ein Vater gehandelt, ich muß Dir verbunden bleiben, wie ein Kind dem Vater, Du gabst mir mein zweites Leben . . ."* (S. 157).

Im dritten Monat der Behandlung nahm an den Hypnosesitzungen auch das mit Justinus Kerner befreundete Ehepaar von J. aus Heilbronn teil. Prompt diagnostizierte die Patientin, daß Frau von J. an „Nervenschwäche oder einer Lähmung der Nerven" leiden würde und empfahl ihr Eisenbäder und drei Lorbeerzweige. Offenbar hat das Ehepaar von J. auf Christiane Käpplinger einen guten Eindruck gemacht, denn sie verordnete sich selbst schließlich einen Aufenthalt bei Frau von J. in Heilbronn und sagte voraus, daß sie nach diesem Aufenthalt von dort gesund nach Weinsberg zurückkommen würde. Kerner willigte in diese Form der Beendigung seiner Therapie ein, und die Patientin erfüllte ihre Prognose.

Wie sie in der Einleitung zu ihrem Buch schrieb, begann Christiane Käpplinger mit 30 Jahren (1836) mit der sechs Jahre dauernden Niederschrift desselben. Über ihren weiteren Lebensweg konnte ich nur wenig finden. Ihr 1843 veröffentlichtes Buch enthält im ersten Teil nur wenige autobiographische Hinweise. Der *„Umgang mit der edlen Familie (von J.) wirkte veredelnd und bildend auf mein Herz und meinen Geist".* Ihr Buch habe sie unter *„Anleitung einer Sonne, die in meinem Hirn hervorgieng"* geschrieben, sie habe den Text, einem inneren Drange folgend, *„wie ein Diktirschreiber"* zu Papier gebracht. Der Inhalt dieses Buches ist von der traditionellen protestantischen Theologie geprägt, jedoch um einige sonderliche Feuer- und Lichtkreisprinzipien und den Glauben an ein „tausendjähriges Reich" nach der Auferstehung erweitert. Besonders im zweiten Teil des Buches finden sich immer wieder paraphren wirkende Sätze wie *„Der erste wirkende Qualstoff der Verdammten liegt in dem Feuereifer der Heiligen und Gerechten, den sie sich an des Lichtes und der Liebe statt als Erhaltungs- und Nahrungsborn ihres verdorbenen Wesens erweckt haben, von welchem uns auch die heilige Schrift warnt . . ."* Bei aller Vorsicht, die geboten ist, wenn man aus Texten ein psychiatrisches Urteil gewinnen möchte, so ergibt sich doch der Eindruck, daß bei Christiane K. im Laufe der Jahre eine abnorme psychische Entwicklung erfolgt war. Theodor Kerner (1897) schrieb dagegen, daß Christiane Käpplinger, die nach ihrer Heilung von dem

„ausgeprägten Hysterismus" noch häufig ins Kernerhaus kam, gesund geblieben sei und 1873 im Alter von 70 Jahren verstorben wäre.

Die zweite Patientin war die 17jährige Caroline Stähle. Sie hatte Kontakt mit Christiane Käpplinger. Caroline hatte mit 9 Jahren ihre Mutter verloren und unter diesem Verlust stark gelitten. Man habe damals Nachtwandeln bei ihr beobachtet. Die somnambulen Zustände traten spontan auf, wie auch gelegentliche kataleptische Starrezustände. Als Kerner erstmals zu der Patientin gerufen wurde, hielt er „ihren Zustand für gewöhnliche hysterische Krämpfe", worunter er eine mehr oder weniger bewußte Simulation verstand. Nach einiger Zeit der Behandlung erkannte Kerner jedoch, daß er einen recht ähnlichen Fall von Somnambulismus wie bei Christiane Käpplinger vor sich hatte. Wieder zog er einige ärztliche Kollegen zur Beratung hinzu, und alle stimmten mit ihm überein, daß auch diese Patientin an einem „echten" Somnambulismus leiden würde. Während Kerner eine „gewöhnliche Hysterie" für ein gewolltes Schauspiel hielt, war er der Meinung, daß bei somnambulen Zuständen diese bewußte Komponente fehlen würde und daher eine andere Therapie angebracht sei.

Kerner protokollierte seine Behandlungen von Caroline St. ebenfalls sorgfältig, und auch sie wußte, daß sie ein „interessanter Fall" für den Doktor war. Sie hatte vom Hellsehen der Christiane Käpplinger erfahren und versuchte sich ebenfalls in diesem Metier. Kerner experimentierte mit dieser Patientin wesentlich mehr als mit der ersten. So benutzte er z. B. einmal einen Draht, gab denselben der Caroline St. in die Hand, leitete ihn über das Fenster zwei Stockwerke hoch zu einer anderen Person, die „auf den Draht sprechen mußte". Angeblich hat die Patientin mit Hilfe dieses Drahtes dann gehört, was zwei Stockwerke über ihr gesprochen wurde. Kerner – ohne Draht – konnte dagegen nichts hören. Kerner führte mit der Patientin mehrere Wünschelrutenexperimente durch. Einmal vergrub er im Garten Kupfer, Silber und Steinkohle und führte danach die Patientin im halbsomnambulen Zustand mit der Wünschelrute durch den Garten. Die Wünschelrute habe deutlich über dem Metall oszilliert, die Patientin konnte jedoch die Sorte des Metalls nicht richtig nennen.

Caroline St. geriet gelegentlich in spontane und meist selbst vorausgesagte Erstarrungszustände (psychogene Katalepsie). Im Gegensatz zu Christiane K. hatte sie im somnambulen Zustand phantastische Gesichtserscheinungen von außerordentlicher Buntheit: Krokodile, Elefanten, Papageien, Leoparden usw. erschienen ihr. Sie konnte Kerner davon überzeugen, daß sie im somnambulen Zustand mit dem Mittelfinger riechen, sehen und hören könne. Einmal soll sie in Kerners Gegenwart „vermittelst der Nase mit fest verbundenen Augen" einen Text richtig vorgelesen haben.

Kommunikation durch den „Nervengeist" und akademische Skepsis

Kerners theoretische Deutung der an den „zwey Somnambülen" beobachteten Phänomene wird während der Beschreibung seiner Beobachtungen und in den anschließenden Ausführungen deutlich: er glaubte an *zwei Arten von Kommunikation in der Welt:* Die eine erfolge über die Sinnesorgane und das Gehirn, die andere mit Hilfe eines „Nervengeistes" und über das „Gangliensystem", worun-

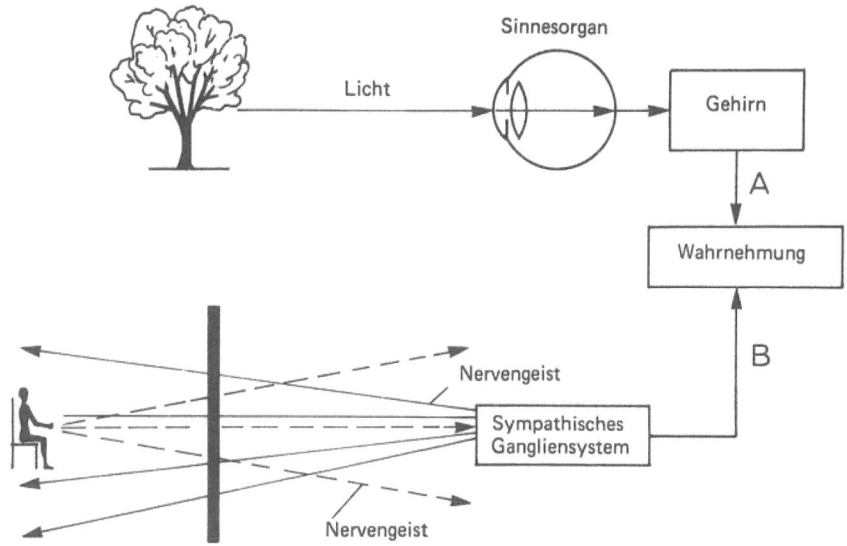

Abb. 25. Schema der zwei Arten der Kommunikation und Wahrnehmung, an die Kerner glaubte: Wahrnehmung sei sowohl mit den Sinnesorganen als auch mit Hilfe des Nervengeistes über das sympathische Gangliensystem möglich

ter er das periphere vegetative Nervensystem verstand. Der „Herzgrube" bzw. dem darunter im Körperinnern liegenden „Sonnengeflecht" *(Plexus solaris)* schrieb er für diese Funktion eine besonders wichtige Rolle zu. Durch das Gangliensystem sei ein direktes „Gefühl für fremden Nervenausfluss" möglich, wodurch Hellsehen, Ahnungsvermögen, Prophezeihungen und Fernsehen im somnambulen Zustand erklärt werden könnten (Abb. 25). Der somnambule Zustand sei dem eines Sterbenden ähnlich. *„Es ist eine ausgemachte Sache, daß man bey Sterbenden auch ähnliche Erscheinungen wie bey Magnetischen wahrnimmt, gleiches Ahnungsvermögen, gleiches Fernsehen, Fernhöhren, gleiche Lichterscheinungen usw."* [306]. Kerner postulierte also in Übereinstimmung mit den „Mystikern" unter den „psychischen Ärzten" für die angeblich paranormalen Phänomene seiner Patientinnen ein physisch-organisches Substrat als Grundlage der ihm unerklärlichen Erscheinungen. Er hielt Täuschungsmöglichkeiten für unwahrscheinlich und unterließ daher sorgfältige und kritische Nachprüfungen.

Kerner erkannte wie Eschenmayer richtig, daß es verschiedene „Grade" des Somnambulismus gibt – heute bezeichnet man diese als die verschiedenen Tiefengrade einer Hypnose [307]. Kerner kannte bei seinen theoretischen Deutungen bereits die Vorstellungen von Eschenmayer, den er wiederholt in seinem Buch zitierte. Die Prophezeihungen und Rezepturen der Somnambulen begriff Kerner als eine Art unmittelbare Erleuchtung. Erstaunlicherweise stellte er sich nie die Frage, ob die Patientinnen vielleicht nicht schon früher etwas von den Kräutern

---

[306] Kerner 1824, S. 356
[307] I.H. Schultz 1952

zu Hause gehört hatten, die sie dann bei ihren wundersamen Rezepturen nannten.

Insgesamt läßt sich in Kerners Deutung der Phänomene ein hohes Maß von Naivität erkennen, ein gutmütiges Zutrauen zu den Patientinnen, wobei sein eigenes Empfinden von jenem seiner Patienten abhängig wurde. Auch die im somnambulen Zustand geäußerten religiösen Vorstellungen der Patientinnen nahm Kerner für besondere Erleuchtung, und manche ihrer Aussagen klingen wie die Umsetzung der Vorstellungen der „Psychiker" zur Entstehung von Krankheiten (s. S. 177): *„Würden die Menschen nicht so viel sündigen, so würden die Krankheiten viel leichter geheilt werden, es würde jede Kreatur zur Heilung des Menschen dienen . . ."* (S. 367). Da Kerners psychotherapeutische Bemühungen schließlich seinen Patientinnen halfen, war er zufrieden. Ich vermute, daß er seine emotional befangene Rolle bewußt bejaht hat, obgleich er immer wieder „Erschöpfung" nach Anwendung des Magnetismus spürte.

Kerner wurde mit dem Buch über die „zwey Somnambülen" im Lande rasch bekannt und wurde daher immer häufiger von Patienten aufgesucht, die von ihm eine „magnetische Behandlung" wünschten. Während seine großartige Leistung bei der Erforschung des Botulismus ihm die verdiente Würdigung nur im Kreise der Kollegen und seiner ehemaligen Professoren in Tübingen einbrachte, begann mit der Veröffentlichung der „Geschichte zweyer Somnambülen . . ." sein Ruhm als Magier von Weinsberg. Seine ehemaligen akademischen Lehrer reagierten skeptisch. Autenrieth schrieb ihm einen vernünftigen und kritisch zurückhaltenden Brief, Kerner hat jedoch die darin enthaltenen Warnungen und kritischen Anmerkungen offenbar nicht mehr ernst genommen[308]:

„Tübingen, 5. Feb. 25.
Verehrtester Freund.

Sie haben mir schon so oft wissenschaftliche Untersuchungen mitgetheilt, und ich war so undankbar, die Correspondenz jeden Augenblick durch meine Schuld zu unterbrechen. Dass ich mich in vielem umtreiben muß, kann mich allein entschuldigen; und bloß zu einem kleinen Beweiß davon schicke ich Ihnen hier einige akademische Reden, die ich halten mußte, und dann druken ließ. Sie machen zusammen etwas aus, das gleichsam meiner Naturphilosophie, wie sie sich in meinem Hirne bildet, gleich sieht. Um mit den Beispielen von Reil aus dem Büchlein zu reden, sind es zwar keine Elegien einer Sappho; aber ich hoffe, sie werden finden, daß es doch auch nicht Todtengesang-Gekrächz eines Raben ist. Sie werden nicht ganz damit zufrieden seyn, da Sie eine empfindsamere Neigung zu sapphischen Elegien haben; wie deutlich aus Ihrer Geschichte zweyer Somnambülen erhellt. Aber ich kann meine Weigerung, weiterzugehen, als ich noch Grund unter meinen Füßen spüre, mit einer einzigen Frage, wie mich dünkt, vollkommen vertheidigen. Wie wären wohl die Visionen Ihrer Christiane Kepplinger gewesen, wenn sie ein Judenmädchen gewesen wäre?

Leben Sie recht wohl, und erhalten Sie mir Ihre freundschaftlichen Gesinnungen
Ihr
Autenrieth

---

[308] DLM Z1774

Justinus Kerner antwortete am 16. Feb. 1825[309]

„Verehrungswürdigster Lehrer und Freund!

Mit der innigsten Freude empfing ich Ihren lieben Brief mit der mir so werthen Beylage. Alles was von Ihnen kommt hat von jeher mein Herz mit Verehrung und Liebe bewegt. Mit Begierde las ich Ihre Reden und es muß ja einem zu rechtem Troste gereichen, wenn man selbst auf dem Felde „wo man noch Grund unter den Füßen spürt" eine so schöne Ernte wie Sie fanden, findet. Aber zu verargen ist es dem Menschen nicht, wenn in ihm im Schmerz des Lebens auch einmal ein Heimweh erwächst und er aus dem Gehirn in die mütterliche Region der Nabelschnur (des Gangliensystems) zurücktritt und dort wieder einmal von der Kälte des in Glas verschlossenen, Gehirnes verarmt und dann sapphische Elegien dichtet – unter dem Sargdeckel wird alles klar werden – ".

(Es folgt ein Abschnitt über den Sohn Autenrieths)

„Wie habe ich so oft in Gedanken am Bette der Kranken wo ich mir so oft sage, wenn ich nicht zu helfen weiß – sie könnten hier gewiß helfen . . . Ich vertröste mich auf das von Ihnen bewiesene andere Leben und hoffe Sie wieder zu sehen und dort von Ihnen noch näher erkannt zu werden.

Mit der innigsten Verehrung und Liebe
Ihr
Kerner"

Dieser Brief zeigt, wie Kerner trotz seiner Wanderung in das Reich spekulativer Geistertheorien versuchte, den ärztlichen Konsens für die Alltagsprobleme „am Bette der Kranken" nicht zu verlieren. Dies scheint mir für seine Lebensbewältigung wichtig zu sein; er verlor sich nicht völlig im Phantasiereich einer Geisterwelt.

Die Seherin von Prevorst

Die nächste von Kerner ausführlich veröffentlichte Krankengeschichte wurde sein umstrittenstes, aber auch bekanntestes Buch: *„Die Seherin von Prevorst, Eröffnungen über das innere Leben des Menschen und über das Hereinragen einer Geisterwelt in die unsere"* (1829). Dieses Buch hatte zu Kerners Lebenszeit vier Auflagen, wurde ins Englische übersetzt und bis in die Gegenwart, meist bearbeitet, immer wieder veröffentlicht, ein „Bestseller" in Spiritistenkreisen. Die „Seherin", Frau Friederike Hauffe aus dem Dorfe Prevorst bei Löwenstein, wurde 1801 als Tochter des Revierförsters Wanner geboren. Sie hatte schon in früher Jugendzeit ein für ihre Umwelt erstaunliches Ahnungsvermögen gehabt, „ein Gefühl für Geister". Nach ihrer Verlobung mit ihrem Vetter, einem biederen und vermögendem Kaufmann, fiel sie in eine tiefe Depression, zumal am Tage der Verlobung das Begräbnis des von ihr verehrten Stiftspredigers T. war. An diesem Tage soll sie ihre erste Erscheinung gehabt haben, ihr „inneres Leben" begann, sie geriet fast täglich in Dämmerzustände, in denen sie Geister sah. Weitere

---

[309] Original in der Landesbibliothek Stuttgart

hysterische Symptome stellten sich ein. Über drei Jahre wurde die Patientin mit vielfachen Aderlässen behandelt, die sie stark geschwächt haben mußten. Mit 23 Jahren wurde sie erstmals schwanger, die Geburt mußte vom Arzt eingeleitet werden, das Kind verstarb nach wenigen Wochen. Die Schwangerschaft änderte wenig am Zustand der Patientin, ihre visionären Erscheinungen nahmen zu. Sie wurde wiederholt mit den Methoden des thierischen Magnetismus behandelt, überwiegend von Laien. Die Ärzte empfahlen eine zweite Schwangerschaft in der Hoffnung, daß sich dadurch ihr absonderlicher Zustand bessern würde. Nach der Entbindung des zweiten Kindes traten jedoch kaum Änderungen ein. Vielfach fiel die Patientin in Ohnmachten – was nach den vielen Aderlässen kein Wunder war. Ihr körperlicher Zustand wurde immer schlechter.

Kerner wurde von dem Großvater der Patientin, Schmidgall, zur Konsultation nach Löwenstein gerufen. Schließlich kam Frau Hauffe im November 1826 bei Kerner in Weinsberg an „ein Bild des Todes, völlig verzehrt, sich zu heben und zu legen unfähig". Kerner hatte wohl sofort die Aussichtslosigkeit aller therapeutischen Bemühungen bei der schwer kranken Patientin erkannt und sich zunächst nur widerstrebend zu einem Therapieversuch überreden lassen. Während der ersten Monate der Behandlung wohnte die Patientin in der Nähe des Kernerhauses. Später haben Friederike und Justinus Kerner Frau Hauffe in ihr Haus aufgenommen.

Jeden Abend punkt 7 Uhr trat bei der Patientin ein psychogener Dämmerzustand auf („magnetischer Schlaf"), den sie selbst mit Gebeten einleitete. Kerner versuchte zunächst vergeblich, diese Zustände bei der schwerkranken Frau durch Nichtbeachten und vernünftigen ärztlichen Zuspruch zu unterbrechen. Dann entschloß er sich zu einer Behandlung mit magnetischen Strichen und tat somit den ersten Schritt zu einem heute recht abenteuerlich wirkenden Therapieversuch, der letztendlich mißlang, jedoch vermutlich das Leben der Patientin verlängerte und Kerner zur festen Überzeugung der Existenz eines Geisterreiches und der Wechselwirkung zwischen diesem und der Patientin brachte. Theobald Kerner schrieb später über den Beginn der Behandlung von Frau Hauffe: „Gleich nach den ersten Strichen fühlte sie sich gestärkt, waren ihre Leiden gemildert, konnte sie sich etwas aufrichten. Nun setzte mein Vater diese Behandlung fort. Sie wurde dadurch immer mehr in die somnambulen Kreise gezogen . . ."[310].

Nach der Durchsicht von Kerners Berichten dürften die meisten Nervenärzte sich heute einig sein, daß Frau H. an einer schweren Hysterie erkrankt war, die in dieser Form außerordentlich selten vorkommt. Ich habe selbst nur eine Patientin gesehen, deren schwere hysterische Erkrankung mich ahnen ließ, vor welcher ärztlichen Aufgabe Kerner stand. Ob Frau Hauffe zusätzlich noch an einer organischen Erkrankung litt, an der sie einige Monate nach ihrer Heimkehr aus Weinsberg starb, muß offenbleiben. Die Deutung des Internisten Brugsch (1962), daß Kerners Patientin an einer Leukämie oder einer ähnlichen Erkrankung des lymphatischen Systems litt, würde den tödlichen Verlauf der Erkrankung, einige ihrer organischen Symptome und den Obduktionsbefund erklären.

---

[310] KH, S. 95/96

Im Gegensatz zu seinem Buch über die beiden somnambulen Patientinnen vermengte Kerner bei der Beschreibung der Symptome und des Verlaufes der Erkrankung von Frau Hauffe Beobachtungen, theoretische Überlegungen, Spekulationen, religiöse Deutungen, Hinweise auf ältere spiritistische Literatur und Zitate anderer Autoren. Sein Stil wurde recht umständlich, weitschweifig und zum Teil schwer verständlich. Dennoch oder vielleicht deshalb wurde dieses Buch Kerners populärstes Werk; vom literarischen Anspruch ist es – wie auch die späteren Bücher über die „Besessenen" – recht schwach. Bei seinen therapeutischen Bemühungen um Frau Hauffe setzte Kerner auch seine Frau und den damals gerade 11jährigen Theobald ein. Dieser erinnerte sich:

„Gar häufig, wenn mein Vater über Feld zu Kranken mußte und nicht zur gewohnten Stunde die Seherin magnetisieren konnte, magnetisierte er mich vor seiner Abreise, und trat ich dann mit diesem unwägbaren Fluidum beladen, zu angegebener Zeit bei der Seherin ein, so war ich besonders willkommen, ich mußte mich still und ruhig an ihr Bett setzen, sie faßte fest meine Hand und ich mußte unbewegt ausharren, bis sie das mir anvertraute Fluidum aufgesogen hatte, ihre Augen sich schlossen, ihre Hände sich lockerten, dann stand ich leise auf, schlüpfte zur Thüre hinaus und ließ mich womöglich den ganzen Tag nimmer bei der an meiner Nervenkraft saugenden Spinne sehen . . ."[311].

Aus dem umfangreichen Bericht Kerners über Frau Hauffe erscheinen mir die folgenden Beobachtungen wesentlich:

(a) Kerner glaubte, daß eine Ausströmung von „Nervengeist" aus Fingern und Augen der Patientin erfolgen würde, was eine „Schwächung" anderer Menschen herbeiführte, die mit ihr zu tun hatten. Er scheint solche „Einflüsse" an sich beobachtet zu haben. Kerner blieb also seiner oben erwähnten Nervengeist-Theorie zur Deutung paranormaler Kommunikation treu.

(b) Aus F.G. Gmelins Tübinger Vorlesungen (s. S. 44) hatte Kerner vorzügliche Kenntnisse der Mineralogie. Da er aus der spiritistischen Literatur den unterschiedlichen Einfluß von Mineralien auf den Organismus kannte, nahm er zusammen mit einem ihm bekannten Mineralienspezialisten, dem Konsulenten Titot aus Heilbronn, „einem Freund der Natur und der Wahrheit", systematische Experimente mit der Patientin vor. Einige der untersuchten Mineralien und Metalle seien aufgezählt: eisenhaltiger Kalk, Kalkspat, Granat, Smaragd, Rauchtopas, Amethyst, roter Quarz, heller Quarz, Jaspis, Labradorfeldspat, Lasurstein, Türkis, Eisen, Gold, Platin usw. Die Experimentatoren gaben der Patientin die Steine in die linke Hand, weil diese empfindlicher gewesen sei als die rechte und überprüften auch die Wirkung von Wasser, das mit den Mineralien in Berührung gekommen war. *„In diesen für sie zu Mineralwasser gewordenen Wassern hätte die Chemie gewiß auch keine andern Bestandteile entdeckt, als die ihnen gerade als gemeine Brunnenwasser innewohnen . . ."* (S. 67). Das „mineralisierte" Wasser wurde der Patientin nicht nur innerlich gegeben, sondern auch auf die linke Hand geträufelt. Man kann aus den Protokollen, die Titot oder Kerner anfertigten, nicht erkennen, wieweit die Patientin wußte, welche Steine ihr gegeben wurden. Ein Beispiel sei angeführt:

---

[311] KH, S. 96/97

„Der weiße Schwerspat (die schwefelsaure Schwererde) vermochte hauptsächlich auch ihr die von Krämpfen gekrümmten Glieder wieder zu lösen, er wirkte in jeder Lage nur wohlthätig und erwärmend auf sie, welche wohlthätige Wärme aber durch den ausgeglühten Schwerspat bis zur Aufreizung ihres Gefäßsystems, heftigem Fieber gesteigert wurde . . . Die angenehme Empfindung, die Schwererde auf sie hatte, wurde, denkt man hier an die chemischen Elementarstoffe, vielleicht durch ihre Verbindung mit Kohlensäure in Witherit zur höchsten Aufreizung, namentlich in den Nerven des Zwerchfells, gesteigert, und machte ihr heftiges Lachen. Wahrscheinlich durch diesen Einfluß der Kohlensäure erzeugte ihr auch der carrarische Marmor eine lebhafte Muskelbewegung, und sie sagte: er gehe ihr durch alles, sie könne ihn nicht leiden, weil sie sich immer bewegen müsse, er sei ihr aber nicht widrig" (S. 65).

(c) Kerner behauptete, bei der Patientin eine *„Aufhebung der Schwerkraft"* beobachtet zu haben: *„So oft man sie (in hiesigem magnetischen Zustande) in ein Bad bringen wollte, zeigte sich die sonderbare Erscheinung, daß alle ihre Glieder, auch Brust und Unterleib, in ein unwillkürliches Hüpfen, in eine völlige Elastizität kamen, die sie aus dem Wasser immer wieder ausstieß . . ."* (S. 87/88). Er wurde durch diese Reaktion an die „Hexenproben" vergangener Zeiten erinnert.

(d) Kerner untersuchte mit Hilfe von Prof. Göritz von der Landwirtschaftlichen Versuchsanstalt in Hohenheim den Einfluß von Pflanzen und insbesondere von verschiedenen Trauben auf die Patientin. Hierbei durfte die Patientin die Trauben keineswegs essen, sondern mußte ihre Wirkung mit Hilfe der linken Hand erfühlen. Kerner verglich dann die Berichte seiner Patientin mit der Wirkung der verschiedenen Weinsorten, die er aus eigener Erfahrung beim Weintrinken kannte (s. S. 163 f.).

(e) Weitere Studien führte er mit der Patientin über die Wirkung der Sonne, des Mondes, der Elektrizität und über den Einfluß von einigen Pflanzen und tierischen Stoffen durch. Wenige Tropfen „der aus thierischer Verwesung hervorgegangenen Säure" in die Hand der Patientin geträufelt, sollen bei ihr alle Symptome einer Vergiftung durch verdorbene Würste hervorgebracht haben, „was abermals meine Ansichten vom Wesen des sog. Wurstgiftes bestätigt" (S. 97). Kerner hat die „Wurstgiftexperimente" mit Frau Hauffe ausführlich in Hufelands „Journal der praktischen Heilkunde" 1829 veröffentlicht. Aus Kerners Bericht geht hervor, daß er an eine direkte Wirkung des Wurstgiftes über die Hand glaubte und sich offenbar nicht vorstellen konnte, daß Frau Hauffe die Symptome einer Wurstvergiftung simuliert haben könnte.

Auch die Wirkung von Musik wurde von Kerner überprüft. Kerner benützte dazu seine geliebte Maultrommel und beobachtete, daß die Rhythmen der Melodien bei der Patientin rhythmische Bewegungen auslösten und sie aufheiterten. Diese wirklich nicht magische Wirkung der Musik sei jedoch, so glaubte Kerner, nicht nur direkt, sondern auch indirekt auslösbar: auch Wasser, das durch die Töne der Mundharmonika „magnetisiert" worden sei, habe eine ähnliche Wirkung wie die Musik selbst gehabt.

(f) In den somnambulen Dämmerzuständen hatte die Patientin mannigfache halluzinatorische Erscheinungen und illusionäre Verkennungen ihrer Umwelt. Sie sah z. T. die Personen „doppelt", wobei der Doppelgänger auch eine etwas andersartige geisterhafte Figur sein konnte. Möglicherweise waren diese Doppelbilder durch eine entsprechende Schielstellung der Augen bedingt. Wie bei den alten Mystikern erregten bei der eidetisch begabten Frau glänzende oder spiegelnde Gegenstände ihr „geistiges Auge", so daß sie z. B. in Wassergläsern Bilder und Szenen sehen konnte. Frau Hauffe fühlte sich von einem nur ihr sichtbaren Schutzgeist umgeben, sah im magnetischen Schlaf Geister und berichtete über Erscheinungen, die sich angeblich an einem anderen Ort bzw. zu späterer Zeit tatsächlich abgespielt hatten. Auch ihre magnetischen Träume, die sich von gewöhnlichen dadurch unterschieden, *„dass sie immer ein sinniges, oft sehr poetisches Gemälde waren, und nie in ihm ein Gewirr bunter Bilder, wie in gewöhnlichen Träumen durcheinanderschwebte"*, hatten z. T. „hellseherischen" Charakter. Wiederholt glaubte die Patientin, daß ihr eigener „Nervengeist" aus ihr heraustreten würde, so daß sie sich selbst sah[311a]. Gelegentlich sprach die Patientin poetisch in wohl gesetzten Reimen im Stil von Kerners Gedichten.

(g) Aus Kerners Bericht wird erkenntlich, wie die Patientin allmählich seine Theorie des Nervengeistes und dessen Wirkungen übernahm. Sie entwarf schließlich eine eigene Apparatur, durch die der Nervengeist besonders günstig beeinflußt werden konnte, den „Nervenstimmer", der später in den Besitz von Eschenmayer überging und heute im Kernerhaus zu sehen ist (Abb. 26). Der Nervengeist war das Medium, mit dessen Hilfe der Schellingsche Zusammenhang zwischen dem Menschen und dem All verwirklicht werden konnte: *„Durch den Leib ist der Nervengeist mit der Welt, durch den Nervengeist die Seele mit dem Leib, durch die Seele der (intellektuelle) Geist mit dem Nervengeist und durch den Geist das Göttliche mit der Seele vermittelt"*.

(h) Die Patientin entwarf im Laufe der fast dreijährigen Behandlung ein theoretisches Konzept ihrer eigenen seelischen Entwicklung, das sie symbolisch durch einen „Sonnenkreis" und einen „Lebenskreis" darstellte, die sie in ihrem Inneren sah. Immer wieder – z. T. auch durch Kerner provoziert – produzierte die Patientin im Dämmerzustand Schriftzeichen, die einerseits wohl sinnleere graphische Zeichen waren, andererseits auch Symbole eines mystischen Zahlensystems, von dem Kerner offensichtlich stark beeindruckt war, in dem jedoch kein Sinn zu erkennen ist. Gleiches gilt für Frau Hauffes merkwürdige Einteilungen ihres Lebens- und Sonnenkreises.

(i) Gelegentlich redete Frau Hauffe in ihren Dämmerzuständen in einer unverständlichen „inneren Sprache", von der Kerner annahm, daß sie einer orientalischen Sprache ähnlich sei. Die Patientin behauptete von dieser Sprache, sie entspreche einer Natursprache, die jener ähnlich sei, die „zu Zeiten Jacobs" gesprochen wurde. Kerner übernahm diese Behauptung ungeprüft, obgleich er sicher einen Rabbiner gefunden hätte, der eine solche Prüfung vorgenommen hätte. Kerner erkannte in der inneren Sprache von Frau Hauffe eine gewisse Konsequenz, denn die Patientin wiederholte die gleichen Lautzeichen in ähnlichen Situationen, so *„daß Menschen, die längere Zeit um sie waren, sie nach und nach verstehen lernten"*.

(k) Wie auch die früheren somnambulen Patientinnen Kerners, verordnete die „Seherin von Prevorst" sich selbst die eigenen Medikamente oder die Art

---

[311a] Hamanaka (1986, in Schott 1987) hat den Doppelgänger-Wahrnehmungen von Frau Hauffe eine eingehende psychiatrische Studie gewidmet

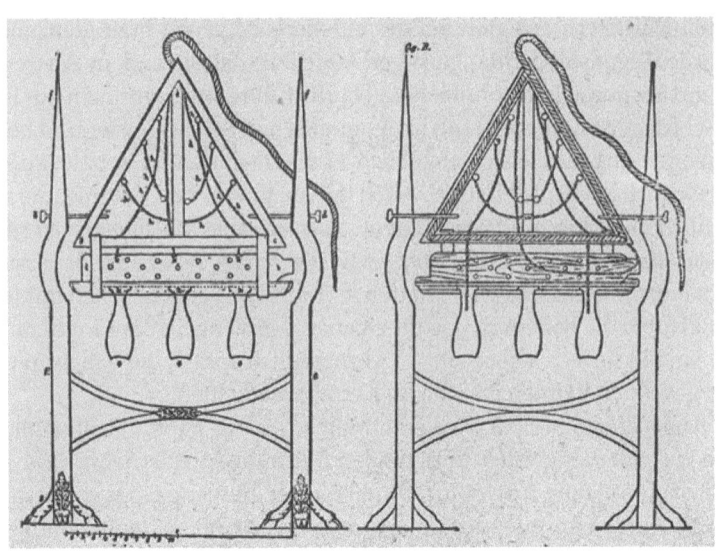

Abb. 26. Der von Frau Hauffe entworfene Nervenstimmer. Konstruktionszeichnung. Aus J. Kerner: Die Seherin von Prevorst

und Zahl der magnetischen Striche, diagnostizierte bei Besuchern Erkrankungen und war ihrerseits ein vorzügliches „magnetisches Medium" zur Behandlung anderer hysterischer oder psychisch kranker Patienten, die zahlreich in Weinsberg erschienen.

Besonders ausführlich schilderte Kerner die „Heilung der Frau Gräfin von Maldeghem durch die Seherin". Die Therapie der Gräfin durch die „Seherin" wurde durch einen Besuch des Grafen M. eingeleitet, der Kerner berichtete, daß die seelische Erkrankung seiner Frau sich nach dem 2. Wochenbett gesteigert habe. Nach dem Bericht Kerners läßt sich vorsichtig schließen, daß die Gräfin an einer Wochenbettpsychose erkrankt war. Die damit zusammenhängenden psychischen Störungen waren durch folgende Symptome gekennzeichnet: einen wahnhaften Zweifel an der Identität ihres Mannes und Kindes, Derealisationserlebnisse mit dem Gefühl einer Geisterwelt anzugehören, eine „Sehnsucht nach einer Umwandlung ihres Wesens" und die Erwartung „überirdischer Erscheinungen". Die behandelnden Ärzte diagnostizierten bei der Gräfin M. „Wahnsinn". Graf M. berichtete nicht nur Kerner, sondern auch Frau Hauffe über die Leiden seiner Frau, und die „Seherin" empfahl im somnambulen Zustand Lorbeerblätter-Amulette und Handauflegen durch den Ehemann zu gewissen Tageszeiten, die nach einem bestimmten Zahlensystem ausgewählt wurden. Nachdem sich der Zustand der kranken Gräfin etwas gebessert hatte, kam sie nach Weinsberg, wo ihr die „Seherin" neben „psychischen Aufgaben" (z. B. Schweigezeiten) Mandel- und Rosmarinöl gegen ihre Beschwerden verordnete und abends gemeinsam mit ihr betete. Der psychotische Zustand der Patientin klang offenbar allmählich ab und sie verließ gesund einige Wochen später das Kerner-Haus. Graf Maldeghem war der Seherin für die Heilung seiner Frau dankbar und stiftete später ein schönes Kreuz auf das Grab der Frau Hauffe in Löwenstein[312] (Abb. 19d). Wie Kerner 18 Jahre nach der Behandlung der Gräfin M. schrieb, soll diese nicht wieder psychisch erkrankt sein, und Kerner forderte daher seine Leser auf: *„Erkenne hier, sinniger Leser, die Macht geistiger Korrespondenz, des Gebetes und kindlichen Glaubens!" (S. 166)*. Kerner hat nach der Behandlung in Weinsberg die Familie Maldeghem ein- oder zweimal auf ihrem Gut in der Nähe von Ulm besucht und kannte daher die weitere Entwicklung seiner Patientin. 1856 hat Theobald Kerner die Patientin wieder behandelt, und Justinus Kerner hielt sich deshalb einige Wochen in Bad Cannstatt auf, wo Theobald praktizierte, *„wegen der leider nach 28 Jahren wiedergekehrten geistigen Krankheit"* der Gräfin M., die noch im gleichen Jahr starb[313].

(l) Im zweiten Teil des Buches beschrieb Kerner „Tatsachen" über Geistererscheinungen, die direkt oder indirekt mit der „Seherin" zusammenhingen. Es ist heute schwer zu beurteilen, was hierbei dichterische Ausschmückung von Berichten anderer war, was die Seherin selbst dazu beitrug und was durch gläubige Besucher so erlebt wurde. Es dürfte sicher sein, daß kein Windstoß, kein Knarren der Hausbalken, Geräusche von Mäusen und Katzen, von Vögeln oder Mardern auf dem Dachboden ausgelassen wurde, um als Geistererscheinungen gedeutet zu werden. Für einige Zeit wurde die Patientin zum viel bewunderten und besprochenen Idol der Spiritisten im Lande. Aber auch skeptische Besucher, die zum ersten Mal die für sie ungewöhnlichen psychogenen Dämmerzustände der Patientin oder ihre hysterische Krämpfe erlebten, waren von dieser, ihnen fremden Welt im Kerner-Haus beeindruckt. Während der Behandlung der „Seherin" im Kernerhaus kamen Görres, Baader, F.J.W. Schelling, Schubert, Passavant, Schleiermacher, von Wangenheim und noch viele *„Gläubige und Ungläubige, Philosophen, Doktoren, Professoren und Schriftgelehrte aller Art"* nach Weinsberg[314].

Kerner liebte diese Besuche und die Gespräche mit ihnen über seine Geistertheorie. Die Beobachtungen an Frau Hauffe und die Aussagen der Seherin dienten ihm als Erfahrungen, um seine Theorie eines „Mittelreiches" (Hades) zu belegen, von wo die „Geisterwelt in die unsere hereinragt". Bei der Beschreibung seiner Beobachtungen von Frau Hauffe mischten sich oft dichterische Phantasie, naturphilosophische Spekulation und nüchterne Beobachtung. Als Leser wird man immer wieder an einen Satz erinnert, den Kerner einmal als Student an Friederike Ehmann schrieb: *„Bin ich nicht ein verfluchter Kerl Rickele, daß ich so unverschämt die Leute an der Nase herumführen will"*[315].

Frau Hauffe war keine primitive Frau; sie hatte eine für ihre ländliche Herkunft gute Schulbildung und eine gute religiöse Erziehung gehabt. Sie war intelligent genug, um Kerners und Eschenmayers theoretische Konzepte zu verstehen. Leider habe ich ihre Briefe an Eschenmayer nicht gefunden. Im Deutschen Literaturarchiv in Marbach ist ein Schreibheft von ihr aus der Zeit vor ihrer Behandlung in Weinsberg erhalten (1825). Dieses Heft enthält gereimte, einfa-

---

[312] Du Prel 1886
[313] Brief vom 21.8.1856 an Ludwig I., Pocci 1928
[314] Th. Kerner 1897, DLM Z 2077
[315] Tagebuch von 1807, S. 98

che religiöse Gedichte, in denen einerseits eine schlichte pietistische Gläubigkeit, andererseits eine unverständliche Zahlenmystik zum Ausdruck kommen. Friederike Hauffe hat in der therapeutischen Wechselwirkung mit Kerner z. T. sehr differenziert dessen Vorstellungen aufgenommen und phantasievoll in ihre „Visionen" umgesetzt. Für Kerner war sie eine unerschöpfliche Quelle immer neuer Beobachtungen. Sie wurde zahllosen Besuchern demonstriert. Wir erfahren zwar aus Kerners Berichten, daß sie manche Besucher wegen ihres „negativen" Nervengeistes ablehnte, sie scheint jedoch nie gegen ihr Auftreten als „Demonstrationsfall" protestiert zu haben, und Kerner hatte seinerseits keine ärztlichen Bedenken dagegen, die sich heute bei der Lektüre von Kerners oft demonstrativen Experimenten mit Frau Hauffe durchaus einstellen können.

Warum Frau Hauffe einige Wochen vor ihrem Tod Weinsberg verlassen hat und nach Löwenstein zurückkehrte, geht aus Kerners Bericht nicht hervor. Er schrieb, daß sie ihr baldiges Sterben vorausgeahnt habe. Während ihrer letzten Lebenswochen litt die Patientin unter starkem Zehrfieber, jedoch hielten ihre somnambulen Zustände und Halluzinationen an. Sie verstarb im August 1829. Kerners Kollege, der Unteramtsarzt Dr. Off aus Löwenstein, nahm die Leichenöffnung vor und fand krankhafte Veränderungen in den Unterleibsdrüsen und der Leber, sowie Zeichen für einen „entzündlichen Zustand von Herz, Gefäßen und Lunge". Am Schädel, Gehirn und Rückenmark und an den peripheren Nerven fand der untersuchende Arzt keine pathologischen Zeichen.

Für die sorgfältige Beurteilung des „Falles Friederike Hauffe" ist heute der Umstand sehr erschwerend, daß keine Originalprotokolle von Kerners und seiner Mitarbeiter Beobachtungen über die Patientin mehr aufzufinden sind. Warum diese ausführlichen Protokolle, auf die Kerner ausdrücklich hinwies[316], in dem sonst so umfangreichen Nachlaß nicht erhalten blieben, mag noch Theobald Kerner gewußt haben. Schriftliche Hinweise dazu fand ich nicht.

Ein literarischer Erfolg und seine Konsequenzen; weitere magische Schriften über „Besessene"

Die „Geschichte zweyer Somnambülen" war der Auftakt zu einer intensiven literarischen Produktivität Kerners, die bis in sein letztes Lebensjahrzehnt anhielt. Durch zahlreiche Briefe, mündliche Mitteilungen in den Stuttgarter Biedermeiersalons und durch viele Besucher in Weinsberg war man im Lande über die „Seherin von Prevorst" schon unterrichtet, ehe 1829 Kerners Buch erschien. Mit Geistern umzugehen, immer neue phantastische Geschichten weiterzuerzählen und mit mehr oder weniger obskuren Theorien versehen zu veröffentlichen, entsprach dem Zeitgeist. Kerner nahm in seinen Schriften Gedanken auf, die seit 1817 im „Archiv für den thierischen Magnetismus" auch von anderen schon geäußert wurden. So hatte z. B. Eschenmayer (1821 a,b) in einer Veröffentlichung über den Exorzismus und den zu seiner Wirkungszeit berühmten Exorzisten, den Pfarrer Joseph Gaßner, berichtet. Die Anhänger des „Magismus" unter den Magnetiseuren verdrängten allmählich den Einfluß der Aufklärung aus den Reihen der Mesmeranhänger. Auch Kerner ging den Weg in den magischen Irrationalismus. Während die „Geschichte zweyer Somnambülen" überwiegend Resonanz bei jenen gefunden hatte, die ernsthaft am „Mesmerismus" und „thierischen Magnetismus" interessiert waren, war das Echo im Lande auf die „Seherin von Prevorst" sehr viel breiter, z. T. allerdings auch kritisch. Trotz Aufklärung, trotz der Verbreitung rationalen Denkens, das auch allmählich in die protestantische Theologie eindrang, fielen Kerners Geistergeschichten bei vielen auf fruchtbaren Boden. Der im Lande noch weit verbreitete Aberglauben bekam wieder Nahrung. Zum Ärger der alten Aufklärer ließen sich auch die „Gebildeten" in den Biedermeiersalons von den Grusel- und Gespenstergeschichten beeindrucken: *„der Geisterseher war eine grosse Figur des Biedermeiersalons"*[317].

Kerner nutzte die Gunst der Stunde, die ihn zu einem der bekanntesten Ärzte des Landes machte und seinen literarischen Ruhm auch außerhalb seiner schwäbischen Heimat verbreitete. Bald nach dem Erscheinen der „Seherin von Prevorst" gab er in unregelmäßiger Folge 1831 bis 1839 die „Blätter aus Prevorst" heraus. Dies war ein Magazin, in dem jeder beliebige Spuk- und Gespenstergeschichten veröffentlichen konnte, wenn sie nur Kerner als Beleg für seine Geistertheorie nützlich erschienen. Was ihm die Gegenwart an solchen Geschichten nicht bot, suchte und fand er in der historischen Überlieferung. Kerner verstand sich keineswegs als jemand, der einen *neuen* Geisterglauben erfunden hatte, sondern sah sich als *Naturforscher* am Ende einer langen historischen Tradition. Etwas reformatorisch klingt sein Anspruch, den Gespensterglauben auf eine durch Naturforschung belegte Grundlage zu stellen. Im Gegensatz zur religiösen Magie früherer Zeiten deutete er nämlich seine Beobachtungen und seine Überlegungen als einen Teil der *empirischen Naturforschung*. Kerner wollte die „Nachtseite der Natur" zu einem Teil dieser Naturforschung machen. Kerner charakterisierte 1837 seine Tätigkeit in einem Brief an Adalbert Chamisso[318]:

„. . . Sie umsegelten die Welt als Naturforscher und ich trieb mich und treibe mich als Forscher in den Nachtgebieten der Natur herum und suche die Schatten des Mittelreiches auf!! Mein theuerster Chamisso, vielleicht werden wir in jenen Gebieten bald einander wieder die Hand reichen".

Wenn man will, kann man Kerner als einen der frühen Verfechter einer empirischen Parapsychologie bezeichnen. Daß ihm für seine Untersuchungen das notwendige wissenschaftskritische Rüstzeug fehlte, war weitgehend zeitbedingt. Die Naturwissenschaften – und besonders die Biologie – steckten damals noch in den „Kinderschuhen" und durchliefen eine Entwicklungsphase der Entdeckungen, während derer methodenkritische Überlegungen weniger wichtig waren. Auch heute vermißt man bei der Mehrzahl der sogenannten parapsychologischen Untersuchungen ein einwandfreies methodisches Vorgehen, und den Untersuchern fehlt in der Regel das zur Deutung pathologischer Wahrnehmungen erforderliche psychiatrische Wissen[318a].

---

[316] Kerner in Eschenmayer 1830b
[317] Sengle 1972
[318] Staatsbibliothek, Berlin-Ost 28/51
[318a] Eine gute neue Zusammenfassung der methodischen und theoretischen Mängel der Parapsychologie wurde kürzlich von D.F. Marks in „Nature" 320, 119–124 veröffentlicht

Obgleich Kerner durch sein Studium in Tübingen naturwissenschaftlich gut vorgebildet war, nahm er während seiner Wirkungszeit als Arzt in Weinsberg die Entwicklung der Psychiatrie einerseits und der Naturwissenschaften andererseits nur noch am Rande oder überhaupt nicht mehr zur Kenntnis. Da seine Geistertheorien von führenden Naturwissenschaftlern seiner Zeit, z. B. von dem bedeutenden Chemiker Justus von Liebig, als Unsinn abgelehnt wurden – Kerner äußerte sich darüber wiederholt recht erbost – entstand bei ihm auch immer mehr eine affektive Abwehrhaltung den methodischen Prinzipien der sich damals entwickelnden Naturwissenschaften gegenüber. Er glaubte sich seiner eigenen Methoden sicher, zumal Eschenmayer ihn dabei stets bestätigte und für alle Beobachtungen Kerners theoretische Deutungen bereit hatte, die auch Kerner gefielen, da sie oft dem Volksglauben entsprachen. So wie er einst während der Verfassungskämpfe für die Interessen der politisch und wirtschaftlich benachteiligten Bevölkerungsgruppen gekämpft hatte, so setzte er sich jetzt für den Aberglauben der ländlichen Bevölkerung ein, dem er mehr Wirklichkeitsnähe zutraute, als den Gedanken der akademisch gebildeten „Glasköpfe".

Durch den Erfolg seiner Bücher, insbesondere der „Seherin von Prevorst", beflügelt und im Glauben, ein Vorkämpfer für ein vernachlässigtes Gebiet der Naturforschung zu sein, sammelte und schrieb Kerner in den folgenden Jahren weiter, immer unkritischer und immer phantasievoller. Je länger er sich mit den Problemen „Somnambüler" oder „Besessener" befaßte, und je stärker er unter den theologischen Einfluß Eschenmayers kam, desto mehr wucherten in seinen Büchern Phantasie und Spekulation und die empirischen Beobachtungen, die er seiner Geistertheorie zugrunde legen wollte, wurden in seinen Berichten immer mehr zur Nebensache. Daher kann man heute aus Kerners Beschreibungen nur mit großer Mühe und nicht sehr sicher zu einem diagnostischen Urteil über die bei seinen Patienten oder „Besessenen" geschilderten Symptome kommen[319].

In seinem ersten Buch nach der „Seherin von Prevorst", den *„Geschichten Besessener neuerer Zeit – Beobachtungen aus dem Gebiete kakodämonischer-magnetischer Erscheinungen"* (1834), fügte er seinen eigenen Beobachtungen Beschreibungen von Geistererscheinungen aus früheren Zeiten bei. Auch dieses Buch entstand in Zusammenarbeit mit Eschenmayer, der im Anhang seine theologischen *„Reflexionen über Besitzung und Zauber"* erläuterte. In diesen „Reflexionen" stellte Eschenmayer seine und Kerners Theorie der Besessenheit dar. Es ging Kerner in diesem Buch also nicht mehr um den „thierischen Magnetismus" oder den „Somnambulismus" als ärztliches, psychotherapeutisches Verfahren, sondern um eine Darstellung aus dem magischen Grenzbereich von Religion, Aberglauben und Medizin. Er wandte sich mit dieser Schrift, wie schon mit der „Seherin", nicht an die ärztlichen Kollegen, sondern an ein allgemeines Publikum.

In der Einleitung zu den „Geschichten Besessener" betonte Kerner, daß schon die antiken Schriftsteller und die griechischen Ärzte zwischen *Besessenen* und *Geisteskranken* unterschieden hätten, *„zwischen solchen, die durch eine natürliche Krankheit in Wahnsinn verfielen und zwischen dämonischen, von bösen Geistern Besessenen"*. Mit Hinweisen auf die im Neuen Testament berichteten Dämonenaustreibungen und mit Zitaten aus den Schriften der Kirchenväter versuchte Kerner, auch die christliche Tradition als Zeuge für seine Vorstellungen heranzuziehen. Vermutlich kannte Kerner Heinroths „Geschichte und Kritik des Mystizismus aller bekannten Völker und Zeiten" (1830), die dieser als einen „Beitrag zur Seelenheilkunde" auffaßte und das spätere Buch von Ennemosers „Geschichte der Magie" (1834). In beiden Büchern wurde mit fundierter Kenntnis die religiöse Tradition des Besessenseins und der magischen Praktiken geschildert. Kerner berichtete in seinem Buch zunächst über Beobachtungen an drei „Besessenen", die er selbst kennengelernt hatte und fügte noch 3 Berichte aus dem 16. und 18. Jahrhundert bei.

Am ausführlichsten schilderte Kerner die Geschichte der 20jährigen Bauerntochter Magdalene Grombach, des „Mädchens von Orlach", deren „Visionen" und „Besessenheit durch Dämonen" bei der Bevölkerung der Gegend um Schwäbisch Hall sich rasch herumgesprochen und großes Aufsehen erregt hatten. Gehrts hat die Geschichte dieses Mädchens in einer ausführlichen Untersuchung beschrieben, zeitgenössische Dokumente zusammengestellt und kommentiert[319a]. Darunter befindet sich auch eine zeitgenössische Kopie von Aufzeichnungen, die der Vater des Mädchens anfertigte. Dieses „Protokoll der Spukerscheinungen" umfaßte die Zeit von Februar 1832 bis März 1833 und wurde von Kerner für seine Veröffentlichung benützt. In groben Zügen wird der Inhalt dieser Aufzeichnungen durch das Protokoll eines „Verhörs" der Magdalena Grombach und ihres Vaters durch den Dekan Eytel in Schwäbisch Hall (13. Oktober 1832) bestätigt, an dem auch „H. Professor Schwab" als Mitglied des evangelischen Konsistoriums teilnahm. Nach einem Brief von Kerners Kollegen Dr. Dürr aus Hall war Gustav Schwab zufällig bei der „Vernehmung" des Mädchens und ihres Vaters zugegen[320]. Dürr sollte die Behandlung des Mädchens übernehmen, hatte inzwischen jedoch von einem anderen Arzt erfahren, daß Kerner sich für die Patientin interessieren würde, und hat daher die Behandlung abgelehnt. Heinrich Köstlin hat das Protokoll des Dekans Eytel gelesen und daraufhin einen „somnambülen-halb-bewusstlosen Zustand" bei der Patientin angenommen[321].

Kerners „Geschichte des Mädchens von Orlach" wurde als sensationell empfunden, denn schon wenige Wochen nach der Veröffentlichung seines Buches erschien dieser Teil zum Ärger Kerners als Raubdruck[322]. Kerner hatte Orlach im November 1832 besucht und den Eltern seine ärztliche Hilfe angeboten. Im Dezember 1832, Magdalene Grombachs Zustand von „Besessenheit" hatte damals schon 9 Monate bestanden, nahm Kerner das Mädchen auf Bitten ihrer Eltern für mehrere Wochen zur Beobachtung in sein Haus auf. Danach erklärte er den Eltern den Zustand der Patientin, den andere Ärzte – darunter auch der zunächst behandelnde Arzt Dr. Lebkücher aus Langenburg – als Folge einer Epilepsie deuteten, „für ein Leiden, gegen das keine gewöhnlichen Arzneimittel fruchten würden". Dem Mädchen empfahl er „auch kein anderes Heilmittel als Gebet und schmale Kost". Er schickte sie wieder nach Hause, weil er davon überzeugt war, daß sich ihr Zustand spontan normalisieren würde.

---

[319] Kerner 1834a, 1834b, 1835, 1836b, 1836e, 1847a, 1847b, 1853
[319a] Gehrts 1966
[320] DLM, KN 8890 vom 7. Nov. 1832
[321] Gehrts 1966, S. 86
[322] Grimm 1981

Aus Kerners Beschreibungen sind die Symptome der Erkrankung nur schwer zu rekonstruieren. Der „Spuk" begann damit, daß in dem Haus der Grombachs, das der Vater der Magdalene ohnehin wegen Baufälligkeit abreißen wollte, mehrfach Feuer gelegt wurde bzw. *„glühende Kohlen in Papier und Werg gewickelt"* (Dekanatsbericht) gefunden wurden. Die Familie zog schließlich aus dem Haus aus. Neben den Dämmerzuständen, in denen die Patientin visuelle und auditorische Halluzinationen hatte, beschrieben Kerner und der in Kerners Bericht erwähnte Pfarrer Gerber Anfälle, die mit linksseitigen motorischen Krämpfen und Kopfdrehung nach links einhergingen (*„der linke Fuß bewegt sich immer heftig hin und her, die Sohle hart auf dem Boden, der ganze Fuß ist eiskalt . . . der rechte Fuß bleibt warm"*). An diese anfallsartigen Zustände hatte die Patientin keine Erinnerung (Amnesie): *„sie erwacht und hat keine Ahnung von dem, was inzwischen in ihrem Körper vorgegangen und was der schwarze Geist aus ihm gesprochen"*. Im Bericht des Dekan Eytel werden vor allem zwei „Geistererscheinungen" beschrieben: *ein weisser Geist einer „Marianne Susane von Orlach"* und ein *„schwarzer Schatten, der nach Aussage des Weißen ein Kapuziner gewesen seyn soll"*. Diese Erscheinungen spielen in Kerners Bericht eine wichtige Rolle.

Bei der Beschreibung der „Geistererscheinungen" während der Dämmerzustände zitierte Kerner seitenlang die Zwiegespräche zwischen der Patientin und den Geistern und berichtete – trotz der Amnesie der Patientin – über die Geisterstimmen, die die Patientin allein auf dem Feld gehört habe. Die Äußerungen der jeweiligen Geister und die Fragen und Antworten des Mädchens wurden im guten Deutsch Kerners wiedergegeben, so als ob die Unterhaltung zwischen den Geistern und der Patientin mit einem Tonbandgerät aufgezeichnet worden wäre, und alle Beteiligten einen literarischen Stil bevorzugt hätten. Kerner benützte als Vorlage das oben erwähnte „Tagebuch" des Johann Michael Grombach, das er phantasievoll ergänzte, wobei er vielleicht auch noch Erzählungen der Patientin oder ihrer Eltern verwertete. Ein Beispiel sei zitiert:

„Einmal sagte das Mädchen zum Geist: „Vor nicht langer Zeit war ein Geistlicher bei mir, der gab mir auf, dich zu fragen: ob du nicht auch anderen erscheinen könntest, man würde dann eher glauben, daß du nicht bloß einen Trug meines Gehirnes seiest". Darauf antwortete der Geist: „Kommt wieder ein Geistlicher so sage ihm, er werde wohl das, was in den vier Evangelien stehe, auch nicht glauben, weil er es nicht mit Augen gesehen. Es sagte auch ein anderer Geistlicher zu dir (das war wirklich so), du sollest sagen wie ich (der Geist) beschaffen sei. Spricht einer wieder so, so sage ihm: er solle einen Tag in die Sonne sehen und dann soll er sagen, wie die Sonne beschaffen sei" (S. 30).

Im Verlauf der mehrmonatigen Erkrankung sah die Patientin während ihrer Dämmerzustände einen „schwarzen Geistermönch", ein schwarzes Pferd ohne Kopf, einen schwarzen Mann ohne Kopf, eine „weiße Frauengestalt" („Geistin") und unterschiedliche Formen des schwarzen Geistes, der unter anderem die Gestalt eines monströsen Tieres oder des Nachbarn Hansel annehmen konnte. Aus den Dialogen zwischen der Magdalene Grombach und dem schwarzen Geistermönch in seinen verschiedenen Gestalten lernt der Leser, daß die „weiße Geistin" vor einigen Jahrhunderten als Nonne von dem schwarzen Mönch im Kloster verführt und schließlich nach der Geburt von zwei Kindern umgebracht worden sei. Die Dämmerzustände der Patientin wurden in dem kleinen Ort Orlach zur Sensation:

„während des Tages kam eine ungeheure Menschenmenge in Orlach zusammen, um das Mädchen zu sehen und Fragen an den Dämon zu richten. Genügend und nach der Erklärung der Frager richtig, äußerte er sich besonders über Klöster und Schlösser und überhaupt über Altertümer der Umgegend; andere vorwitzige Frager wies er mit Spott und Witz ab. Nachts, als sich auf polizeiliche Anordnung der Andrang der Gaffer verloren, erklärte der Dämon, gebetet zu haben und äußerte mit Freude, er könne nun den Namen Jesus, Bibel, Himmel, Kirche, aussprechen, er könne beten und läuten hören . . .“[323].

Der Dämon (der schwarze Geist) gestand, daß er nicht nur die schon erwähnte Nonne, sondern mehrere Klosterbrüder und andere Nonnen und die Kinder, die er mit diesen gezeugt habe, umgebracht hätte. Die „weiße Geistin" habe ihn jedoch verraten, *„. . . die Leichen warf ich in ein gemauertes Loch zusammen".*

Die Patientin verlangte in ihren Dämmerzuständen, daß man das alte Haus, das sie mit dem Dämon in Zusammenhang brachte, abreißen müsse, da großes Unglück drohe, falls dies nicht geschehe. Die Eltern gingen darauf ein, weil sie ohnehin diesen Plan hegten. Pfarrer Gerber, der an den Tagen, als der „Dämon" endgültig das Mädchen „verliess", in Orlach weilte, berichtete Kerner: *„. . . Bei Wegräumung des Schuttes in den späteren Tagen fand man ein brunnenähnliches, ungefähr 10 Schuh im Durchmesser haltendes Loch, das 20 Schuh tief ausgegraben wurde. In diesem und sonst im Schutte des Hauses wurden Überreste von menschlichen Knochen, auch die von Kindern, gefunden. Das Mädchen blieb von jener Stunde durchaus gesund und nie mehr kehrten bei ihr die früheren Erscheinungen zurück"*[323] (S. 47). In späteren Berichten hat Kerner sich meines Wissens nicht über die weitere Entwicklung dieser Patientin geäußert. Nach Gehrts (1966) war die Patientin nach 1834 nicht mehr psychisch erkrankt und ist 1852 vermutlich an einer Lungentuberkulose gestorben.

In dieser ersten Geschichte von Kerners Buch ist so gut wie nichts kontrolliert. Kerner beschrieb nicht einmal genauer, was er selbst an der Patientin während ihres Aufenthaltes in Weinsberg beobachtet hatte. Kerner hielt es nicht für notwendig, selbst später nochmals in Orlach zu recherchieren und dort zum Beispiel die angeblichen Menschenknochen anzusehen, die nach dem Hausabriß in einem Schacht neben Tierknochen gefunden wurden. Aus einigen der geschilderten Symptome gewinnt man heute den Eindruck, daß das Mädchen von Orlach nicht wie die meisten der anderen Patientinnen Kerners an hysterischen Dämmerzuständen erkrankt war, sondern daß möglicherweise die durch die behandelnden Ärzte gestellte Diagnose einer Epilepsie, also eines hirnorganischen Leidens, durchaus richtig war. Für die Diagnose hysterischer Dämmerzustände spricht allerdings der weitere Verlauf und die abrupte Beendigung der „Geistererscheinungen" nach dem unter großer öffentlicher Teilnahme erfolgten Abriß des Hauses. Kerner hat selbst zu diesem Fall u. a. im „Haller Wochen-

---

[323] Kerner 1834a, S. 45

blatt" Stellung genommen (12. März 1833) und dabei die Diagnose „die (der Epilepsie verwandte) Erscheinung des Besessenseyns" genannt[324].

Kerner hat bei dieser Geschichte, wie auch bei den folgenden kürzeren Darstellungen von „Besessenen", mit einem außerordentlich gutgläubigen Publikum gerechnet, das ihm auch bereitwillig die dichterischen Ausschmückungen von nicht näher belegten Berichten der Angehörigen oder anderer Beobachter abnahm. Diese Feststellung gilt auch für die Krankengeschichte der „besessenen" Frau Anna-Maria Utz aus Jagstfeld, die 1833 zu Kerner in Behandlung kam, weil sie an Dämmerzuständen mit Tobsuchtsanfällen litt. Während dieser Dämmerzustände sprach eine „Männerstimme" aus ihr, die tobte, fluchte und „Verwünschungen gegen Gott und alles Heilige" ausstieß. Die behandelnden Ärzte diagnostizierten bei Frau Utz „Wahnsinn". Ihr Zustand hatte sich während einer Schwangerschaft zunächst gebessert, nach der Entbindung jedoch rasch wieder verschlechtert. Ohne anhaltenden Erfolg wurde ein Bauer, der sich als Exorzist versuchte, zur Therapie herangezogen. Zwischen den Dämmerzuständen und Anfällen fielen Kerner bei der Bäuerin keine schwereren psychischen Störungen im Verhalten auf. Ihre Anfälle begannen mit „Schüttelungen durch den ganzen Körper" und traten ohne sonstige Vorzeichen auf. Aus ihr sprachen während der Dauer dieser Krankheit mit wenig Unterbrechungen nacheinander 3 *„Geister verstorbener Menschen".*

„Erwachte die Frau und hörte die Erzählungen der Umstehenden oder fühlte ihre Wunden, die sie durch Schlagen und Werfen erhalten hatte, so brach sie in Thränen über ihren Zustand aus, hielt aber immer fest im Glauben an, daß Gott ihr noch Hilfe senden werde[323]" (S. 71). Während der Dämmerzustände habe der die Patientin beherrschende Geist auch auf lateinische Befehle reagiert. Auf „agitatur brachium dextrum!" habe die Patientin prompt auch den rechten Arm bewegt. Kerner versuchte eine Therapie mit dem „thierischen Magnetismus", dieser sei jedoch nur wirksam gewesen, wenn *„die Striche verkehrt, d. h. von unten nach oben (vom entgegengesetzten Pol) gemacht wurden".* Während ihrer Dämmerzustände habe die Patientin einen tröstenden Schutzgeist gehört. Mehrfach wurden bei der Patientin erfolglose exorzistische Dämonenaustreibungen versucht: *„die Teufelei und Hartnäckigkeit dieses Dämons schien auch die früheren weit zu übertreffen und die Leiden der Unglücklichen waren Tag und Nacht so groß, daß sie gar nicht zu beschreiben sind und wir mit ihr in die größte Verzweiflung kamen. Von Bekehrung und Buße wollte dieser Dämon nichts wissen . . ."* (S. 91).

Kerner zog für weitere exorzistische Versuche mit der Patientin einen „in der Ferne Wohnenden" hinzu, der *„neben großer Glaubenskraft vielfältige Erfahrung in solchen Dingen besaß. Seine nähere Bezeichnung ist mir nicht erlaubt. Er erschien und kraft seines Glaubens und seines magischen Einwirkens (das keine nähere Beschreibung zuläßt) gelang, was vorher nie gelungen war, die Unglückliche nicht bloß vom Dämon zu befreien, sondern sie auch für die Zukunft zu verwahren . . ."* (S. 91). Wie aus einem späteren Verfahren des Oberamtes Kirchheim a. T. hervorgeht (s. S. 235 f.), war dieser Exorzist der Schneider Dürr aus Kirchheim, der auch in anderen Fällen von Kerner und Eschenmayer zur Behandlung hinzugezogen wurde. Nach der Behandlung durch Dürr blieb die Patientin Utz für mindestens ein Jahr

---

[324] Gehrts 1966, Kerners Diagnose wurde also vor dem Erscheinen des Buches schon der Öffentlichkeit mitgeteilt.

gesund und der Ehemann schrieb an Kerner: „*Mein Weib ist noch immer ganz gesund, betet und arbeitet, ohne alle Störungen und dankt mit mir Gott, der uns durch ihre Mithilfe von einem Jammer befreite, der so lange Jahre schwer auf uns lastete*"[323] (S. 92).

Die dritte von Kerner selbst beobachtete Patientin der „Geschichten Besessener" war ein 11jähriges Mädchen. Sie fiel alle 2 Tage in Krämpfe, bei denen sie das Bewußtsein verlor, die Augen verdrehte, grimassierte und zuckende Bewegungen mit den Armen machte. Wiederholt habe eine „tiefe Baßstimme" aus ihr gesprochen. Nach Ende der Krämpfe sei die Patientin müde und erschöpft gewesen und habe von allem Vorgefallenen nichts gewußt. Sie habe geglaubt, geträumt zu haben. Wenn die Patientin während ihrer Dämmerzustände in verschiedener Stimmlage sprach, so deutete Kerner dies als Stimmen unterschiedlicher Persönlichkeiten; die Äußerungen seien unmoralisch gewesen, „*Stolz, Arroganz, Spott, Haß gegen die Wahrheit, gegen Gott und Christus*" hätten sich kundgetan. Nachdem diese Zustände wiederholt aufgetreten seien, habe schließlich eine aus dem Mädchen sprechende Stimme ihren Abschied mit den Worten angekündigt „*Fahre aus, du unsauberer Geist! Das ist ein Zeichen der letzten Zeit*". Danach sei das Mädchen wieder erwacht und gesund geblieben.

In seinen „Reflexionen" versuchte Eschenmayer im Anhang zu Kerners Buch[323] eine theologische Begründung des Dämonenglaubens und der Besessenheit des Menschen durch Dämonen. Er beschrieb als charakteristische Zeichen der „Besessenheit" den plötzlichen Bewußtseinsverlust, unwillkürliche Bewegungen der Extremitäten, Umherwälzen auf dem Boden, Grimassieren, rauhe Baßstimme, gelegentliches Schreien, Brüllen, Toben, Schimpfen, Höhnen und Spotten, besonders „bei Nennung heiliger Namen", Gotteslästerungen und „Widerwillen gegen Gebet und Kirche". Während dieses Zustandes würden die Besessenen keine Reaktion auf Zureden von anderen Menschen zeigen. Für ihre Phasen von Besessenheit hätten die Betroffenen eine Gedächtnislücke, „ein völliges Nicht-Wissen, was während des Paroxismus vorgegangen" sei. Das „schnelle Wiederkehren der Kräfte nach den heftigsten Agitationen im Anfall" fiel Eschenmayer bei den Besessenen besonders auf. Aus diesen, vermutlich gemeinsam mit Kerner erarbeiteten und z. T. der Tradition der katholischen Kirche folgenden Kriterien der „Besessenheit" kann man erkennen, daß Eschenmayer und Kerner in diese „diagnostische Klasse" sowohl Patienten einordneten, die an Dämmerzuständen infolge einer Temporallappenepilepsie oder anderer hirnorganischer Ursachen litten, als auch Patienten, die schwere *hysterische* Dämmer- und Erregungszustände hatten. Man muß Kerner und Eschenmayer zugute halten, daß damals der Zusammenhang zwischen hirnorganisch begründeten Dämmerzuständen und bestimmten Formen der Epilepsie den Ärzten noch nicht klar war. Eine theologische Deutung, wie sie Eschenmayer für die Besessenheit an Stelle einer medizinischen Erklärung vorzog, war also keineswegs so absonderlich, wie sie uns heute erscheint.

Wer glaubte, daß Menschen mit den eben genannten Symptomen von Dämonen besessen seien, für den war es folgerichtig, die Dämonenaustreibung, den *Exorzismus*, für die einzig wirksame Therapie zu halten. Kerner und Eschenmayer traten daher für die Wiedereinführung des ärztlich kontrollierten Exorzis-

223

mus ein, der in der katholischen Kirche damals zu den geduldeten religiösen Handlungen gehörte und auch heute noch in ländlichen katholischen Gebieten hie und da praktiziert wird. Eschenmayer wies in seinen „Reflexionen" besonders auf das oben schon erwähnte und damals der Bevölkerung noch bekannte exorzistische Wirken des Paters Gaßner hin, der sich u. a. 1774–1777 in Ellwangen als erfolgreicher Exorzist betätigt hatte und einen Zulauf von vielen Tausenden gläubiger Anhänger hatte. Eschenmayer meinte, die *„Aufklärungsepoche"* habe die *„Kurart Gaßners nicht nur ungeprüft verdammt und aus dem Gedächtnis verwischt, sondern auch einen Bann an sie gelegt"*[325]. Im Volk lebe die Tradition des Exorzismus und des „Besprechens" von Krankheiten durchaus noch weiter, was Kerner besonders durch seine Tätigkeit im Welzheimer Wald wußte.

Kerner muß nach 1834 bald erkannt haben, daß er mit seiner phantasievollen Darstellung der „Geschichte des Mädchens von Orlach" seine Glaubwürdigkeit als seriöser Beobachter bei seinen medizinischen Kollegen gefährdet hatte. Er hielt es daher für erforderlich, in einer weiteren Schrift *„Nachricht von dem Vorkommen des Besessenseyns eines dämonisch-magnetischen Leidens und seiner schon im Alterthum bekannten Heilung durch magisch-magnetisches Einwirken"* seine Gedanken und Beobachtungen etwas nüchterner darzustellen. Er verfaßte dieses Buch 1836 als ein „Sendschreiben an den Herrn Obermedicinalrath Dr. Schelling in Stuttgart"[326]. Dr. Karl Eberhard Schelling, Mitglied des Medicinalcollegiums, war ein Bruder des Philosophen. Er war mit den Methoden des „thierischen Magnetismus" wohl vertraut, hatte eine Schrift über „Grundsätze zu einer künftigen Seelenlehre" verfaßt und stand den therapeutischen Versuchen Kerners sehr wohlwollend gegenüber. Kerner versuchte in seinem Buch, sowohl das theoretische Konzept als auch seine therapeutischen Methoden bei der Behandlung „Besessener" in den allgemeinen ärztlichen Erfahrungshorizont einzuordnen und naturphilosophisch zu begründen. Ziel seiner Schrift war, das *„heute so häufig vorkommende dämonisch-magnetische Leiden, das sogenannte Besessenseyn"*, auch den „rationellen Aerzten" zu vermitteln und gleichzeitig auf die therapeutischen Möglichkeiten bei diesen Leiden hinzuweisen (S. 1). Kerner betonte erneut seinen volksnahen Standpunkt auch für die Erklärung ärztlich-psychologischer Probleme:

„Bekennen muß ich übrigens, daß mir bei Gegenständen aus der Nachtseite der Natur, der oft nur aus dem Instinkt hervorgegangene Volksglaube, möge er von der Wahrheit auch noch so fern stehen, immer noch ihr näher zu stehen scheint, als das intellectuelle Theoretisiren, Meinen und Dafürhalten der gebildeten und gelehrten Welt . . ."[326] (S. 2).

Vorsichtig distanzierte sich Kerner von dem in der gemeinsamen Arbeit von Eschenmayer entwickelten theologischen Konzept. Wenn er von „Dämonen" reden würde, so sei dies lediglich metaphorisch gemeint. *„Bediene ich mich nun hier auch des Wortes Dämon, so geschieht es einzig zur bessern Bezeichnung und nach dem Vorbild der Alten, ohne daß ich mich hierdurch für eine Theorie, was ich nun einmal hier vermeiden will, ausspräche"*[326] (S. 3). Kerner führte aus, daß die Häufigkeit von

---

[325] Kerner 1834a, S. 139 s.a. Eschenmayer 1821 b,c
[326] Kerner 1836e

„magnetischen Leiden" sehr hoch sei, weshalb er sich wundere, warum die praktischen Ärzte die Behandlung dieser Leiden den „magischen Volksärzten" überlassen würden. Magische Krankheiten müßten durch magische Therapieverfahren behandelt werden; hierbei sei der Arzt selbst die Arznei. Er müsse sowohl einen festen Glauben als auch eine „organische Kraft" besitzen, um als Therapeut erfolgreich zu sein. Kerner bemühte sich, die von ihm als „magisch-magnetisch" bezeichneten Erkrankungen differentialdiagnostisch gegen Epilepsie und Geisteskrankheiten abzugrenzen. Er unterschied zwei große Klassen des Besessenseins, eine „gutartige" Form und eine „bösartige", dämonisch-magnetische Besessenheit: *„Alles, was die Dämonen nun aus einem solchen Menschen reden"*, sei durchaus teuflischer Art und ganz gegen den sonstigen Charakter des Besessenen. Die Wahrscheinlichkeit an Besessenheit zu erkranken, habe nichts mit der persönlichen Frömmigkeit zu tun.

Neben den exorzistischen Methoden der Dämonenaustreibung hielt Kerner „Gebet und Fasten" als therapeutische Maßnahmen für besonders wichtig und begründete dies mit Matthäus 17, V. 21, wo die Dämonenaustreibung bei einem mondsüchtigen Knaben geschildert wird: „aber diese Art fährt nicht aus denn durch Gebet und Fasten".

Um seinen ärztlichen Lesern anschaulich zu vermitteln, was er diagnostisch unter „Besessenheit" meinte, schilderte er einige der von ihm behandelten Patienten, darunter auch die Patientin Utz, deren Symptome schon oben (S. 222) erwähnt wurden. Vergleicht man beide Berichte Kerners (1834a und 1836e), so erkennt man, wie er einiges aus der für die Allgemeinheit phantasievoll ausgeschmückten Darstellung in seinem Bericht an die ärztlichen Kollegen wegließ. So verzichtete er z. B. darauf, diesen weiszumachen, daß die Dämonen der einfachen Bäuerin auf lateinische Befehle reagiert hätten.

Bei der Schilderung der weiteren „Besessenen" erkennt man, daß Kerner, entsprechend den oben erwähnten diagnostischen Kriterien, eine recht unterschiedliche Gruppe von Patienten in diese Kategorie eingeordnet hat. Zwei von ihnen litten offensichtlich an einer syphilitischen Erkrankung, die zu hirnorganischen Veränderungen und entsprechenden psychischen Störungen geführt hatte. Wir sind daher heute nicht überrascht, daß Kerners exorzistische Therapieversuche bei diesen beiden Patienten nutzlos blieben. Bei einem 8jährigen und zwei 10jährigen Mädchen war Kerner mit seinen Dämonenaustreibungen erfolgreicher.

Über eines der Mädchen, die von Kerner behandelt wurden, sind einige Angaben zum weiteren Verlauf der Erkrankung erhalten. Die kleine Patientin Rosine Dingler aus Pleidelsheim (bei Kerner Rosine Wildin genannt), kam mit Johann David Wildermuth, dem späteren Ehemann von Ottilie Wildermuth (S. 319 f.) zu Kerner nach Weinsberg. Wildermuth war zuvor mit seiner Nichte Rosine bei Professor Eschenmayer zur Beratung, der die von der Familie befürchtete Diagnose „Besessenheit" bestätigte und eine Behandlung bei Kerner empfahl. Das Kind hatte schwere Krämpfe und Dämmerzustände – vermutlich hysterischer Ursache. Wildermuth hat in Briefen über die Therapie seiner Nichte berichtet[327]. Die Patientin verbrachte den Sommer 1834 im Kernerhaus. *„Kerner*

---

[327] R. Wildermuth 1978

versuchte seine medicinischen und magischen Künste an ihr, ohne ihr helfen zu können" (Brief vom 9.11.1834). Kerner benachrichtigte den Exorzisten Dürr, und Wildermuth wanderte mit Dürr von Kirchheim nach Weinsberg. Während dieses Fußmarsches erzählte Dürr, der zunächst auf den nüchternen Wildermuth keinen guten Eindruck machte, von seinen exorzistischen Ideen, von Schutzgeistern und seinem direkten Kontakt zu „heiligen Himmelsfürsten welche den Thron Gottes umgeben". Wildermuth beschrieb auch den Aufwand der exorzistischen Maßnahmen von Dürr, der von dem „milden" Kerner kontrolliert wurde. Der Zustand des Mädchens besserte sich nur allmählich. Noch im Januar 1835 schrieb Wildermuth an Kerner: *„Mit dem kranken Kind geht es nicht gut . . . Dürr meint sie lebe nicht mehr lange."* Dürrs Prognose war falsch; schon 1835 wurde Rosine Dingler gesund. Wie R. Wildermuth (1978) ermittelte, wurde Rosine 1837 konfirmiert. Sie heiratete 1846 und wurde Bäuerin auf dem Husarenhof bei Besigheim, wo sie im Alter von 86 Jahren starb.

Schließlich schilderte Kerner als Beispiel von „Besessenheit" noch einen 37jährigen Bauern, der periodisch an schwerem Alkoholismus erkrankte, während dieser Phasen streitsüchtig, abweisend und faul wurde und daher seine Feldarbeit vernachlässigte. Zwischen diesen Perioden wäre er der alte, bescheidene und friedliche Mensch gewesen, als der er vor der Erkrankung bekannt gewesen sei. Alle üblichen ärztlichen Mittel hätten bei diesem Patienten versagt, *„einzig die magisch-magnetische Behandlung befreite diesen Leidenden von seinem geistigen Bandwurm . . ."* – Ein Beispiel eines erfolgreichen Exorzismus des Alkoholismus bei einem Quartalsäufer.

Kerner verfasste seine Berichte zur Rechtfertigung seines Handelns gegen die Kritik seiner ärztlichen Kollegen und der aufsichtführenden Medizinalbehörde. Eines der Argumente Kerners entsprach einer nüchternen pragmatischen Überlegung: Wenn alles nichts nützt, ist eine magisch-magnetische Behandlung oder der Versuch eines Exorzismus gerechtfertigt. In Übereinstimmung mit der oben erwähnten Argumentation von Eschenmayer wies auch Kerner auf die religiöse Tradition seiner exorzistischen Therapie hin:

„Bei den Katholiken gehört dieß alles nicht bloß unter die erlaubten sondern selbst unter die verordneten Gebräuche, wie überhaupt in der katholischen Kirche der Exorzismus unter einen ganz andern Gesichtspunkt gestellt wird, als in der protestantischen. Allein wo findet man eine solche Gemeinde, die an einem solchen Act nicht Anstoß und Aergerniß nehmen und mit herzlicher innerer Beistimmung den Geistlichen unterstützen würde . . ."[326] (S. 69).

In diesen Sätzen wird Kerners Abneigung gegen den aufgeklärten Protestantismus und seine Hinwendung zu einem der Mystik geneigten Katholizismus deutlich. Dies war eine Haltung, die schon in den „Reiseschatten" erkennbar war. Dort stellte Kerner den protestantischen „Stockbibel-Pfarrer" recht negativ und ironisch dar, während der katholische Mönch unverkennbar die Sympathien des Autors hatte.

Das „Sendschreiben" Kerners läßt erkennen, daß er durchaus Willens war, im Rahmen seines oben zitierten naturphilosophischen Glaubens seine exorzistischen Therapieversuche rational zu rechtfertigen und als eine ärztliche

Außenseitermethode zu verteidigen. Die an eine allgemeine Leserschaft gerichteten Bücher und die Veröffentlichungen in den „Blättern von Prevorst" sowie in dem 1840 bis 1853 von Kerner herausgegebenen Magazin „Magikon" zeigen jedoch auch, daß Kerner für ein aufnahmewilliges, breites Publikum unkritisch Geistergeschichten veröffentlichte, die mit dichterischer Phantasie und Anschaulichkeit ausgeschmückt waren. Auch wenn er sich selbst mit Berichten über *eigene* Geisterwahrnehmungen zurückhielt, so wird nicht nur aus seinen Büchern, sondern auch aus zahlreichen Briefen deutlich, daß er an die Welt eines „Zwischenreiches der Geister" fest glaubte. Ich vermute, daß er sich gelegentlich selbst während seiner depressiven Phasen aus dieser Welt beeinflußt fühlte (S. 142), obgleich er in einem späteren Gespräch mit seinem Sohn Theobald diesem versicherte, er habe nie Geister gesehen.

„Das verschleierte Bild zu Sais" – Albert Zellers Kritik an Kerner

Unter den zahlreichen Kritiken, die für oder gegen Kerners Buch „Die Seherin von Prevorst" geschrieben wurden, ist die anonym erschienene Schrift von Albert Zeller die gewichtigste: *„Das verschleierte Bild zu Sais, oder die Wunder des Magnetismus. Eine Beleuchtung der Kernerschen Seherin von Prevorst und ihre Eröffnungen über das innere Leben des Menschen und über das Hereinragen einer Geisterwelt in die unsere. Von einem Freunde der Wahrheit"* [328]. Zeller spielte im Titel auf den griechischen Mythos des Bildes der Göttin Neith in Sais an und auf das Gedicht Friedrich Schillers (1795). Ob Zeller auch das Novalis-Fragment „Die Lehrlinge zu Sais" kannte? Friedrich von Hardenberg versuchte in dieser Schrift den Entwurf einer romantischen Naturphilosophie.

Wie oben schon erwähnt wurde, hatte Zeller sich 1829 in Stuttgart als praktischer Arzt niedergelassen und sich in seiner Praxis viel mit psychiatrischen Problemen befaßt. Das gegen Kerner geschriebene kleine Buch und der Streit mit Eschenmayer und Kerner machten ihn im Lande rasch bekannt. Albert Zeller soll in seiner Jugend selbst zu mystischen Deutungen geneigt haben, die er jedoch später ablehnte. Aus dieser Ablehnung heraus ist seine Schrift gegen Kerner verfaßt.

Aufgrund seines weiten Bildungshorizontes und seiner intellektuellen Aufgeschlossenheit sowie seiner Geduld und Güte im Umgang mit den Patienten und der vorbildlichen Organisation seiner Klinik in Winnenthal erwarb Zeller sich in den Jahren nach der Auseinandersetzung mit Kerner im Lande ein hohes Ansehen.

„Er lebt in der Geschichte der Irrenheilkunde in Württemberg als eine große, führende Persönlichkeit, als ein vorbildlicher Arzt und Seelsorger und als ein eindrucksvolles Beispiel für den Segen frommer Gesinnung in gesunden und kranken Tagen" [329].

Als Zeller sein Buch gegen Kerner schrieb, war er noch unbekannt, er war jedoch mit den psychiatrischen Theorien seiner Zeit vertraut. Kerners Buch über die „Seherin von Prevorst" war für ein allgemeines Publikum geschrieben, und auch Zeller wandte sich an dieses. Es ist daher nicht überraschend, daß Zeller

---

[328] Zeller 1830
[329] Gaupp 1940

nicht nur psychiatrische Argumente gegen Kerner vorbrachte, obgleich diese den wesentlichen Kern seiner Kritik bildeten. Zellers Ausgangsposition im Streit mit Kerner war nicht die eines wissenschaftlichen Aufklärers, sondern neben den medizinischen Argumenten war es vor allem die protestantische Ethik des Wollens und der Selbstbestimmung des Menschen, die Zellers Schrift prägten. Diese Ethik sah er durch den Aberglauben bedroht:

„Wir müssen Wollen, tüchtig Wollen, mit Anstrengung aller unserer Kraft, das will Gott und es wäre Zauberei, wenn wir selig werden könnten, durch wunderliche Sprüche und Formeln von Gebeten. Das Wesen alles Lebens ist Selbstbestimmung, d. h. eine Kraft, sich selbst zu bestimmen, der erste Anstoß, die Schranke und das Ziel seiner Bewegung zu seyn. Dieser Wille ist der Brennpunkt unserer ganzen geistigen Kraft, das eigentliche Element des Geistes, und wohin er seine Tätigkeit wenden mag, so erkennen wir ihn wieder im Gefühl, im Erkennen, im Handeln . . ." (S. 9).

Zellers Auffassung vom Leib-Seele-Problem näherte sich dem seines Tübinger Lehrers Autenrieth (S. 176):

„. . . das aber sehen wir aus Allem, daß die lebendige Kraft in uns auf eine unräumliche Art im Raume gegenwärtig ist und diesen erfüllt und nichts weniger ist, als ein wenn auch noch so feines luftartiges körperliches Ding, das sich auseinander gereckt hat. Suchen wir durch den ganzen lebendigen Körper mit dem feinsten Messer die Seele, so fänden wir sie nun und nimmer mehr . . ." (S. 23).

Zeller erkannte die körperlichen Grundlagen der drei „Grundvermögen" der Seele (Fühlen, Denken, Wollen) und hielt die Sinnessysteme für physikalische Apparate, die beseelt seien. Bei der Wahrnehmung diene immer ein Sinn zur Kontrolle des anderen, und der Verstand kontrolliere durch Erfahrung die Sinne. Der allgemeine Verstand des Menschen gründe sich vorzüglich auf gesunde Sinneskraft. *„. . . an diese Sinneskraft ist unser Wachen und Wirken gebunden in dieser Welt; unser Geist erwacht und gedeiht nur durch sie"* (S. 33). Beim Somnambulismus war nach Zellers Auffassung diese „gesunde Sinneskraft" gestört.

Beim Schlafen und Träumen „zersplittere" das Ich, die Kraft der Einbildung sei während der Träume erhöht. Die schlafähnlichen Zustände der Somnambülen deutete Zeller, auch hierin Autenrieth folgend, als *„Zerrüttungen oder Verstimmungen des Nervensystems, namentlich des Ganglien- oder sympathischen Systems"*. Der Glaube an Hellsehen im magnetischen Schlaf sei weitgehend durch Selbstbetrug entstanden: *„Die Geschichte jeder Somnambülen lehrt uns, daß Träume und Hellsehen sich auf's Feinste verweben können, daß die Somnambüle ihr Gedächtniß, ihren Wissenserwerb, Glauben und Aberglauben aus dem wachen Leben mit hineinnimmt in das magnetische und daß wenn auch in den klarsten Augenblicken des Hellsehens eine durch die leibliche Veränderung bedingte Nothwendigkeit eintritt, nur Wahres sagen zu wollen, dieser Nothwendigkeit des Wollens nicht auch immer ein entsprechender Grad des Könnens sich beigestellt"*. Im übrigen würde der Somnambulismus leicht in Wahnsinn übergehen.

Nach dieser „Tübinger" Deutung des Somnambulismus (s. S. 193 f.) nahm Zeller ausführlich zu der Krankengeschichte der „Seherin" Stellung. Zunächst wies er darauf hin, daß bei den Bewohnern der Gegend von Prevorst gehäuft

Zustände dieser Art vorgekommen wären und die Patientin die Enkelin eines Mannes gewesen sei, der selbst auch Geister gesehen habe. Sie sei also in einer Welt von Geistererzählungen aufgewachsen. Auch ihre Geschwister hätten an Krämpfen gelitten. Diese Bedingungen ihrer Jugendzeit würden ihre abnorme Entwicklung verständlich machen. Zeller äußerte sich anerkennend über den ärztlichen Einsatz von Kerner, kritisierte jedoch dessen emotionale Fixierung an die Patientin. Zeller griff dann Kerners Theorie des „Nervengeistes" an und wies nach, daß die wundersamen Eigenschaften des Nervengeistes durch Kerner widersprüchlich dargestellt worden seien. Er bemängelte die fehlende wissenschaftliche Distanz Kerners bei seinen Untersuchungen und rügte schließlich auch die zahlreichen Experimente, die Kerner mit seiner Patientin vornahm. Dieser habe die Unglückliche zu einer „Märtyrerin der Wissenschaft" gemacht und gelegentlich wohl den „eigentlichen Heilzweck" aus den Augen verloren (S. 106).

Besonders schwerwiegend war Zellers Kritik am diagnostischen Irrtum Kerners, der diesen zu sinnlosen therapeutischen Bemühungen geführt habe:

„. . .an eine Geisteskrankheit wurde gar nicht mehr gedacht und was uns darum auch nicht verwundern kann, . . . von einer wahrhaft psychischen, auf ihr Seelenheil gerichteten Behandlung finden wir so wenig mehr Spuren im weiteren Verlauf der Geschichte, daß wir eher glauben müssen, auch ihre ganze Umgebung sey mehr in ihren Kreis hineingezogen worden und sie habe bestimmt, statt daß sie bestimmt worden wäre" (S. 110).

Das „Geistersehen" von Frau Hauffe hielt Zeller für ein sicheres Symptom einer unheilbar gewordenen Seelenstörung, für „Somnambülen-Wahnsinn". Die Behauptungen der Seherin über die Geisterwelt und ihren Lebens- und Sonnenkreis waren für Zeller *„ein neuer Beleg dafür, wie der Mensch auf die scharfsinnigste Weise Wahn und Wahrheit miteinander verweben kann. Wie es mit den fixen Ideen der meisten Geisteskranken geht, so geschah es auch hier"* (S. 161). Gegen Ende seines Buches kommen nochmals Zellers religiöse Argumente gegen die Theorie und Therapie Kerners zum Ausdruck:

„Das aber lehrt die Geschichte mit Schaudern, daß der Mensch es nicht wagen soll, hinauszuschreiten über die heiligen Schranken seines Glückes und seiner Kraft, das haben wir mit aller Mühe gewonnen, daß wir erkannt haben, daß hier nichts zu gewinnen ist, aber Leib und Seele verloren gehen kann, daß nur Wahnsinn zum Geistersehen, daß Geistersehen nur zum Wahnsinn führen kann, und daß das Göttliche eben das ist, was allen gemein ist, wie das Sonnenlicht, und daß es aufhört, ein wahrhaft Göttliches zu seyn, sobald es sich vereinzelt, aus dem gemeinschaftlichen gesunden menschlichen Verbande losreißt . . ." (S. 164).

Zellers Schrift gegen Kerner enthielt also zwei wesentliche Vorwürfe: einmal habe Kerner die Geisteskrankheit nicht diagnostiziert und infolge dieser Fehldiagnose auch eine verkehrte Behandlung vorgenommen, zum anderen verstoße die Förderung der Magie und des Aberglaubens gegen die Selbstbestimmung und die bewußte Verantwortlichkeit des Menschen. Zeller argumentierte als Vertreter einer neuen Generation, die von der Ethik des Wollens und der Selbstbestimmung ausging und den romantischen Mystizismus als Gefahr für diese

Selbstbestimmung des Menschen ablehnte. Autenrieth muß mit ihm zufrieden gewesen sein.

Trotz der Betonung des Rationalen bei der Bewältigung der Lebensaufgaben glaubte Zeller keineswegs an die Möglichkeit, die Geheimnisse der menschlichen Seele völlig ergründen zu können. Dies wird auch aus einem der Verse in seinem Gedichtband „Lieder des Leids" deutlich:

> „Wer von allen, die da lebten,
> Hat das Menschenherz verstanden?
> Wer von allen, die da strebten
> Aller Zeiten, aller Landen
> Seine räthselvollen Gänge,
> Seine wunderbaren Quellen,
> Die im buntesten Gedränge
> Alle Lebensadern schwellen?"

Als Zeller hörte, daß Kerner von seiner Kritik persönlich tief getroffen war und letzlich nicht an einer intellektuellen oder medizinischen Klärung der angesprochenen Probleme interessiert war, schrieb er ihm einen versöhnlichen Brief, aus dem Zellers bescheidene Haltung (die wahrscheinlich auch Grund für die anonyme Veröffentlichung seiner Schrift war) deutlich wird [330]:

„Verehrter Herr Doktor!

Schon längst fühlte ich mich gedrungen, Ihnen zu schreiben, um Ihnen allen Verdacht zu benehmen, als ob ich auf irgendeine Weise ihrer Persönlichkeit zu nahe treten wollte, u. feindlich u. unedel in Ihnen einen Mann zu beleidigen suchte, der mir nie im Geringsten wehe gethan hat u. zu dessen Hause mich seit vielen Jahren ein geheimer Zug der Liebe oder des Schicksals hinzog, vielleicht der Ahnung, daß mein Freund in ihm das höchste Glück seines Lebens finden würde. Nun hat das Geschick mich seltsam Ihnen entfremdet, der nie von meinem Daseyn gewußt hat, bis wir auf dem gemeinsamen Gebiete der Wissenschaft und der öffentlichen Rede uns trafen, wo nur um das gemeinsame Interesse der Wahrheit u. nicht um das Interesse des einzelnen gestritten wird, u. jeder mit dem anderen siegt, sobald nur die Wahrheit selbst durch den Streit klarer an das Tageslicht trit. Nicht Eitelkeit noch irgendeine andere Selbstliebe hat mich bewogen nach besten Kräften mein Scherflein zu dem schwierigen Unternehmen beizusteuern, in diese Nachtseite der menschlichen Natur einzudringen, die mich in meiner frühesten Knabenzeit mit unwiderstehlichem Zauber anzog, von dem mich nur das Christentum erlöste. Lange trug ich auch Bedenken als der jüngere Mann Ihnen entgegen zu treten u. mit Freuden hätte ich ihrem edlen öffentlichen Aufruf gefolgt und mich zunächst an Sie mit meinem Zweifeln gewendet, wenn es nur nicht immer klarer geworden wäre, daß es sich hier nicht sowohl um die Ausführung u. umständliche Beleuchtung der einzelnen Thatsachen als um die Grundsäze handle, nach denen die ganze merkwürdige Erscheinung beurtheilt werden müßte, und eben in dieser fürchtete ich mit Ihnen nicht übereinstimmen zu können. Mein Name hätte meinetwegen ganz unbekannt bleiben dürfen, er ist auch nicht durch meine Schuld

---

[330] DLM, KN 7803, Brief vom 31.03.1830

bekannt geworden . . . Habe ich aber, was einem jüngeren Manne leichter zu geschehen pflegt als einem älteren, besonneneren, gegen meinen Willen u. mein Wissen Ihnen als Menschen weh gethan, wo ich nur den Schriftsteller vor mir sah, so habe ich zu Ihrem Edelmuth das Vertrauen, daß sie mir dabey keine bösliche Absicht unterlegen werden . . . ich lebe des festen Glaubens, wenn auch nicht in den Geistern doch im Geiste mit Ihnen einiger zu seyn als mir je von Ihnen zugestanden werden wird."

Kerner antwortete eine Woche später freundlich, doch merkt man in seinem Brief die Verletztheit[331]:

Bester Hl. Doktor!

Sie dürfen ruhig seyn! Ich glaube gerne, daß Sie das blaue Büchlein einzig gegen mich aus reinem geistigem Drange schrieben, aber das werden Sie auch einsehen, daß Vieles was Sie in demselben sagten, mich kränken muß, um so mehr, da ich gewieß weiß, daß Sie dies nicht in das Büchlein gesezt hätten, hätten Sie vor der Verfassung desselben an mich wie jezt – wo leider Alles nun zu spät kommt – geschrieben: ich hätte Sie dann belehrt, daß Sie in vielem völlig falsch daran sind, ich hätte ihnen dann privatim das gesagt, was ich Ihnen jezt öffentlich sagen muß u. was mit wenigen Worten geschah, die ich meinem Freunde Eschenmayer für seine Schrift über die Seherin von Prevorst mittheilte. Über den Glauben (den religiösen), streite ich aber weder mit Ihnen noch mit anderen. Ein jeder behalte den seinen still im Gemüthe und diese meine Ansicht finden Sie oft in m. Buche ausgesprochen; sofern Sie dasselbe wirklich recht lasen.

Dahin gehört auch das Religiöse des Geisterglaubens, wo ich Ihnen nur bemerken möchte, daß Sie von demselben wohl nicht durch die christl. Religion (da wird Sie E. belehren), sondern nach Verlust der Kindlichkeit, mit Wachsthum Ihres Gehirnes . . . abkamen . . .

Herzlich hätt' ich gewünscht (und das kränkt mich bey Lesung Ihres Büchleins hauptsächlich), daß ein Mensch von solchem Talent u. Geist wie Sie, seine Kraft nicht an den Theil der Seherin verschwendet hätte, der so gar leicht mit glänzendem Erfolg dem gebildeten Publikum lächerlich zu machen ist. Diß that ja schon vor Ihnen die Stadtpost mit gleichem Glanz. Ein jeder Provisor kann die schlagendsten Aufsätze gegen Geistererscheinungen schreiben . . ."

Kerner wehrte sich dann noch gegen die Meinung Zellers, die „Lebenskreise" der Seherin seien eine Erfindung von Eschenmayer. Dieser verteidigte Kerners und seine Meinung über die „Seherin" in seinem Buch „Mysterien des inneren Lebens" (1830b). In Eschenmayers Buch wurden keine wesentlichen neuen Argumente gebracht, und die von Zeller gestellte Frage der diagnostischen Einordnung der Erkrankung von Frau H. wird nur am Rande erwähnt. Kerner fügte Eschenmayers Buch ein eigenes Kapitel (IV) bei, in dem er „Zur Geschichte des Geistersehens der Seherin von Prevorst" Stellung nahm (S. 84– 97). Dies war seine öffentliche Antwort auf Zellers Kritik: Zeller wie auch die anderen Kritiker redeten wie „Blinde von der Farbe". Kerner betonte, daß sein Buch keine Krankengeschichte, „kein langweiliges Tagebuch über eine magnetische

---

[331] DLM, KN 9337

Behandlung" sei. Das Buch sei der Extrakt aus einer jahrelangen Krankenge-schichte von mehr als 800 Tagen und nur die auffallendsten Erscheinungen aus dem Gebiet der Magie, des Magnetismus und des Geistersehens seien in dem Buch zusammengestellt. Kerner betonte, daß nach seiner Auffassung (sie wich offensichtlich etwas von der Meinung Eschenmayers ab), das „Geistersehen" vom „thierischen Magnetismus" zu trennen sei. Die Diagnose „magnetischer Wahnsinn" von Zeller sei irrig. Kerner erwähnte, daß er der „Seherin" zuliebe Johannes Müllers Schrift aus dem Jahre 1826 *„Über die phantastischen Gesichtser-scheinungen"* gekauft und sie gebeten habe, ihre Geistererscheinungen mit den „phantastischen Gesichtserscheinungen", die in dem Büchlein von Müller beschrieben waren, zu vergleichen. *„Allein die Geister kamen nach wie vor, auch andern oft hörbar und fühlbar und eine überzeugende Thatsache folgte der anderen"* (S. 88). Kerner war also auch nicht ansatzweise bereit, von seiner ursprüngli-chen Konzeption abzurücken.

Schließlich wehrte sich Kerner gegen den Vorwurf unärztlicher Einstellung der Patientin gegenüber:

„Nur die unsäglichsten Anstrengungen von meiner Seite, körperliche und geistige, die kein Mensch begreift, erzwangen, trozten der Natur noch eine halbe Bindung ihres Geistigen an den Körper auf 2 1/2 Jahre ab. Ob es recht ist, daß ich solche Bindung und mit solchen Aufopferungen (der völligen Untergrabung meiner und meiner Gattin Gesundheit) erzwang, und daß dadurch dem Menschen manches, was ihm verborgen blei-ben soll, aufgeschlossen wurde, das wissen – Gott und die Geister –. Die Menschen lohnen es mir mit Haß, Hader, und Verleumdung" (S. 95).

Abschließend formulierte Kerner die gleiche Kritik an Zeller, die schon im Brief anklang und warf ihm vor, daß er sich nicht selbst – Stuttgart sei nur eine halbe Tagereise von Weinsberg entfernt – *„ehe er sein Büchlein schrieb, mit dem Arzte der Frau H., ihrer Familie und Umgebung persönlich bekannt"* gemacht habe (S. 96). Das medizinisch-diagnostische Problem blieb in Kerners Antwort unge-klärt. Kerner hatte sich auf „Geister" festgelegt.

„Heilung durch Sympathie" – Der „heilende Arzt als Heilmittel".
Eine öffentliche und eine nicht-öffentliche Verteidigung

Kerners und Eschenmayers „magisch-magnetische" Theorie psychogener Erkrankungen und der Hysterie blieben bei ihren ärztlichen Kollegen nicht unwidersprochen. Besonders ihre Deutung bestimmter psychischer Störungen und Dämmerzustände als „Besessenseyn" wurde auch vom Stuttgarter Medici-nalcollegium kritisiert. Die Beschäftigung des Exorzisten Dürr bei den „Geister-austreibungen" führte schließlich zu einer Untersuchung des Oberamtes Kirch-heim u. T. gegen Dürr, in die auch Kerner und Eschenmayer eingeschlossen wurden. Die Akten über diese Untersuchung sind z. T. noch erhalten. Beson-ders interessant sind die Verteidigungsschriften Eschenmayers und Kerners. Auch bei kritischen Laien war Kerners „Geistertheorie" umstritten. Für manche war er der „Verfaßer des berüchtigten Buchs die Seherin von Preforst", wie der Tübinger Schreinermeister Zimmer, damals Kerner immer noch unfreundlich gesinnt, 1835 in einem Brief schrieb.

Als Justinus Kerner 1843 zum Vorstand des württembergischen ärztlichen Vereins gewählt wurde, benützte er die Gelegenheit, vor einem größeren Kreis seiner Kollegen seine therapeutischen Verfahren zu verteidigen. Er hielt bei der Jahresversammlung der württembergischen Ärzte eine Rede über „Heilung durch Sympathie", in der er seine psychotherapeutischen Außenseitermethoden und ihre theoretische Begründung erläuterte. Er erwähnte einleitend, daß er „über eine Heilungsweise in der Medicin und Chirurgie" sprechen wolle, die der Natur sehr nahe steht und aus „ihrem eigentlichsten Wesen genommen" sei. Seine therapeutische Methode stamme aus uralten Zeiten, als *der Mensch überhaupt noch mehr auf der Stufe der Kindheit und damit seiner Mutter, der Natur, noch näher stand"*. Unter „Heilung durch Sympathie" bzw. „sympathetischen Heilmitteln" verstand Kerner alle psychisch wirksamen therapeutischen Verfahren. Viele von diesen Methoden seien durch die Tradition im Volk überliefert. *„Daher gerade auch blos unter dem Volke und gerade da, wo dasselbe noch am wenigsten abstrakte Gehirnbildung ergriff, und es noch der Natur am nächsten lebt, wie in abgeschlossenen Wald- und Gebirgsgegenden, diese Heilungsweise auch noch mehr im Gange und von wirksamen Erfolg seyn mag"*. Er forderte die Landärzte auf, diese Methoden zu lernen, da sie wissen müßten, welche therapeutischen Verfahren im Volke gang und gäbe seien. Im übrigen hielt er es für sinnvoll, vorurteilslos die Effizienz dieser Therapiemethoden zu erforschen. *„Man wolle dabei nicht meinen, daß man bei solcher Forschung und Glauben seiner Aufklärung und Bildung etwas vergebe und dem Aberglauben huldige, denn die Zeit ist offenbar vorüber, wo man sich schämte, vom Katheder zum Volke hinabzusteigen und bei ihm Perlen für die Wissenschaft zu suchen"*. Je älter und erfahrener ein Arzt würde, umso eher sei er geneigt, die Erfahrungen des Volkes zu berücksichtigen. In solchen Äußerungen wird Kerners populistische Grundhaltung wieder sehr deutlich.

Zur Deutung der „Heilung durch Sympathie" zog Kerner die schon mehrfach erwähnte Vorstellung eines selbständigen „Nervengeistes" heran, die er schon in früheren Schriften vertreten hatte (S. 207). Dieser Nervengeist würde *„nach den Gesetzen der Polarität wirken"*. Ganz im Schellingschen Sinne formulierte er dann: *„diese Sympathie herrscht durch die ganze Natur, und ist nicht nur von dem Bande, das um die Mutter und den Fötus sich schlingt, bis zum brütenden Vogel, und dem sich im Ei plastisch entfaltenden Keime herab in allem Lebendigen sichtbar, sondern reflektiert sich auch in der anorganischen Natur"*. Kerner ordnete die meisten Verfahren der Heilung durch Sympathie der Klasse der „magnetischen Einwirkungen" zu. Hierzu würden das Besprechen oder Anblasen der Gürtelrose (Herpes zoster) gehören, die Schmerzbehandlung durch Anblasen von Brandwunden, das Gesundbeten und das Gesundhauchen, für die er Praktiken aus Spanien anführte. Als magisch-magnetische Handlung deutete Kerner auch so sonderbare Verfahren wie das Vergraben eines Eies in einem Ameisenhaufen, nachdem es im Urin eines fieberkranken Patienten gekocht worden sei. *„So wie nun die Ameisen das Ei verzehrten, nahm das Fieber ab und hörte bald gänzlich auf"*. Als ein weiteres Beispiel führte er die magischen Praktiken eines Försters aus der Gegend von Pforzheim an, der schon *„seit vielen Jahren junge Haustauben als Hausmittel gegen Convulsionen der Kinder angewendet"* habe. Dr. Müller aus Pforzheim habe die magische Wirkung dieses Verfahrens untersucht und gefunden, daß es für

„Convulsionen aus Schwäche, aus gestörter Reproduktion und erhöhter Sensibilität" sinnvoll sei, nicht jedoch bei Krämpfen aufgrund von Entzündungen oder Gefäßfieber. Da seien Aderlässe und kalte Umschläge des Kopfes vernünftiger.

Nach der Schilderung weiterer magischer Praktiken, die damals noch bei der Landbevölkerung üblich waren, verwies Kerner auf die lange historische Tradition der „sympathetischen Heilmittel". Die Heilung des Kropfleidens durch Besprechen führte er auf, wie auch die Beobachtung, daß „psychische Einflüsse Blutflüsse leicht hervorrufen und leicht unterdrücken können, namentlich Blutflüsse der Gebärmutter, der Hämorrhoidalgefässe". Blutungen aus größeren geöffneten Venen oder aus Arterien der Extremitäten könnten dagegen mit solchen Verfahren nicht gestillt werden. Recht nüchtern kam Kerner dann zu Schluß: „bei Ausübung der sympathetischen Heilungsweise kommt, da so viele ihrer Mittel, wie wir gesehen haben, auf magnetischer Basis ruhen, auch vorzüglich in Betracht, daß bei ihnen wie beim magnetischen Einwirken der heilende Arzt auch zugleich das Heilmittel seyn muß, daß also von der Kraft, die von ihm ausgeht, auch sehr das Gelingen solcher Heilungen abhängt". Im übrigen gab Kerner seinen Kollegen zu bedenken,

„daß die nähere Erforschung und Erprobung sympathetischer Mittel auch gewiß ein Gegenstand des rationellen Arztes ist, besonders desjenigen, der so nahe beim Volke lebt, wie die HH. Landärzte, und nachdem solche Mittel, wie erörtert wurde, sich nicht immer auf Aberglauben und Finsterniss, sondern wirklich sehr häufig auf die innigste Naturverbindung basiren."

Da der heilende Arzt gleichzeitig auch das Heilmittel sei, sei es schließlich nicht überraschend, daß „der Erfolg der Anwendung der Sympathie von verschiedenen Händen . . . immer ein verschiedener sey".

Diese Äußerungen zeigen, daß Kerner zu einer Zeit, während der er wegen seiner eigenen psychischen Belastung „magisch-magnetische" Behandlungsweisen weitgehend aufgegeben hatte, für diese therapeutischen Verfahren inzwischen ein klare Indikation gefunden hatte. Er beschränkte sie auf psychosomatische und psychogene Erkrankungen, die auch heute noch zu den Anwendungsgebieten psychotherapeutischer Verfahren gehören. Die Rede läßt neben der „populistischen" Grundposition Kerners auch ein Stück gesunden Pragmatismus erkennen: Die Anwendung von Heilverfahren durch „Sympathie" wird mit ihrem Erfolg gerechtfertigt, besonders in jenen Fällen, in denen die Verfahren der rationellen Medizin versagt hatten. Dies ist ein sehr viel nüchterneres und auch heute noch verständliches Sprechen über therapeutische Probleme als in den Jahren zuvor in seinen Büchern über „Besessene". Kerner hat in dieser Rede offenbar versucht, jenen Teil seiner ärztlichen Erfahrungen zu formulieren, den er für allgemein gültig hielt, unabhängig von seiner Person und Lebensgeschichte. Ich glaube, daß er damit weitgehend recht hatte, wobei seine theoretische Deutung der Einwirkung eines „Nervengeistes" uns heute natürlich als ein unnötiger, theoretischer Schnörkel erscheint. Kerners Behauptung, daß bei bestimmten therapeutischen Verfahren der Arzt zugleich auch die Arznei sei, kann als eine grundlegend richtige Beschreibung der Wechselwirkung zwischen Arzt und Patient angesehen werden, die besonders bei den psychotherapeutischen Behandlungsverfahren dominiert, unabhängig davon, welche theoretische Begründung denselben durch den behandelnden Arzt gegeben wird. Die zahlreichen psychotherapeutischen Verfahren der Gegenwart werden mit den unterschiedlichsten theoretischen Vorstellungen begründet, sind im Erfolg und Versagen jedoch kaum voneinander zu unterscheiden.

Weniger erfreulich als seine Rede vor dem württembergischen Ärzteverein dürfte für Kerner das Verfahren vor dem Oberamt in Kirchheim u. T. und dem Medicinalcollegium (1836/37) gewesen sein. Es ging bei dieser Untersuchung um die Behandlung der Patientin Stadelbauer, deren Erkrankung schon auf S. 119 erwähnt wurde. Von den Mitgliedern des Medicinalcollegiums hatte Köstlin die Patientin 1836 gesehen und am 13. Juni 1836 eine kurze Notiz über die „besessene Stadelbauer aus Gruppenbach, Oberamt Besigheim" verfaßt. Daraus geht hervor, daß Köstlin die Patientin für eine Kranke und nicht für eine Simulantin hielt. Er betonte in seiner Stellungnahme, daß Somnambulismus und Irresein nicht zur gleichen Kategorie von Störungen gehören würden und empfahl zunächst eine weitere hausärztliche Therapie[332].

Am 30. Dezember 1836 erfolgte eine Mitteilung der königlichen württembergischen Regierung des Donaukreises in Ulm an das Medicinalcollegium in Stuttgart über eine Untersuchung gegen den Schneider Jacob Dürr von Kirchheim „wegen eigenmächtiger Behandlung sogenannter Besessener". Dem Schneider Dürr wurde „Medicastriren" und unziemliches Verhalten der Patientin Stadelbauer gegenüber vorgeworfen. Gleichzeitig wurde durch die lokale „Medicinalpolizei" eine Ermittlung gegen Eschenmayer eingeleitet, weil dieser den Schneider Dürr in Kirchheim als Exorzisten therapeutisch eingesetzt hatte. Auch Kerner wurde in dieses Verfahren verwickelt, da er schon früher Dürr in seiner Praxis in Weinsberg beschäftigt hatte (S. 225). Eschenmayer wurden durch den zuständigen Oberamtsarzt wegen seiner therapeutischen Maßnahmen bei der Patientin Stadelbauer Vorhaltungen gemacht. Eschenmayer protestierte jedoch heftig gegen die nach seiner Auffassung illegalen Eingriffe in seine Praxis.

In einer Note vom 11. Januar 1837 an die königliche Regierung des Donaukreises nahm das Medicinalcollegium zum ärztlich kontrollierten Einsatz des Schneiders Dürr Stellung und hielt diesen für rechtens: *„Das Verfahren des Schneiders Dürr mit jener Kranken beruhte wenigstens seinem einen Hauptbestande nach in der magnetischen Manipulation und muß, zumal wenn die tätige, magnetische Einwirkung von Menschen auf Menschen in ihrer ganzen und umfassenden Bedeutung genommen wird, mit vollem Rechte in die allgemeine Categorie der lebens-magnetischen Behandlung von Kranken gestellt werden . . ."*[332]. In umständlichen Köstlinschen Formulierungen kam das Medicinalcollegium schließlich zum Schluß, daß bei „dämonisch Kranken" oder „Besessenen" wegen der noch unbekannten Ursache der Erkrankung eine „lebensmagnetische Behandlungsweise" sinnvoll sei. Dies war eine pragmatische ärztliche Haltung und entsprach dem Umstand, daß das Medicinalcollegium aus älteren und erfahrenen Ärzten bestand.

Am 2. Februar 1837 nahm das Medicinalcollegium dann zu einem Protestschreiben von Eschenmayer nochmals Stellung. Hauptberichterstatter war wieder Köstlin: *„Wenn aber Prof. von Eschenmayer seine Protestation gegen neue polizeyliche Einmischung in seine Privatpraxis einlegen zu müssen geglaubt hat, so kann hierin*

zur Verhütung eines Mißverständnißes nur eine Aufforderung liegen, zur möglichst kla-
ren und bestimmten Auslassung und Festsetzung der Bedingungen und der Beziehungen
unter welchen und nach welchen sich die Staatsaufsichtsbehörde von einzelnen in der Pri-
vatpraxis eines Arztes vorkommenden Krankheitsfällen, von ihren Erscheinungen und
ihrer Behandlung eine nähere Notiz zu nehmen, befugt und auch verpflichtet sey . . .[332].

Diese Stellungnahme zeigt, daß das Medicinalcollegium Eschenmayers
Argumente gegen den Eingriff der „medicinischen Polizei" in seine Praxis
wenigstens z. T. für berechtigt hielt. Dennoch wurde Eschenmayer durch einen
Regierungserlaß vom 6. Februar 1837 die Dienstleistung des Schneiders Dürr
„nur noch unter der Bedingung einer strengen Verantwortung und Beyziehung
des Oberamtsarztes" gestattet. Eschenmayer wehrte sich in einem Schreiben,
dessen Entwurf im Deutschen Literaturarchiv Marbach erhalten ist[333], gegen
„diese ungewöhnliche Forderung an einen alten Arzt", die er als „ehrenrührig"
empfand. Er sah in dieser Anordnung einen Angriff auf seine ärztliche Unabhängigkeit und betonte, „daß diese neue Art von Krankheits-Erscheinungen, wie sie
Dr. Kerner 9mal und ich 3mal beobachtet haben, so weit von der gewöhnlichen Arznei-
kunst entfernt ist, daß die Beiziehung gewöhnlicher Ärzte nicht nur nichts fruchtet, sondern sogar störend einwirken kann".

Eschenmayer – er war immerhin ein über die Grenzen des Landes hinaus
berühmter Philosophieprofessor in Tübingen gewesen – antwortete empört, daß
er „um weitere Interventionen und Anstände zu vermeiden . . . zur Beruhigung der
württembergischen Medicinal-Polizei gesonnen" sei, „in Zukunft alle Hülfsbedürftige,
die sich etwa an mich wenden möchten", abzuweisen.

In der gleichen Angelegenheit hatte auch Kerner ein ausführliches Schreiben
diktiert (und z. T. handschriftlich korrigiert), das er „auf Aufforderung des
Obermedicinalkollegiums" anfertigte[334]. Er verwies zunächst auf sein Buch von
1836 „Nachricht von dem Vorkommen des Besessenseyns" (S. 224), in dem er
gezeigt habe, daß „das sogenannte Besessenseyn, ein von Manie und Epilepsie, mit welchem es bisher verwechselt wurde, ganz verschiedenes Leiden" sei. „Dämonische Einflüße
oder nicht, bey demselben anzunehmen, ist Sache des Glaubens". Er habe, wiederholt
dargestellt, „daß zur Behandlung solcher Leidenden (Besessenen) magisch magnetisches
Einwirken, nicht aber Einwirken durch physisch eingreifende Medikamente erforderlich
seye". Bei solchen Heilungen sei „ein einfältig glaubender Schäfer geschikter als ein
Professor der Psychologie oder ein Oberamtsarzt".

Zum Wirken des vor dem Oberamt angeklagten Schneiders Dürr nahm Kerner ebenfalls Stellung. Er habe durch Professor Eschenmayer und durch den
Pfarrer Knapp aus Kornthal vor Jahren von Dürr gehört, daß dieser Mann in sehr
vielen Fällen seine „auffallend magisch-magnetische Kraft" therapeutisch erwiesen habe. Daher habe auch er die Kraft dieses Mannes als Medikament bei seinen
Patienten gebraucht und „Dürrs Fähigkeit habe sich zum ersten Mal bei der Bäuerin
Maria Utzin" bewährt (S. 222, 225). „Jene Unglückliche hat viele Jahre lang unsäglich
gelitten und auf Anordnung gewöhnlicher Aerzte halbe Apotheken vergeblich ausgefres-

---

[332] StAL, E 162/I Bü 2121
[333] DLM, Z2090
[334] DLM Z 2090

sen, ihr Zustand blieb verzweiflungsvoll". Der Exorzismus durch den Schneider Dürr habe ihr jedoch geholfen, und Gleiches gelte auch für andere Patienten. Kerner beurteilte Dürrs Wirken als „fast unbewußt wie im Traum", zumal er sich *„wegen seiner Bildung darüber eine oft sehr lächerliche Theorie von Einwirkungen hoher Geister (Himmelsfürsten, wie er sagte) und Schutzgeister ausbildete, ein wahres pneumatologisches Kauterwelsch, das aber gewieß mehr auf Selbsttäuschung als auf Betrug beruhte".*

Kerner verteidigte sich gegen den Vorwurf, er habe direkt Patienten an Dürr nach Kirchheim überwiesen, jedoch hielt er es für möglich, daß einige Patienten, die er selbst in Ermangelung eines Magnetiseurs abwies, *„... in ihrem Jammer nach Kirchheim zu ihm liefen und sagten, sie kommen von mir ..."*. Nach weiteren Erörterungen von exorzistischen Handlungen des Schneiders Dürr, dem offensichtlich unziemliche oder kriminelle Verhaltensweisen im Zusammenhang mit der Behandlung der Patientin Stadelbauer vorgeworfen wurden, betonte Kerner, daß er „Dürrs Betragen im Wirthshaus" nicht billige, zumal Dürr sich immer mehr dem „Trunke ergeben habe und tolles Zeug schwatze". Kerner betonte jedoch – hierbei recht fair gegen Dürr –, daß er *„die Dienste, die dieser Mann durch seine Kräfte in früherer Zeit leistete",* geschätzt habe und daher *„wünsche, daß man ihn mit Nachsicht behandle, nicht bestrafe, aber ihm für die Zukunft alles Einwirken in solchen Fällen, da er ja doch nicht mehr zu wirken vermag, streng untersage".* Ausdrücklich ersuchte Kerner das Oberamt Kirchheim, dieses Schreiben dem Medicinalcollegium in Stuttgart mitzuteilen, um sich damit auch vor der ihm vorgesetzten Medizinalbehörde zu rechtfertigen.

In diesem etwas schwierigen Verfahren, schwierig einerseits, weil zwei renommierte Ärzte – Eschenmayer und Kerner – beteiligt waren, andererseits aber die unklare Erkrankung der „Besessenheit" zur Diskussion stand, zog sich das Medicinalcollegium durch die Entlastung von Eschenmayer und Kerner recht geschickt aus der Affäre. Gegen den Schneider Dürr wurde ein Therapieverbot empfohlen, weil er in Kirchheim die Patientin Stadelbauer auch alleine behandelt hatte und ebenso einen Magister Schäuble in Allensbach, Oberamt Weinsberg. Die zuständige Regierung des Donaukreises hat dann diese Empfehlung des Medicinalcollegiums in eine Anordnung umgesetzt. Der Ruf Eschenmayers und Kerners blieb somit öffentlich unangetastet; ob jedoch die Verärgerung Eschenmayers damit gegenstandslos wurde, erscheint recht zweifelhaft.

In ihrer Argumentation vor dem Oberamt Kirchheim bzw. dem Medicinalcollegium zogen sich Kerner und Eschenmayer bei ihrer Verteidigung letztlich auf einen schwer angreifbaren Standpunkt zurück. Sie begründeten ihre Diagnosen mit Argumenten, die auch vom Medicinalcollegium übernommen wurden: es gäbe Zustände von „Besessenheit", die weder gewöhnliche Epilepsie noch Geisteskrankheit seien. Bei dieser Erkrankung, so forderten sie dann konsequent, müsse man auch die angemessenen therapeutischen Verfahren anwenden. Berücksichtigt man diesen Streit im Lichte der Kenntnisse der modernen Medizin und vergleicht die Kriterien, die Kerner und Eschenmayer für die Diagnose „Besessenheit" aufstellten (s. S. 223), so läßt sich heute feststellen, daß Kerners und Eschenmayers Argumente nicht aus der Luft gegriffen waren. Nach den oben erwähnten diagnostischen Kriterien für „Besessenheit", war ein Teil von

Kerners „Besessenen" an einer schweren Hysterie, der andere an einer Temporallappenepilepsie erkrankt. Die Differentialdiagnose dieser Erkrankungen ist heute, nach der Entwicklung der modernen Registriertechniken des Elektroencephalogramms, mit einiger Sicherheit möglich [335]. Patienten, die an einer Temporallappenepilepsie erkrankt sind, müssen keineswegs motorische (tonischklonische) Krampfanfälle haben. Ihre Erkrankung kann auf Absencen und auf Dämmerzustände oder Dämmerattacken beschränkt sein, die entweder kurzfristig oder über Tage dauernd auftreten. Bei dieser Erkrankung können auch psychotische Verhaltensstörungen auftreten, die einer schizophrenen Psychose nicht unähnlich sind. Die nicht sehr häufige Erkrankung war mit den diagnostischen Kriterien der Zeit Kerners überhaupt nicht einzuordnen. Sie macht auch heute andere therapeutische Maßnahmen erforderlich als etwa Erkrankungen aus der Gruppe der endogenen Psychosen. Allerdings haben psychotherapeutische Verfahren bei einer Temporallappenepilepsie heute nur noch eine randständige Bedeutung. Die Behandlung erfolgt überwiegend mit Medikamenten, welche die pathologisch erhöhte Krampfbereitschaft der Hirnrinde im Bereich des Schläfenlappens herabsetzen. In seltenen Fällen, wenn alle Medikamente nutzlos sind, und neben den Dämmerzuständen auch große Anfälle auftreten, kann eine neurochirurgische Behandlung erfolgreich sein.

Kerner war in besonnenen Stunden stets bereit, die beobachteten Phänomene und die theoretischen Deutungen voneinander zu trennen und war sich bewußt, daß die theoretischen Deutungen von Beobachtungsdaten sehr viel mehr zeitbedingten Meinungen unterliegen als die Beobachtung selbst. Wenn wir heute Kerners „besessene" Patienten anderen diagnostischen Kategorien zuordnen, so bleibt jedem kritischen Arzt bewußt, daß die Neurologen späterer Generationen mit den heutigen diagnostischen Kategorien nicht anders verfahren werden als wir mit jenen von Kerner und Eschenmayer.

Mit der allmählichen Durchsetzung rationaler therapeutischer Methoden in der offiziellen Medizin bekam Kerner jedoch immer mehr Schwierigkeiten mit seinen psychotherapeutischen Methoden und dem Einsatz einer „magischen" Medizin. Gehrts (1982/83) hat ein weiteres Verfahren gegen Kerner („Der Oberamtsarzt unter Verdacht") aufgrund der Akten im württembergischen Staatsarchiv in Ludwigsburg dargestellt:

Der 1841 Kerner vorgesetzte Kreismedicinalrat Seeger war offensichtlich ein Anhänger einer strikten rationalen Therapie und schritt aus diesem Grunde ein, als er hörte, daß Kerner einem Patienten ein Amulett gegeben habe. Gleichzeitig ermittelte er gegen die Bäuerin Justina Rupp, die dem gleichen Patienten ein Amulett und Johanniskrauttee verschrieben hatte. Kerner wußte sich auch in diesem Fall gut zu verteidigen und das Medicinalcollegium – Berichterstatter war Medicinalrath Ludwig – lenkte ebenfalls ein. Es handelte sich in diesem Fall um den schwer tuberkulosekranken Wirt Kachel aus Kochersteinsfeld. Er litt nicht nur an einer schweren Lungentuberkulose, sondern glaubte gleichzeitig auch, daß ihn seine Frau mit einem „Todeszauber" besessen gemacht habe. Wie aus den Unterlagen des württembergischen Staatsarchivs in Ludwigsburg hervor-

---

[335] z. B. Jung 1953; Meyer-Mickeleit 1954

geht, gab Kachel an, daß seine Frau sich mit einem anderen Mann eingelassen und von diesem ein Kind bekommen habe. Die Frau habe mit Hilfe von menschlichen Haaren und einem „Zettelchen mit Hiroglyphen unter dem Kopfkissen" seinen Tod herbeizaubern wollen. Im Auftrag der Frau habe die Magd solche Zettelchen in einen für Kachel bestimmten Pfannkuchen eingebacken. Der schwerkranke Mann war von diesem Erlebnis tief betroffen und suchte bei Kerner Hilfe.

Kerner behandelte diesen Patienten, nachdem er die oben genannte Diagnose gestellt hatte, nicht nur mit den üblichen Medikamenten gegen Lungenkrankheiten, an deren Wirkung er im Hinblick auf die Schwere der Erkrankung ohnehin zweifelte, sondern gab dem Patienten auch ein Amulett mit Zeichen, die einst die „Seherin von Prevorst" gegen Schlaflosigkeit entworfen hatte. Dieses Amulett wirkte auf den Patienten beruhigend und brachte ihm wieder Schlaf. Kerner war zufrieden, obgleich er von der aussichtslosen Prognose der somatischen Erkrankung des Patienten überzeugt war.

Nachdem der Patient einige Monate später an dem Lungenleiden verstorben war, beantragte seine Witwe eine „Legalinspektion" der Leiche, weil sie verdächtigt wurde, am Tode ihres Mannes schuldig zu sein. Die Legalinspektion, eine amtsärztliche Untersuchung ohne Obduktion, erbrachte keinen Hinweis auf Gewalteinwirkung oder Vergiftung. Die Frau gab dem untersuchenden Arzt jedoch die Amulettzettelchen von Kerner und Frau Rupp. Der aufgeklärte Medicinalrath Seeger leitete wegen Verbreitung von Aberglauben eine Untersuchung gegen Kerner ein, der sich jedoch gut verteidigte: „. . . *Diß geschah von mir mit aller wissenschaftlichen Überlegung und mit aller Vereinigung meiner Stellung als Oberamtsarzt, als ein auf die Einbildung des Mannes psychisch wirkendes Mittel . . .*". Das Medicinalcollegium in Stuttgart distanzierte sich zwar von der Anwendung abergläubischer therapeutischer Methoden, meinte jedoch wieder recht weise zu der Anschuldigung, Kerner verdiene „*bei seiner Individualität und seinem Alter und wegen seiner früheren Verdienste Schonung*". Vermutlich wußten die Mitglieder des Medicinalcollegiums, daß Kerner seit vielen Jahren Amulette rezeptierte, wann immer er eine psychogene Einwirkung auf den Verlauf der Erkrankung für wichtig hielt und daß auch Mitglieder des württembergischen Fürstenhauses zum Kreis der Empfänger solcher Amulette zählten. Wie aus einigen Briefen des mit Kerner befreundeten Arztes Dr. Dürr aus Schwäbisch Hall hervorgeht[336], verschrieben auch andere Ärzte im Lande Amulette, wenn die Erkrankungssymptome eine psychogene Ursache hatten.

Lyrik während der „Geisterseherzeit"

In den Jahren zwischen 1826 und 1840 entstanden nur wenige neue lyrische Gedichte. Sie spiegeln den Alltag im Kernerhaus wieder, die Behandlung von Frau Hauffe („An die Seherin von Prevorst", „Der Seherin Erscheinen", „Nach der Seherin Tod"), die drohende Cholera im Jahre 1831 („Herbstjubel") und auch die Kritik seiner Geisterbücher. Weil auch einige der Freunde und Kollegen, die Kerner sehr schätzte, seine Geistertheorie ablehnten, erdachte er sich eine ver-

---

[336] DLM, KN 891 vom 18. Mai 1835

söhnliche Hypothese: Er nahm an, daß es zwei Klassen von Menschen gäbe; bei den einen, den „Glasköpfen", sei das geistige Leben überwiegend durch das „Gehirnsystem" bestimmt, während bei den anderen, den „Metallfühlenden", das „Gangliensystem" das Leben bestimme. Nur die letzteren könnten die magischen Bereiche des Lebens wahrnehmen und verstehen, die anderen seien dazu unfähig. Da diese zwei Menschentypen in verschiedenen Erfahrungswelten lebten, würden sie sich auch nicht verstehen. Im Gedicht „Metall und Glas" schilderte Kerner den erfolglosen Dialog zwischen dem „Mann aus Glas" und dem „Mann von Eisen":

„Es ist ein Mann von Eisen
Ein anderer von Glas,
Die wollen sich befleißen,
Einander unterweisen,
Probieren dies und das."

Der „Mann von Eisen" versucht, die Wirkung der Entladung einer Leydener Flasche (Kondensatorentladung) dem „Mann von Glas" zu demonstrieren, aber dieser fühlt natürlich nichts und ruft:

„. . . Es sei Gott mein Zeug'!
Du superfeiner Späher
Phantast'scher Geisterseher,
Nichts fühl' ich, nichts, schweig, schweig!"

Der grundsätzliche Unterschied zwischen diesen beiden Menschen bewirkt wechselseitiges Unverständnis, dessen Folge im letzten Vers des Gedichtes ausgedrückt wird:

„Jetzt die von Glas und Eisen
Anfeinden sich nicht schlecht,
Vom Schmähen kommt's zum Beißen,
Wer kann sie überweisen?
Sie haben beide recht."

Der sprachliche Ausdruck dieses Gedichtes ist schwach, sein Inhalt kennzeichnet jedoch Kerners humorvoll dargestellte Hoffnungslosigkeit, den „Glasköpfen" seine Erfahrungen und Überlegungen verständlich zu machen. Kerner versuchte immer wieder, seine Theorie des „Mittelreiches der Geister" auch durch ein anschauliches Beispiel aus der Natur zu erklären, das ihn schon als Kind fasziniert hatte, nämlich das „Mittelstadium der Verpuppung, durch das eine Raupe hindurchgeht, um schließlich zum schönen, zum Himmel aufsteigenden Schmetterling zu werden". Dieser Gedanke wird im Gedicht „Die Puppe" verfolgt.

Einige Trinklieder, Gelegenheitsgedichte, ein Gedicht für die Kinder des Kernerhauses zum Geburtstag der Mutter und die fast jährlich neu verfaßten

Geburtstagsgedichte an die von Kerner sehr verehrte Schwester des Königs Wilhelm I., Marie von Württemberg (Gräfin Neipperg), sowie einige schwermütige naturlyrische Gedichte, darunter das schöne „Alte Laute", stammen aus dem Jahrzehnt zwischen 1828 und 1838. Unter den Gedichten, die polemische Antwort auf die Kritik an Kerners Geistertheorie sind, bezieht sich eines auf eine kritische Besprechung des Buches über die „Seherin" durch A. Ottokar (wahrscheinlich Pseudonym) im „Athenäum für Wissenschaft, Kunst und Leben" (Juli 1833):

> Was sie alle meinen
>
> „Nasen kluger Philosophen!
> O wie fein ihr ausgewittert,
> Daß der Hölle Feuerofen
> Und die Geister mich zersplittert;
>
> Daß ich irre schmerzzerrissen
> Durch die Flur, ein armer Greiner,
> Wie von einer Katz' gebissen
> Die man magisch trieb aus einer;
>
> Daß ich sehne mich vergebens
> In den Jubel sonn'ger Tage
> Aus der Nacht des Geisterlebens –
> Daher meines Liedes Klage. –
> . . ."

Der ironische Ton des Gedichtes bricht plötzlich ab und wechselt zum Ausdruck einer demütigen Lebenshaltung, in die jedoch „Liebe, Wein und Musen" dankbar eingeschlossen sind:

> „. . . Einst aus Vaters Hand will nehmen
> Ich mein Los, demütig, stille
> Schweb' ich auch mit irren Schemen –
> Vater! Es gescheh' Dein Wille!
>
> Gottes Liebe tief im Busen,
> Lieb' ich, die er schuf, die Erde,
> Lieb' ich Liebe, Wein und Musen,
> Bis ich Geist bei Geistern werde."

Geister und die Resignation über den ärztlichen Alltag erscheinen auch in einem Gedicht, das seinen, noch die mitternächtliche Stunde ausfüllenden ärztlichen Beruf beschreibt:

Ärztliche Runde

„Geh' ich in der Mitternacht
Durch der Häuser enge Reihn
Hin, wo noch ein Kranker wacht
Bei der Lampe mattem Schein,

Blick' ich an die Fenster oft,
Hinter denen fruchtlos ich
auf Metall und Kraut gehofft,
Lausch' ich, und es reget sich.

Und es kommt herab im Haus
Als hätt' ich geklopfet an –
Ein Verstorbner tritt heraus
gehet stumm mit mir die Bahn.

Und mein Hündlein stutzt und bellt,
Will mit mir nicht weiter gehn.
Wolken, fliegt vom Himmelszelt,
Daß die Sterne leuchtend stehn!"

Aus dem gleichen Jahr (1839) stammt ein selbstironisches Gedicht, in dem er auf die Bezeichnung „Leidensblume" antwortete, die ihm Hofrat Mayer gegeben hatte – der Vater seines Freundes Karl Mayer. Kerner entgegnete im Gedicht, daß er sich wie eine Distel, „üppig blühend, Äste voll und saftig grün", vorkommen würde. Das kurze Gedicht schließt mit den Zeilen

„. . .Was den Glauben mir gegeben, ist,
Ich sag' dir's traulich still,
Das, daß eine Herde Esel
Immerdar mich fressen will."

Nach dem Tod des geliebten Bruders Carl (1840) schrieb Justinus Kerner sechs Gedichte „Des Bruders Tod", in denen, wie auch in anderen Gedichten dieser Zeit, eine stärkere Todessehnsucht zum Ausdruck kommt. Kerner bemerkte während dieser Jahre erstmals eine Abnahme seiner Sehschärfe, Zeichen eines beginnenden, allerdings nur sehr langsam fortschreitenden grauen Stars. Die melancholische Grundstimmung, die ihn immer wieder zu kleinen lyrischen Gedichten anregte, ist auch in dem erstmals 1843 veröffentlichten „In der Sommernacht" eingefangen:

Mitternachtsszene

„Vögel, die mit Wolken schifften,
Sanken in der Wälder Nacht,
Schlummer liegt auf Wald und Triften,
Einsam nur der Hirte wacht.

Freude macht es mir, zu lauschen
Wie sich regt ein Lüftchen dort,
Wie vom Baume Blätter rauschen
Und ein Bächlein rieselt fort.

Durch des Himmels Wolkenhülle
Leise jetzt der Vollmond dringt,
Und nun plötzlich in die stille
Mitternacht die Glocke singt.

Weckest mich aus süßen Träumen,
Alte Glocke! Sängerin!
Und ich rufe nach den Räumen
Blauen Himmels zu dir hin:

Tausende, die in den Hallen
Lichten Tages laut gelebt,
Tausende von Nachtigallen,
die mit Sang die Nacht durchschwebt,

Schwanden aus des Lichtes Reichen,
Schweigen stumm, im Tod verblüht'
Du doch über all' den Leichen
Singest fort das alte Lied.

Erdensänger kurz nur singen,
Bald zerreißt der Gram ihr Herz,
Glocke! Würdest du zerspringen,
Macht es nicht der Erde Schmerz.

Denn du singst, ob Lust, ob Jammer,
Gleichen Ton stets durch die Luft,
ob der Schlag von deinem Hammer
Bräute oder Leichen ruft.

Oh du Mond! aus gleichen Erzen,
Änderst nie dein Angesicht,
Ob auch tausende von Herzen
Unten bittres Leid zerbricht.

Glocke! singe! schwebt Gestirne
Ob der Erde Lust und Grab!
Hoch um euch auf ew'ger Ferne
Schwingt ein Gott den Hirtenstab."

Nicht alles, was Kerner während dieser Zeit an Lyrik veröffentlichte, war
gelungen, und viele seiner Gedichte enthielten, wie die „Mitternachtsszene",
gedanklich und sprachlich gut Verdichtetes neben Unebenheiten. Kerner
schrieb seine Lyrik spontan, aus der augenblicklichen Stimmung heraus, ohne

später an den Versen zu feilen, und kein kritischer Zensor half ihm wie einst Ludwig Uhland in den Tübinger Jahren und der ersten Landarztzeit.

Immer wieder findet man in Kerners Briefen Hinweise, daß er nicht nur an das Weiterleben der Seele nach dem Tode glaubte, sondern eine Art Seelenwanderung für möglich hielt, eine Vorstellung, die ihm vielleicht aus dem Unterricht von C.Ph. Conz über die „Vorsokratiker" besonders über Pythagoras bekannt war. Er glaubte, daß die menschliche Seele auf dieser Seelenwanderung zur Tierseele werden könnte. In einem Gedicht, das formal schwach ist, drückte er seine Meinung über eine individuelle Tierseele deutlich aus. Das Gedicht ist einem Brief vom 1.9.1823 an Sophie Schwab beigefügt[337].

Das Kalb

Du Thier, im dunklen Stall geboren,
Eh du des Lebens recht bewußt,
Greift dich ein Schlächter bey den Ohren
und reißt dich von der Mutterbrust.

Dein großes Auge fromm und helle
Sieht da die Au zum ersten Mal,
Doch angstvoll: denn des Hunds Gebelle
Treibt rastlos dich durchs grüne Thal.

Bald binden sie dir deine Glieder,
Sie achten nicht dein Angstgeschrey,
Man wirft dich auf die Schlachtbank nieder
Und schneidet dir den Hals entzwey.

Doch bei dem letzten Hauch der Kehle
Ein Glanz aus deinen Augen spricht:
„In mir auch wohnet eine Seele!
Für mich auch hält ein Gott Gericht!"

---

[337] Sammlung der Kerner-Briefe, Universitätsbibliothek Tübingen, Md 755)

XIV

Das Kernerhaus – ländliches Biedermeier und Mittelpunkt der Schwäbischen Romantik

Gruppenbild mit Dame. Friederike Kerner und das Kernerhaus

Justinus Kerner liebte Gäste – Gäste aus allen Schichten des Volkes. Besonders beliebte Besucher waren natürlich die alten Freunde aus der Tübinger Studentenzeit; unter den jüngeren romantischen Dichtern waren es vor allem Alexander von Württemberg und Nikolaus Lenau – Sproß aus ungarischem Landadel – die oft Wochen im Kernerhaus verbrachten. Während des Aufenthaltes der „Seherin von Prevorst" wurde das Haus zum Wallfahrtsort der Spiritisten und vieler anderer Besucher, die nicht immer auf Einladung Kerners kamen, die jedoch selten abgewiesen wurden, auch wenn nur Neugierde sie in das Krankenzimmer der „Seherin" trieb. Kerner war auch stets bereit, seine Beobachtungen ärztlichen Kollegen zu demonstrieren. Als die turbulenten Jahre des Aufenthaltes von Frau Hauffe im Kernerhaus vergangen waren, blieb dieses bis zum Tode von Friederike Kerner ein Ort gepflegter Gastlichkeit und Justinus Kerner jammerte, er sei isoliert und verlassen, wenn nicht jede Woche neue Besucher ins Haus kamen.

Die Gastlichkeit des Kernerhauses war vor allem Friederike Kerner zu verdanken, die mit hausfraulichem Verstand die Voraussetzungen der Gastfreundschaft organisierte und ihr Haus mit Einfühlungsvermögen auch den seltsamsten Gästen offenhielt. Friederike Kerner hat sich während der ersten Ehejahre in Welzheim und Gaildorf allmählich von ihrer Zaghaftigkeit, Leidensbereitschaft und den Selbstzweifeln wegen ihrer mangelhaften Bildung befreit. Sie wurde eine tüchtige Hausfrau mit Wirklichkeitssinn, hatte Verständnis für Kerners Eskapaden und Schrulligkeiten und lernte auch, mit seiner depressiven Gereiztheit und seinem melancholischen Jammern umzugehen. Wie aus den Berichten der Tochter Rosa Maria und des Sohnes Theobald hervorgeht, sowie den Unterlagen über Kerners amtliches Gehalt (200 Gulden pro Jahr), lebten die Eltern während der Amtsarztzeit in Welzheim und Gaildorf unter recht bescheidenen wirtschaftlichen Bedingungen, so daß Friederike als junge Arztfrau Sparen, Planen und Haushalten lernte. Später organisierte sie einen Haushalt landbürgerlicher Wohlhabenheit, hatte immer einige Hausbedienstete, was nicht nur im Hinblick auf die zahlreichen Gäste, sondern auch auf die Patienten notwendig war, die oft für Monate im Kernerhaus lebten. Kerner war in seiner Zeit nicht der einzige Arzt, der chronisch kranke Patienten in sein Haus aufnahm. Im

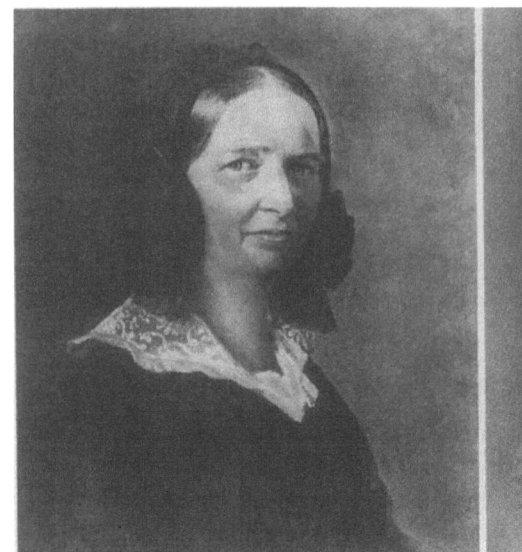
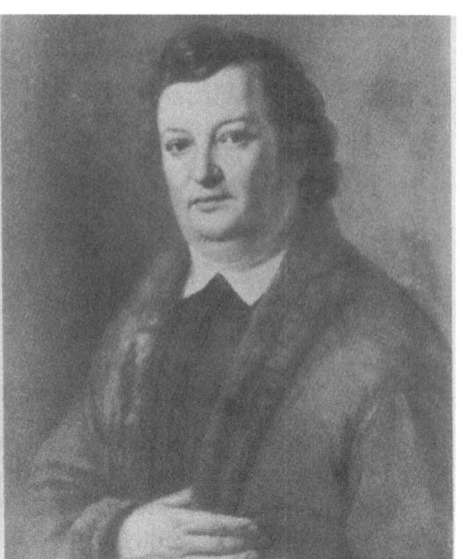

a   b

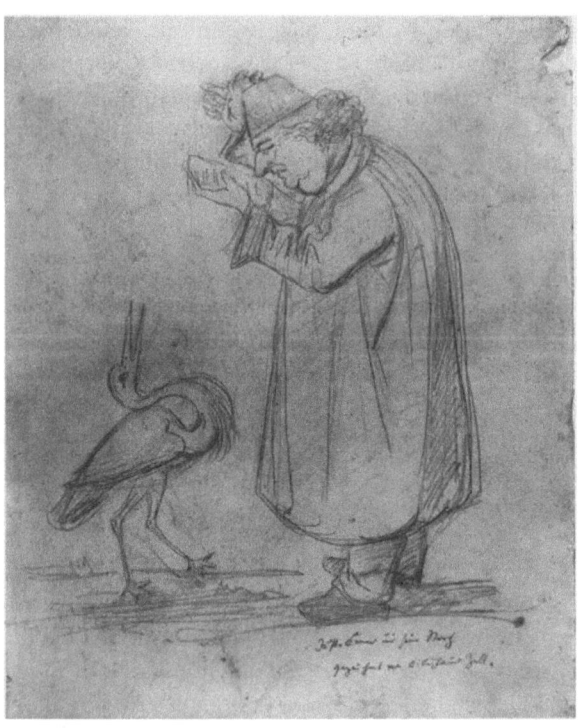

c

Abb. 27. a Friederike Kerner in mittleren Jahren. Kreide- und Tuschzeichnung von A.F. Bruckmann (DLM), *b* Justinus Kerner 1844 nach einem Ölbild von A.F. Bruckmann. Staatsgalerie
Stuttgart. *c* Justinus Kerner bei Verhaltensexperimenten mit einem zahmen Storch. Bleistiftzeichnung von Georg Zell (DLM)

Kernerhaus in Weinsberg waren dies häufig hysterische oder geisteskranke Patienten, die weniger schwer erkrankt waren oder zur Rehabilitation nach einer Behandlung in der Heilanstalt Winnenthal kamen.

Friederike Kerner entwickelte während der ersten Weinsberger Jahre ein gutes Maß von Lebensklugheit und bestimmte sicher mehr den Alltag der Familie als ihr Mann. Sie hatte Verständnis dafür, daß sie kaum die Rolle einer intellektuellen Partnerin ihres Mannes übernehmen konnte, wurde jedoch durch diesen in den Briefwechsel mit seinen an Literatur interessierten Freundinnen Rosa-Maria Assing (Varnhagen), Amalie Schoppe (Weise), Therese Huber, Julie Hartmann und Sophie Schwab – die Frau von Gustav Schwab – mit einbezogen. Friederike übernahm auch Aufgaben in der ärztlichen Praxis ihres Mannes und wurde – wie wahrscheinlich viele Landarztfrauen der damaligen Zeit – Ratgeberin der Patienten in praktischen Fragen, Familiensorgen und Geldnöten. Justinus Kerner hat seine Frau – trotz mancher Warnungen der Freunde – auch für die „magnetische" Behandlung und die Suggestionstherapie von Patienten eingesetzt. Fuhr er mit der Kutsche auf Visiten über Land, so konnte es durchaus vorkommen, daß er die Ausführung von „magnetischen Strichen" bei jenen Patienten, die im Kernerhaus aufgenommen waren, seiner Frau übertrug. Sie scheint trotz ihrer eigenen Empfindlichkeit und Neigung zu abnormen psychogenen Reaktionen (s. S. 93 f.) diese Aufgabe gut bewältigt zu haben.

Friederike Kerner war – im heutigen Sinne des Wortes – nicht emanzipiert. Es ist bezeichnend, daß sie auch in späteren Jahren für die Familie und die Freunde des Hauses „das Rickele" blieb, stets mit dem kindlichen Namen gerufen. Der oberflächliche Eindruck ihrer Rolle in der Familie und im Hause entspricht dem in Abb. 28 dargestellten „Gruppenbild mit Dame": sie war die für die leiblichen Genüsse und das Wohl des Ehemannes, der Gäste und der Kinder sorgende Hausfrau, stets im Hintergrund, wie auf diesem Bild. Nach Durchsicht eines Teils ihrer Briefe und eines Notizbuches, in dem sie die Eindrücke einer späteren Reise nach Hamburg, Cuxhaven und Helgoland festhielt[338], erhielt ich den Eindruck, daß die in Abb. 28 dargestellte „dienende" Rolle nur eine Seite ihrer Lebensbewältigung war. Sie hat im Laufe der Jahre immer stärker im Kernerhaus die nüchterne Realität des Alltags gemeistert und mit Lebensklugheit dafür gesorgt, daß Justinus Kerner neben der anstrengenden ärztlichen Tätigkeit ein „Freiraum" für Poesie und Freundschaft erhalten blieb.

Kerner, der als jüngstes Kind von den Eltern verwöhnt wurde, ließ sich auch von seiner Frau verwöhnen und hielt von den Aufgaben Friederikes vieles für selbstverständlich, was uns heute als Verzicht auf eine eigene Entfaltung der Persönlichkeit seiner Frau erscheint. Friederike hat jedoch in ihrer mütterlichen, fürsorgenden Rolle eine befriedigende Lebensaufgabe gefunden. Während der ersten Ehejahre war diese Rolle mit Verzagtheit, Leiden, Tränen und Angst vor Kerners melancholischen Zuständen und depressiven Störungen an vielen Morgenden belastet, besonders während der Welzheimer Zeit, in der Kerner während einer depressiven Phase die merkwürdigen „Sargdeckelbriefe" schrieb. In Weinsberg, wo Friederike rasch in die Rolle einer geachteten Arztfrau hinein-

---

338 DLM, Z 2263

247

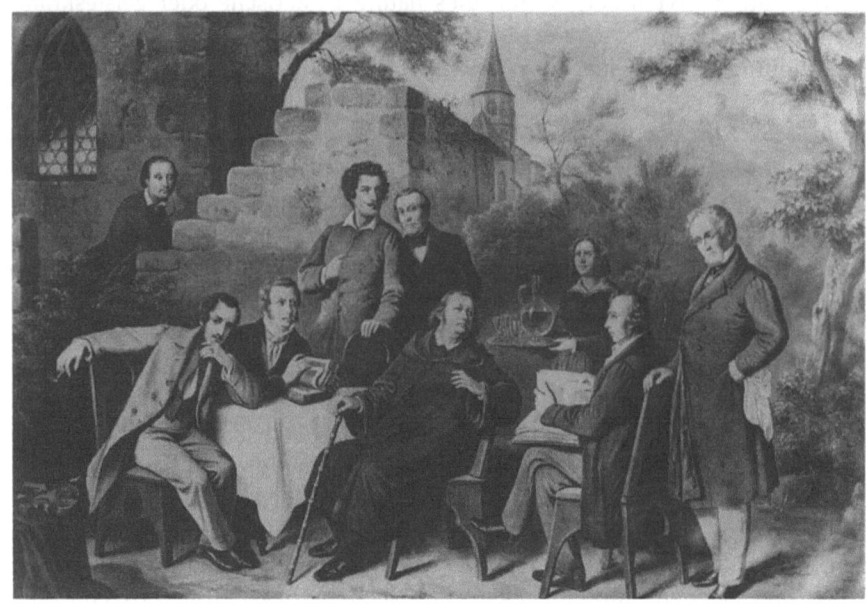

Abb. 28. Justinus Kerner und seine Freunde im Garten des Kernerhauses. *Von links:* Theobald Kerner, Lenau, Schwab, Alexander Graf von Württemberg, Karl Mayer, Justinus Kerner, Friederike Kerner, Uhland, Varnhagen von Ense. Photographie nach einem verschollenen Gemälde (1865) von Heinrich Rustige (DLM)

wuchs und die Zuneigung der alten Freunde aus der Tübinger Zeit zusammen mit der Dankbarkeit der jüngeren Gäste erlebte, wurde sie ihrer Lebensaufgabe immer sicherer. Ähnlich wie Justinus verstand auch sie es, Menschen unterschiedlichster sozialer Herkunft gleich freundlich zu begegnen.

Ob Friederike an Geister glaubte oder Kerners Geschichten für das Resultat dichterischer Phantasie hielt, ist heute schwer zu ermitteln. Sie war in einem Pfarrhaus und als Tochter eines Seminarprofessors aufgewachsen, war in der traditionellen protestantischen Glaubenslehre wohl bewandert und hatte bis zu ihrer Heirat 1813 einige harte Jahre hinter sich, in denen sie nach dem Verlust ihrer Eltern unter z. T. nicht leichten Bedingungen leben mußte. Sie hat diese Zeit trotz der Ungewissheit ihrer Zukunft (s. S. 92) geduldig – nach Kerners Meinung manches Mal wohl zu geduldig – in einer schlichten christlichen Grundhaltung durchgestanden. Als sie – offenbar furchtlos – im Weinsberger „Spukgefängnis" schlafen wollte, um sich selbst von den angeblichen „Gespenstern" zu überzeugen, ließ Kerner dies nicht zu, aus Furcht, es möge ihrer Gesundheit schaden. Ob Kerner ihren kritischen Kommentar fürchtete? In einer der folgenden Nächte soll sie aufgewacht sein, weil (im Traum?) eine „hohle Stimme in ihr linkes Ohr" gesprochen habe. Sie sah vor ihrem Bett eine „schwarze Wand mit Nebelstreifen" und schließlich eine helle Gestalt. Die völlig normale Wahrnehmung des „Eigengraus", das jeder im Dunkeln bei aufmerksamer Beobachtung

---

[339] Kerner 1836b

in seinem Gesichtsfeld sieht, war offenbar ihr größtes Zugeständnis an den Geisterglauben ihres Mannes[339].

Friederike hat ihre Kinder gut erzogen und konnte mit der Entwicklung ihrer beiden Töchter zufrieden sein. Die ältere Rosa Maria heiratete den praktischen Arzt Dr. Emil Niethammer (1809–1847) aus Heilbronn. Sie kam früh verwitwet mit ihren 4 Kindern wieder ins elterliche Haus zurück und wurde nach dem Tode ihrer Mutter die Stütze des alten Vaters. Rosa Maria erbte vom Vater literarisches Talent und hat ihren Eltern in ihrem Buch *„Justinus Kerner, Jugendliebe und Ehestand nach Briefen und eigenen Erinnerungen"* ein schönes literarisches Denkmal gesetzt. Die jüngere Tochter Emma heiratete den Kaufmann Gsell in Heilbronn und kam ebenfalls häufig mit ihren Kindern ins elterliche Haus. Der Sohn Theobald, der vom Vater die Unstetigkeit, Fabulierlust und ein wenig literarische Begabung geerbt hatte, wurde wie sein Vater in der Kindheit verwöhnt; später machte er den Eltern einige Sorgen beim Studium (s. S. 253 f.). Als Theobalds Affäre mit Marie von Hügel sich zu einem handfesten gesellschaftlichen Skandal zu entwickeln drohte, geriet Justinus Kerner mit seinem Sohn so in Streit, daß dieser das Elternhaus für viele Monate nicht mehr betrat. Justinus Kerner war hierbei besonders um sein eigenes Ansehen besorgt, weil sich einige der Stuttgarter Freunde vom Kernerhaus zurückzogen. In dieser kritischen Phase reagierte Friederike gelassener und weiser als ihr Mann und meinte Kerner gegenüber, daß sich jetzt eben zeigen würde, wer von den vielen Menschen in Kerners Freundeskreis wirklich zu den „echten" Freunden gehören würde und wer diese Freundschaft nur aus gesellschaftlichem Interesse gepflogen hätte.

Auch als Theobald wegen seiner Teilnahme an der bürgerlichen Revolution 1848 aus dem Land fliehen mußte und schließlich zur Festungshaft auf dem Hohenasperg verurteilt wurde, stimmte Friederike keineswegs in Justinus Kerners kleinlautes und unpolitisches Jammern ein. Auch jetzt war sie viel selbstbewußter als ihr berühmter Mann. Ihr Sinn für Gerechtigkeit und soziale Verantwortung und ihr Vertrauen auf die Zuverlässigkeit echter Freundschaft waren größer als die ihres Mannes. Ich habe keinen Hinweis gefunden, daß sie Kerners Sorge um sein Ansehen wegen der politischen revolutionären Haltung ihres Sohnes bei den Mitgliedern des bayrischen und württembergischen Königshauses teilte. Sie schätzte hierbei den klugen Grafen Wilhelm von Württemberg, der sich wie die Tochter des Königs Wilhelm I., die Königin Sophie von den Niederlanden, für Theobalds Begnadigung einsetzte, genauso richtig ein, wie die gelassene Reaktion von Maximilian II. und dessen Vater Ludwig I. in München. Diese verhältnismäßig intelligenten Fürsten hatten vermutlich erkannt, daß ein großer Teil der jungen intellektuellen Elite zwar die bürgerliche Revolution unterstützte, ihr Land auf lange Sicht auf diese bürgerlichen Demokraten jedoch nicht verzichten konnte. Justinus Kerner überschätzte auch aus eigener Befangenheit die Bedeutung der politischen Aktivitäten seines Sohnes Theobald.

Friederike Kerner beschrieb in ihrem Tagebuch die oben erwähnte Reise zu den Verwandten nach Hamburg mit nüchternen Augen, führte Buch über die Reiseausgaben und nahm wachen Anteil an den Besuchen ihres Mannes und gemeinsamen Ausflügen nach Bremen, Bremerhaven, zu den Hünengräbern der Lüneburger Heide, nach Cuxhaven und Helgoland. Eintragungen in ihrem Tagebuch über verschiedene Strickmuster, die sie damals vermutlich mit ihrer Schwägerin Johanna Friederike in Hamburg ausgetauscht hatte, weisen darauf hin, daß sie auch in späteren Jahren, als die wirtschaftliche Situation des Kernerhauses gut war, eine sparsame schwäbische Hausfrau blieb.

Justinus Kerner widmete seiner Frau besonders im Alter wieder zahlreiche Gedichte. Er erkannte dankbar, daß sie besonders in seinen depressiven Tagen ihn mit allen ihr zur Verfügung stehenden Kräften unterstützte und stets bemüht war, das Weinsberger Kernerhaus nicht nur als angesehenes Arzthaus zu führen, sondern auch die Voraussetzungen zu schaffen, daß es ein Mittelpunkt landbiedermeierlicher schwäbischer Romantik bleiben konnte. Diese dankbare Liebe Kerners wird besonders im ersten Gedicht der Sammlung „Der letzte Blütenstrauß" deutlich:

An ihre Hand im Alter

„O, wär' ich Alter noch imstand',
Ein junges Lied zu heben an,
Wie säng' ich euch von ihrer Hand,
Und was die Liebes hat gethan.

Die liebe Hand, die fleiß'ge, die
Die Spuren ihrer Arbeit trägt,
Geschrieben hat ein Buch sie nie,
Sich nie auf dem Klavier bewegt.

Die liebe Hand, die fleiß'ge Hand,
Die Spindel hat sie oft gedreht,
An manchem Hemde und Gewand
Bis in die späte Nacht genäht.

Sie hat gekocht, sie hat gestrickt,
Daß sie die Arbeit machte rot;
Oft hat ein Wandrer sie gedrückt,
Dem vollauf Speiß' und Trank sie bot.

Noch fühl' ich ihren ersten Druck
In meiner Hand zur jetz'gen Stund',
Wie mächtig mit magnet'schem Zug
Er fuhr in meines Herzens Grund.

Und wenn die liebe treue Hand
sich mir aufs Herz, das bange, legt,
Wird mir der Zauber wohl bekannt,
Den diese Hand still in sich trägt.

Mein Mund küßt sie mit Jugendglut,
Aus blindem Auge fällt auf sie
Oft meiner Thränen heiße Flut.
Ist diese Hand nicht Poesie?"

Der kritische David Friedrich Strauß, der in den schwierigen Jahren seiner Ehe die fürsorgliche, mütterliche Haltung von Friederike Kerner schätzen lernte, schrieb in der biographischen Würdigung Kerners über Friederike[340]:

„Seinem Hause diese Bedeutung zu geben, dazu war dem glücklichen Dichter eine Gattin behülflich, die er selbst mit Recht als die köstlichste Gabe ansah, die ihm der Himmel hatte zu Theil werden lassen. Seine uns, wie ihm, unvergeßliche Friederike ergänzte ihn so, daß seinem überwallendem Gefühl, seiner erregbaren Einbildungskraft, in ihr ein nüchterner, praktischer Verstand gegenüber trat; aber soviel er neben jenen vorwaltenden Gaben Verstand besaß, soviel hatte sie neben ihrem überwiegendem Verstande Gemüth und offenen Sinn, um eine Natur, wie die seinige, zu fassen und sich ihr anzubequemen. Wenn daher Kerner in ungemessenem Wohlwollen die Thüre seines Hauses der umfassendsten Gastfreundschaft öffnete, ging sie freundlich in seine Weise ein, und wußte überdieß die Sache auf einen Fuß zu setzen, daß das Hauswesen dabei bestehen konnte, und daß es zugleich den Gästen eben darum so behaglich wurde, weil sie sahen, daß sie das Hauswesen weder störten noch allzusehr belasteten. So wurde mancher Fremde, der im Wirthshause abgestiegen war, von Kerner in sein Haus geholt, von der gütigen Hausfrau darin festgehalten; aus den Stunden, die er ursprünglich hatte bleiben wollen, wurden Tage, aus den Tagen Wochen, und immer kostete es noch einen Anlauf, sich loszureißen. Bei dem gutbürgerlichen Mittelmaße der Bewirthung, der zwanglosen Lebensweise, dem gemüthlichen Ton im Hause und Kerners belebenden Humor gingen allen, Vornehmen wie Geringen, die Herzen auf, und jeder wird der Stunden und Tage, die er in diesem einzigen Hause zubringen durfte, lebenslänglich mit Sehnsucht und Dankbarkeit gedenken."

Sohn eines berühmten Vaters

Theobald Kerner, als zweites Kind von Friederike und Justinus Kerner 1817 in Gaildorf geboren, verlebte seine Kindheit und Jugendzeit in Weinsberg. Er wuchs im neugebauten Haus auf, konnte in den beiden großen Gärten nach Lust und Laune spielen und wurde als Kind eines der angesehensten Familien des kleinen Städtchens sicher von vielen bevorzugt behandelt. Als er allmählich seine Welt bewußt wahrnahm, war sein Vater nicht nur ein geschätzter Arzt und Dichter, sondern schon als „Magier von Weinsberg" berühmt. In seinem Elternhaus gaben sich viele, die in Württemberg und auch außerhalb des Landes Rang und Namen hatten, ein Stelldichein. Theobald Kerner wurde – wie oben schon erwähnt (S. 211) – in jungen Jahren vom Vater in dessen Tätigkeitsbereich einbezogen. Er mußte mit für die vielen Gäste des Hauses sorgen, war Fremdenführer bei den Wanderungen auf die Weinsberger Burg „Weibertreu" und in die Umgebung, Postbote für den Vater, wenn eilige Briefe in der Heilbronner Poststation abzugeben oder zu holen waren und Unterhalter für die Gäste, wenn der Vater noch auf ärztlicher Visite war. Vermutlich wurde er dem Zeitgeist entsprechend bei der Erziehung seinen beiden Schwestern, der älteren Rosa-Maria und der jüngeren Emma, vorgezogen. Sein Schulbesuch in Weinsberg war nicht durch große Regelmäßigkeit ausgezeichnet, zu häufig beanspruchte ihn der Vater; Entschuldigungen für die Schule waren schnell geschrieben. Dank der großen Auto-

---

[340] Strauss 1876/1862, S. 170

ritär des Vaters im Städtchen wurden sie vom zuständigen Lehrer natürlich nicht beanstandet.

Noch als Kind war auch Theobald Kerner mit den Patienten und den Problemen der „Besessenen" und mit Geisterspuk befaßt (s. S. 259). Er berichtete, wie er als junger Student zweimal im Weinsberger Gefängnis übernachtete, um dort den angeblichen Geisterspuk mitzuerleben. Das erste Mal sei er eingeschlafen und habe nichts gehört, das zweite Mal sollen sich unter Ächzen und Stöhnen die Gitterstangen gebogen haben. Gelegentlich spielte er selber den „Geist" im Kernerhause, um die Gäste zu erschrecken oder vielleicht auch nur um Aufsehen zu erregen, wenn sonst nichts passierte. Waren Gäste zu Besuch, die im Alexanderhäuschen auf dem ehemaligen Friedhof oder im „Geisterturm" übernachteten, so half Theobald dem genius loci durch Erzählungen abenteuerlicher Gespenstergeschichten und freute sich am Gruseln, das abergläubische Gäste dabei überkam.

Er scheint in den Jahren vor dem Studium der Medizin in Tübingen die große Chance, die ihm sein Elternhaus bot, nämlich intensiven Kontakt mit führenden Intellektuellen seiner Zeit zu bekommen, recht wenig genutzt zu haben. Die Gäste waren für ihn die Freunde des Vaters, alle waren mehr oder weniger berühmt, und alle liebten den Vater, dessen Ausstrahlung – wenn er nicht in der Melancholie einer depressiven Phase versank – eindrucksvoll gewesen sein muß. Dies läßt sich z. B. einem Brief entnehmen, den David Wildermuth als unbefangener Gast des Kernerhauses seinem Freund Adalbert Keller schrieb[341]:

„Hier lernte ich Kerner kennen und freute mich dessen sehr. Er ist ein sehr lieber Mann; ich zweifle, ob es jemand gebe, der ihn nicht in der ersten Stunde des Beisammenseins herzlich liebt. Die reinste Humanität scheint aus der Tiefe seiner Seele zu strahlen, in der kein Falsch ist. Sein ganzes Betragen ist einfach und gerade so viel leger, wie wir es besonders an originellen Männern lieben . . . Ich . . . fand da nicht den Enthusiasten, den ich mir in ihm immer dachte, sondern einen klaren, besonnenen Mann, der in manchen Fällen sogar bedächtig zu Werke geht . . ."

Der heranwachsende Theobald hatte es sicher schwer, gegen diese, von den Gästen so geliebte Vaterfigur zu bestehen. Er kannte seinen Vater auch anders, trübsinnig, jammernd oder von einer sonderlichen Gewitterfurcht geplagt, mit der er die Familie tyrannisierte, wenn immer ein sommerliches Gewitter kam. Theobald schilderte dies so:

„Die Gewitter äußerten auf meinen Vater immer eine ängstigende Einwirkung, er fühlte ihr Nahen schon viele Stunden vorher, ebenso auch Stürme . . . Bei einem Gewitter mußte alles im Wohnzimmer beisammen sein. Niemand durfte sich dem eisernen Ofen nahen, die Fenster wurden geschlossen, die Stubenthüre weit geöffnet, die Schlüssel an die Kommode gesteckt, daß bei etwaigem Einschlagen schnell gerettet werden könnte. Diese Gewitterverordnungen, welche meine Mutter dem Vater zulieb immer treulich befolgte, obgleich sie auch bei dem stärksten Gewitter keine Angst hatte und immer ihre Ruhe bewahrte, waren für uns Kinder, besonders in der Nacht, wenn ein Gewitter kam, erschreckend. Wir schliefen oben unter dem Dach im sogenannten Sargzimmer. Wenn nun plötzlich der jähe

---

[341] Brief vom 9. Nov. 1834, R. Wildermuth 1978

Ruf meiner Mutter: „Theobald!" erschallte, da fuhren wir auf, der Regen prasselte auf den Dachziegeln, die Blitze zuckten durch das Dunkel des Zimmers, und die Kleider im Arm suchten wir so schnell als möglich nach unten zu kommen. Unter der Thüre erwartete uns der Vater, er hatte die stählerne Brille, die er gewöhnlich trug, abgenommen und dafür eine breite hornerne aufgesetzt, was gar schauerlich aussah; wir setzten uns dann schlaftrunken auf den Sessel oder den Fußboden, und der Vater ging ruhlos auf und ab und zählte die Sekunden zwischen Blitz und Donner – . . . Durch diese Gewitterangst wurde uns mancher Sommermonat verbittert, und wir begrüßten freudig die kälteren Monate, waren schon glücklich, wenn der Juli vorbei war und die Mutter, wenn wir abends auf dem Turme saßen und es in der Ferne wetterleuchtete, beruhigend sagte: es kommt kein Gewitter, es thut nur angsteln" [342].

Theobald hatte sich an gelegentlich verschrobene Verhaltensweisen des Vaters zu gewöhnen – nicht nur bei dessen Gewitterangst. So berichtete z. B. Lenau, daß er beim ersten Besuch im Kernerhaus zunächst niemand antraf und schließlich Kerner und seine Familie in einem Zimmer still und eng nebeneinander auf dem Boden liegend fand. Sie rührten sich nicht und spielten „auf dem Kirchhof begraben sein" (S. 297). Aber auch zu lustigem Schabernack war der Oberamtsarzt bereit. Einer dieser schrulligen Einfälle Kerners – die „Pfannkuchenreise" mit Theobald – fiel wahrscheinlich schon in dessen Studentenzeit:

„Morgens zehn Uhr, als wir von Krankenbesuchen heimgingen, blieb mein Vater plötzlich stehen und sagte: „Ich möchte wissen, wer in Weinsberg die besten Pfannkuchen backt?" Die beiden einigten sich, diese Frage in drei Haushalten zu prüfen und ihre Wahl fiel „auf drei Frauen, die nach Aussehen und Charakter die besten Pfannkuchen backen könnten; es war die Gerichtsbeisitzer Theurer, die Pfarrerswitwe Koch, die Stiftungspfleger Weber". „Wir gingen stracks zu Frau Gerichtsbeisitzer Theurer. „Liebe Frau Theurer" sagte mein Vater, „wir kommen in einer eigenen Angelegenheit, nämlich ich und mein Sohn wissen, daß Sie die besten Pfannkuchen im Städtchen backen, und da möchten wir gerne – . . .". Die beiden überzeugten die verdutzte Frau von ihrem Wunsch, bekamen jedoch „lederzähe, an einigen Stellen verbrannte" Pfannkuchen vorgesetzt. Am nächsten Tag ging es ihnen bei der Pfarrerswitwe nicht viel besser. Die Pfannkuchen waren „klein, weiß und dünn wie Postpapier". Am dritten Tag hatte sich die Pfannkuchenreise schon im Städtchen herumgesprochen und ein „immens großer, dicker, schön gebräunter Pfannkuchen" und eine Flasche Rotwein waren das Resultat aus der Küche der zuletzt heimgesuchten Frau des Stiftungspflegers Weber. Dennoch kamen beide Medici zum Schluß, daß Friederike Kerner „doch noch bessere Pfannkuchen backen würde" [343].

Als Theobald Kerner mit dem Medizinstudium in Tübingen begann, war er nicht auf diszipliniertes Arbeiten vorbereitet, er betrieb sein Studium offenbar recht lässig. Justinus Kerner machte sich große Sorgen, ob Theobald als Medizinstudent genügend gelernt hatte, um das Staatsexamen in Stuttgart zu bestehen. An seinen Dichterfreund Alexander von Württemberg, den Theobald sehr schätzte, schrieb Kerner kurz vor Theobalds Staatsexamen in großer Sorge [343a]:

---

[342] KH, S. 124–126
[343] KH, S. 131–134
[343a] Brief 39, Willoughby 1966; September 1841

„Spreche dem Theobald auch zu – daß er ernster und fleißiger werden soll. Er ist mir ein großer Kummer. Er hält so viel auf Dich, wirke doch auch zum besten auf ihn. Ich sterbe bald und dann steht er ohne mich ganz allein und ist noch gar kein Mann". In einer mit der Überschrift „Geheimes Blatt" versehenen Nachschrift zu diesem Brief steht: *„Ihm (Theobald) gab die Natur Talente zu allem möglichen, – aber er bildet sie nicht im mindesten aus und zeigt für die Wissenschaft weder Liebe noch Fleiß. Ermahne ich ihn, tritt er aus allen Schranken des Gemüthes und wird gegen mich roh. – Er soll in wenigen Wochen zu Stuttgardt das Staatsexamen machen und ich hielt ihn hier, um sich auf dasselbe vorbereiten zu können, – allein man muß ihn zur Arbeit wie einen Esel zum Tragen antreiben."*

Er bat Alexander, dem Theobald doch die Folgen schlechter Leistung bei der „jezt herrschenden großen Concurrenz" unter den Ärzten vor Augen zu halten. Theobalds Examenszeugnisse in Tübingen und in Stuttgart waren in den einzelnen Fächern entweder „gut" oder „zureichend", also keineswegs so schlecht, wie man aus den Briefen des besorgten Vaters entnehmen müßte[344].

Auch in einem Brief an den alten Studienfreund Heinrich von Breslau, inzwischen Geheimrat, Leibarzt des Königshauses in Bayern und Professor an der Münchener Universität, klagte Kerner über den Studenten Theobald, der zwar in Versen und Prosa gut schreiben könne, aber keine Ausdauer zum wissenschaftlichen Studium habe. Breslau lud Theobald ein, nach dem Staatsexamen zu ihm nach München zu kommen, wo Theobald sich 1842 einige Wochen aufhielt und u. a. den erkrankten Clemens von Brentano betreute. Die Freundschaft Breslaus zum Vater übertrug sich auch auf den Sohn; Theobald lernte in Heinrich von Breslau einen erfahrenen, nüchternen und in München hoch geachteten Arzt kennen[345].

1843 arbeitete Theobald für ein halbes Jahr in Wien, von wo er nach Weinsberg zurückkehrte und zunächst in der Praxis des Vaters mithalf. In Wien hospitierte Theobald im Allgemeinen Krankenhaus, in der „Gebäranstalt im Institut der Barmherzigen Schwestern" und in der Irrenanstalt im Josephsspital. Er wurde durch ein vom Vater erbetenes Stipendium der württembergischen Regierung unterstützt. Besonders intensiv befaßte sich Theobald mit der Kinderheilkunde, wozu er an Visiten in dem Privatkinderspital von Dr. Ludwig Mauthner teilnahm. Theobald verfaßte einen interessanten Bericht für das Medicinalcollegium, in dem er sehr genau die diagnostischen und therapeutischen Verfahren Dr. Mauthners beschrieb und Anregungen zur Verbesserung der ärztlichen Versorgung der Kinder in Württemberg gab[346].

Nach der Rückkehr Theobalds aus Wien fühlte sich Kerner wieder elend und klagte über seine abnehmende Sehkraft. *„Der Vater jammert und seufzt, wie der mitternächtliche Dezemberwind im Kamin eines alten Amtshauses"* schrieb Theobald an Alexander von Württemberg als Nachschrift zu einem Brief, dem neun „sympathetische Pillen" beilagen. Im Frühjahr 1843 war Theobald für kurze Zeit in Löwenstein tätig, wo er die Unteramtsarztstelle verwaltete. Danach half er mit

---

[344] StAL, E162 II Bü359
[345] Brief von Breslau, DLM, Z1770, 15. Juli 1842
[346] StAL, E162 II, Bü359

Unterbrechungen bis 1848 dem Vater in der Praxis aus. Theobalds Assistenz stellte für Kerner eine große Entlastung dar, zumal er ab 1840 eine langsam fortschreitende Abnahme seiner Sehkraft bemerkte. Als Ursache diagnostizierten mehrere Augenärzte einen grauen Star. Besonders während seiner depressiven Phasen empfand Justinus Kerner dieses Leiden als sehr bedrückend, obgleich sein Sehvermögen noch bis in die Mitte der fünfziger Jahre so gut blieb, daß er reisen und auch noch schreiben konnte. Aber schon 1843 berichtete Theobald an Heinrich von Breslau: *„der gute Vater empfindet mit jedem Tag sein Augenleiden schwerer . . . er hält sich von der ganzen Welt vergessen"*[347].

Theobald Kerner hatte sicher Schwierigkeiten, neben dem Vater in der Praxis zu bestehen, doch war diese Arbeit für ihn andererseits auch bequem, da er bei seiner ärztlichen Tätigkeit die väterliche Autorität hinter sich wußte. Nachdem Theobald sich in die Praxis eingearbeitet hatte, konnte Justinus Kerner sich wiederholt von seinen ärztlichen Aufgaben befreien, seine Kindheits- und Jugenderinnerungen schreiben, Reisen unternehmen und sich noch intensiver seiner reichhaltigen Korrespondenz widmen.

Theobald löste sich erst spät aus der Abhängigkeit vom übermächtigen Vater. Diese Befreiung erfolgte auf eine dem Vater eigentlich vertraute Art: Unter den wohlhabenden Patienten der Kernerschen Praxis war Frau Marie von Hügel, geb. von Uexküll-Gyllenband (1811–1862), die in der Nähe von Weinsberg wohnte. 1840 behandelte Kerner Frau von Hügel wegen einer schmerzhaften Neuralgie und schrieb an Julie Hartmann über die Patientin: *„. . . Sie ist das Bild eines Engels oder Kindes, wie Sie wollen, dem man nur Flügel anwünschen möchte, um in Wahrheit zu sehen, was Maler und Dichter träumen. Aber was nützen uns solche Engel?*[347a]" Kerners Zuneigung zu Frau von Hügel zeigt sich auch in seinem Gedicht „An Maria von Hügel". Die Korrespondenz läßt erkennen, daß Kerner die „verehrteste, innigst geliebte Freundin" sehr schätzte. Das herzliche Verhältnis zu der etwas sensiblen und auf Kerners Amulette[347b] angewiesenen Marie von Hügel änderte sich jedoch schlagartig, als Theobald sich in die 6 Jahre ältere Frau verliebte und diese Neigung nicht unerwidert blieb. Justinus Kerner war empört, er fürchtete den gesellschaftlichen Skandal, den Klatsch in den Salons der Hauptstadt und glaubte, daß wegen der Affäre seines Sohnes die im Lande einflußreiche Familie von Hügel seiner Reputation schaden könne. Obgleich sich einige der Stuttgarter Bekannten in dieser Zeit vom Kernerhaus zurückzogen, übertrieb Justinus Kerner seinen Ärger maßlos, und seine lebenskluge Frau Friederike hatte sicher nicht selten die Aufgabe, den zürnenden Mann zu beruhigen. Sie blieb gelassen, obgleich sie wußte, daß manche der Stuttgarter Bekannten sich wegen Marie von Hügel und Theobald die Mäuler verrissen[348]. Kerner verhielt sich seiner zukünftigen Schwiegertochter gegenüber ungerecht, bezeichnete sie als „dämonisches Weib"[349] oder schrieb einmal gar an Alexander über Theobald: *„Seine ganze Laufbahn ist vernichtet, er folgt mir in nichts mehr und wie*

---

[347] DLM, KN 8070
[347a] BrII, 509
[347b] KN 15758, Brief Kerners mit einem Amulett
[348] Brief Kerners an die Baronin von Taubenheim 20. Juli 1844, Willoughby 1966
[349] Brief an die Baronin von Taubenheim vom 11. Juni 1843

jene Frau, so ist auch er rein des Teufels: denn sie lassen ihren Teufelsbund nicht fahren, das wirst Du sehen[350]. 1844 plante Theobald, mit Marie von Hügel nach Texas auszuwandern; inzwischen war der Vater allerdings in seinem Urteil etwas milder geworden.

Marie von Hügel ließ sich 1843 scheiden und heiratete im Jahr darauf Theobald Kerner[351]. Sie hatte durch diesen Schritt vermutlich sehr viel mehr Schwierigkeiten in ihrem bisherigen sozialen Umfeld als Justinus Kerner in seinem und reagierte gereizt auf den Klatsch der Salons. Ob sie jedoch wirklich dafür verantwortlich war – wie Justinus Kerner glaubte – daß sich Theobald der demokratischen Bewegung des Vormärz immer enger anschloß, erscheint mir zweifelhaft. Theobald Kerner hatte sich allmählich von den immer konservativer werdenden politischen Vorstellungen seines Vaters gelöst. In den Revolutionsjahren nahm er Kontakt mit den demokratischen Aufständischen in Baden auf, wurde zum Mitglied des Gemeinderats von Weinsberg gewählt, war Hauptmann in der Heilbronner Bürgerwehr, beteiligte sich an verschiedenen demokratischen Volksversammlungen und rief in einer Volksversammlung am 18. September 1848 in Heilbronn zur „revolutionären Tat" auf. Seine Rede erschien auch im Druck. Um gerichtlichen Verfolgungen zu entgehen, flüchtete Theobald alsbald mit seiner Frau nach Strassburg, von wo er im April 1849 wegen der Erkrankung seiner Schwester in die Heimat zurückkehrte. Er wurde verhaftet und gegen Kaution wieder auf freien Fuß gesetzt. Das Ludwigsburger Schwurgericht sprach ihn am 7. September 1850 schuldig, *„das Volk zur gewaltsamen Abänderung der Verfassung aufgefordert zu haben"* und verurteilte ihn zu einer Gefängnisstrafe von 10 Monaten auf dem Hohenasperg[352] (Abb. 17). Theobald beschrieb seine Festungshaft, die er am 1. November 1850 antrat, in einem Gedicht:

Hohenasperg 1851

„So war es und wird's ewig sein
Wer Freiheit liebt, den sperrt man ein,
Daß für ihn Luft und Sonnenlicht
Nur karg, zerhackt durch Gitter bricht;
Doch wer mit feigem Sklavensinn
Die Tyrannei nimmt schmeichelnd hin,
Den Nacken kammerdien'risch beugt,
Ein stets zufried'nes Lächeln zeigt,
Das ist fürwahr der gute Mann
Dem freien Lauf man gönnen kann.
Ich sitze hier auf harter Bank,
Nach Wald und Heimath sehnsuchtskrank;
„Der arme Kerl!" Wohl mancher spricht –
Seid still! Mitleid begehr' ich nicht,

---

[350] Brief vom 20. Juli 1843
[351] Seeber 1967
[352] Naujoks 1968

Auch keinen Dank! Wer wirkt und schafft
Für's Volk, das johlt und lärmt und gafft
Und kurz nur denkt und schnell vergißt,
Mit Recht der ein Gefang'ner ist.
Was ich that, that ich mir zulieb,
Weil es in mir nicht ruhig blieb,
Weil's in mir hat gekocht, gegärt;
Weil ich mich fühlte selbst entehrt . . ."

Justinus Kerner war sehr betroffen, Friederike reagierte wesentlich gelassener, offensichtlich mit mehr Sinn für soziale Gerechtigkeit als ihr Mann. Kerner schrieb mehrere Briefe an Mitglieder des württembergischen Königshauses wegen der Begnadigung seines Sohnes. Der mit ihm freundschaftlich verbundene Wilhelm Graf von Württemberg – der Bruder des inzwischen verstorbenen Alexanders von Württemberg – schrieb ihm schließlich am 22. April 1851: *„Lieber Justinus Herzensfreund! Dein Sohn ist begnadigt. Jetzt soll aber auch Dein Herr Sohn endlich einmal vernünftig werden und von dem tollen Getriebe fortan abstehen"*. Theobald hatte inzwischen mehr als die Hälfte seiner Festungszeit abgesessen und kehrte nach seiner Entlassung zur ärztlichen Praxis zurück. Er resignierte politisch wie viele württembergische Demokraten der damaligen Zeit und verhielt sich danach weitgehend unpolitisch.

In der eben geschilderten, etwas komplizierten familiären und politischen Situation spielte Justinus Kerner keine überzeugende Rolle. Man erkennt an seinem Verhalten, daß ihm der politische Überblick fehlte (s. S. 333) und ihm eine distanzierte Beurteilung der politischen Situation der Jahre 1848/1849 nicht gelang. Daher fand er auch keine faire Einstellung zu der politischen Aktivität seines Sohnes Theobald, die er wesentlich dem schlechten Einfluß von dessen Frau zuschrieb, dem einstigen „Engel", der plötzlich für ihn zur „alten Hexe" wurde. Unter dem Einfluß von Friederike hat Kerner dieses ungerechte Urteil im Laufe der Zeit eingesehen und korrigiert. Es gelang ihm auch, in den kommenden Jahren wieder ein freundliches Verhältnis zu Sohn und Schwiegertochter herzustellen. Er war jedoch nach diesen Jahren gebrochen und reichte deprimiert um seine Entlassung als Oberamtsarzt ein.

Theobald Kerner schwankte noch mehrere Jahre, in welchem Bereich der Medizin er sich ärztlich betätigen sollte. In einem Brief[353] schrieb Justinus Kerner an Theobalds Frau Marie recht nüchtern über dessen begrenzte berufliche Aussichten und riet, daß er „Arzt für magnetische Kuren" werden sollte, da es für ihn kaum eine andere berufliche Chance gäbe. Die Oberamtsarztstellen im Land seien besetzt, und als Leiter einer Irrenanstalt sei er zu wenig auf diesem Gebiet der Medizin ausgebildet.

Theobald zog schließlich nach Stuttgart und war dort als praktischer Arzt tätig. Er befaßte sich überwiegend mit den psychotherapeutischen Techniken der damaligen Zeit. 1856 eröffnete er in Bad Cannstatt eine „galvanisch-magnetische Heilanstalt" und schrieb zu diesem Anlaß eine kleine Schrift *„Galvanismus und Magnetismus als Heilkraft"* (1856). In dieser Schrift wird ein galvanisch-elektri-

---

[353] DLM, KN 1578 ohne Datum, wahrscheinlich 1850

scher Induktionsapparat und ein elektrisches Bad beschrieben, das den späteren „Vierzellenbädern" ähnlich war. Theobald unterschied in seiner Schrift bei den von ihm angewandten Therapieverfahren physikalisch-elektrische Effekte und psychische Wirkungen. Er erkannte, daß wohl ein Teil der Wirkung der „elektrischen Bäder" psychischer Art war. Er empfahl die galvanische Therapie gegen Kopfschmerzen, Hysterie, Hypochondrie, Schlaflosigkeit, Ischias, Rheumatismus und rheumatische Facialislähmung (Gesichtsnervenlähmung). Seiner Schrift ist zu entnehmen, daß die angewandten elektrischen Stromstärken z. T. stark genug waren, um durch direkte Reizung der Muskeln oder der peripheren motorischen Nerven sichtbare Muskelkontraktionen auszulösen.

Theobald Kerner nahm in dieser kleinen Schrift recht kritisch zum „thierischen Magnetismus" Stellung und vertrat die Auffassung, daß ein Arzt, der durch Somnambulismus heilen wolle, ein „gewagtes Spiel" treiben würde. Wie schon Mesmer betonte er, daß durch kontrollierte Anwendung des „thierischen Magnetismus" eine Suggestionstherapie ohne somnambule Zustände möglich wäre. Die Wirkungen der galvanischen Therapie versuchte sich Theobald mit den damals gängigen physiologischen Theorien zu erklären: *„Von den Nervencentren ist es bekannt, daß sie wie eine galvanische Batterie mit Telegraphenschnelle ihren Willen an die äusserste Nervenperipherie senden".* Theobald hielt es jedoch wie sein Vater für möglich, daß sich ein *„Nervenagens"* von einem Menschen auf den anderen übertragen könne, *„ohne darum dem Glauben an Zauberei oder Übernatürlichem anzuhängen"* (S. 21).

Theobald Kerner wurde zur großen Freude des alten Vaters als Arzt erfolgreich. Er arrangierte sich bald mit den politisch einflußreichen Kreisen in Württemberg und wurde später zum Hofrat ernannt. Während der letzten Lebensjahre von Justinus Kerner schrieb er dem Vater fast täglich Briefe. Nach dem Tod seines Vaters und seiner Frau Marie zog er zurück ins Kernerhaus nach Weinsberg, wo er noch mehrere Jahre als praktischer Arzt tätig war. 1880 heiratete er Mathilde („Else") Hochstetter (1847–1931). Mit ihr unternahm er zahlreiche Reisen, die das wohlhabende Ehepaar auch nach Holland, Belgien und Italien führten. Theobalds 30 Jahre jüngere zweite Frau verkaufte nach dessen Tod 1907 das Kernerhaus an den Weinsberger Frauenverein und zog nach Baden-Baden, wo sie 1931 starb. Theobald Kerner war wie sein Vater mitteilsam und kontaktfreudig; er übernahm auch die große Gastfreundschaft des Vaters und war von 1868 bis 1902 Vorsitzender des Weinsberger Frauenvereines, der sich auch die Bewahrung des Kernerschen Erbes zur Aufgabe machte. Theobald war in Weinsberg beliebt und wurde anläßlich seines achzigsten Geburtstages zum Ehrenbürger der Stadt ernannt. Sein literarisch wichtigstes Werk ist das Buch „Das Kernerhaus und seine Gäste" (1894, 1897), mit dem er seinen Eltern und den vielen Gästen ihres Hauses ein liebenswertes und interessantes, historisch zum Teil jedoch nicht allzu genaues Denkmal setzte. Seine eigene Dichtung – Verse und kürzere Prosa – war wenig bedeutend, entsprach jedoch dem Geschmack der Zeit, so daß er auch als Schriftsteller in Württemberg bekannt wurde.

Gäste

Justinus Kerner festigte und erweiterte das „Netz der Freundschaft" durch großzügige Einladungen in sein Haus, über dessen Gäste viel berichtet wurde[354]. Friederike und Justinus Kerners Gastfreundschaft zeichnete sich – wenigstens äußerlich – durch gleiche Behandlung aller Gäste aus. Andererseits liebte Kerner die Kontraste bei den Gästen. Zahlreiche Berichte über recht verschiedene, gleichzeitig anwesende Gäste sind überliefert. Das 1822 am Fuße des Weinsberger Burgberges gebaute Haus wurde für die vielen Besucher bald zu klein, so daß schon 1827 eine Erweiterung des Hauses durch ein Schweizerhaus mit Altane notwendig wurde. Kurze Zeit danach erwarb Kerner einen größeren Garten an der gegenüberliegenden Straßenseite, in dem ein Gartenhaus mit drei kleinen Zimmern stand. Der Garten soll früher Friedhof und das Gartenhaus das Totenhäuschen gewesen sein. Dieses Gartenhaus wurde später nach seinem „vornehmsten" und häufigsten Bewohner, dem Grafen Alexander von Württemberg, „Alexanderhäuschen" genannt. Ein in der Nähe des Kernerhauses stehender, heute noch vorhandener ehemaliger Gefängnisturm an der Weinsberger Stadtmauer, der „Geisterturm", wurde ebenfalls erworben und auch dort ein Gastzimmer eingerichtet. Will man Theobald Kerner glauben, so kam es auch vor, daß „bei schon überfülltem Hause" und spät ankommenden Gästen die Kinderzimmer für die Gäste hergerichtet wurden und die Kinder irgendwo auf dem Boden oder im Garten schliefen.

Natürlich war der Zulauf zum Kernerhaus während der Jahre der Behandlung der „Seherin von Prevorst" besonders groß, aber auch danach drehte sich die Unterhaltung mit den Gästen natürlich überwiegend um Geister, besonders wenn Eschenmayer, Schubert oder Görres zu Gast waren. Theobald Kerner hat einen Abend mit Gästen folgendermaßen beschrieben[355]:

„Es war im Jahre 1829; eine schöne warme Sommernacht. Wir hatten mit den Gästen, bestehend aus dem Professor Eschenmayer aus Tübingen, dem Staatsminister C. v. Wangenheim aus Gotha, Gotthilf Schubert und Frau aus München auf dem alten Turme zu Nacht gegessen, und jetzt saß die Gesellschaft noch traulich beisammen und unterhielt sich über alles mögliche, was zum Nachtgebiet der Natur gehörte."

„Das Gespräch interessierte mich wenig, ich war noch zu jung – kaum 13 Jahre alt . . . Ueber des Nachbars Dach schlich eine Katze. Wahrscheinlich will sie eine Fledermaus fangen, dachte ich und sah ihr gespannt zu und war mäuschenstill. Jetzt erzählte mein Vater den Gästen alte Weinsberger Geistersagen, vom Pfarrer Klüpfel, der wegen seiner Sünden als Geist laufen muß, vom Schloßvogt auf der Weibertreu, vom Klopferle. „Dieses Klopferle", sagte er, „hat sich in Weinsberg sozusagen das Ehrenbürgerrecht erworben. Man spricht nur mit größter Hochachtung von ihm; es ist ein Geist, der in Gestalt und Kleidung einem ehrbaren Küfermeisters vom Anfang des vorigen Jahrhunderts gleichen soll. In einem alten, tiefen Keller, nicht weit vom Marktplatz, treibt er sein Wesen, und es ist schon über hundert Jahre her, daß er in diesen Keller gebannt ist. Schon oft hat eins oder das andre, das in diesen Keller hinabgestiegen, um Wein zu holen, den Geist gesehen und ist nicht wenig erschrocken, wenn es den unheimlichen Küfermeister hinter einem Faß

[354] Theobald Kerner 1897; Reinhard 1862; Niethammer 1877/1967
[355] KH, 76–78

hervorkommen sah, aber gethan hat er keinem etwas, im Gegenteil, alle, die ihn gesehen haben, sagen, sein Gesicht sei freundlich und vertrauenerweckend gewesen und es habe oft geschienen, als wolle er etwas sprechen. Nun, solche Geister können in den besten Häusern vorkommen, es bleibt meist Familiengeheimnis und wird nicht davon gesprochen. Dieses Klopferle aber, das man füglich Herr Klopfer hätte nennen dürfen, verhält sich das ganze Jahr still und bescheiden, aber in den heiligen Nächten um Mitternacht zwischen 12 und 1 Uhr, da hört man durch die Kellerlöcher herauf plötzlich ein lautes Klopfen, wie einer leere und volle Fässer, bald hell, bald dumpf, dann fortgesetztes taktmäßiges Klopfen, als treibe man die Reifen an, kurz, man könnte meinen, es sei ein Küfer unten in bester Arbeit. Sieht man aber im Keller nach, so ist kein Mensch unten und alles stockdunkel. Die aber, welche auf der Straße an den Kellerlöchern vorbeigehen und das Klopfen unten hören, rufen einander freudig zu: „Das Klopferle läßt sich wieder hören, der nächste Herbst bringt einen guten Wein!" und je lauter und länger das Geisterklopfen dauert, desto eklatantere Vorzeichen gibt das Klopferle, daß der nächste Herbst viel und edlen Wein gibt . . .".

Stimmen diese und andere Schilderungen von Theobald Kerner, dann waren also nicht nur Justinus Kerner, sondern zahlreiche andere abergläubische Weinsberger Bürger damals auf Du und Du mit Geisterspuk, und Kerner machte es noch als würdiger Oberamtsarzt Spaß, wie in seiner Studentenzeit und als junger Doktor (S. 85) seinen Gästen durch phantasievolle Geistergeschichten einen Schauer einzujagen. Dem Gästeverzeichnis einiger Jahre, das Theobald Kerner veröffentlicht hat, kann man entnehmen, daß damals wahrscheinlich mehr als 200 Gäste pro Jahr das Kernerhaus aufgesucht haben. Manche, wie die engeren Freunde, blieben oft für Tage oder Wochen. Friederikes von allen gelobte hausfrauliche Kunst dürfte trotz Dienstmagd, Hausknecht und Kutscher, an vielen Tagen sehr strapaziert gewesen sein. Unter den bekannteren Gästen sind zunächst Dichter und Schriftsteller zu nennen, die meisten aus dem schwäbischen Dichterkreis, neben den im nächsten Kapitel genannten Freunden waren es z. B. Berthold Auerbach, Hermann Kurz, Albert Knapp, Gustav Pfizer, Gustav Rümelin, Wilhelm Ganzhorn und Friedrich Notter. Von außerhalb des württembergischen Bereiches besuchten die Literaten Achim von Arnim, Willibald Alexis, Friedrich Kobell, Anastasius Grün (Graf Auersperg), Eduard von Bauernfeld, Ferdinand Freiligrath, als Patient Graf Otto von Loeben und die geschwätzige Emma Niendorf (von Suckow) das Kernerhaus.

Die zweite Gruppe illustrer Gäste waren ärztliche Kollegen, die sich z. T. für Kerners psychotherapeutische Methoden interessierten, z. T. über gemeinsame Patienten berieten oder einfach einmal in Weinsberg vorbeischauen wollten. Albert Zeller war aus Winnenthal wiederholt zu Besuch, und offenbar hat auch einmal Wilhelm Griesinger das Kernerhaus besucht. Aus Berlin kamen C. F. Hufeland, der jüngere Bruder des berühmteren W. Hufeland, und der Schauspieler Devrient. Von den prominenten Patienten fällt neben Adalbert v. Bayern der ehemalige schwedische König Gustav IV. auf, der nach seinem Rücktritt „als Oberst Gustavson wie Ahasver die Welt" durchirrte und einige Stunden bei Kerner bleiben wollte, um zu vergessen, „was mir die Menschen Böses gethan haben"[356]. Natürlich kamen auch die Protagonisten des „thierischen Magnetis-

---

[356] KH, S. 56

mus"; die bekanntesten waren Schubert, Passavant, Ennemoser und der alte Freund A.C.A. von Eschenmayer, der mit dem Kernerhaus, auch nachdem er sich in Kirchheim zur Ruhe gesetzt hatte, eng verbunden blieb. Mit anderen Philosophen hatte Kerner dagegen relativ wenig Kontakt. F.W.J. Schelling kam mindestens einmal zu Besuch und aus Tübingen waren die später bekannten Philosophen Eduard Zeller, Friedrich Theodor Vischer und dessen Freund David Friedrich Strauß wiederholt zu Gast im Kernerhaus.

Zahlreich waren die Besuche aus Adelskreisen, nachdem Kerner engere Kontakte mit dem württembergischen und bayerischen Königshaus aufgenommen hatte. Besonders verehrte Kerner Marie von Württemberg, eine der Töchter des Königs Wilhelm I., die mit Alfred August Graf von Neipperg verheiratet war und im nahen Schloß bei Schwaigern lebte. Kerner hat ihr mehrere Gedichte gewidmet und ihren Mann ärztlich betreut. Das Ehepaar kam wiederholt nach Weinsberg und Friederike und Justinus Kerner machten gerne Gegenbesuche auf Schloß Schwaigern. Nachdem der Graf bei einer Gemsenjagd von einer Felswand herabgestürzt war, verfiel er in „immer wachsende Geistesstörung, die in Größenwahn ausartete", so daß er schließlich als Patient von Zeller in Winnenthal aufgenommen werden mußte, wo er starb.

Nach dem Tod von Alexander von Württemberg übertrug Kerner seine Zuneigung zu Alexander auf dessen gebildeten Bruder Wilhelm Graf von Württemberg, den er wiederholt auf Schloß Lichtenstein besuchte. Aus dem Haus der Wittelsbacher war Prinz Adalbert von Bayern, der Sohn von König Ludwig I., ein gern gesehener Gast im Kernerhaus (s .S. 268 f.). Im Gefolge der bayerischen und württembergischen Hochadligen kamen schließlich zahlreiche, meist an spiritistischen Dingen interessierte Adelige mit ihren oft abergläubischen Frauen zu einem Besuch ins Kernerhaus. Kerner haben diese Kontakte zu Adelskreisen viel Spott und Kritik bei seinen alten demokratischen Freunden eingebracht. Diese haben jedoch Kerners Haltung, alle Gäste ohne Standesunterschiede gleich zu behandeln, geachtet und eingesehen, daß ihm der einzelne Mensch wichtiger war als politische Konzepte oder Klassenprobleme. Geradezu rührend liest sich die Schilderung Theobald Kerners über das Zusammentreffen eines Tiroler Hausierers am Tisch des Kernerhauses mit dem Herzog Max von Bayern und dessen Zitherspieler. Theobald schrieb rückblickend zur Behandlung der Gäste in seines Vaters Hause: „. . . sein Tisch im Speisezimmer war rund, an diesem gab es kein oben und kein unten, jeder wurde geschätzt und geliebt und nach dem, was er als Mensch war".

Allen Berichten zufolge – auch von unbefangenen Gästen immer wieder bestätigt – muß von Friederike und Justinus Kerner ein seltsamer Zauber schlichter Humanität und Offenheit ausgegangen sein, den auch die geistig gestörten Besucher des Hauses als heilsam erlebten. Justinus Kerner war bereit, diesen Menschen durch geistiges und wirkliches Handauflegen Trost zu spenden, wofür nochmals aus der Schilderung des Besuches von „Oberst Gustavson" zitiert sei: Kerner unterhielt sich lange mit dem ehemaligen König von Schweden über „thierischen Magnetismus", bedeutungsvolle Träume und die Ansichten von Swedenborg. Zum Abschluß des Besuches begleiteten Justinus und Theobald den seelisch kranken Gast auf seiner weiteren Wanderung nach Sankt Gallen ein Stück des Weges nach Heilbronn, und Kerner soll ihn zum Abschied getröstet haben: *„Die Menschen haben Ihnen eine Krone vom Haupte genommen, aber Gott hat seine Hand segnend auf dasselbe gelegt und ein höheres, geistiges Leben ist Ihnen aufgegangen"*[357].

Kerner im Vormärz und während der Revolutionsjahre 1848/49

Nach dem Umzug von Gaildorf nach Weinsberg berührten vier größere, politische Ereignisse das Leben des Oberamtsarztes: 1821/29 der Freiheitskampf des griechischen Volkes gegen die türkische Besetzung und Vorherrschaft, die Juli-Revolution in Paris 1830, die auch auf die politische Aktivität der Liberalen in Württemberg einen Einfluß hatte, Kerner jedoch wenig beeindruckte, der mißlungene Aufstand der Polen im Anschluß an die Novemberrevolution 1830 und die bürgerliche Revolution 1848/49. Hatte sich Kerner während der Verfassungskämpfe der Jahre 1817 bis 1819 mit seinem Freund Uhland politisch entzweit, so fanden die beiden in ihren politischen Stellungnahmen zum Freiheitskampf der Griechen und der Polen wieder zusammen. Von allen politisch denkenden Menschen Westeuropas wurden beide Befreiungsbewegungen gegen aufgezwungene Fremdherrschaft viel beachtet. Ein breiter Konsens für die Unterstützung der beiden Befreiungsbewegungen entstand, der von den königstreuen Gruppierungen über die alten Demokraten zu den fortschrittlichen Liberalen reichte. Besonders der Kampf der Griechen hatte in den westeuropäischen Ländern eine große Resonanz und wurde von Freiwilligen aus allen Teilen Europas unterstützt. Für eine kurze Zeit wurde das Land der Griechen nicht nur mit der Seele, sondern auch mit der Waffe gesucht. Lord Byron war das prominenteste Opfer dieser von romantischem Geist und pathetischen Freiheitsidealen getragenen politischen und militärischen Unterstützung der Griechen durch europäische Idealisten. Justinus Kerner hat seine Anteilnahme am griechischen Freiheitskampf in der Urkunde ausgedrückt, die er in den Grundstein seines Hauses einmauern ließ: *„Dieses Haus ward mit Gott erbaut . . ., zur Zeit, wo des Himmels Gestirne wärmend wie kaum je niederschauten auf Berg und Tal, aber Europas Herrscher abgewandt von dem Himmel, kalt stunden und zuschauten, dem teuflischen Morde von Hellas"*[358]. In einem Brief an Therese Huber vom 1. Oktober 1822 drückte Kerner ebenfalls seine Anteilnahme an dem griechischen Freiheitskampf aus[359]. Der bacchantische, griechische Ruf „Evoe" sei es, *„der mich mitten in meinem Taumel auf einmal an Griechenland und sein Blut mahnt und mir meinen Herbstjubel zu nichte macht, Blutstropfen in mein hellfunkelndes Glas gießt"*.

In seinem Gedicht „Im Herbste", das im „Morgenblatt" 1822 veröffentlicht wurde, wird dieses Motiv und Kerners Unterstützung des griechischen Aufstandes ebenfalls deutlich, aber es blieb bei dieser literarischen Begeisterung; Griechenland lag für Kerner zu weit entfernt.

---

[357] KH, S. 57
[358] JE, S. 317/18
[359] Br. I, 334

„Im Herbste

„Hoch von Bergen tönt zu Thal
Freudenruf und Jubellied:
Sei gegrüßt, du heil'ger Strahl,
Der auch unsern Berg durchglüht.

Längs des Neckars, längs des Rheins
Tönet solcher Freude Schall,
Preist den mächt'gen Gott des Weins,
Der gekrönt die Hügel all.

Evoe! *Dem* Gotte leer'
Ich auch dieses Glas mit Wein!
Gold des Neckars! – doch woher
Fällt ein Tropfen Blut hinein?

Freunde! Das ist Griechenblut!
Stellt Gesang und Jubel ein!
Blickt zu Tal, mit trübem Mut
Auf die Welt, den kalten Stein.

Evoe! Ruf, der einmal
Froh getönt durch Hellas Land
Töntest mir jetzt Hellas Qual –
Und das Glas entfällt der Hand."

Etwas lebensnähere Wirklichkeit brachte der polnische Aufstand gegen Rußland im Jahre 1830/31 ins Kernerhaus. Zahlreiche Soldaten, insbesondere Offiziere der geschlagenen polnischen Armee, flüchteten damals nach Deutschland
und Frankreich. Sie waren ein Teil der „Großen Emigration" und wurden dank
der großen Sympathie, die dieser Aufstand in den westeuropäischen Ländern
hatte, überall gastfreundlich aufgenommen[360]. Theobald Kerner erinnerte sich:

*„Im Oktober kamen täglich in kleineren und größeren Abteilungen die Polen durch
Weinsberg; meist übernachteten sie in Oehringen und fuhren von da auf Leiterwagen vor
unserem Hause an. Das Mitleiden mit diesen aus dem Vaterland vertriebenen Unglücklichen mußte die Gastfreundschaft erhöhen, die Wände des kleinen Kernerhauses schienen
sich gutherzig von selbst zu dehnen, um die flüchtigen Ankömmlinge zu fassen."*
*„Im Garten am Hause wurden Tische aufgeschlagen, und daran die Flüchtigen in der
kurzen Rast – in Heilbronn waren Massenquartiere für sie bereitet – getränkt und
gespeist; viele aber, namentlich Offiziere, denen das unruhige Treiben, das Wirthshausleben, die fortwährenden Ovationen zu Last waren, zogen es vor, hier im gastlichen Landhause länger zu verweilen. Für uns Kinder gab es da kein Bett und keine Schlafstube mehr,
die Eltern zogen in ein Dachzimmer, wir legten uns auf den Boden neben sie; in allen
Wohn- und Schlafzimmern hatte unsere gute, fleißige Mutter auf Sofa, Stühlen und in
Betten für die Polen Lagerstätten bereitet und wir in unsrem Verstecke oben wünschten*

---

[360] Rhode 1965

jede Nacht vor dem Einschlafen den Heimatlosen unten so fest und von ganzer Seele „gute Nacht", daß sie gewiß jedesmal gut geschlafen und freundlich von den Ihrigen in der Ferne geträumt haben."

„Unter diesen Flüchtlingen war wohl der Vornehmste aber auch der Unglücklichste Generalissimus Rybinski. Man sah, nicht durch das Alter allein waren in die hohe Stirne und die scharfen Gesichtszüge so tiefe eckige Furchen gerissen, Sorge und Kummer um sein zerfleischtes Vaterland hatten ihn in kurzen Monaten mehr als vorher ein langes Leben alt und krank gemacht . . . Er suchte Ruhe, nur Ruhe und blieb bei uns 10 Tage. Er wohnte im Gartenhaus still und zurückgezogen und erholte sich sichtlich . . ."[360a]

Rybinski war einer der führenden Generäle der polnischen Truppen im Kampf gegen Rußland. Er hatte *„einen großen Hang zum Mystischen, sprach mit meinem Vater viel über Magnetismus, namentlich interessierte ihn die der Wünschelrute beigelegte Kraft".* Kerner benützte die Wünschelrute zu Experimenten mit Rybinski, der Eisenstücke auffinden sollte, die Kerner einen Meter tief an verschiedenen Stellen des Gartens eingegraben hatte. Einen jungen polnischen Militärarzt, Johannes Matuszynski, schloß Kerner offensichtlich ins Herz. Er blieb zunächst in Weinsberg und konnte dann mit Unterstützung von Kerner und Eschenmayer sein Medizinstudium in Tübingen abschließen, von wo er wiederholt nach Weinsberg kam. Zahlreiche Briefe des dankbaren Matuszynski an den „geliebten Vater" Kerner sind erhalten (1831–1839). Durch sie wurde Kerner über das Schicksal der polnischen Emigranten informiert, auch nachdem Matuszynski nach Abschluß seines Studiums nach Paris gegangen war. Dort hat er sich Chopin angeschlossen, mit dem er schon in Warschau bekannt war. Das Nationalkomitee der demokratischen Polen (Komitet Narodowy Polski) hat Kerner in einem Schreiben vom 9. Mai 1832[361] ausdrücklich für seine großzügige Unterstützung und die „brüderliche Aufnahme unserer Unglücksgenossen auf ihrer Wanderschaft" gedankt. Eschenmayer lobte an Matuszynski, der auch mit Lenau befreundet war, seine „Liebenswürdigkeit und einen tiefen, wissenschaftlichen Ernst, was ich umsonst an unseren Jünglingen suche."

Kerners politische Stellungnahme zu den Ereignissen der Jahre 1848/49, den Idealen der bürgerlichen revolutionären Bewegung und den politischen Änderungen im Lande, wich recht deutlich von der Meinung der meisten seiner alten Tübinger Freunde ab. Außer Gustav Schwab unterstützten diese die liberalen Demokraten. Besonders Ludwig Uhland wurde in diesen Jahren nochmals politisch aktiv und trug zunächst als Vertreter Württembergs im vorbereitenden Ausschuß für das Frankfurter Parlament und dann als gewählter Abgeordneter in der Nationalversammlung in Frankfurt die Hoffnungen zahlreicher württembergischer Demokraten. Kerners politische Stellungnahme war in diesen Jahren nicht durch eine einheitliche Linie gekennzeichnet. Er hatte in den Jahren vor 1848 immer wieder Sympathien für die bürgerlichen Forderungen einer demokratischen Umwandlung des Staates gezeigt und zum Beispiel auch Delegationen der damals zu den „Fortschrittlichen" zählenden Mitglieder der Turnerbewegung in Weinsberg empfangen, als diese ihn anläßlich des Turnerfestes 1846

[360a] KH, S. 309/310
[361] Br II, 399

in Heilbronn besuchten. Auch noch in den Monaten vor der Märzrevolution konnte Kerner durchaus positive Worte für die bürgerlichen demokratischen Forderungen finden. Insgesamt fehlte ihm jedoch in diesen Jahren die wache politische Intelligenz und ein größerer politischer Horizont, um die entscheidenden Veränderungen wahrzunehmen, die sich damals in zahlreichen Staaten Europas ankündigten. Kerner reagierte auf die demokratischen revolutionären Bewegungen im Lande hilflos. Ganz anders wirken dagegen die hellsichtigen Analysen und Beschreibungen der revolutionären Ereignisse in Berlin durch seinen alten Studienfreund August Varnhagen von Ense[362].

Kerners politische Stellungnahme zu den Ereignissen des Frühjahrs 1848 war zusätzlich durch den Konflikt mit Theobald belastet, dessen Engagement für die bürgerliche Revolution Kerner radikal ablehnte (s. S. 256 f.). Als es jedoch um die Wahl zur Nationalversammlung in Frankfurt ging, setzte sich Kerner für liberale Kandidaten ein. Im Oberamt Weinsberg versuchte er zunächst erfolglos, den alten Freund Karl Mayer zur Kandidatur zu überreden. Mayer war schon 1831 Abgeordneter von Weinsberg im württembergischen Landtag. Als Mayers Kandidatur nicht verwirklicht werden konnte, unterstützte Kerner die Wahl des Schlossermeisters Nägele aus Murrhardt, der dann auch am 26. April 1848 zum Abgeordneten des Oberamtes Weinsberg in die Nationalversammlung gewählt wurde. Kerners öffentliches Schlußwort auf der Wahlversammlung in Weinsberg ist bekannt:

> „Nicht Doctors, nicht gelehrte Geister,
> Wir wählen einen Schlossermeister;
> Der reckt die Hämmer klein und groß,
> Schlägt mächtig Deutschlands Fesseln los!"

Als bei der gleichen Wahl in seiner Heimatstadt Ludwigsburg der Liberale David Friedrich Strauß nicht die Mehrheit erreichte, beklagte Kerner sich in einem „Sendschreiben an die Bewohner meiner Vaterstadt Ludwigsburg" bitter darüber. Er glaubte, daß die Ludwigsburger Strauß wegen dessen liberaler religiöser Haltung nicht gewählt hätten:

> „Es wird in Frankfurt keine Synode gehalten und kein Huß gerichtet und verbrannt. Man braucht zu Frankfurt keine in einem beschränkten Glaubenskreis gebannten Geister, man braucht zur Berathung: Wie Deutschland Einheit zu bewerkstelligen, wie ihm eine freie, allen Ständen genügende Reichsverfassung zu schaffen sey, keine Schriftgelehrten. Es ist in der süddeutschen politischen Zeitung auseinandergesetzt, warum ich für Schlosser Nägele's Wahl in Weinsberg und überhaupt neben den Gelehrten auch für die Wahl von den Männern aus dem Volke war".

Strauß, so fuhr Kerner fort, gehöre in erster Linie zu jenen Männern, die sich durch ein freies, vielseitiges Wissen auszeichnen würden, das jetzt in Frankfurt gebraucht würde. Die Vernünftigkeit dieser Argumentation ist nicht von der Hand zu weisen – nur tat Kerner den Ludwigsburgern unrecht, da Strauß in der

---

[362] Tagebuch 1848/49

Stadt Ludwigsburg eine Mehrheit erreicht hatte und seine Wahlniederlage durch die Stimmenverteilung in den Dörfern des Wahlkreises bedingt war[363].

Kerners Unterstützung der liberalen und demokratischen Kandidaten erfolgte zu einer Zeit, als er vermutlich noch nicht ahnte, daß die Auseinandersetzungen radikalere Formen annehmen würden. Politisch aufgehetzte Massen, Auseinandersetzungen auf der Straße, Schlägereien oder gar Militäreinsatz, waren ihm zutiefst zuwider und führten letztlich dazu, daß sein zunächst noch schwankendes politisches Urteil in reaktionäre Äußerungen umschlug und er sich 1849 im „Magikon" vom „politischen Veitstanz im Jahre 1848" und den Idealen einer bürgerlichen Demokratie distanzierte.

Im Gegensatz zur Zeit der Verfassungskämpfe vertrat Kerner keine klare politische Linie und reagierte daher auf die revolutionären Zeitströmungen z. T. mit einer Form von schwarzem Humor, die einige Mißverständnisse zur Folge hatten, weil nicht alle seinen bösen Spott verstanden. Im Februar 1848 schrieb Kerner an Emma Niendorf – wobei er bei der Klatschsucht der Briefempfängerin für eine rasche Verbreitung des Briefinhaltes sicher sein konnte – daß Lola Montez, die Geliebte von König Ludwig I., im Kernerhaus aufgenommen worden sei. Das exzentrische und unfeine Auftreten der spanischen Tänzerin in der Münchner Öffentlichkeit war eine der Ursachen für den Rücktritt von Ludwig I.:

„Die Lola Montez kam vorgestern hier an und ich bewahre sie in meinem Turm bis auf weitere Befehle von München. Drei Alemannen hielten dort Wache; es ist mir ärgerlich, daß sie der König gerade zu mir sandte, aber es wurde ihm gesagt, die Lola sei besessen und er solle sie nur nach Weinsberg senden, den Teufel aus ihr zu treiben. Interessant ist es immer. Ich werde, ehe ich sie magisch-magnetisch behandle, eine starke Hungerkur mit ihr vornehmen. Sie bekommt täglich nur 13 Tropfen Himbeerwasser und das Viertel von einer weißen Oblate. Sage es aber niemand! Verbrenne diesen Brief! Herzlich Dein Kerner"[364].

Um die Eulenspiegelei auf den Gipfel zu treiben, behauptete Kerner dann in einem Brief an Sophie Schwab im April 1848, daß er auch Metternich, der in Wien wegen der Märzrevolution zurücktreten mußte, aufgenommen habe:

„Die Lola befindet sich seit voriger Woche bei mir. Sie ist erstaunlich abgezehrt. Theobald magnetisiert sie, auch lasse ich sie Eselsmilch trinken. Den Metternich nahm ich in meinem Turm auf, in dem Graf Helfenstein vor seiner Hinrichtung durch die Bauern gefangen saß. Das ist ihm ominös; es ist ihm unheimlich und mir sein ganzes Wesen unheimlich, besonders sein unverschämtes Liberalthun nun. Er behauptet: Nur sein Wunsch, daß Deutschland eine Republik werde, den er immerdar gehegt, habe ihn zu dem illiberalen System gebracht; nur so habe sich Deutschland so mächtig und kraftvoll erheben können. Das sei sein Werk und von ihm geflissentlich so durchgeführt. Er ruhte nicht, bis ich auf meinen Turm eine rote Fahne steckte . . .

Nota bene. Metternich spielt die Geige sehr gut. Es ist noch eine alte von Niembsch im Turm. Auf dieser spielt er immer die Marseillaise, pfeift konvulsivisch dazu im Mondenschein. Wir grüßen Euch alle. Mit herzlicher Liebe, Dein J. Kerner"[365].

[363] Hagen 1964
[364] Br. II, 643
[365] Br. II, 647

Kerner reagierte also zunächst in diesen politisch turbulenten Zeiten mit einer nüchternen Empfehlung, ein Parlament aus intelligenten Gelehrten und volksnahen Praktikern zu wählen, durch deren Zusammenarbeit er die politischen Probleme der Zeit für lösbar hielt. Diese vernünftige Auffassung wurde durch die zweite Stufe seiner politischen Reaktion abgelöst, die phantasievolle Ironie des Treffens von Lola Montez mit Metternich im Haus des Geistersehers, die erstaunlicherweise von manchen für bare Münze genommen wurde. Es war offensichtlich leicht, die Menschen nicht nur mit Geisterspuk, sondern auch mit erfundenen Geschichten aus dem Alltag an der Nase herumzuführen[366].

Die dritte Stufe von Kerners Antwort auf die politischen Veränderungen war eine empörte Ablehnung aller Gewalt, als durch die revolutionären Bewegungen die Gefahr entstand, daß Politik nicht mehr durch rationalen Kalkül, sondern durch die Gruppendynamik von Volksbewegungen bestimmt werden könnte. Nach der Niederlage der Freischar des Stuttgarter Dichters Herwegh bei Dossenbach im März 1848 höhnte Kerner recht unsanft über seinen erfolglosen Dichterkollegen („Herweghs Schlachtruf" und „Herweghs Herweg und Heimweg"). Im Jahr 1850 versuchte er schließlich vergeblich, in Weinsberg Mitglieder für einen königstreuen, konservativen Verein zu werben. Die angesprochenen Bürger lehnten ab, Kerner fühlte sich isoliert und fiel in sein übliches Jammern und Schimpfen. In dieser dritten Stufe seiner politischen Reaktion auf die Ereignisse des Jahres 1848/49 war er von der Mehrheit der gebildeten Bürger jener Zeit in der Tat isoliert und nur einige seiner adeligen Freude beurteilten seine naiven politischen Pläne positiv. Der private Ärger über seinen Sohn Theobald und dessen Frau Marie machte ihn auch in seinem politischen Urteil befangen. Als er die Gedichte „Reaktion" und „In das Album eines jungen Roten" schrieb, meinte er sicher Theobald:

Reaktion

„. . . Wenn ein Knab' auf dünnem Eise
Turnt und mit dem Prügel ficht'
Und ich ihm das Spiel verweise,
Weil das Eis ganz sicher bricht,
Rufen sie mit barschem Ton:
„Reaktion! Reaktion!"

In das Album eines jungen Roten

„Verloren ist das Paradies!
Der Teufel streicht den Bart der Welt,
Und wie der einz'lne sich auch stellt,
Der Menge ist sein Streicheln süß.

Den Fürsten bricht man Wort und Schwur,
Meint, nun sei alles gleich und frei,
Dem Teufel doch hält man die Treu',
Wird Höfling seiner Unnatur.

---

[366] Seeber 1978/1979

Das ist die neuste Politik! –
Der Teufel ist's – oh glaub' es mir!
Der reicht statt Brot nur Steine dir,
Und bricht zuletzt dir das Genick!"

Schließlich erreichte Kerner die vierte Stufe seiner Antwort auf die politischen Probleme seiner Zeit: Er zog sich zurück und klagte dann über den dadurch bedingten Verlust des zwischenmenschlichen Vertrauens („Ist's Frühling? Ist's Sommer? Ist's Winter?" und „In Baden"). Kerner erlebte leidend, wie seine auf Freundschaft und persönliches Vertrauen gebaute Dichteridylle durch die Politik bedroht wurde:

Verwundern

Oh, daß noch *eine* Nachtigall
Noch *eine* Drossel singt im Hag,
Wo ihren friedlich lieben Schall
Wild übertönt der Trommeln Schlag.

Oh, das noch *eine* Rose blüht,
Tau aus dem Kelch der Lilie blickt,
Wo kalt der Mensch vorüberzieht,
An dem, was einst sein Herz entzückt.

Und wo er spricht im irren Drang,
Selbst der Natur, der Mutter Hohn!
Die gehet fest den alten Gang,
Der Mensch ist ihr entlaufner Sohn. "

Für die Familie Kerner ging die Revolutionszeit wegen der Verurteilung und Haftstrafe Theobalds mit einiger seelischer Belastung zu Ende. Nach 1850 zog sich Kerner endgültig von der Tagespolitik ins Reich der Geister zurück. Auch sein liberaler Freund Ludwig Uhland verzichtete nach der Auflösung des Rumpfparlamentes in Stuttgart auf weitere aktive politische Tätigkeit und richtete sich wieder in seiner Gelehrtenstube in Tübingen ein.

Hellsehen im Dienste des Hauses Wittelsbach

In den Jahren nach seiner Pensionierung hatte Kerner mehrfach Kontakte mit dem bayerischen Königshause der Wittelsbacher[366a]. Die Wittelsbacher zeichneten sich im 19. Jahrhundert durch eine engagierte Unterstützung der Künste und Wissenschaften aus, sie förderten den „barocken" und konservativen bayerischen Lebensstil, der sich auf dem Boden eines im Volke verwurzelten Katholizismus entfaltete. Von den Wittelsbachern bevorzugte besonders Ludwig I., der

---

[366a] Anm. bei der Korrektur: Inzwischen wurde der Briefwechsel zwischen Kerner und Adalbert von Bayern veröffentlicht (Berger-Fix 1986). Meine Beurteilung wird durch die neuen, wertvollen Dokumente nicht verändert.

seit 1825 regierte, eine romantisch-konservative Lebenshaltung im Gegensatz zur aufklärerischen, protestantischen Nüchternheit. Nach der Verlegung der Landesuniversität von Landshut nach München (1826) bildete sich in der medizinischen Fakultät in München ein Schwerpunkt der romantischen Schule. Schellings Philosophie hatte in München einen nachhaltigen Einfluß, da Schelling von 1827 bis 1840 in München als Professor und Vorstand der Akademie der Wissenschaften tätig war. Besonders konservativ war Johann Nepomuk Ringseis (1785–1880), der zu den Leibärzten des Königshauses gehörte, ab 1826 Obermedizinalrat und Professor an der Ludwig-Maximilian Universität war und für einige Jahre als Rektor dieser Universität großen Einfluß hatte. Gemeinsam mit dem Professor für allgemeine Naturgeschichte an der Universität München, Gotthilf Heinrich von Schubert (1780–1860), der in Jena zum Dr. med. promoviert hatte, ein guter Kenner der Naturwissenschaften seiner Zeit und einer der wichtigsten Vertreter einer magischen Medizin war, unterstützte Ringseis ein tief romantisches, mystisches Denken. Von den führenden Vertretern des „thierischen Magnetismus" und der mystischen Medizin ließ sich neben Schubert schließlich auch der Tiroler Joseph Ennemoser (1787–1854) in München nieder (1841). Ennemoser, der zuvor an der Universität Bonn gelehrt hatte, übte mit seinen Büchern über den „thierischen Magnetismus" einen großen Einfluß auf die Entwicklung des Mesmerismus in der ersten Hälfte des 19. Jahrhunderts aus. Wie Schubert hatte auch er zu Zeiten der „Seherin von Prevorst" wiederholt das Kernerhaus besucht und war mit Kerner befreundet. Neben diesen Bundesgenossen im Kampf für den Magismus in der Medizin lebte in München Kerners alter Studienfreund Heinrich von Breslau (1784–1854), der eine aufgeklärte Medizin Autenriethscher Tradition vertrat und Kerners Geistertheorie ablehnte. In alter Freundschaft störte sich Kerner nicht am Spott Breslaus über die „unteren, mittleren und oberen Geisterreiche". Breslau hatte neben seiner ärztlichen Tätigkeit einen Lehrstuhl für Pharmazie an der Universität München und gehörte gleichzeitig auch zu den Leibärzten von Ludwig I. Kerner blieb Breslau freundschaftlich verbunden und besuchte ihn 1841 und 1842 gemeinsam mit seiner Frau in München. 1842 hielt sich Theobald Kerner einige Wochen bei Breslau auf, um in dessen Praxis zu hospitieren. Während der Besuche 1841 und 1842 festigte sich Kerners Freundschaft mit Ennemoser und Schubert.

Kerner hatte es dem einflußreichen Heinrich von Breslau zu verdanken, daß Ludwig I., der den Künsten sehr gewogen war und selbst Gedichte verfaßte, ihn 1848 mit einem jährlichen Ehrensold von 400 Gulden auszeichnete. Breslau schrieb dazu an Kerner am 1. Februar 1848[367]:

„Endlich ist es mir gelungen, Dich mit einer angenehmen Nachricht erfreuen zu können, welche das Wort zur Tat macht. Heute morgen sprach ich von Dir mit meinem König, erzählte ihm, daß wir fast vor einem halben Jahrhundert schon im Neuenbau zusammen geträumt, geliebt und gelebt hätten, daß Du seitdem Geister beschworen hättest und deswegen der Böse gar mannigfach Dich verfolgt habe, und daraufhin gewährte der König mir die Bitte, Dir die Kunde zukommen zu lassen, daß Dir vom 1. März jährlich auf lebenslänglich 400 Gulden aus seiner Kabinettskasse ausbezahlt werden sol-

---

[367] Pocci 1928

len . . . Einstweilen kannst Du Deinen Dank deswegen an den König und Dichter abstatten . . .".

Kerner bedankte sich ergebenst und widmete in den kommenden Jahren mehrfach eigene Gedichte dem dichtenden König. Ludwig I. hatte vier Söhne, seinen Nachfolger Maximilian II., Otto von Griechenland, Luitpold und Adalbert, der auf Wunsch der Wittelsbacher Familie und des Kabinetts in München Nachfolger von Otto in Griechenland werden sollte. Ludwig I. dankte im März 1848 wegen der z. T. durch seine Geliebte, die spanische Tänzerin Lola Montez, verursachten Unruhen und aufgrund der revolutionären Entwicklung in München ab. Der sehr viel liberalere Maximilian II. wurde in jungen Jahren König von Bayern. Bekanntlich waren in verschiedenen Generationen einige Mitglieder des Wittelsbacher Hauses an Psychosen erkrankt. Am bekanntesten wurde die Geisteskrankheit des Sohnes von Maximilian II., des in der Erinnerung vieler Bayern immer noch mit einer Gloriole umgebenen Ludwig II., der 1886 im Starnberger See ein trauriges Ende fand, nachdem er seinen Arzt, den bedeutenden Psychiater und Neuroanatomen Bernhard von Gudden, ertränkt hatte. Die Belastung der Wittelsbacher Familie mit abnormen psychischen Verhaltensweisen zeigte sich auch beim dritten Sohn von Ludwig I., dem Prinzen Adalbert von Bayern, der für längere Zeit in nähere Beziehung zu Justinus Kerner trat.

Kerner lernte Adalbert 1850 anläßlich eines Sommerfestes kennen, das Ludwig I. im Schloß in Aschaffenburg gab. Dort hat Adalbert den berühmten Doktor nach der Möglichkeit gefragt, mit Hilfe einer „Seherin" seine Zukunft kennenzulernen. Adalbert war ein exzentrischer, verschroben wirkender Mensch, der zwischen unrealistischen Größenideen und Phasen von Verzagtheit und Unsicherheit schwankend, ein recht unglückliches Leben führte. Er wußte, daß er nach den Plänen der Familie und der bayrischen Regierung dazu ausersehen war, die Nachfolge seines kinderlosen Bruders Otto auf dem griechischen Thron anzutreten. Dazu war nicht nur eine geeignete Heirat Voraussetzung, sondern auch seine Bereitschaft, zur griechisch-orthodoxen Kirche überzutreten und seine Kinder in dieser Variante des christlichen Glaubens erziehen zu lassen. Die griechische Verfassung sah dies so vor[368]. Adalbert war unsicher, ob er sich für Griechenland entscheiden sollte und hoffte bei Kerner, zu dem er sich schon von der ersten Begegnung an hingezogen fühlte, Hilfe und Rat zu finden. Vermutlich hatte ihm Kerner während einer abendlichen Unterhaltung in Aschaffenburg von einer „Wasserschauerin" aus dem Dorf Ellhofen bei Weinsberg erzählt. Theobald Kerner schilderte diese Frau so[369]:

„Nun war eine halbe Stunde von Weinsberg eine alte Bauernfrau, welche bei dem Landvolk umher so ziemlich als Hexe galt, aber als eine gutartige. Wenn etwas abhanden kam, gingen die Leute zu ihr, zur Wasserschauerin, wie sie genannt wurde. Sie füllte dann ein Glas mit frischem Wasser, stellte dasselbe vor sich auf den Tisch, bestrich es mit ihren Fingern, als ob sie das Glas magnetisierte, dann starrte sie mit ihren schwarzen, stechenden Augen mehrere Minuten, oft eine Viertelstunde auf die glänzende Fläche und sagte dann: „Ich sehe jetzt deutlich, das Gestohlene ist da und da, und so und so versteckt . . .".

---

[368] Pocci 1928
[369] KH, S. 225 ff, es war die schon auf S. 238 erwähnte Frau Justina Rupp

Justinus Kerner versuchte wiederholt, die Fähigkeiten dieser Frau zum „Fernsehen" auszunützen, z. B. einmal, als einer Gräfin Beroldingen ein kostbarer Brilliantschmuck abhanden gekommen war. Die „Wasserschauerin"konnte den Dieb nicht ermitteln, und Kerners Schluß war, daß der Schmuck wohl verlegt sei, was sich dann als richtig herausstellte. Auch wenn Sophie Schwab etwas abhanden kam, bemühte Kerner die arme Frau. Marie v. Württemberg (Neipperg) ließ ebenfalls bei der Wasserschauerin durch Kerner über die Gesundheit von Wilhelm I. die Zukunft erforschen[370].

„Von dieser Geschichte hörte Adalbert, und er glaubte nun, in der Wasserschauerin eine Seherin gefunden zu haben, die ihm jederzeit einen hellen Einblick in die Zukunft gewähren könne"[369]. Adalbert schrieb aus Aschaffenburg an Kerner[371], er möge die Seherin bitten, über folgende Punkte wahrzusagen:

„1. Was mich gegenwärtig und hauptsächlich im Geiste beschäftigt?
2. Was mein größter Wunsch ist, ob und wie derselbe zu erfüllen sei?
3. Über das Schicksal meines Bruders, des Königs Otto, des Königs Max und meiner Schwägerin, der Königin Maria, und
4. über das von drei jetzt gleichzeitig regierenden Königen in Europa und ihrer Länder, nämlich der Königin Viktoria von England, der Königin Isabella von Spanien und der Königin Donna Maria da Gloria von Portugal".

Justinus Kerner merkte, daß er etwas leichtsinnig bei seinem Aschaffenburger Besuch die „Wasserschauerin" gerühmt hatte und sah sich in der schwierigen Lage, einen abergläubischen und psychisch labilen Prinzen zu führen. Er versuchte zunächst, der Beantwortung der Fragen mit dem Argument auszuweichen, die Seherin sei mit solchen Fragen überfordert. Der Bayernprinz ließ jedoch nicht locker, obgleich Kerner ihm schrieb, daß die Wasserschauerin „hartnäckig über die Zukunft der Monarchen und der Staaten jedwede Antwort verweigerte"[372]. Adalbert wollte weiter wissen, *„ob ich mich vermählen werde, wo, mit wem und wann und welcher Nation und Range meine zukünftige Gemahlin angehören wird".* Seine Anfragen bei Kerner wurden immer bizarrer; so verlangte er z. B. am 22. Febr. 1851[373] zu erfahren, ob er König werden könne, ohne seinen Glauben zu verlassen und ob er eventuell jener Mann sei, *„der in einer Prophezeihung der Griechen bezeichnet ist, die vor 120 Jahren geschrieben worden sein soll und worin es heißt, ein blonder König würde „basileus kai autokrator" werden und die Griechen nach Konstantinopel führen?"*
Nachdem Maximilian II. und seine Berater erkannten, daß Kerner einigen Einfluß auf Adalbert hatte, baten sie ihn, auf diesen einzuwirken, den Griechenthron anzustreben. Kerner korrespondierte darüber wiederholt mit Maximilians Sekretär von Pfistermeister[374]. Während der ersten Jahre seiner Bekanntschaft mit Kerner scheint der sehr unsichere und zögernde Adalbert vorübergehend so

---

[370] Hagen 1963a
[371] Br. II, 670, 23. Sept. 1850
[372] Br. II, 682
[373] Br. II, 682
[374] Briefwechsel z. T. in der Staatsbibliothek München, 1853–1855

beeinflußt gewesen zu sein, daß er am 8. Mai 1852 an Kerner schrieb: *„. . . Wie es nun allen Anschein hat, wird mich nach den letzten Verhandlungen und Stipulationen mit König Otto mein Schicksal bald nach Griechenland führen"* [375]. Die Zukunft in Griechenland regte Adalbert wieder zu wahnhaften Größenideen an:

„Wie glücklich würde ich mich schätzen, sollte mich das Schicksal in den Orient, die Wiege der Kabbala und der eleusinischen Geheimnisse, führen, den Schlüssel zu den heiligen Mysterien zu finden und hell in dem zu schauen, was mit ewiger Nacht bisher die Blicke der Menschen umhüllte! Für den gewöhnlichen Menschen hielt ich es für ein vergebliches Streben, das Bild von Sais zu entschleiern; jedoch für den Mann, der zu großem berufen wäre, könnte es bloß zum Troste und zur freudigen Begeisterung seiner Seele gereichen, wenn höhere Anschauungsweise ihn erleuchtete und ihn in seinen Unternehmungen stärkte . . ." [376].

Als Adalbert von Maximilian und Otto zur endgültigen Entscheidung gedrängt wurde, reagierte er jedoch wieder mit Zweifeln. Maximilian II. schickte den Herzog Max von Bayern nach Weinsberg, um Kerner zu bitten, weiterhin Einfluß auf Prinz Adalbert zu nehmen. Kerner versuchte zunächst, den Prinzen von seiner pathologischen Abhängigkeit von der Wahrsagerei abzuhalten und schrieb ihm am 9. Januar 1852 [377]: *„Ich bin übrigens versichert, dass Swedenborg und alle seiner K. Hoheit für praktisches Lebens durchaus nichts nützen, sondern ihm nur hinderlich sein können . . .".*

Anfang 1852 reiste Kerner mit seiner Frau Friederike auf dringende Bitte von Adalbert von Bayern nach München, wo er als dessen Gast im *„Bayerischen Hof"* wohnte. Die Königin Marie von Bayern veranstaltete Kerner zu Ehren einen Empfang, auf dem er auch Maximilian II. traf. *„Ich unterhielt sie von Erscheinungen aus dem Nachtgebiete der Natur und dem magnetischen Leben. Auch mußte ich ihnen mehrere meiner neuesten Gedichte preisgeben . . ."* [378]. Maximilian II. bat Kerner um eine Unterhaltung unter vier Augen, bei der sie über das Leben nach dem Tode sprachen. Kerner besuchte in München auch den ehemaligen König Ludwig I. und traf sich mit Schubert, Ennemoser, Graf Pocci und anderen am Mystizismus und der Magie interessierten Münchener Intellektuellen. Für das Grabmal seines inzwischen verstorbenen Freundes Heinrich von Breslau verfaßte er einen schönen Vierzeiler.

Kurze Zeit nach der Rückkehr aus München erkrankte Kerner in Weinsberg und mußte für ein halbes Jahr wegen eines „Nervenleidens im Kopf" zu Hause bleiben, bis er im August 1852 mit seiner ebenfalls erkrankten Frau zur Kur nach Badenweiler fahren konnte. Diese Erkrankung gab Kerner die Entschuldigung, die „Wasserschauerin" nicht zu besuchen, doch Adalbert von Bayern drängte immer wieder und hoffte auf weitere günstige Prophezeihungen für seine Zukunft. Kerner schrieb ihm am 14. Sept. 1852 nach seiner Rückkehr aus Badenweiler nochmals warnend:

---

[375] Br. II, 685
[376] Br. II, 685
[377] Pocci 1928
[378] Brief Kerners vom 23. Jan. 1852 an Wilhelm Graf von Württemberg, Pocci: 1928

„*K. Hoheit wissen, daß ich nie rate, solche Aussagen magnetischer Personen für unumstößliche Wahrheiten anzunehmen, allein man könnte in diesem Falle immer einen Versuch machen ...*". Später wiederholte Kerner seine Mahnung „*Gottvertrauen, nicht Vorausschauen macht Könige und Helden und solchem Gottvertrauen empfehle ich K. Hoheit tagtäglich in inbrünstigem Gebete!*"[379]

Da Adalbert nicht zufrieden war und weiter drängte, kam Kerner in eine recht schwierige Lage. Einerseits vertrat er (auch in mehreren Briefen an Maximilian II.) weiterhin seine absonderliche Theorie des Nervengeistes und der Fähigkeit bestimmter, magisch-magnetisch begabter Menschen zu richtigen „Prophezeihungen" und zum „Fernsehen". Andererseits erkannte er, wie schädlich sich der wahnhafte Glaube an solche Fähigkeiten für den Prinzen und seine politisch für Bayern so wichtigen Entscheidungen auswirkte. Konsequent versuchte Kerner, die inzwischen erkrankte, alte „Wasserschauerin" aus jeder weiteren Entscheidung des Prinzen Adalbert herauszuhalten. Dieser fand jedoch in München alsbald mit einer Marquise von Milan eine neue Wahrsagerin, deren Einfluß vom Königshaus und auch von Kerner sehr negativ beurteilt wurde. Die Aussagen der Münchner Wahrsagerin legte Adalbert, wie früher auch jene der Ellhofener „Wasserschauerin", im Sinne seiner eigenen Wunsch- und Wahnvorstellungen aus. Aus etwas unklaren Motiven neigte er immer mehr dazu, sich um eine eheliche Verbindung mit dem spanischen Königshaus zu bemühen, was den an der Erhaltung des griechischen Thrones interessierten Wittelsbachern keinesfalls gelegen war. Maximilian II. gab nicht auf und versuchte weiterhin, den Einfluß Kerners auszunützen. In seinem Auftrag schrieb Pfistermeister am 9. Jan. 1855 anläßlich eines Besuches in Stuttgart an Kerner[380].

„*S. K. H. Prinz Adalbert scheint nämlich, wie schon früher einmal, so in letzter Zeit, das Interesse für die griechische Sache und die Mitwirkung für die Erhaltung des griechischen Thrones für das regierende Haus fast ganz aufgegeben zu haben. Abgesehen von der Abneigung, selbst in die griechische Kirche eintreten zu wollen, verweigern seine Königliche Hoheit die Übernahme des Versprechens, die künftigen Sprößlinge in dem griechischen Bekenntnisse erziehen zu lassen. Letzteres wenigstens kommt einem sofortigen Aufgeben des Thrones fast gleich und dessen Verlust für das Haus Wittelbach scheint ... ziemlich sicher. S. M. der König, geneigt alles zu thun, um den Verlust einer einmal erworbenen Krone für das Haus abzuwenden, haben es nicht an mittelbaren oder unmittelbaren Einwirkungen auf den Prinzen fehlen lassen und wünschen sehr, daß auch Sie, hochverehrter Herr, ergibt sich Gelegenheit und Anlaß, für die Absichten und gerechten Wünsche S. Majestät auf das Kräftigste mitwirken möchten. Ihr Rath, Ihre Einwirkung waren schon damals von dem besten Erfolge gekrönt. Vielleicht gelingt es auch dießmal, den Prinzen wieder Liebe zur griechischen Sache, einige Reformwilligkeit, Lust zu ernster praktischer Beschäftigung und lebhaftere Teilnahme an dem, was eben vorliegt, einzuflößen und auf diese Weise den jungen, ob seiner vielen vortrefflichen Eigenschaften lobens- und liebenswürdigen Herrn wieder in die alte günstige Stimmung zu leiten. Ich soll Sie, verehrtester Herr, im Auftrage S. Majestät darauf nach Thunlichkeit hinzuwirken,*

---

[379] Pocci 1928, S. 249
[380] DLM, Z 1962

freundlichst bitten und tue dies umso lieber, weil ich nach den früher mir gewordenen wo
wohlwollenden Empfang auch hierfür gütige Aufnahme hoffen darf . . .".

Ob Justinus Kerner sich wirklich intensiv weiter bemüht hat, Adalbert umzustimmen, ist unklar. Dieser hoffte hartnäckig, sein Glück in Spanien zu machen. Er war gegen den Rat der Familie, der Berater in München und die Mahnungen Kerners im Sommer 1855 nach Spanien gefahren und hatte sich erfolgreich um die Hand der Infantin Donna Amalia bemüht[381]. Er heiratete Donna Amalia 1856. Die Ehe war erwartungsgemäß nicht glücklich und Adalbert, der endgültig die Übernahme des griechischen Thrones ablehnte, lebte das Leben eines unbeschäftigten, von Langeweile und finanziellen Schwierigkeiten geplagten, bedeutungslosen und psychisch absonderlichen Prinzen, der schon 1852 schrieb: *„Ich hoffte einst, ein Alexander zu werden, doch beuge ich mich in Demut vor Diogenes, denn dieser war größer als jener . . ."*[382]. Adalbert besuchte Kerner noch im November 1857 auf einer Reise nach Darmstadt, worüber Kerner an seinen Freund, den Grafen Pocci in München, schrieb[383]:

„Ich mußte vom Bett aufstehen und mich gesünder stellen als ich war . . . Die Zuneigung, die er noch immer zu mir hat, freut mich. Auch das freut mich an ihm, daß er mir nie übel nimmt, wenn ich ihm stets diese ihm sehr nötige Wahrheit sage. Aber betrübt ist mir, daß er, ob er mich gleich seinen „väterlichen Freund" nennt, alle meine Ratschläge und Bitten wohl in das eine Ohr hinein, aber aus dem anderen Ohr gar bald wieder herausgehen läßt. Ich liebe ihn, denn er ist ein seelenguter Mensch, aber bedaure ihn, daß er gar nicht in diese Welt und die Stellung taugt, in die er wie von einer mutwilligen Fee gesetzt wurde . . .".

Kerner versuchte noch 1857, seinen Freund Schubert zur psychotherapeutischen Betreuung von Adalbert zu gewinnen. Der erfahrene Schubert beurteilte Adalberts psychische Prognose recht skeptisch und hat vermutlich ebenso wie Kerner überwiegend darauf hingearbeitet, Adalbert von seinem wahnhaften Glauben an Wahrsagerei und seinen Größenideen abzubringen. Ob Kerner sich wirklich ernsthaft darum bemüht hat, Adalbert zur Annahme des griechischen Thrones zu bewegen, läßt sich aus den vorhandenen Dokumenten nicht nachweisen. Sicher hat er immer wieder versucht, Adalbert durch väterlichen Rat von seinen krankhaften psychischen Neigungen abzubringen und – entgegen seinem eigenen magischen Glaubenssystem – Adalberts Entscheidungen von den Prophezeihungen der Wahrsagerinnen unabhängig zu machen. Durch die Weigerung Adalberts, Nachfolger von Otto von Griechenland zu werden, verloren die Wittelsbacher zwar an Einfluß im europäischen Raum, den Griechen blieb jedoch ein geistig gestörter Regent erspart. Nachdem Otto I. von Griechenland 1862 durch eine Revolution gestürzt wurde, übernahm Wilhelm von Dänemark als Georg I. die Königswürde in Griechenland.

Neben dem Briefwechsel mit den Wittelsbachern und den Besuchen Adalberts in Weinsberg blieb Kerner auch noch mit dem Senior des Hauses, dem

---

[381] Br. II, 772
[382] KH, S. 233
[383] 26. Nov. 1857, Pocci 1928

generösen Ludwig I., in gutem Kontakt. Ludwig mischte sich vermutlich nicht mehr direkt in die Politik seines Hauses ein, war jedoch an schriftstellerischen und künstlerischen Fragen stets interessiert und schickte Kerner gelegentlich eigene Gedichte. Kerner sandte ihm regelmäßig Kopien seiner Alterslyrik und Exemplare seiner Gedichtbände „Der letzte Blütenstrauß" (1852) und „Winterblüten" (1859). Ludwigs Briefe an Kerner zeigen, daß er an der Korrespondenz mit dem gleichaltrigen Dichter interessiert war und dessen gemütvolle Menschlichkeit schätzte.

Kerners Briefwechsel mit König Maximilian II. war von seiten Maximilians überwiegend durch politisches Interesse bestimmt, und auch Kerner versuchte seinerseits, über Maximilian II. in München Einfluß auszuüben und die Stellung von Ennemoser und Schubert zu stützen. Kerner scheint sich damals bei Maximilian II. auch sehr für die religiösen Lehren der katholischen Kirche eingesetzt zu haben. Er betonte, daß er *„nicht auf religiösem Wege, sondern als Naturforscher gefunden habe, dass die drei Lehren der katholischen Kirche durchaus wahr seien, nämlich die Lehre vom Mittelreiche, die Lehre von der Wirkung des Gebetes für Verstorbene und die des Exorzismus"*[383a]. In nicht sehr freundlicher Weise benützte Kerner auch seine Beziehungen zu Maximilian II., um sich gegen die Angriffe von Justus von Liebig gegen den Mystizismus und die Magie zu wehren. Dem großen Chemiker hat dies kaum geschadet.

Das „Bilderbuch" aus Kindertagen

1846 begann Kerner mit der Niederschrift beziehungsweise dem Diktat der Erinnerungen aus seiner Kinder- und Jugendzeit. Es entstand ein auch noch heute lesenswertes Buch („Das Bilderbuch aus meiner Knabenzeit", 1849), in dem anschaulich und unterhaltsam seine Kindheit und Jugend in Ludwigsburg und Maulbronn dargestellt ist. Diese Autobiographie vermittelt durch z. T. bis in Einzelheiten ausgemalte Bilder einen Eindruck der bürgerlichen und höfischen Gesellschaft seiner Kindheit, einer Zeit des ausklingenden Rokoko, feudalistischer Herrschaftsstrukturen mit glänzenden Festen, in der Untertanengeist und selbstbewußter, aufgeklärter Bürgersinn miteinander verflochten waren. Die Erinnerung des alten Dichters fand nicht nur bei Herzog Carl Eugen, sondern auch bei seinen weniger intelligenten Brüdern und Nachfolgern noch positive Züge. Aus Briefen, Veröffentlichungen und Aufzeichnungen seines Bruders Georg, die zum Teil heute noch erhalten sind[384], versuchte Justinus Kerner, den oben schon beschriebenen, interessanten Lebenslauf von Georg und dessen Entwicklung von einem jungen, begeisterten Anhänger der französischen Revolution zum verantwortungsbewußten Arzt nachzuzeichnen (S. 10). Man spürt zwischen den Zeilen die Bewunderung, die Kerner während seiner Jugendzeit für den älteren Bruder empfand. Kerner malte die Bilder aus seiner Kinderzeit mit altmeisterlicher Detailgenauigkeit und Sinn für Skurrilität im Verhalten der Erwachsenen. Man wird in der Beschreibung an seine Lieblingsbe-

---

[383a] Pucci 1928, S. 217
[384] Staatsbibliothek Berlin-Ost

schäftigung in der Jugendzeit erinnert: Die verkleinerte, auf dem Kopf stehende Welt in einer Camera obscura zu betrachten.

Kerners Vergnügen an den Sonderlichkeiten seiner Mitmenschen läßt sich auch in der Beschreibung der Zeit in Maulbronn erkennen, wie z. B. bei der Schilderung der herrschsüchtigen, „eulenköpfigen" Frau Prälatin Mieg, des vom Teufel predigenden Professors Maier und seines sanften Gegenstückes, des frommen, alten Mathematikprofessors Hiller, der in seinen einschläfernden Predigten von Engeln und vom Alter der Welt lange Berechnungen einfügte. Als die Franzosen in Maulbronn einzogen, versteckte sich der Professor Maier auf der Leiter im Kamin, eine Szene, die Kerner genüßlich ausmalte. Bei aller Ironie, die Kerner in der Beschreibung der älteren Mitbürger seiner Kindheit auskostete, glänzt sein Bericht aus fernen Tagen der Kindheit fast immer im milden Licht des Alters.

Die „ernste Würde" des Vaters, der auch in schwerer Krankheit und in der Erwartung seines Todes nicht verzagte, wurde von Kerner schlicht geschildert. Auch seinem Bruder Carl widmete er einige Abschnitte, aus denen man erkennt, wie wichtig für Justinus Kerner Carl von Kerners realistische und nüchterne Lebenshaltung war. In der Beschreibung der französischen Besatzungszeit blieb Kerner frei von jeglichem nationalistischen Pathos, und immer wieder betonte er auch bei der Schilderung der französischen Truppen die edlen Züge derselben, die sich seiner Erinnerung eingeprägt hatten. Kritische Worte fand Kerner dagegen über einige Mitarbeiter auf dem Kontor der herzoglichen Tuchfabrik in Ludwigsburg.

Insgesamt bleibt das Buch, selbst wenn so wunderliche Menschen wie der Schneider Noä (s. S. 57) oder der Totengräber Haselmayer – der „Flugmayer" der „Reiseschatten" – geschildert werden, eine anschauliche, lebensnahe Erzählung eines Großvaters für seine Enkel. Die Enkeltochter Anna, der ein Teil dieser Erinnerung diktiert wurde, hat sich sicher bei dieser Tätigkeit als „Hofsekretär" weniger gelangweilt als bei den zahlreichen Briefen, die ihr der Großvater im Alter diktierte. In Kerners Jugenderinnerungen wird die vorindustrielle Welt eines feudalistisch regierten, armen Landes lebendig, das schon zu Kerners Kindertagen mit Schubart und Schiller Poeten hervorgebracht hatte, die jenseits seiner Grenzen bekannt wurden und die für Justinus Kerner neben den „Ausländern" Klopstock, Hölty und Goethe bewunderte Vorbilder wurden. Das Erinnerungsbuch Kerners bleibt Schilderung des Erlebten ohne geschichtliche Reflexion und kritische Stellungnahme. Die immer wieder aufblitzende Ironie macht es auch heute noch zur unterhaltsamen Lektüre.

XV

Dichterfreundschaften

Die alten Freunde

Kerners Bande der Freundschaft aus der Tübinger Zeit hielten für ein Leben. Es waren einerseits die enge Freundschaft mit Uhland, Mayer und Schwab, die ihren Ursprung in gemeinsamer romantischer Dichtung hatte, andererseits die durch berufliches und wissenschaftliches Interesse erweiterten freundschaftlichen Beziehungen zu den Medizinern Köstlin, Tritschler, Jaeger und Breslau.

Ludwig Uhland kam nach der Beendigung des Zerwürfnisses wegen der politischen Meinungsverschiedenheiten und seiner sehr kritischen Stellungnahme zu Kerners Geistertheorien (S. 91 f.) fast jedes Jahr ins Kernerhaus zu Besuch. Er war nach 1820 nicht nur einer der wichtigsten Politiker der württembergischen liberalen Demokraten, sondern ein in ganz Deutschland hoch geachteter Gelehrter und Fachmann für die ältere deutsche Literatur. Er wurde 1829 als Professor an die Universität Tübingen berufen und hielt erstmals im Sommersemester 1830 Vorlesungen über „Geschichte der deutschen Poesie im Mittelalter". In den folgenden Semestern behandelte er das Nibelungenlied, die Geschichte der deutschen Literatur im 15. und 16. Jahrhundert sowie Sagen der germanischen und romanischen Völker. 1832 ließ er sich wieder als Abgeordneter von Stuttgart in den „vergeblichen" Landtag wählen, der im März 1833 aufgelöst wurde. Erneut gewählt, wollte ihn die Regierung nicht mehr von seinem Amt als Professor in Tübingen beurlauben, weshalb er ohne Rücksicht auf persönliche Nachteile seine Professur in Tübingen niederlegte und sein Mandat als Landtagsabgeordneter wahrnahm. Er beteiligte sich engagiert bei den Diskussionen um die nationale Einheit und die demokratischen Freiheiten. Politisch konnten sich die Freunde des Tübinger Kreises bei ihrem Einsatz für die Sache des griechischen Befreiungskampfes wiederfinden. Auch Uhlands Ziel, durch eine im August 1831 erfolgte Eingabe an die deutsche Bundesversammlung, eine Unterstützung der von der russischen Armee bedrängten Polen zu erreichen, fand Kerners Beifall. Kerner stand auch noch nach der Juli-Revolution 1830 in Frankreich politisch überwiegend auf der Seite der Demokraten, lehnte die Metternichsche Restauration ab und achtete Uhlands politischen Rat. Uhland verfolgte seinerseits mit Interesse, jedoch auch mit großer Skepsis, Kerners Weg in den Mystizismus und zur magischen Medizin. Besonders kritisch äußerte sich Uhland über Kerners Buch „Die Seherin von Prevorst":

„Erlaubst Du mir den Eindruck wiederzugeben, den unsere letzten Gespräche mir zurückgelassen haben, so ist es dieser: Was an diesen Arbeiten Dein ist, was rein und ungetrübt aus Deiner Beobachtung und Naturanschauung hervorgeht, davon bin ich des schönsten Gewinns für alle versichert, denen es klar ist, daß man in die wunderbaren Tiefen der menschlichen Natur des Erlebens ohne lebendige Phantasie niemals eindringen würde. Was Dir aber von anderen zugetragen und fremdartig eingemischt wird, dagegen bin ich in hohem Grade mißtrauisch und feindselig gesinnt; ich meine nicht sowohl die gelbe Weste des Pfarrgeistes zu N., als vielmehr die Eschenmayer'sche Theologie auf diese Gegenstände angewendet" [385].

Uhland blieb zeitlebens bei dieser skeptischen Haltung gegen Kerners „Geistertheorie". Er zog sich nach 1839 zunächst aus der Landespolitik zurück und konzentrierte sich als Privatgelehrter wieder auf seine germanistischen Arbeiten, unternahm zahlreiche Reisen ins europäische Ausland und sammelte intensiv weiter alte Literatur. Durch Heines negative Kritik über die schwäbische Dichterschule („Schwabenspiegel" 1838), die Uhland allerdings ausnahm, verstärkte sich die Solidarität des Tübinger Freundeskreises, zumal Heine vor allem den biederen Karl Mayer recht unfair angriff. Dennoch gingen die Interessen der dichtenden Freunde Schwab, Mayer, Uhland und Kerner, bedingt durch die beruflichen Pflichten des Alltags, allmählich auseinander, und in den folgenden Jahren wurde die Freundschaft vor allem durch das Band der Erinnerung und persönlichen Wertschätzung gehalten.

Im Frühjahr 1848 griff Uhland wieder aktiv in die politischen Ereignisse ein. Er formulierte eine Eingabe einer Tübinger Volksversammlung (2. März 1848) an den landständischen Ausschuß in Stuttgart, in der allgemeine Volksbewaffnung, Pressefreiheit, Versammlungsfreiheit, verbesserte Selbstverwaltung, Gerichte mit Geschworenen und eine politische Vereinigung der deutschen Staaten gefordert wurde. Auch Karl Mayer, der seit 1843 als Oberjustizrat in Tübingen tätig war und mit Uhland natürlich engen Kontakt hatte, unterstützte Uhlands politische Auffassung. Uhland wurde von der nach den Märzunruhen umgebildeten württembergischen Regierung als Delegierter in den Vorbereitungsausschuß der Nationalversammlung nach Frankfurt entsandt, ein deutliches Zeichen seines hohen persönlichen und politischen Ansehens im Lande. Im April 1848 wurde er dann für den Wahlkreis Rottenburg/Tübingen zum Abgeordneten in das Paulskirchenparlament gewählt. In Weinsberg setzte sich Kerners Favorit Nägele durch (S. 265). Uhland unterstützte in der Frankfurter Nationalversammlung mit großer Autorität die Sache der „Linken", der liberalen Demokraten und verfolgte bis zum Scheitern der bürgerlichen Revolution sehr konsequent sein entschiedenes demokratisches politisches Konzept.

Ganz im Gegensatz zu Uhland war Kerner politisch unsicher und schwankend. Schließlich nahm er aus den oben erläuterten Gründen (S. 266 f.) eine reaktionäre, konservative Haltung gegen die demokratische Bewegung ein. Uhland hat diese dem Zeitgeist der bürgerlichen Intellektuellen entgegenstehende Haltung Kerners vermutlich nur noch „nebenbei"zur Kenntnis genommen. Er vertrat als einer der prominentesten Abgeordneten in Frankfurt und

---

[385] Uhlands Briefe II, S. 323

schließlich auch im Rumpfparlament in Stuttgart bis zu dessen Auflösung im Juni 1849 die Forderung nach einer liberalen, bürgerlichen Demokratie in Deutschland. Als die bürgerliche Revolution mit der Auflösung des Stuttgarter Rumpfparlaments endgültig zum Scheitern verurteilt war, zog sich Uhland wieder nach Tübingen zurück, von wo er in den folgenden Jahren nur noch gelegentlich zu politischen Fragen Stellung nahm. Er hat bis zu seinem Tod 1862 als hochgeachteter und berühmter Privatgelehrter seine germanistischen Arbeiten und die Sammlung deutscher Heldensagen fortgesetzt und war als erfolgreicher Dichter auch mit der Herausgabe der zahlreichen Auflagen seiner Gedichte beschäftigt. Seine aufrechte politische Haltung und seine hohe Leistung als Gelehrter förderten die Verbreitung seiner frühen Gedichte, so daß er während der letzten 15 Jahre seines Lebens zu den angesehensten Männern Deutschlands zählte[386].

Uhland reagierte in diesen Jahren auf Kerners konservative politische Haltung gelassen, er nahm sie ihm nicht mehr übel und erkannte vermutlich auch den allmählichen Verfall des alten Freundes, dessen politische Konzeptionslosigkeit durch seine Persönlichkeit, ärztliche Leistung und gemütvolle Dichtung aufgewogen wurde. Als bewußter Demokrat ging Uhland auf Distanz zu allen Fürstenhöfen und lehnte 1854 den ihm angetragenen „Pour le merit"-Orden und den bayerischen Maximiliansorden ab. Kerner nahm den letzteren dagegen wenige Monate später an und fühlte sich hoch geehrt. Uhlands Brief an Alexander von Humboldt, in dem er dem von ihm geachteten Nestor der preussischen Akademie die Ablehnung des „Pour le merit"-Ordens mitteilte, ist ein Muster von charaktervoller Aufrichtigkeit und politischer Konsequenz, gepaart mit großer Achtung und Höflichkeit dem Briefempfänger gegenüber. Uhland kam nach 1849 gerne – wenn auch nicht allzu häufig – als Gast ins Kernerhaus. Als Friederike im April 1854 starb, war Uhland einer der ersten, der nach Weinsberg eilte, um den trauernden Freund zu trösten. Uhland, der seit 1838 engere Kontakte mit dem Freiherrn von Laßberg in Meersburg hatte und dort auch dessen Schwägerin, die Dichterin Anette von Droste-Hülshoff, kennenlernte, hat Kerners Bekanntschaft mit Laßberg vermittelt und nahm Anteil an Kerners späteren historischen Arbeiten über Mesmer.

Nach dem Abschluß der Biographie Mesmers verfiel Kerner immer mehr (s. S. 317 f.), während Uhlands geistige Arbeitskraft fast ungebrochen blieb. Noch 1861 erschien der zweite Teil seiner Arbeit zur deutschen Heldensage („Der Rosengarten von Worms"). Als Kerner im Februar 1862 starb, kamen der 75jährige Uhland wie auch der alte Freund Karl Mayer nach Weinsberg zur Beerdigung. An diesem kalten Februartag und anläßlich einer weiteren Beerdigung in Tübingen scheint Uhland sich eine schwere Erkältung zugezogen zu haben, von der er sich nicht mehr völlig erholte. Er starb am 13. November 1862.

Auch der zweite dichtende Freund aus den Tübinger Studententagen, Karl Mayer, der sich wegen seiner klugen und fürsorglichen Vermittlertätigkeit zwischen Friederike und Justinus Kerner im Jahr vor ihrer Hochzeit der besonderen Zuneigung von Friederike erfreute (s. S. 106 f.), hielt sein ganzes Leben den

---

[386] Mayer 1867

Kontakt mit dem Kernerhaus aufrecht. Mayer war nach dem Studium von 1809–1817 Advokat in Heilbronn, von 1818–1824 Gerichtsassessor in Esslingen a. N., danach bis 1843 Oberamtsrichter in Waiblingen und schließlich Oberjustizrat in Tübingen, wo er 1853 in den Ruhestand trat, jedoch bis an sein Lebensende (1870) rüstig und literarisch aktiv blieb. Mayer war zeitlebens ein großer Naturfreund und liebte sportliches Wandern über weite Strecken. Als tüchtiger Jurist hatte er nicht mehr viel Zeit, seine biedermeierlich verträumten kleinen Gedichte zu schreiben. Er veröffentlichte dann doch noch einen umfangreichen Band Gedichte[387]. „Massenproduzent vielverspotteter Kleinstlyrik" meinte B. Zeller (1978) über ihn. Der Spott Heines störte Mayer vermutlich wenig, dafür freute er sich besonders über Eduard Mörikes Wertschätzung und die Besuche von oder bei Alexander von Württemberg. Mörike half Mayer auch bei der Herausgabe seiner Gedichte, überwiegend idyllischen Natur-, Landschafts- und Gartenbildern.

Mayer machte es sich im Alter zur Aufgabe, die Geschichte der älteren schwäbischen Romantik festzuhalten. Sein oben schon erwähntes Buch über das Tübinger „Sonntagsblatt" (S. 52) war seine zweite wichtige literaturhistorische Leistung, nachdem er schon 1853 einen Teil der Briefe Lenaus herausgegeben hatte. Später folgten eine kurze Biographie Uhlands, Mayers „Autobiographie" (1864) und schließlich das zweibändige wichtige Werk „Ludwig Uhland, seine Freunde und Zeitgenossen" (1867). Karl Mayer blieb von den Freunden bis ins hohe Alter am rüstigsten und besuchte den leidenden Kerner jedes Jahr in Weinsberg (Abb. 28, 29):

„Sowohl Uhland als ich hatten in der Regel des Jahres wenigstens einmal nach Freund Kerner gesehen, und ihn freilich immer leidender und gedrückter gefunden, doch nie, ohne daß wir uns dazwischen immer noch einzelner ihm und uns zur Erheiterung dienender Reste seines immer wachen Humors, seiner nicht erloschenen Phantasie, sowie seiner nie versiegenden Herzensgüte und Liebe zu erfreuen hatten. Allein bald, am 24. Februar 1862, standen wir zwei übrigen, Uhland und ich, mit meinem Schwager August Köstlin, zu Weinsberg am Grabe des alten Freundes, den wir während unseres langen Lebens so manche köstliche Stunde zu danken und an dessen schmerzliche Entbehrung wir uns nun zu gewöhnen hatten"[388].

Als Beispiel für Mayers etwas schwerfälliges dichterisches Talent sei sein Gedicht „Abendglocken" wiedergegeben. Es gehört nach meiner Einschätzung zu dem besseren Teil seiner Lyrik und ist thematisch dem oben wiedergegebenen Gedicht Kerners („Mitternachtsszene", S. 242) verwandt.

Die Abendglocken

„Wie schwammen die Augen in friedlichem Glück
Und wie noch friedlicher hallt mir's zurück!
Die Abendglocken erhoben ihr Lied,
Das der Himmel mir so zu verstehen beschied:

---

[387] Mayer 1839
[388] Mayer 1867, Band 2, S. 252

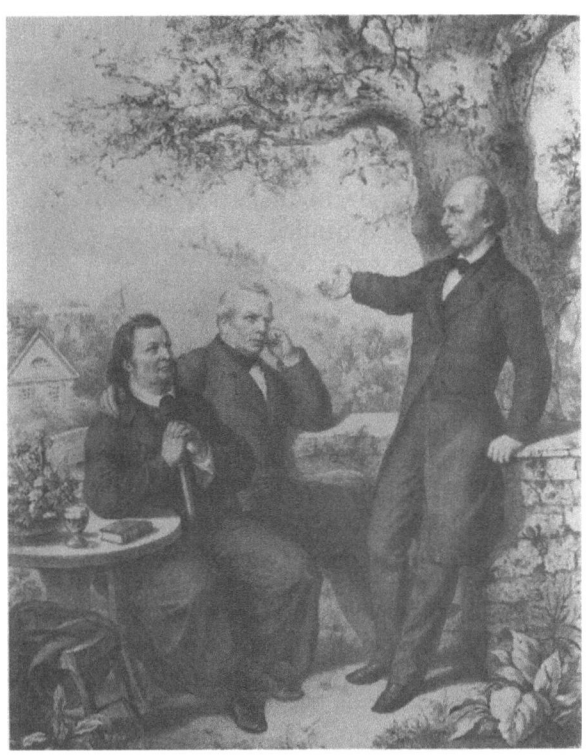

Abb. 29. Ludwig Uhland und Gustav Schwab bei Justinus Kerner. Lithographie nach einer Zeichnung von W. von Breitenschwert (DLM)

Wie lieblich klang eine, die Schönheit des Lands
Des allhin verbreiteten Blüthengewands!
Den Händen sey Dank, die herauf mich gebracht,
Zu preisen hier oben die irdische Pracht!

Und die zweite tönte hinaus in den Fluß:
O Dank dem Geschicke, den täglichen Gruß
Empfahet ihr Wogen in schwebendem Schritt
Und tragt ihn enteilend zum Ocean mit!

So bebt im Metall einer anderen dieß:
Wie lag ich in Banden im Erdenverließ,
In die Lüfte des Himmels wie schall' ich nun frei
Und winke die ewigen Sterne herbei!

Und so floß das Geläute dahin in den Raum,
Melodisch; ich horchte, doch sonderte kaum,
Daß aus der Klänge mildwechselndem Chor
Sich weiter noch Liebliches zu mir verlor

Ha, Stimme, wie griffst du zurück in die Zeit
Tief schöpfend aus grauer Vergangenheit
Fromm bebten die Herzen der Väter dir schon,
Nun mahnst du, die Zeugin der Todten, den Sohn!

Denn traulich in anderer, mild lautender Art,
Galt Schwester-Begrüßung der Gegenwart
Und hallte den Lebenden, Emsigen zu:
O löset die Sorgen in feiernde Ruh!

Doch, jeder noch weiter vernommene Klang
Entschwindet der Sprache mit hallendem Drang,
Gerückt aus der Zeit, aus der Erde Bereich
Erhob sich der Geist in das künstliche Reich.

Dem sehnenden Herzen Unendliches schon
Besagte der Glocken verhallender Ton
Und jede that schließlich der andern Bescheid:
Gelobet sei Gott uns in Ewigkeit!"

Auch mit dem dritten Dichterfreund der älteren schwäbischen Romantik, dem früh verstorbenen Gustav Schwab (1792–1850), blieb Kerner in engerem Kontakt[389]. In den späteren Jahren besorgte vor allem Gustav Schwabs Frau Sophie den Briefwechsel, die bei wechselseitiger Zuneigung zu Kerners geschätzten „intellektuellen" Briefpartnerinnen gehörte. Gustav Schwab, der aus einer schwäbischen Honoratiorenfamilie stammte – sein Vater Johann Christoph Schwab war Philosophie- und Mathematikprofessor an der Hohen Carlsschule in Stuttgart – schloß 1814 sein Theologiestudium in Tübingen mit einem exzellenten Examen ab. Danach war er als Pfarrvikar in Bernhausen bei Stuttgart tätig, unternahm 1815 eine Bildungsreise, die ihn über Weimar, wo er u. a. von Goethe empfangen wurde, nach Berlin führte. Dort lernte er die wichtigsten romantischen Dichter in der preussischen Residenz kennen: Chamisso, E.T.A. Hoffmann, Clemens von Brentano und Fouqué. Er war vom Nationalgefühl der norddeutschen Romantiker beeindruckt. Nach einer Repetentenzeit im evangelischen Stift in Tübingen, während der er u. a. sein „Neues allgemeines deutsches Commers- und Liederbuch" (1815) erweiterte, – ein erfolgreiches, bei den Studentenverbindungen lange populäres Werk – wurde Gustav Schwab 1818 zum Professor am Obergymnasium in Stuttgart ernannt. Er heiratete seine Studentenliebe, die intelligente Sophie Gmelin, Tochter des Tübinger Juraprofessors Christian Gottlieb Gmelin, die auch Kerner noch aus seiner Tübinger Studentenzeit kannte und schätzte.

Schwab befaßte sich mit Übersetzungen griechischer und römischer Literatur, wurde einflußreicher Redakteur der Literaturbeilagen von Cottas „Morgenblatt" (1827–1837) und gab zusammen mit Chamisso den „Deutschen Musenalmanach" (1833–1836 und 1838) heraus. Er förderte, so gut er konnte, jüngere

---

[389] Fischer 1911

Dichter; besonders Nikolaus Lenau hat ihm sein rasches Bekanntwerden in Württemberg zu verdanken. Die Beschreibung seiner schwäbischen Heimat lag Schwab am Herzen (Schwäbische Alb 1823, Bodenseegegend 1827, Wanderungen durch Schwaben 1835). Auch als Herausgeber (z. B. von Wilhelm Hauffs Schriften) und als Biograph Schillers („Schiller's Leben" 1840), wie auch als Übersetzer französischer Dichtung (z. B. der Gedichte von Victor Hugo 1831), erwarb sich Schwab große Verdienste. Politisch gehörte Gustav Schwab wie Uhland zunächst zu den liberalen Demokraten. Seine politische Haltung brachte ihm nach 1832 zunehmend Schwierigkeiten in Stuttgart ein, so daß er sich 1837 auf die freigewordene Pfarrei Gomaringen im Oberamt Reutlingen versetzen ließ. Von dort wanderte er häufig nach Tübingen, um sich mit Uhland und Mayer zu treffen. Auch während der Pfarrerszeit in Gomaringen blieb Schwab literarisch tätig. Seine wichtigste Publikation aus jener Zeit sind die heute noch von Kindern gerne gelesenen „Schönsten Sagen des klassischen Altertums". 1841 zog Schwab nach einer Skandinavienreise wieder nach Stuttgart zurück, wo er Stadtpfarrer an der Leonhardskirche und später Oberkonsistorialrat wurde. Er blieb bis zu seinem Lebensende literarisch aktiv und war ständig bestrebt, die württembergischen Literaten mit den übrigen literarischen Bewegungen in Deutschland in Kontakt zu halten. Durch ihn blieb Kerner, der ihn gelegentlich in Stuttgart besuchte oder von ihm und seiner Frau in Weinsberg besucht wurde, über die neueren literarischen Entwicklungen orientiert. Die Briefe von Sophie Schwab informierten Kerner über Gustav Schwabs Tätigkeit, und nur hie und da wurden Probleme der Zeit kurz berührt. Einig war sich Kerner mit dem Ehepaar Schwab in der Ablehnung der rationalen Theologie von David Friedrich Strauß (s. S. 308): *„Mein Mann läßt Dich fragen, was Du denn zu Deines Freundes Strauß seinem Leben Jesu sagst? Ihn ließ es einige Nächte beinahe ungeschlafen, bis er es verwunden hatte . . ."* [389a]. Häufig kehrten die Besucher des Kernerhauses in Weinsberg auf ihrem Weg von oder nach Weinsberg bei Gustav Schwab in Stuttgart ein; man empfahl sich gegenseitig neue und interessante Bekannte. In den Briefen Kerners an Sophie Schwab wird gelegentlich deutlich, wie stark er von seinem Geisterglauben geprägt war, obgleich bei ihm die Grenze von Bericht und ironischer Phantasie oft schwer zu bestimmen ist: *„. . . Von neuen Geistergeschichten weiß ich Euch nichts zu schreiben, als daß der alte Dekan Klüpfel (von dem ich Euch dieses Frühjahrs sagte, daß er hier als Geist gehe) gegenwärtig äußerst unruhig ist, namentlich machte er mir selbst kürzlich nächtlich in Schuh und Strümpfen Visite und murmelte etwas an mich hin; aber ich konnte ihn nicht verstehen. Was will er?"* [390].

Sophie Schwab und Julie Hartmann hielten Kerner durch ihre Briefe über die neuesten Ereignisse um die schwäbischen Poeten in der Landeshauptstadt auf dem laufenden, über Gustav Pfizer, Lenau, Uhland, das Reinbeck-Hartmannsche Haus. Sophie Schwab übernahm auch die Korrespondenz in der Auseinandersetzung wegen des Heine-Bildes im „Musenalmanach" und das *„niederträchtige Urteil von Heine über Uhland und die schwäbischen Dichter in seinem neuesten Buche"* [391]. Sophie Schwab nahm vermutlich Kerners Geistertheorie ernst, denn

---

[389a] Br. II, 451; 3. Juli 1835
[390] Br. II, 456, 18. Januar 1836
[391] Br. II, 458, 8. März 1836

in verschiedenen Briefen schrieb ihr dieser recht offen und manchesmal auch selbstironisch über seine skurrilen Vorstellungen. Daneben enthält der Briefwechsel zwischen Kerner und Sophie Schwab Hinweise auf die Literatur der Zeit, so z. B. auf Goethes Farbenlehre oder Eckermanns Gespräche mit Goethe. Heines Bedeutung als Dichter hat offenbar keiner der schwäbischen Romantiker erkannt. Der aus wechselseitiger verletzter Eitelkeit entstandene Romantikerstreit mit Heine hat auf beiden Seiten den klaren Blick für die Qualität des anderen getrübt.

Justinus Kerner war über die literarischen und wissenschaftlichen Erfolge seiner Freunde sehr erfreut, hielt sich jedoch bei den literarischen Diskussionen und in Fragen des schriftstellerischen und dichterischen Stilwandels weitgehend zurück. Dichtung war für ihn, obgleich er einen großen Teil seiner späteren Gedichte dank seiner guten Beziehungen zum „Morgenblatt" veröffentlichte, letztlich eine private Angelegenheit, ein Ausdruck von Anmutung, Gefühl und Schmerz. Die größeren literarischen Konzeptionen der Freunde Uhland und Schwab, die auch die Idee einer deutschen Nationalliteratur verfolgten, waren ihm letztlich fremd.

Der Kontakt mit den oben erwähnten *ärztlichen Freunden* blieb ebenfalls erhalten. Gelegentlich korrespondierte man über gemeinsame Patienten. Köstlin und Jaeger berieten Kerner bei seinen „organischen" Untersuchungen in der „Wurstgiftzeit" (S. 136). Köstlin, Tritschler und der mit Köstlin verwandte K.E. Schelling waren auch an Kerners Forschungen auf dem Gebiet des „thierischen Magnetismus" interessiert, während Johann Georg Jaeger, der beste Naturwissenschaftler dieses Freundeskreises, sehr skeptisch blieb. Kerner schickte Jaeger gelegentlich Mißbildungen von Foeten und Haustieren. Der Briefwechsel Kerners mit diesen alten Freunden aus der Tübinger Studentenzeit berührte manchesmal auch Probleme der ärztlichen Therapie, gelegentlich überwiesen die Freunde an Kerner, wie auch andere Ärzte, psychisch gestörte Patienten zur weiteren Behandlung. Außer bei den seltenen wechselseitigen Besuchen trafen sie sich vermutlich bei den Versammlungen des württembergischen Ärztevereins und der 1822 gegründeten Gesellschaft der Naturforscher und Ärzte Deutschlands. An den Versammlungen dieser Gesellschaft nahm Kerner immer dann teil, wenn die Reisedistanz zum Versammlungsort nicht zu groß war (Heidelberg 1829, Stuttgart 1834, Nürnberg 1845, Tübingen 1853). Auf diesen Versammlungen erlebte Kerner auch die allmähliche Ablösung der naturphilosophischen Epoche der Medizin durch naturwissenschaftlich orientierte Forschung und rationales Denken, obgleich bei der Versammlung der Naturforscher und Ärzte entsprechend den Plänen ihres Gründers Lorenz Oken (1779–1851) die Naturphilosophie noch für lange Jahre eine viel beachtete Rolle spielte.

Von den alten medizinischen Studienfreunden spielte Heinrich Köstlin für Kerner eine besondere Rolle. Köstlin war als Mitglied des Stuttgarter Medicinalcollegiums im Aufsichtsgremium für die Oberamtsärzte. Bei den alle 4 bis 5 Jahren durchgeführten Visitationen des Medicinalcollegiums in den Oberämtern hat Köstlin die Berichte über Weinsberg verfaßt[392]. Kerner mußte in diesen Visi-

---

[392] Unterlagen im Württ. Staatsarchiv Ludwigsburg, E162/I

tationsberichten einige Kritik lesen, die auch seinen Aufgabenbereich betrafen: Rügen über die schlampige Apotheke in Löwenstein, die ungenügende Ausrüstung der Hebammen im Oberamt, die Hygiene im Gefängnis und den Schulen. Neben Kerners Beziehungen zum württembergischen Königshaus war die alte Freundschaft zu dem klugen und außerordentlich tüchtigen Heinrich Köstlin für Kerner eine Art Garantie, daß er sein medizinisches Außenseitertum fast unbehelligt verwirklichen konnte, auch wenn er damit manchesmal die Nachsicht des Medicinalcollegiums sehr strapazierte (S. 235 f.).

Eduard Mörike

Von allen Dichterfreundschaften Kerners war die zu Eduard Mörike (1804–1875), dem menschenscheuen, ängstlichen, zu introvertierter Hypochondrie und weltfremder Versponnenheit neigenden Pfarrer und späteren Professor am Katharinenstift in Stuttgart, die empfindlichste. Der in Ludwigsburg als Sohn eines Arztes geborene Mörike besuchte dort ab 1811 die Lateinschule. Nach dem Tod des Vaters zog die Mutter mit den Kindern nach Stuttgart, wo Mörike seine Schulausbildung am Gymnasium abschloß. Mit 14 Jahren trat er in das evangelische Seminar in Urach ein, wo er sich zunächst mit Wilhelm Hartlaub befreundete, später auch mit Wilhelm Waiblinger. 1822 begann er mit dem Theologiestudium an der Universität Tübingen; dort lernte er Friedrich Theodor Vischer und David Friedrich Strauß kennen. Während ihrer Studentenzeit bildeten Waiblinger, Mörike und Ludwig Bauer einen der typischen Tübinger Freundschaftsbünde im evangelischen Stift. Sie nahmen Kontakt mit Hölderlin auf; Hermann Hesse hat einen Besuch Hölderlins mit den Freunden im Presselschen Gartenhaus am Tübinger Österberg dichterisch gestaltet.

Nachdem ihn seine Jugendliebe – seine Cousine Klara Neuffer – verlassen hatte, lernte Mörike 1823 in Ludwigsburg Maria Meyer kennen, ein aus Schaffhausen stammendes, angeblich zu somnambulen Zuständen neigendes, sonderliches Mädchen. Sie wurde die „Peregrina" des „Maler Nolten":

„Der Spiegel dieser treuen, braunen Augen
Ist wie von innerm Gold ein Widerschein . . .

Die Liebe, sagt man, steht am Pfahl gebunden,
Geht endlich arm, zerrüttet, unbeschuht;
Dies edle Haupt hat nicht mehr, wo es ruht,
Mit Tränen netzet sie der Füße Wunden.

Ach, Peregrinen hab' ich so gefunden!
Schön war ihr Wahnsinn, Ihrer Wange Glut,
Noch scherzend in der Frühlingsstürme Wut
Und wilde Kränze in das Haar gewunden . . ."

Das Mißlingen der Beziehung zwischen Mörike und Maria Meyer hat Peter Härtling in seinem Buch „Die dreifache Maria" mit dichterischer Einfühlung beschrieben. 1826 beendete Mörike seine Studienzeit in Tübingen und war in den folgenden Jahren als Vikar und Pfarrverweser an verschiedenen Orten tätig (Oberboihingen, Plattenhardt, Köngen, Owen u. T., Eltingen bei Leonberg, Ochsenwang auf der Schwäbischen Alb), bis er 1834 Pfarrer in Cleversulzbach wurde. Seine Mutter und seine Schwester Clara führten ihm dort den Haushalt. 1843 ließ sich Mörike in den Ruhestand versetzen und zog zunächst mit seiner Schwester Clara zu seinem Freund Hartlaub, der Pfarrer in Wermutshausen war. Von dort ging er vorübergehend nach Schwäbisch Hall und schließlich zur Kur nach Bad Mergentheim, wo er seine spätere Frau Margarete von Speeth kennenlernte. Nach weiteren unruhigen Reisezeiten übernahm Mörike 1851 das Amt eines Professors am Königlichen Katharinenstift in Stuttgart, wo er den Schülerinnen Unterricht in deutscher Literatur und Poesie gab. 1851 heiratete Mörike; der Ehe entsprossen zwei Töchter (Fanny, geb. 1855 und Marie, geb. 1857). Mit seinem Beruf sehr unzufrieden, ließ sich Mörike 1866 pensionieren, zog zunächst nach Lorch im Remstal, dann wieder zurück nach Stuttgart und schließlich 1870 nach Nürtingen. Seine Ehe gestaltete sich immer schwieriger; 1871 zog er nach Stuttgart zurück, 1873 trennte sich seine Frau von ihm. Die Tochter Marie blieb bei Mörike, Fanny bei der Mutter. 1875 starb Mörike in Stuttgart[393].

Mörike nahm den ersten Kontakt zu Kerner als Patient auf. Während seiner Studentenzeit in Tübingen erkrankte er plötzlich an einer Sehstörung und Augenmuskellähmung mit Doppelbildern. Er schrieb darüber an Justinus Kerner. Das Leiden besserte sich jedoch spontan. Da Mörike wiederholt in späteren Jahren an einem „Rückenmarksleiden" mit vorübergehenden Lähmungserscheinungen erkrankt war, erscheint es nicht ausgeschlossen, daß er an einer relativ milde verlaufenden Form einer multiplen Sklerose erkrankt war und die Sehstörungen mit Doppelbildern Folge eines ersten Schubes der multiplen Sklerose waren. Nach Durchsicht der Krankenberichte kamen kürzlich die Mediziner K. Mörike, H. H. Ott und P. Seybold (1985) zu diesem Schluß. Die vorliegenden Krankenberichte sind allerdings recht unvollständig.

Persönlich kennengelernt haben sich Kerner und Mörike vermutlich erst während der Zeit Mörikes in Cleversulzbach, wo Kerner an Weihnachten 1835 einen ersten kurzen Besuch machte[394]. Mit einem Schreiben vom 2. Juni 1837 lud Mörike Kerner und seine Frau ein, die ihn dann am 3. Juni 1837 auch besuchten. Aus einem Brief Mörikes an seinen Freund Hartlaub über diesen Besuch geht Kerners Originalität hervor:

„Wir saßen Samstagvormittag zu Dreien im Garten auf dem erhöhten schattigen Vorplatz bei dem Gartenhaus; die Mädchen nähten und ich las. Nach 12.00 Uhr kam die Magd mit dem Essen, entschuldigte dessen Verspätung und Unvollständigkeit im Namen der Mutter, die sich vor Besuchen nicht habe zu helfen gewußt. Darunter wäre ein wunderlicher fremder Herr gewesen, groß und dick, mit einem braunen Kittel, grauem Schlapphut, dickem Stock. Er sei, erzählte sie mit Lachen, höchst ungeniert durch alle Zimmer, Gänge und die Küche gegangen, mit Ungestüm nach mir suchend. Die Frau Mama, getreu meinem Gebot, nicht alle Leute ohne Unterschied mir zuzuschicken, gab

---

[393] Meyer 1955, Zeller u. Mitarb. 1975
[394] Geyer 1910

ihm, den sie natürlich nicht kannte, nur unbestimmten Bescheid, er zog seine Schreibtafel heraus, verlangte Papier, besann sich aber sogleich wieder anders und sagte, nach Tisch würde er wiederkommen und sich den Garten zeigen lassen, wo ich sei, er wolle ihn schon finden. Ich erriet gleich den Mann: der Kerner ists von Weinsberg und kein anderer Mensch!" [394].

Wenige Tage später schrieb Kerner über diesen Besuch an Sophie Schwab [395].

„Kürzlich war ich bei Mörike. Er ist ein lieber, herrlicher Mensch und sein Dichterwesen ist durchaus originell. Ich freue mich auf seine Sammlung innigst . . . Sein Pfarrhaus ist in der Seherin von Prevorst aufgeführt als eines, in dem sich Spuk zeige. Er, der früher an derlei nicht im mindesten glaubte, überzeugte sich völlig davon, und seine Erzählungen sind höchst charakteristisch. Auch die verschiedenen Vikare, die er hatte, überzeugten sich davon. In diesem Pfarrhaus zu Cleversulzbach lebte und starb Schillers Mutter. Es ist sehr romantisch gelegen . . .".

Mörike kam erstmals am 29. Mai 1839 nach Weinsberg und nochmals im August 1839. Hermann Kurz, der mit Mörike befreundet war, bat Kerner im Mai 1841 brieflich, sich bei Tieck, der damals in Süddeutschland weilte, um eine bessere Stellung für Mörike zu verwenden [396]: *„Mörike muß, das wissen Sie, in eine bessere und namentlich in eine andere Lage gebracht werden, und ihre Nachricht, daß Tieck zu Ihnen kommen würde, hat mich gleich beim ersten Lesen auf den Gedanken an Berlin gebracht. Hier, glaube ich, läßt sich mit einem kräftigen Ruck etwas thun und ich glaube auch, daß der Augenblick dazu da ist . . .".*

Kerner traf Tieck in Heilbronn: *„Auch den Mörike mußte ich ihm dahin bestellen. Aber denken Sie sich – dieser kam nicht –",* schrieb Kerner im Mai 1841 an Marie von Hügel.

Kerner wechselte mit dem scheuen Mörike noch mehrfach Briefe, besonders im Sommer 1843, als er sich wegen der Beziehung seines Sohnes Theobald zu Frau von Hügel ernstlich Sorge machte. Marie von Hügel fand vorübergehend Zuflucht im Pfarrhaus in Cleversulzbach. Nachdem Mörike aus Cleversulzbach weggezogen war, brach der Kontakt mit Kerner ab. Mörike hatte seine eigenen Schwierigkeiten in der Beziehung zu dem sehr viel lebhafteren Kerner und nicht nur zu diesem:

„. . . Indessen ist es wahr, ich bin seit Jahren der Welt und selber meinen alten Freunden um vieles fremder geworden; auch ist mir oft, als könnte ich nie mehr so heiter sein, als man von früher mich zu denken gewohnt ist . . ." schrieb Mörike an Kerner im Juli 1842 [397].

Mörike hat auf Kerners Wunsch seine „Geisterwahrnehmungen" im Pfarrhaus von Cleversulzbach beschrieben: „Der Spuk im Pfarrhause zu Cleversulzbach" [398]. Mörike nahm 1834 – angeblich ohne die früheren Spukgeschichten vom Cleversulzbacher Pfarrhaus gekannt zu haben – wiederholt Sonderliches in seinem Haus wahr. So hörte er z. B. unter seinem Bett „Fallen und Rollen wie

---

[395] Br. II, 477
[396] Br. II, 850
[397] Br. II, 567
[398] „Magikon", Band 2, 7–17 (1842)

von einer kleinen Kugel", sah nach einem schreckhaften Traum plötzlich einen „hellen Schein" und hatte gelegentlich nach dem Träumen die *grauenhafte Empfindung . . . als legte sich ein fremder, harter Körper in meine Hüfte auf die bloße Haut".* Diese Sensationen könnten Parästhesien gewesen sein, die durch die oben erwähnte Erkrankung bedingt waren.

Auch Mörikes Mutter, sein Bruder Karl und die Schwester Clara sowie die Magd hörten im Hause gelegentlich Klopfen. Karl wurde einmal aus dem Schlaf *„durch einen fürchterlichen Knall, ähnlich dem eines Pistolenschusses, der innerhalb seines Zimmers geschehen, erweckt".* Einmal sah Karl nachts *„eine feurige Erscheinung, eben als beschriebe eine unsichtbare Hand mit weißglühender Kohle oder mit glühender Fingerspitze einen Zickzack mit langen Horizontalstrichen in der Luft"* (Migränephosphene?). Man erkennt aus den ins Detail gehenden Beschreibungen Mörikes, wie empfindsame und entsprechend aufmerksame Menschen damals sofort bereit waren, an Geisterspuk zu glauben. Kerner freute sich natürlich über diese und andere recht vagen Beschreibungen der „Spukphänomene" im Pfarrhaus von Cleversulzbach, an die schon die beiden Amtsvorgänger Mörikes glaubten. Er nahm Mörikes Bericht als Beweis für die von ihm behaupteten „außergewöhnlichen Erscheinungen, die an bestimmten Häusern haften"[398a].

Kerner schätzte Mörikes Lyrik und erkannte in dessen melancholischer Grundstimmung seinen eigenen depressiven Weltschmerz. Ob Mörike Kerners Dichtung ebenso schätzte, ist mir nicht bekannt. Mörike liebte besonders die den kleinen Details des Alltags gewidmeten Verse von Karl Mayer und half diesem auch bei der Auswahl seiner Gedichte für eine spätere Veröffentlichung[399]. Mörikes und Kerners lyrische Bemühungen befaßten sich oft mit den gleichen Themen, im Vergleich der beiden wirkt die Sprache Kerners kräftiger, unmittelbarer, aber auch deutlich gröber als die feinstrukturierten und kunstvoll verflochtenen Verse Mörikes, die sich noch mehr von der Welt abwandten als Kerners lyrische Versuche. Zum Vergleich zu Kerners „Mitternachtsszene" (S. 242 f.) möchte ich Mörikes „Stimmung um Mitternacht" hier wiedergeben:

Um Mitternacht

„Gelassen stieg die Nacht ans Land,
Lehnt träumend an der Berge Wand,
Ihr Auge sieht die goldene Waage nun
Der Zeit in gleichen Schalen stille ruhn;
Und kecker rauschen die Quellen hervor,
Sie singen der Mutter, der Nacht, ins Ohr
Vom Tage,
Vom heute gewesenen Tage.

Das uralt alte Schlummerlied,
Sie achtet's nicht, sie ist es müd';
Ihr klingt des Himmels Bläue süßer noch,
Der flücht'gen Stunden gleichgeschwung'nes Joch.

[398a] s. Kerner 1847
[399] Mayer, II, 1867, S. 248

Doch immer behalten die Quellen das Wort,
Es singen die Wasser im Schlafe noch fort
Vom Tage,
Vom heute gewesenen Tage."

Alexander Graf von Württemberg

Alexander von Württemberg und Nikolaus Lenau waren Kerners geliebte „Dichtersöhne". Alexander wurde 1801 in Kopenhagen geboren. Sein Vater, Herzog Wilhelm von Württemberg, war ein Bruder von König Friedrich I. und damals Gouverneur in Kopenhagen. Seine Mutter war die Burggräfin Friederike Wilhelmine Rhodis von Tunderfeld. Von seinen Geschwistern hatten die jüngere Schwester Marie und der Bruder Wilhelm später engere Beziehungen zum Kernerhaus. Die Eltern Alexanders kehrten bald nach dessen Geburt nach Württemberg zurück. Alexander erhielt seine erste Schulausbildung in der Schweiz, wo er im Geist Pestalozzis erzogen wurde und absolvierte dann eine militärische Karriere als württembergischer Kavallerieoffizier. 1821 wurde er Hauptmann 2. Klasse in der württembergischen Armee, diente bis 1832 in einem in Esslingen a.N. gelegenen Reiterregiment und rückte bis zum Oberstleutnant auf (Abb. 30). Er galt bei der Truppe als der „tolle Graf", gelegentlich stimmungslabil, meist jedoch energisch, zielbewußt, ein begeisterter Reiter, Jäger und Schwimmer. Er langweilte sich bei einem Regiment im Frieden und sehnte sich nach kriegerischen Zeiten. Wegen seiner etwas exzentrischen Lebensführung und seiner liberalen „Freiheitsgesänge", die von der Wiener Zensur Metternichs verboten wurden, hatte Alexander Schwierigkeiten mit dem württembergischen Königshaus. Sein ruhigerer und den Wissenschaften zugeneigter Bruder Wilhelm Graf von Württemberg (Urach) verstand sich mit dem Königshaus besser. 1832 heiratete Alexander Helene, Gräfin von Festetics-Tolna (1812–1886), eine attraktive, jedoch ebenfalls etwas exzentrische Frau, bei der bald Züge von Herrschsucht sichtbar wurden, die Nikolaus Lenau böse kommentierte, als er über den kleinen Seracher Park schrieb: „. . . *dort steht eine große Schar von Blumen, aber auch die Abscheulichkeit der Gräfin voll in Blüte*"[400]. Alexander lebte mit seiner Familie – der nicht sehr glücklichen Ehe entsprossen zwei Söhne und zwei Töchter – in einem Stadtpalais in Esslingen a.N., dem oberen Palmschen Bau (heute „Neues Rathaus"), oder in dem bei Esslingen gelegenen „Schlößchen" Serach, einem einfachen Landgut, das er 1828 erworben hatte. Alexander hatte neben seiner Schulausbildung noch das Drechslerhandwerk erlernt – damals gehörte eine handwerkliche Ausbildung zur Erziehung der Söhne im württembergischen Fürstenhaus. Alexander war musikalisch begabt, ein großer Naturfreund und liebte neben der Jagd auch die Beschaulichkeit des Gartenbaus. Mit Kerner tauschte er nicht nur Gedichte, sondern auch Blumen und Gemüsesetzlinge aus.

Alexander hatte sich wahrscheinlich noch während des Militärdienstes mit einer Syphilis infiziert, deren Spätfolgen sich wenige Jahre nach seinem Aus-

[400] Lenau, Briefe, Nr. 696

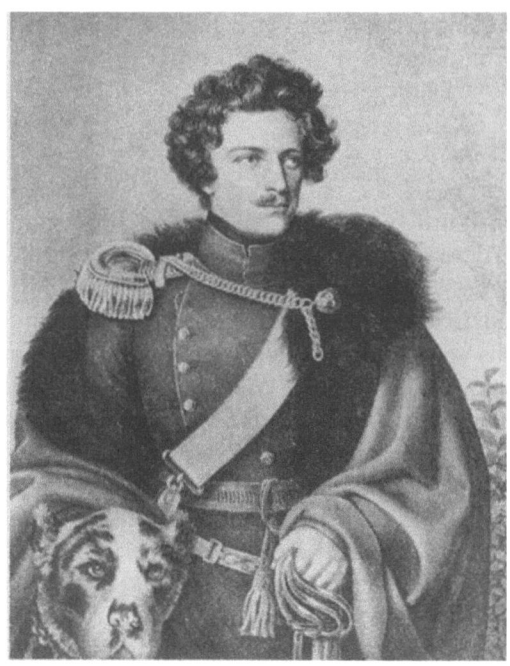

Abb. 30. Alexander Graf von Württemberg (Br.II)

scheiden aus dem Militärdienst einstellten. In den letzten Jahren seines Lebens litt er unter den qualvollen Symptomen einer Gefäßlues und einer Tabes dorsalis. Nachdem ihm eine Kur in der Wasserheilanstalt Kennenburg bei Esslingen, wo er mit Jod- und Salzbädern behandelt wurde, nur vorübergehende Linderung brachte, reiste er, von zunehmender innerer Unruhe getrieben, wiederholt nach Ungarn, Österreich, Italien und Korsika, wo er z.B. 1842 die ärztliche Hilfe von Dr. Uhland in Anspruch nahm. 1843 erkrankte Alexander in Florenz sehr schwer an einer „Drüsenschwindsucht", die vermutlich ebenfalls eine luetische Ursache hatte. 1844 starb er an einem Hirnschlag, den er während eines Aufenthaltes im Wildbad erlitt. Er hatte immer geglaubt, daß er einmal im Wildbad sterben würde, weil er einst dort einen Ring verloren hatte, den die „Enzfey" (s. S. 99) ihm als schlechtes Omen abgenommen habe[401].

Alexander beschrieb seine Erkrankung in dem Gedicht

In der Krankheit

„Mein Leben gleicht dem alten Thurme,
Verwittert blickt er in die Welt,
Trotzt wol noch manchem harten Sturme,
Bis er in sich zusammenfällt.

---

[401] von Schmidt 1880, Koenig-Warthausen 1941, Zeller 1985

Doch sind die Glocken drin zersprungen,
Ein Blitzstrahl brach mir das Gemüth,
Die frohen Lieder sind verklungen,
Nur eine trübe Flamme glüht
Die Phantasie auf dem Altare
Der Dichtkunst noch und wirft das Licht
Auf eine stille Todtenbahre,
Bis daß der Thurm zusammenbricht".

Alexander hatte ein besonders enges Vertrauensverhältnis zu seiner gebildeten Schwester Marie (Gräfin von Taubenheim, 1815–1894), die als junges Mädchen für Lenau schwärmte. Sie betreute Alexander in den letzten Monaten seiner Krankheit. Justinus Kerner hat Marie von Taubenheim sehr geschätzt und
seine Tochter Rosa Maria, die wie Theobald mehrfach für einige Wochen bei
Alexander in Serach zu Besuch war, freundete sich mit der etwa gleichaltrigen
Marie von Württemberg an. Alexander entwickelte zu Justinus Kerner eine tiefe
Zuneigung, die deutlich homoerotische Züge hatte. Er liebte und verehrte Kerner wie einen guten Vater und dieser erwiderte die Zuneigung mit der ihm eigenen tief-gemütvollen Weise. Alexander lernte Kerner 1829 durch den Vetter
Ludwig Uhlands, Dr. Ernst Uhland, kennen, einem Freund Kerners aus der
Brackenheimer Schulzeit und dem Tübinger Uhland-Kerner-Kreis (s. S. 19 und
50).
Alexanders engere Freunde kamen weitgehend aus dem gebildeten Bürgertum. Der Seracher Kreis bestand aus den gleichen, an romantischer Literatur
interessierten Menschen, die sich auch bei Kerner in Weinsberg oder im Hart-
mann-Reinbeckschen Haus in Stuttgart trafen. Neben Kerner gehörten zum
engeren Freundeskreis Alexanders vor allem Lenau und Karl Mayer, aber auch
Gustav Schwab und Ludwig Uhland schätzten ihn und besuchten ihn in Serach.
Gustav Schwab vermittelte auch die Bekanntschaft zwischen Lenau und Alexander, die sehr rasch enge Freundschaft schlossen und ihre geistige Verwandt-
schaft feststellten. Lenau schrieb im November 1831 an seinen Schwager Anton
Schurz: *„Der Alexander ist ein prächtiger Kerl, wild und mutig, ritterlich und herzlich,
ich habe auf seinem Landgut einen frohen Abend verlebt. Wieder eine Bruder-
schaft . . ."*[402]. Lenau wurde der häufigste Gast in Serach. Als „Hofberichterstat-
terin" dieses romantischen Literatenkreises war auch Emma von Suckow (Niendorf, 1807–1876) wiederholt bei Alexander zu Gast. Wir verdanken ihr einige
überschwängliche Schilderungen des Lebens im Seracher „Schlößchen" und
bewundernde Beschreibungen Lenaus und Alexanders: *„Den wohlbekannten grünen Alphut mit den Spielhahnfedern auf dem Kopf, auf seinem schlanken Araber galoppie-
rend, war er die schönste ritterliche Gestalt, die man sich vorstellen oder vielmehr nicht
vorstellen kann, wenn man sie nicht geschaut hat . . ."*[402a].
Wenn Graf Alexander Schwermut oder körperliche Beschwerden plagten,
suchte er Kerner in Weinsberg auf, wo er ein von allen geliebter, gern gesehener

---

[402] Brief Nr. 70
[402a] Niendorf 1840

Gast war. Er wohnte meist im „Alexanderhäuschen", das im Garten auf der anderen Straßenseite des Kernerhauses stand. Auch Friedrike Kerner schätzte Alexander, und dieser liebte das „einfache Leben" in Weinsberg, Friederikes Küche und ihre mütterliche Zuneigung so sehr, daß er für einige Zeit sogar plante, sich in Weinsberg ein Haus zu erwerben. Alexander war an Kerners „Geistergeschichten" interessiert, ohne selbst mehr als landesüblich vom Aberglauben beeindruckt gewesen zu sein. Nach dem Tod von Carl von Kerner wurde Alexander für mehrere Jahre Justinus Kerners engster Vertrauter. Auch Theobald Kerner berichtete noch im Alter[403]:

„Es haucht mich wie frischer Morgenwind an, wenn ich an ihn denke. Im Anfang zwar, als ich mit andern Knaben auf der Straße spielte und der Graf blitzschnell mit seinen schönen ungarischen Pferden in der leichten Droschke angefahren kam und der hohe, schlanke Mann mit gewirbeltem blonden Schnurrbart in unser Haus trat und ich dann erfuhr, er sei der Sohn eines Herzogs, dem königlichen Hause nahe verwandt, da konnte ich nicht schnell genug meinen Kameraden erzählen, welche Ehre uns widerfahren. Aber als ich ihn näher kannte, welcher Unterschied zwischen meiner kindischen Vorstellung von einem Prinzen und ihm! . . . Die steife Flittergoldhülse schien er schon im Hausgang abgestreift zu haben, und er trat uns entgegen als einfach bürgerlicher Mann, als Mensch im edelsten Sinne des Wortes. . . . Nie sah ich seinen herrlichen Charakter durch eine Wolke getrübt, verdunkelten auch deren noch so viele sein Leben. Wenn er nach Weinsberg kam – und er kam oft und ich danke ihm noch in der Erinnerung für die Freude und den Trost, den er immer meinem Vater brachte – da spürte man durchs ganze Haus die Wirkung seines guten Geistes, alles war fröhlich erregt. Selbst Lenau wenn er eben noch eine seiner schwarzen misanthropischen Stunden hatte, meinte, es sei jetzt Zeit, sich der Melancholie zu entkleiden, und sprudelte bald von lustigen Wiener Geschichten, und alles lachte herzlich zusammen . . ."

Theobalds Zuneigung zu Alexander überdauerte die Knabenzeit; so war es verständlich, daß Kerner später Alexander bat, auf Theobald einzuwirken, weil dieser vor seinem medizinischen Staatsexamen nach Meinung des Vaters zu wenig arbeiten würde (s. S. 254). Auch bei Kerners Ärger über Theobald und Frau von Hügel wurde Alexander um Rat und Hilfe gebeten. So schrieb Kerner z. B. am 11. Juli 1843 an ihn[404].

„Mein einziger Sohn! denn ich habe sonst keinen mehr, kehrt nicht Theobald um. Die Geschichte der Frau von Hügel hätte allerdings ihre sehr lächerliche Seite, – würde die traurige, die lächerliche nicht in einem ganz schauervollen Maße übersteigen. Die Frau von Hügel – ehemals Wikelkind – wurde durch ihr wahnsinniges Unternehmen in den Augen der Menge eine alte Hure und Herr Theobald ein leichtsinniger Junge. Das ist der Jammer der sich nicht weglachen läßt und der sich so tief in mein Herz eingrub wie eine Ladung Schrote die auf dasselbe mit fester Andrückung des Pistols auf die Rippen – geschossen wurden. Sie sind nie wieder herauszugraben und wirken tödtlich . . ."

[403] KH, S. 320
[404] Willoughby, Brief 77

Am gleichen Tag jammerte Kerner auch in einem Brief bei Alexanders Schwester Marie über Frau von Hügel: *„. . . die Frau aber soll . . . mit einer furchtbaren Hartnäkigkeit auf ihrem Wahnsinne beharren, von ihrem Manne geschieden zu werden und von Theobald nicht mehr zu lassen . . ."*

Im Gegensatz zu dem moralisch strengen Ludwig Uhland hat Alexander klugerweise nicht versucht, Theobald umzustimmen und wahrscheinlich Kerners Jammern auch nicht allzu wörtlich genommen. Er hat offenbar dazu geraten, daß sich Kerner mit Theobald und Marie von Hügel schleunigst versöhnen möge, und Theobald gemeinsam mit seiner Frau in einem eigenen Haus in Weinsberg unabhängig von den Eltern wohnen sollte. Nur so glaubte er, daß Theobald weiter als Assistent in der väterlichen Praxis tätig sein könnte und Kerner sich die dringend notwendige Hilfe in seinem Beruf erhalten könnte. Alexander hatte genügend Lebenserfahrung und Großzügigkeit, um zu erkennen, daß des älteren Freundes kleinliche Reaktion unangemessen und wirklichkeitsfremd war.

Für Kerner waren Alexanders und Lenaus ungestüme Lebensweise die Verwirklichung einer „totalen" romantischen Existenz, die er sich – eingebunden in die ärztlichen Pflichten des Alltags – stets versagen mußte. Im Juli 1834 schrieb er an Alexander während der Tage, in denen er den Geisteskranken Hermann Gmelin unter großen Schwierigkeiten zu betreuen hatte – Gmelin zerbrach schließlich ein Trinkglas und verschlang die Splitter heimlich –: *„Ja,! Ach! Ich bin verdammt, selbst die entsetzlichsten Geschichten durchzumachen, die ihr nur dichtet, ich muß den bitteren Kelch der Wirklichkeit trinken, ihr trinkt noch den süßen, frischesten des Jugendlebens, Dichterlebens . . ."* [405].

Alexander veröffentlichte seine ersten Gedichte 1832 im „Morgenblatt" unter dem Pseudonym Sandor v.S. und in dem von Schwab und Chamisso herausgegebenen „Deutschen Musenalmanach". In seinen „Lieder eines Soldaten im Frieden" wird Alexanders Wunsch nach Kampf und Krieg deutlich („. . . Du gabst sie nicht auf, die Hoffnung zum Kampfe . . ."). Gelegentlich klingen bei ihm nationalistische und im Ansatz auch antisemitische Tendenzen an („Der Römerfeind"). In dem Gedicht „Bekenntnis" bezeichnete er sich selbst als „Spieler und Zecher". In seinem Gedichtzyklus „Bilder vom Plattensee" beschrieb er, in Versen gebunden, seine Beobachtungen der Menschen („Der Schiffer", „Die Fischerin") und der Natur dieser Gegend, seine Erlebnisse bei wilden nächtlichen Ritten und die romantische Anmutung der Zigeunerlieder. Man spürt in diesen Versen Alexanders den Einfluß Lenaus, der auch Alexanders Verse korrigierte. Wie die anderen romantischen Dichterfreunde besang auch Alexander in seinen „Traumbildern" Tag- und Nachträume sowie phantasievollen „Geisterspuk", während er in der Gedichtsammlung „Waldbilder" Verse im Stil Karl Mayers auf einzelne Bäume machte oder die Jagd lobte. Seine im letzten Lebensjahr entstandenen „Sonnette gegen den Strom" zeigen nicht nur militärisches Pathos, sondern auch einen heute etwas eng wirkenden Nationalismus:

> „Ein Deutscher will ich sein unwandelbar!
> Stets Kosmopolitik verhaßt mir war . . .".

---

[405] Willoughby, 1938, Gmelin starb nach wenigen Tagen im Kernerhaus.

Im militärischen Handwerk befangen und wahrscheinlich durch die Krankheit auch schon etwas kritikschwach geworden, träumte Alexander schließlich von einem „großen Krieg":

> „Wie sich die Völker sammeln jetzt auf Erden,
> Sie ahnen, daß ein Völkerkrieg muß werden:
> So sammeln auf den Haiden sich die Heerden,
> Wenn blutbegierig Wölfe sie gefährden . . ."

Eines seiner formal besser gelungenen Soldatengedichte, in dem ebenfalls Lenausche Töne anklingen, sei als Beispiel der Gemütsverfassung eines wenig beschäftigten, adligen Offiziers jener Zeit wiedergegeben, der sich weitgehend von der Gesellschaftsschicht seiner Herkunft gelöst hatte, jedoch nicht wie seine bürgerlichen Freunde eine vernünftige Lebensaufgabe in den Pflichten des beruflichen Alltags finden konnte:

Zapfenstreich

> „Es wirbeln die Trommeln den Zapfenstreich,
> Zur Nachtwache blasen Trompeten,
> Die Töne ergriffen mich tief sogleich,
> Die ferne herübergewehten.
>
> Am Waldhang saß ich und dachte der Zeit,
> Wo mancher, der heut beim Verlesen,
> Sein „Hier" im Uebermuthe noch schreit,
> Auf dem Feld der Schlacht wird verwesen.
>
> Da ladet der wilde Soldatentod
> Wohl Manchen zum blutigen Reigen,
> Vergebens tönt dann das Aufgebot,
> Beim Verlesen wird mancher wohl schweigen.
>
> Noch tönet herüber durch dunkle Nacht,
> Der Zapfenstreich aus der Kaserne;
> Oh! Tönte er lieber nach blut'ger Schlacht
> Aus feindlichem Land in die Ferne.
>
> Und geht beim Verlesen mein Namen einst ab,
> Und ist mir vom Schicksal beschieden,
> Auf dem Felde der Ehre ein ritterlich Grab,
> Ist's immer noch besser, als Frieden".

Nach Alexanders plötzlichem Tod war Kerner tief getroffen, er hatte einen Menschen verloren, der ihm „Freund geblieben in der Zeit, die Kerner die schwerste war".

„Wie sind wir arm und trauernd geworden! Wie hat mich sonst in allem Elend der Gedanke erfreut – Alexander fühlt mit mir und ich kann ihm alles schreiben . . ." [406].

„Nun starb mir mein Bruder noch einmal und in der betrübtesten Zeit meines Lebens, wo mir sein Herz so vieles gewesen wäre . . ." [407].

Justinus Kerner verfaßte auf den Freund einen Nachruf, in dem er, der unkriegerische und weiche Mann, sehr nachsichtig über Alexanders Kriegslieder schrieb:

„Sie sprechen eine, einem Soldaten wohl zu verzeihende Trauer aus, sich nicht in Kampfeslust ergehen, nicht den Tod für's Vaterland sterben zu können und doch Soldat zu sein; sie fassen den Soldatenstand im Frieden elegisch auf . . . Alle diese Dichtungen zeugen von einem tiefen Gefühl, von einer unverdorbenen Natur, deutschem, bürgerliebenden Sinne neben einem Geist der edlen Ritterlichkeit und alle verklärt die Glorie einer reichen, bunten Phantasie. Schmerzlich fällt es auf, daß sie hie und da getrübt werden durch das Ringen, eine Kraft zu offenbaren, die zwar in seiner Seele lag, die aber später sein durch Gemütsleiden und Krankheiten müde gewordener Leib nicht immer zu freier Entfaltung kommen lassen wollte . . . Nicht die Seele war schwach, nur sein durch vieljährige Krankheit untergrabener Körper, der früher in voller Manneskraft dastand und ihn zum treuesten Bilde eines ritterlichen schwäbischen Sängers aus alter Hohenstauffenzeit machte . . . – . . . Der ritterliche Turm ist gebrochen, der müde Leib zur Ruhe bestattet in der Stiftskirche zu Stuttgart in der Gruft seiner Ahnen, nahe dem Platze, den das Standbild des größten der schwäbischen Dichter [Schiller] ziert, aber sein Geist der Liebe und Treue lebt in den Herzen seiner Freunde, und, sind auch diese von der Erde gegangen, noch in fühlenden Herzen der Nachkommen in seinen Liedern fort."

Nikolaus Lenau

Am 28. August 1831 kam Lenau (Abb. 31) mit einem Empfehlungsschreiben von Gustav Schwab zu Kerner nach Weinsberg: *„Hier schicke ich Dir den Herrn Niembsch von Strehlenau aus Wien, einen Ungarn, einen herrlichen Dichter und Menschen, wovon Du Dich bald überzeugen wirst. Er hat bei mir gewohnt und ist für ewig mein Freund geworden; wir sind auch bei Uhland in Tübingen gewesen, und um deinetwillen reiset er über Weinsberg nach München . . ."* [408].

Lenau, der am 13. August 1802 in Csatád (Ungarn) geboren wurde, verlebte eine unstete Jugendzeit. Sein Vater, ein verabschiedeter österreichischer Offizier, starb im 30. Lebensjahr an einer Lungentuberkulose. Er wurde als Weiberheld, Tunichtgut und hochstaplerischer Spieler geschildert [409]. Die aus einem österreichischen Beamtenhaus stammende verwitwete Mutter heiratete 1811 einen Arzt. Ab 1812 besuchte Lenau für 4 Jahre das Piaristengymnasium in Pest. Die Mutter verließ jedoch den Ehemann und lebte unter finanziell schwierigen Bedingungen zunächst in Tokaj, dann wieder in Buda. Lenau absolvierte in Pest

---

[406] Brief vom 13. Juli 1844 an Marie von Taubenheim
[407] Brief vom 20. Juli 1844 an Marie von Taubenheim
[408] Br. II, 376
[409] KH, Felzmann, Graffenauer 1970; Schlichting 1975

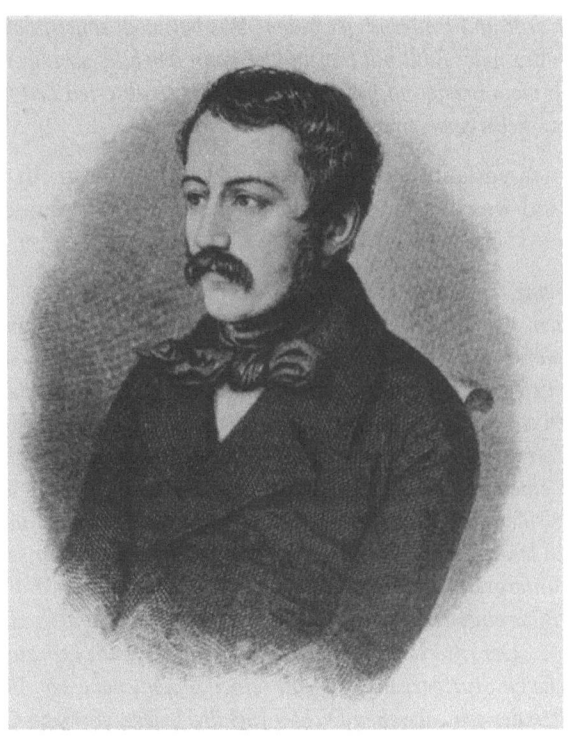

Abb. 31. Nikolaus Lenau (Br.II)

1818 das Gymnasialexamen. Danach nahmen ihn die wohlhabenden Großeltern auf, die in Stockerau bei Wien lebten. Ab 1819 studierte Lenau in Wien zunächst Philosophie, dann Jurisprudenz und schließlich Medizin. Von 1822 bis 1826 hatte er ein Liebesverhältnis mit Berta Hauer, der 1822 erst 15jährigen Tochter einer Wiener Haushälterin. Lenau hatte von seinem Großvater ein kleines Erbe erhalten und lebte einige Jahre mit Berta zusammen. 1826 wurde ihre gemeinsame Tochter Adelheid geboren. Lenau studierte während dieser Zeit nur sehr unregelmäßig in Wien, Pressburg und Ungarisch-Altenburg[409a]. Nach knapp 5 Jahren verließ er die Geliebte. Er verfaßte während des Zusammenlebens mit Berta Hauer seine ersten Gedichte. Sein unstetes Leben war z. T. auch durch wiederholte Erkrankungen (Tuberkulose, Hepatitis) geprägt. Nach dem Tod der Großmutter (1830) erbte Lenau nochmals 9000 Gulden, so daß er zunächst finanziell unabhängig wurde. Er unterbrach nach zwei Examina sein Medizinstudium und zog sich aus gesundheitlichen Gründen nach Gmunden zur Erholung zurück. Dann entschloß er sich, das Medizinstudium wieder aufzunehmen und wählte Heidelberg zur weiteren Ausbildung. Auf dem Weg nach Heidelberg besuchte er Gustav Schwab in Stuttgart, dem er zuvor einige Gedichte geschickt hatte. Schwab war damals Redakteur am „Morgenblatt". Er war von Lenaus

---

[409a] KH, S. 134 f.

Gedichten beeindruckt und vermittelte ihm den Kontakt zu Cotta, der bereit war, Lenaus Gedichte herauszugeben. Lenau verliebte sich in Lotte Gmelin, die Nichte von Sophie und Gustav Schwab, und blieb zunächst in Stuttgart. Lotte Gmelin sind die schönen „Schilflieder" gewidmet:

I.

„Drüben geht die Sonne scheiden,
Und der müde Tag entschlief
Niederhangen hier die Weiden
In den Teich, so still, so tief.

Und ich muß mein Liebstes meiden:
Quill, oh Träne, quill hervor!
Traurig säuseln hier die Weiden,
Und im Winde bebt das Rohr.

In mein stilles, tiefes Leiden
Strahlst du, ferne! hell und mild,
wie durch Binsen hier und Weiden
Strahlt des Abendsternes Bild . . ."

Als Lenau in Weinsberg ankam, fand er Kerner und seine Familie mit der auf S. 253 schon erwähnten „Kirchhof-Übung" beschäftigt:

„Ich trat in eine Stube, sie war leer. Ich wartete eine Weile, da mir aber niemand entgegenkam, öffnete ich die Tür der zweiten Stube – auch diese war leer; in die dritte endlich eingetreten, sah ich ein wunderliches Bild. Auf dem Boden ausgestreckt lag ein Mann, ihm zur Seite eine Frau, zur linken und rechten von ihnen Kinder. Sie lagen unbeweglich, jedoch konnte ich bemerken, dass sie lebten. Ich blieb betroffen stehen; die Gruppe tat ebenfalls nicht dergleichen, als ob ein Fremder eingetreten wäre. Ich nannte endlich meinen Namen. Ah, willkommen lieber Niembsch. Wir probieren soeben, wie es sein wird, wenn wir so nebeneinander im Grabe liegen werden"[410].

Lenau wurde von Friederike und Justinus Kerner herzlich aufgenommen, Kerner war von Lenaus Gedichten angetan, und dieser fühlte sich in der ruhigen, väterlichen Zuneigung Kerners geborgen. Lenau hielt sich noch einige Monate in Stuttgart auf, besuchte Karl Mayer in Waiblingen, Uhland in Tübingen und entschloß sich dann zur Fortsetzung des Medizinstudiums in Heidelberg. Das Studium befriedigte ihn nicht, er wurde schwermütig und schrieb am 15. November 1831 an Kerner einen recht zerfahrenen Brief, in dem er richtig erkannte, daß „überhaupt viel Närrisches" in seinem Leben vorkommen würde:

„Oh, Kerner! Ich bin kein Ascet; aber ich möchte gerne im Grabe liegen. Helfen Sie mir von dieser Schwermut, die sich nicht wegscherzen, nicht wegpredigen, nicht wegfluchen läßt! Mir wird oft so schwer, als ob ich einen Toten in mir herumtrüge. Helfen Sie mir, mein Freund! Die Seele hat auch ihre Sehnen, die, einmal zerschnitten, nie wieder ganz werden. Mir ist, als wäre in mir etwas gerissen, zerschnitten . . ."[411].

---

[410] Lachenmeyer, 1911
[411] Br. II, 380

Kerner antwortete unmittelbar am 18. November 1831 und meinte zunächst, daß er selbst wegen seiner eigenen Depression ein „schlechter Tröster" sei: „*Es ist doch in Ihrer Liederquelle, in der Sie Linderung trinken können, die in mir aber mit den Thränen immer mehr versiegt, daß mein Leben zum trocknen, stummen Hinstarren wird*".

Im Verlauf der weiteren Entwicklung der Freundschaft zwischen Lenau, Alexander von Württemberg und Kerner wurde dieser für die beiden immer mehr zum väterlichen Tröster, jedoch war Kerner in der Beziehung zu den literarischen „Söhnen" außerordentlich empfindlich. Als Lenau der Einladung, die Weihnachtstage 1831 in Weinsberg zu verbringen, nicht folgte, beklagte Kerner sich mit dem ihm eigenen Jammern: „*Ich liebe innigst und komme sogleich in Verzweiflung, wenn ich mich verstoßen fühle*"[412]. Anfang 1832 gab Lenau den auch von Gustav und Sophie Schwab geförderten Plan einer Heirat mit Lotte Gmelin auf, was zu einigen Verstimmungen im Hause Schwab führte. Man habe ihm, so schrieb Lenau an Mayer im Mai 1832 „keinen ruhigen, absichtslosen Umgang der Liebe" mit Lotte Gmelin erlaubt[413]. Matuszynski, der damals Lotte Gmelin in Tübingen kennenlernte, konnte Lenaus heftige Zuneigung zu Lotte nicht verstehen.

Lenau verfolgte die Idee, sein kleines Vermögen in den USA gewinnbringend anzulegen, um schnell reich zu werden und nahm Kontakt mit einer Auswanderungskommission in Heidelberg auf. Recht unrealistisch schrieb er vor der Abreise aus Amsterdam über seine USA-Pläne an seinen Schwager Anton Schurz: „*Ich werde mir dort eine Strecke Landes kaufen . . . In 3–4 Jahren hat sich dann der Wert meines Eigentums wenigstens auf das Sechsfache gesteigert. Lächle nicht Anton, es liegen sichere Berechnungen vor . . . Ich kann mich auf meine Leute ganz verlassen und eine gute Rente in Österreich genießen . . .*"[414]. Für die Auswanderungspläne Lenaus gab es jedoch auch politische Motive, die er in seinem Gedicht „Abschied, Lied eines Auswandernden" ausdrückte:

> „Sei mir zum letzten Mal gegrüßt,
> Mein Vaterland, das, feige dumm,
> Die Ferse dem Despoten küßt
> Und seinem Wink gehorchet stumm . . .
>
> Du neue Welt, du freie Welt,
> An deren blütenreichem Strand
> Die Flut der Tyrannei zerschellt,
> Ich grüße dich, mein Vaterland!"

Vor der Abreise blieb Lenau einige Zeit in Weinsberg, wo er die Polenflüchtlinge kennenlernte und sich mit Matuszynski anfreundete. Seine „Polenlieder" sind aus der Reflektion über das Schicksal des polnischen Volkes entstanden. Über Lenaus Amerikapläne schrieb Kerner an Karl Mayer[415]:

---

[412] Br. II, 385
[413] Brief Nr. 99, Lenaus Briefe in der Ausgabe des Insel-Verlages, 1971
[414] Brief Nr. 115
[415] Br. II, 392 vom 11. März 1832

„Niembsch ist von Amerika ganz besessen, schrieb sich in die Aktiengesellschaft ein und schifft am 1. Mai dahin. Er läßt sich nichts einreden, denn seine ganz dämonische Phantasie malt ihm da Dinge vor, die ganz nach seinen Wünschen sind. Er ist wieder viel wilder, als er war. Als er das vorige Mal bei mir war, gelang es mir, den Dämon an ihm zu beschwichtigen. Ich hatte ihn dahin gebracht, daß er den Entschluß faßte, nach München zu gehen und sich an Schubert anzuschließen. Da hätte er inneren Frieden und Glauben gewonnen (die ihm so sehr fehlen), allein in Heidelberg wieder vierzehn Tage sich selber überlassen, kehrte in ihm der alte Dämon wieder, der wilde Tiere schießen und Urbäume niederreißen will . . .".

Der „Dämon" war vermutlich der Vorbote der progressiven Paralyse, einer syphilitischen Späterkrankung des Gehirns. Ehe Lenau die USA-Reise antrat, war er noch einige Wochen in Stuttgart: *„Bei Reinbecks und Hartmanns bin ich täglich. Das sind herrliche Leute, mir ist unendlich wohl unter ihnen . . . Heute bin ich wieder bei Reinbecks auf ein großes Spargelfressen. Spargel wie Kirchtürme werden da gefressen. Ich allein verschlinge 50–60 solche Kirchtürme und komme mir dabei vor wie eine Parodie unserer politisch prosaischen, durchaus unheiligen Zeit, die auch schon das Maul weit aufsperrt, um alles Heilige, und namentlich die guten, gläubigen Kirchtürme, wie Spargelstangen zu verschlingen . . ."* schrieb er an Kerner[416].

Lenaus beschwerliche und 10 Wochen dauernde Seereise begann erst Ende Juli 1832. Er kam Anfang Oktober in Baltimore an, fühlte sich elend und litt unter der, nach einer langen Schiffsreise damals üblichen Skorbuterkrankung (Vitamin-C-Mangel). Lenau hielt sich in Maine und z. T. auch in Pennsylvania auf, wo er Kontakte mit der schwäbischen Sekte der „Harmonisten" hatte (s. S. 16). Im Februar 1833 ließ er sich wegen Schlaflosigkeit und heftigem Rheumatismus in der Harmonistenkolonie „Economy" pflegen. Er erholte sich und verpachtete die von ihm erworbene Farm im Crauford County an einen Ludwig Häberle aus Lauffen[417]. Lenau unternahm längere Ritte innerhalb des Ostteils der USA, besuchte die Niagara-Fälle und hielt sich schließlich etwa 2 Wochen in New York auf, ehe er die Neue Welt enttäuscht wieder verließ. Er hatte diese Enttäuschung schon vor der Abreise in einem Brief an Kerner im Juni 1832 vorausgeahnt[418]: *„Wär ich doch schon wieder zurück aus Amerika und bei Dir, mein Herzensfreund! Ich habe eine große Sehnsucht nach Deinem lieben Hause. Vielleicht sitzen wir die nächsten Winterabende beisammen und ich erzähle Euch von meinen Irrsalen . . .".* Der Brief, den Lenau aus Lisbon in Ohio am 5. März 1833 schrieb[419] läßt seine Enttäuschung über die USA erkennen:

„Teure Freunde!

Hier sitze ich in Lisbon, einem Städtchen am Ohio, rauche meine Pfeife auf Ihre Gesundheit und beantworte endlich Ihren lieben Brief. Wie mir Amerika gefällt? – Für's erste rauhes Klima! Heute ist der 5. März und ich sitze am Kamin, draußen liegt fußtiefer Schnee und ich habe ein Loch im Kopfe, das ich mir gestern bei einem tüchtigen Schlitten-

---

[416] Brief Nr. 98
[417] Vertrag aus Economy, Brief Nr. 125
[418] Br. II, 402
[419] Br. II, 408

umwurf gefallen habe. Die Wege der Freiheit sind sehr rauh; das Loch im Kopf aber ist sehr gut; ich glaube, durch dieses Loch werden die letzten Gedanken an mein weiteres Herumreisen (eigentlich Herumrasen), glückliche Menschen und überhaupt besseres Erdenleben zu finden, aus meinem Kopfe hinausfahren. Wie aus dem geöffneten Bierkrug die fixe Luft, so machen sich aus meinem geöffneten Kopfe die fixen Ideen los. – Fürs zweite, rauhe Menschen. Ihre Rauhheit ist aber nicht die Rauhheit wilder, kräftiger Naturen, nein, es ist eine zahme und darum doppelt widerlich . . . Die Natur ist hier entsetzlich matt. Hier gibt es, wie Sie wissen, keine Nachtigall, überhaupt keine wahren Singvögel. Dies scheint mir ein poetischer Fluch zu sein, der auf dem Lande liegt, und von tiefer Bedeutung . . . die schlimmste Frucht der üblen Verhältnisse in Deutschland ist nach meiner Überzeugung die Auswanderung nach Amerika. Da kommen die armen, gedrückten Menschen herüber, und den letzten himmlischen Sparpfennig, den ihnen Gott ins Herz gelegt, werfen sie hin für ein Stück Brot . . . Nächsten Monat werde ich mich in New York einschiffen. Ich hoffe bis 15. Mai in Stuttgart zu sein.

Trotz der widrigen Erfahrungen schrieb Lenau auch in USA einige Gedichte; der Ozean, die Seefahrt, die Niagara-Fälle und das weite unberührte Land beeindruckten ihn. Als er enttäuscht aus USA zurückkam, soll er zu Kerner gesagt haben: *„Alter, da bin ich halt wieder, aber das sind keine vereinten Staaten, das sind verschweinte Staaten"*[420]. Diese Feststellung faßt seine überwiegend negativen Erlebnisse und Beobachtungen zusammen, die er in den Vereinigten Staaten machte. Er kam mit dieser für ihn ungewohnten Welt nicht zurecht. An seinen Schwager Anton Schurz schrieb er[421]:

„Die Bildung der Amerikaner ist bloß eine merkantile, eine technische. Hier entfaltet sich der Mensch in seiner furchtbarsten Nüchternheit. Doch ist selbst diese Kultur keine von innen organisch hervorgegangen, sondern eine von außen gewaltsam und rapid herbeigezogene, bodenlose, und darum gleichsam mühselig in der Luft schwebend erhalten . . .".

Lenau wirkte bei der Rückkehr auf seine Freunde deutlich gealtert und gedrückt. Im Frühsommer 1833 reiste er wieder in Württemberg herum, hielt sich einige Tage bei Karl Mayer in Waiblingen auf, danach wieder bei Kerner in Weinsberg und ließ sich in Stuttgart wegen „dauerndem Seitenstechen" behandeln – möglicherweise pleuritische Symptome infolge einer Tuberkulose. Wiederholt besuchte er Alexander von Württemberg auf seinem Seracher „Schlößchen", wo er sich von Marie, der 18jährigen Schwester Alexanders, und der 19jährigen Rosa Maria Kerner, die mehrere Wochen zu Gast in der Familie von Alexander war, bewundern und verwöhnen ließ[422]. Im Herbst reiste Lenau über Salzburg und Gmunden nach Wien. Dort begann er mit der Niederschrift seiner Faust-Dichtung, die er z. T. im Zimmer des Weinsberger „Geisterturmes" später fortsetzte:

---

[420] KH, S. 157
[421] Brief 124
[422] Mück und Blum 1980

„Faust ist zwar von Goethe geschrieben, aber deshalb kein Monopol Goethes, von dem jeder andere ausgeschlossen wäre. Dieser Faust ist Gemeingut der Menschheit. Jetzt habe ich gerade eine Szene im Sezirsaal, wo Faust mit seinem Famulus während seiner anatomischen Arbeit um Mitternacht allerlei Betrachtungen und Fragen aufstellt, bis endlich sein Mephistopholes an der Wand herumhuscht"[423].

Lenau führte weiterhin ein unstetes Leben. Im Frühjahr 1834 war er wieder in Stuttgart im Reinbeck-Hartmannschen Hause und im Herbst 1834 einige Tage im Kernerhaus. Kerner war Ende 1834 zu einem kurzen Besuch in Stuttgart[424]. Der musikalische und schlagfertige Lenau war in guten Tagen ein besonders bei den Damen beliebter Unterhalter. Sie belohnten ihn mit dem „süßen Gift der Bewunderung"[425]. „Oftmals brachte er seine Violine nach Weinsberg, auf der er in bunter Abwechslung Beethovensche Sonaten und ungarische Tänze herrlich spielte; auch wußte er gar nett zur Guitarre zu pfeifen . . ."[426]. In Stuttgart arbeitete Lenau an der Herausgabe des „Frühlingsalmanach 1835", zu dem Kerner das überarbeitete Spiel „Der Bärenhäuter im Salzbade" beisteuerte. „Eine Satire auf Kerners Geisterglauben, ganz originell und lustig" schrieb Lenau darüber an Sophie von Löwenthal[427].

Ende März 1835 reiste Lenau nach Wien mit dem Ziel, wieder Sophie von Löwenthal zu treffen, die er 1833 kennengelernt hatte. Lenau wohnte ab Mai mit dem Ehepaar von Löwenthal im Wiener Vorort Hütteldorf und wanderte im Sommer unruhig durch die Steiermark. Lenaus Liebe zu Sophie von Löwenthal brachte ihn in eine recht aussichtslose Situation, da die Geliebte einerseits nicht bereit war, sich von ihrem Mann und der Familie zu trennen, andererseits es jedoch mit Geschick verstand, Lenau an sich zu binden. Für die folgenden Jahre reiste Lenau unruhig zwischen Württemberg und Wien hin und her. Im September 1836 war er Sekundant des Grafen Alexander bei einem Duell in Ulm, bei dem der Graf von einem Liebhaber seiner Frau verwundet wurde. Im Sommer 1837 weilten Lenau und Graf Alexander wieder einige Tage im Kernerhaus. Die Freundschaft zwischen Lenau und Alexander wurde enger, und beide waren sich auch in ihrer Neigung zum väterlichen Freund „Justel" Kerner einig. Im Kreis der Freunde des Kernerhauses las Lenau sein Versepos „Savonarola" vor. „Bei der letzten Romanze fing Kerner an, unruhig zu sein und brach zuletzt in heftiges Weinen aus"[428]. Diese letzte Romanze beschreibt den Feuertod Savonarolas auf dem Marktplatz in Florenz.

1839 verliebte sich Lenau in die bekannte Sängerin Caroline Unger, die ihn „grenzenlos liebte"[429]. Sophie von Löwenthal erreichte es jedoch, daß diese Beziehung 1840 wieder abgebrochen wurde. Bei seinen Besuchen in Württemberg hielt sich Lenau überwiegend bei Alexander und bei den Stuttgarter Freunden im Reinbeckschen Hause auf, jedoch kam er, z. T. durch depressive

---

[423] Br. II, 418
[424] Br. II, 440
[425] KH, S. 157
[426] KH, S. 145
[427] Brief Nr. 194
[428] Brief Nr. 344
[429] Brief Nr. 660

Zustände getrieben und stets von Kerner eingeladen, immer wieder ins Kerner-haus nach Weinsberg. Von dort schrieb er am 30.6.1840 an Sophie von Löwen-thal[430]:

„Ich saß heute nachmittag auf Kerners Turm und schaute hinüber auf einen Berg und dessen Wald. Da fielen mir die Wälder ein, die ich mit dir gesehen, und der drüben kam mir so verlassen und traurig vor und mein ganzes Leben ohne dich so niederschlagen, daß ich gern alles wegwerfen möchte. Was habe ich denn, was bin ich denn, wenn du mir nicht angehörst? Alles ist nichts ohne dich, ich bin sehr erstorben in meinem Innern."

Lenaus Gesundheitszustand wurde schlechter, die ersten deutlichen Zei-chen einer beginnenden progressiven Paralyse zeigten sich. Dennoch dichtete Lenau erfolgreich weiter und schloß 1842 das große Versepos „Die Albigenser" ab. Den Freunden fiel eine Änderung des Charakters von Lenau auf, er wurde zum Teil schroff, verstieß gegen höfliche Umgangsformen und benahm sich auch im Kernerhaus grob daneben. Die Freunde machten sich große Sorgen. Kerner erkannte die krankhafte Veränderung im Wesen des Freundes, deutete sie jedoch zunächst nicht als Folge eines organischen Nervenleidens. Lenau fühlte sich immer unwohler, klagte über Schlaflosigkeit, Mattigkeit, Kopf-schmerzen und Konzentrationsschwierigkeiten.

Ende 1844 entschloß Lenau sich zu einer Badekur in Bad Lichtenthal bei Baden-Baden. Dort lernte er die Frankfurterin Maria Behrends kennen, in die er sich verliebte. Er entschloß sich sofort, ohne daß die finanzielle Grundlage einer Ehe gesichert war, um die Hand von Maria Behrends anzuhalten. Im August fuhr er nach Frankfurt, wo die offizielle Verlobung mit ihr bekannt gemacht wurde: *„Über mein ganzes Leben ist ein freudiger Friede gekommen, wie ich ihn diesseits nicht mehr zu gewinnen hoffte. Ich fühle mich von Gott geführt und gesegnet in dieser gro-ßen und schönen Wendung meines Lebens"*[430a] schrieb er an die mütterliche Freundin Emilie von Reinbeck nach Stuttgart. Lenau machte in dieser Zeit sehr unrealisti-sche Pläne, drängte Cotta zu einem neuen Vertrag und fiel den Freunden durch Zerfahrenheit und Unstetigkeit auf. Nach der Verlobung mit Maria reiste er nach Wien, suchte Sophie von Löwenthal auf, die sich natürlich kritisch und ableh-nend gegen die Verlobung äußerte. Bald traten bei Lenau erste Sprachstörungen und Sehstörungen auf. Im September 1844 wollte er von Wien zur Hochzeit nach Frankfurt reisen, kam dort jedoch nie an. Er änderte unterwegs seinen Reiseplan und blieb in Stuttgart, wo er sich wegen Kopfschmerzen, Husten und einer plötzlich aufgetretenen „rheumatischen" Facialislähmung von Dr. K.E. Schel-ling behandeln ließ. *„Ich merke an Schellings Reden, daß mich eigentlich der Schlag ins Gesicht getroffen hat"*[431]. Schelling hat auch noch im Einweihungsschreiben für Zeller die rheumatische Facialislähmung als Diagnose genannt, da er im Laufe von 2 Wochen eine deutliche Besserung der Lähmung festgestellt hatte. Nach einer vorübergehenden Besserung und einer kurzen Periode von wechselnder Depression und manischer Erregtheit traten im Oktober 1844 die Symptome einer paralytischen Psychose auf: nächtliche Tobsuchtsanfälle, Verwirrtheit,

---

[430] Brief Nr. 511
[430a] Brief Nr. 877
[431] Brief Nr. 896

Größenideen im Wechsel mit Suizidabsichten. Schelling zog den Stuttgarter Medizinalrat Ludwig und den erfahrenen Albert Zeller zum Konzil hinzu. Lenaus Braut Marie Behrends eilte mit ihrer Mutter von Frankfurt nach Stuttgart. Am 20. Oktober 1844 sprang Lenau mit dem Ruf „Feuer! Freiheit! Hilfe! Feuer!" aus dem Fenster der im Parterre gelegenen Wohnung des Reinbeckschen Hauses hinaus. Er wurde gewaltsam ins Haus zurückgeführt und schließlich, weil die Tobsuchtsanfälle nicht aufhörten, am 22. Oktober 1844 in die Zellersche Klinik nach Winnenthal gebracht. [432]

Kerner, der lange Zeit Lenaus Erkrankung für psychogene Exaltiertheit hielt, war tief betroffen und erkannte vermutlich schon beim ersten Besuch in Winnenthal die schlechte Prognose, während sich Hofrat Zeller noch durchaus optimistisch äußerte. Man hatte damals – trotz der Hinweise aus Autenrieths Beobachtungen – noch recht unklare Vorstellungen über den Zusammenhang zwischen einer luetischen Primärerkrankung (deren zeitlichen Beginn sich bei Lenau nicht feststellen ließ) und der verschiedenen Spätformen dieser Erkrankung, von denen die progressive Paralyse eine Variante ist. Lenau, der viel gefeierte, von zahlreichen Frauen umschwärmte, teils liebenswürdige, teils arrogante Dichter, hatte beim Stand der damaligen Medizin keine Chance auf Heilung mehr. Er erlitt ein elendes Schicksal. Kerner schrieb nach dem Stuttgarter Zusammenbruch sofort dem Freund nach Winnenthal, und Berthold Auerbach bot sich als Krankenpfleger an[433]. Lenau blieb bis zum Frühjahr 1847 in Winnenthal. Sein Schwager Schurz holte ihn dort ab und reiste mit ihm unter einigen Schwierigkeiten nach Wien, wo er bis zu seinem Tod in der Privatheilanstalt Oberdöbling versorgt wurde. Von den württembergischen Freunden besuchte ihn dort nur noch Christoph Schwab, der Sohn von Sophie und Gustav Schwab. Er berichtete an seine Eltern im Juni 1847, daß die österreichischen Ärzte Lenau eine schlechte Prognose gestellt hatten.

Während der Behandlung in Winnenthal nahm Kerner lebhaften Anteil am Schicksal des jüngeren Dichterfreundes. Er besuchte im Spätherbst 1844 Lenau in Winnenthal und berichtete darüber an Julie Hartmann:

„. . . Niembsch' Paroxismus dauerte die ganze Nacht durch sehr heftig fort, daß er die Bettstelle zerschlug (mit einem Fuß) biß gegen 10. Uhr Morgens am anderen Tage.

Zeller fand ihn nach 10. Uhr ganz ruhig und benachrichtigte ihn von meiner Ankunft gegen 3. Uhr. Er wurde sehr vergnügt darüber und ich ging dann mit Schurz und Zeller zu ihm.

Er liegt noch in der Zelle, wie zur Vorsicht nicht anders seyn kann. Er war wie ein Engel so lieb, lag noch bedeckt mit Alexanders Mantel, dessen Pelzkragen er mir, nachdem wir uns geküßt hatten, auch zum küssen gab. Dieser Mantel, sagte er, sey ihm ein unendlicher Trost, eine Decke voll Liebe, er strich immer voll Lust den Pelzkragen.

Er schmunzelte ganz komisch: „Gelt daß ich hier bin. Nun werde ich dir doppelt interessant seyn!" Er fragte nach dem Rickele, nach den Heilbronnern, nach Theobald und wie es ihm jezt gehe . . .

---
[432] Kopie des Einweisungsschreibens im Psychiatrischen Landeskrankenhaus Winnenthal
[433] Niendorf 1853, S. 267

Den Zeller gewann er auch innigst lieb und dieser verdiente es auch im vollsten Maße.
Schurz bekannte, daß derley Anstalten in Österreich nicht seyen und daß Niembsch' Auf-
nahme in eine solche sein wahres Glück seye, was ich ihm nur bestätigen konnte.
Niembsch sprach unendlich schön und klar über Schiller u. Göthe, über Sonette . . . Er
sprach von s. Plänen für die Zukunft, wo er in Frankfurt oder Wien ein großes Journal für
die schöne Literatur veranstalten wolle . . .

Als er meinen Schatten an der Wand erblickte, bat er den Zeller meinen Kopf zu halten,
er müße mich zur Erinnerung an die Wand seiner Zelle zeichnen. Er tat diß dann auch
unter vielem Lachen mit einem Löschbley und das Bild gerieth ganz gut. . . .

Eine halbe Stunde nachher, trat er wieder in seinen Traumring zurük und schlug die
ganze Nacht durch wieder die Schlacht von Ostrau. Er soll mehrmals gerufen haben: „Ich
bin ein Freund des alten Rechtes, doch auch des neuen blinkenden Gefechtes!"

Zeller, ein vortrefflicher Mensch und Arzt hatte alle gute Hoffnungen für Niembsch'
gänzliche Wiederherstellung. Ich habe sie auch nachdem ich ihn in diesen ganz klaren
Stunden sah . . ."

Nachts berief Zeller noch seine Reconvalescenten und viele Honoratioren von Win-
nenden in die Hausküche, wo ich denselben ein Konzert auf meiner Maultrommel
gab. . . ." [434].

Trotz z. T. unterschiedlicher ärztlicher Beurteilung war Kerner von Zellers
therapeutischen Versuchen und seiner souveränen Führung der Patienten sehr
beeindruckt, doch erkannte Kerner bald die aussichtslose Prognose von Lenaus
Erkrankung[435]. Lenau starb am 22. August 1850, nachdem sich bei ihm in den
letzten Monaten der traurige Endzustand der progressiven Paralyse mit völli-
gem geistigen Zerfall und schwerer Demenz eingestellt hatte. Der Obduktionsbefund ist bekannt: Das Gehirn zeigte einen Hydrocephalus internus und exter-
nus mit hochgradiger Atrophie der grauen Substanz und einer für die progressive Paralyse typischen Ependymitis granularis. Der Sektionsbefund ergab weiter Hinweise auf eine frühere Lungen- und Darmtuberkulose sowie eine Herz-
klappenentzündung[436].

Lenaus lyrische Dichtung enthält Verse, die jene seiner württembergischen
Dichterfreunde an Qualität zum Teil übertreffen, in ihrer Grundgestimmtheit
jedoch gut in die „schwäbische Dichterschule" paßten. Eines der Gedichte Lenaus sei hier wiedergegeben; es ermöglicht den Vergleich mit Kerners und Mörikes Mitternachtsgedichten (S. 242 und 288):

Winternacht

1

„Vor Kälte ist die Luft erstarrt,
 Es kracht der Schnee von meinen Tritten,
 Es dampft mein Hauch, es klirrt mein Bart;
 Nur fort, nur immer fortgeschritten!

[434] DLM, KN 8810
[435] DLM, KN 8755 o. J, Brief an Julie Hartmann
[436] Felzmann und Grafenauer 1970

Wie feierlich die Gegend schweigt!
Der Mond bescheint die alten Fichten,
Die, sehnsuchtsvoll zum Tod geneigt,
Den Zweig zurück zur Erde richten.

Frost! Friere mir ins Herz hinein,
Tief in das heißbewegte, wilde!
Das einmal Ruh mag drinnen sein,
Wie hier im nächtlichen Gefilde!

2

Dort heult im tiefen Waldesraum
Ein Wolf; wie's Kind aufweckt die Mutter,
Schreit er die Nacht aus ihrem Traum
Und heischt von ihr sein blutig Futter.

Nun brausen über Schnee und Eis
Die Winde fort mit tollem Jagen,
Als wollten sie sich rennen heiß:
Wach auf, o Herz, zu wildem Klagen!

Laß deine Toten aufersteh'n
Und deiner Qualen dunkle Horden!
Und laß sie mit den Stürmen geh'n
Dem rauhen Spielgesind aus Norden!"

David Friedrich Strauß

Von allen Freundschaften Kerners zu Jüngeren war die Beziehung zu dem Theologen David Friedrich Strauß (Abb. 32) die problematischste und spannungsreichste, eine Probe für Kerners Fähigkeit zur Freundschaft, Toleranz und einfühlendem Verstehen. Der aus Ludwigsburg stammende Strauß kam erstmals als Theologiestudent 1827 in engeren Kontakt mit Kerner[437]. Er weilte öfters zu Besuch bei der „Seherin von Prevorst" in Weinsberg. Theobald Kerner erinnerte sich[438]:

„Ich erinnere mich seiner aus jener Zeit gar gut; er war schlank, die hohe Statur etwas vorgebeugt, die Gesichtszüge scharf, intelligent, vor allem aber gefielen mir seine braunen, seelentiefen Augen, mit denen er einen unter der Brille vor, recht freundlich, zutraulich anschauen konnte. Er saß oft am Bette der Seherin, hielt ihre Hand, redete mit ihr in ihrem wachen und schlafwachen Zustand . . .".

Der medizinisch unerfahrene Theologiestudent war von den Dämmerzuständen der „Seherin" sehr beeindruckt und schilderte selbst in den „Friedlichen Blättern" seine Erfahrungen im Kernerhaus:

[437] Rapp 1957
[438] KH, S. 262

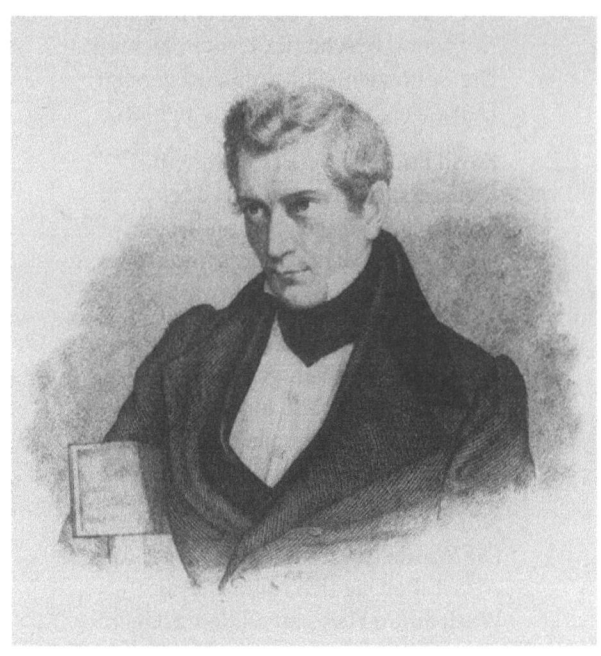

Abb. 32. David Friedrich Strauß (Br.II)

„Kerner empfing mich mit väterlicher Güte und stellte mich bald der „Seherin" vor, die in einem unteren Zimmer seines Hauses wachend zu Bett lag. In kurzem aber verfiel sie in den magnetischen Schlaf, und ich hatte so zum erstenmal den Anblick dieses merkwürdigen Zustandes, und zwar in seiner reinsten und schönsten Gestalt. Das leidvolle, aber edel und zart gebildete Gesicht von himmlischer Verklärung übergossen, die Sprache das reinste Deutsch, der Vortrag sanft, langsam, feierlich, musikalisch, fast wie ein Recitativ, der Inhalt überschwengliche Gefühle, die bald wie leichte, bald wie dunkle Wolken über die Seele zogen und wieder zerflossen – bald stärkere, bald sanftere Luftzüge durch die Saiten einer Aeolsharfe – Unterhaltung mit und über selige oder unselige Geister, mit einer Wahrheit durchgeführt, daß wir nicht zweifeln konnten, hier wirklich eine Seherin, teilhaftig des Verkehrs mit einer höheren Welt, vor uns zu haben"[439].

Später hat Strauß sein Urteil über die „Seherin" revidiert und seine eigene Befangenheit bei der Beobachtung der hypnotischen Phänomene durchschaut.

Strauß wurde 1808 in Ludwigsburg als Sohn eines Kaufmanns geboren, er stammte aus einer Handwerkerfamilie, in der auch einige Chirurgen und Apotheker unter den Vorfahren waren. 1821 trat er in das evangelische Seminar in Blaubeuren ein und studierte anschließend von 1825 bis 1830 am Evangelischen Stift in Tübingen Theologie. Der berühmte kritische Theologe F.Ch. Baur war sein Lehrer in Blaubeuren und in Tübingen. Zu seinen Studienfreunden gehörte Christian Märklin (1807–1849), der nach dem Studium mit Strauß Repetent am

---

[439] KH, S. 263

Evangelischen Stift wurde, ab 1840 als Professor am Gymnasium in Heilbronn wirkte und dort zu den liberalen Demokraten gehörte. Kerner hat ihn trotz unterschiedlicher politischer Meinung sehr geschätzt. Ein enger Freund war auch der liberale Theologe Ernst Rapp, später der wichtigste Briefpartner von Strauß. Er wurde Landfarrer in Enslingen, Untermünkheim (Oberamt Schwäbisch Hall) und in Schömberg (Oberamt Freudenstadt). Schließlich gehörte dem Freundeskreis auch Friedrich Theodor Vischer (1807–1887) an, der wie Strauß aus Ludwigsburg stammte und ein Jahr nach ihm als Repetent am Stift tätig war. Vischer habilitierte sich 1836 in Tübingen für Ästhetik; 1840 wurde er ordentlicher Professor in Tübingen, wo er 1844 aus politischen Gründen suspendiert wurde. 1848 nahm er als demokratischer Abgeordneter am Paulskirchenparlament in Frankfurt teil. Im Jahr 1855 wurde Vischer an das Polytechnikum in Zürich berufen, von wo an 1866 an die Universität Tübingen zurückkehrte. 1869 wechselte er als Professor an das Stuttgarter Polytechnikum. Dem Freundeskreis um Strauß schloß sich später Eduard Zeller an (1814–1905). Strauß war Zellers Lehrer in Maulbronn und Tübingen. Zeller habilitierte sich 1840 in Tübingen, wurde 1847 Professor für Theologie in Bern und 1849 Professor für Philosophie in Marburg, später in Heidelberg und ab 1872 in Berlin.

Der Kreis der Strauß-Freunde bildet eine neue Generation interessanter Intellektueller aus Württemberg, die in der Theologie und Philosophie jener Zeit für einige Unruhe sorgten und deren Gedanken sich im Heimatland nur mit größten Schwierigkeiten durchsetzten. Sie wurden wegen ihrer liberalen demokratischen Einstellung politisch angegriffen, ihre rationale Deutung des Neuen Testaments wurde von den meisten Theologen ignoriert oder verleumdet und ihre Philosophie stieß wegen ihrer radikalen Ablehnung des romantischen Mystizismus, ihrem Rückgriff auf Kant und ihre Berufung auf die Philosophie Hegels, auf den Widerstand der älteren Philosophengeneration im Lande.

Strauß war in dieser Außenseitergruppe zunächst der Einflußreichste. Noch als Student war er in Tübingen von Hegels Denken stark beeindruckt, hielt sich während dieser Zeit aber mit seiner Kritik an dem Hegel-Gegner Eschenmayer zurück, bei dem er die Grundlagen der Philosophie lernte. Nach einem hervorragenden theologischen Examen wurde Strauß zunächst als Vikar in Klein-Ingersheim eingesetzt, übernahm für kurze Zeit eine Lehrerstelle am Seminar in Maulbronn, wo er Eduard Zeller kennenlernte und ging 1831 nach Berlin, um dort bei Hegel Philosophie zu studieren. Er konnte nur noch wenige Vorlesungen seines berühmten Landsmannes hören, da Hegel im November 1831 an der damals grassierenden Cholera (s. S. 156) starb. Über seine Zeit in Berlin schrieb Strauß[440]:

„Ich freue mich, daß ich den großen Meister noch gehört und gesehen habe vor seinem Ende. Ich hörte beide Vorlesungen bei ihm: über die Geschichte der Philosophie und Rechtsphilosophie. Sein Vortrag gab, wenn man von allen Äußerlichkeiten absieht, den Eindruck des reinen Fürsichseyns, das sich des Seyns für Andere nicht bewußt war, d. h. es war weit mehr ein lautes Sinnen, als eine an Zuhörer gerichtete Rede. Daher die nur halblaute Stimme, die unvollendeten Sätze, wie sie so augenblicklichen Gedanken aufstei-

---

[440] E. Zeller 1895

gen mögen . . . Über Tübingen sagte er, er höre, daß daselbst üble und zum Teil gehässige
Vorstellungen über seine Philosophie herrschen; es treffe auch hier zu, sagte er lächelnd,
daß ein Prophet nichts gilt in seinem Vaterlande . . ."[441].

Strauß blieb nach Hegels Tod noch einige Monate in Berlin, nahm Kontakt
mit dem evangelischen Theologen Schleiermacher auf und arbeitete Nachschriften von mehreren Hegelschen Vorlesungen über Logik, Geschichte der Philosophie, Philosophie der Weltgeschichte und Religionsphilosophie durch, so daß er
sich auch mit den damals noch nicht veröffentlichten Gedanken Hegels vertraut
machen konnte. Aus einem Brief an Märklin vom 6. Februar 1832 geht hervor,
daß Strauß während dieser Zeit in Berlin schon das Konzept seines ersten großen
und stark beachteten Buches „Das Leben Jesu" entwarf. Von Berlin kehrte er
1832 als Repetent ins Evangelische Stift in Tübingen zurück und hielt in dieser
Eigenschaft auch Vorlesungen über die Philosophie Hegels. Diese Philosophie-
vorlesungen von Strauß waren überfüllt. Als überzeugter Hegelianer nahm er
jetzt entschieden gegen den Mystizismus von Eschenmayer Stellung, dessen
Gedanken er aus den Zeiten seines eigenen Philosophiestudiums gut kannte.

1835 erschien „Das Leben Jesu" (2 Bände). Dieses Buch löste große Aufre-
gung im Lande aus und machte den jungen David Friedrich Strauß schnell
berühmt und berüchtigt. Im ersten Band des Buches erzählte er aufgrund der
neutestamentlichen Tradition die Lebensgeschichte von Jesus so genau wie
möglich. Im zweiten Band unternahm Strauß eine rationale theologische Deutung des Neuen Testaments, wobei er alle Überlieferungen, die gegen rationales
Meinen und Erklären verstießen, als unglaubhaft ablehnte – eine frühe und radi-
kale Form der „Entmythologisierung" biblischer Tradition. Strauß verlor wegen
dieses Buches 1835 seine Repetentenstelle am Stift in Tübingen und wurde an die
Lateinschule nach Ludwigsburg versetzt. Die energischen Angriffe Eschenmayers gegen Strauß, die der Verteidigung einer mythologischen und orthodoxen
Theologie dienten, wurden oben schon erwähnt (s. S. 199). Aber auch von
anderen Seiten wurde Strauß angegriffen, von den Pietisten genauso wie von
den Vertretern der orthodoxen Landeskirche. Er hatte sich mit diesem Versuch,
die biblische Tradition rational zu deuten, einfach „unmöglich" gemacht, den
konventionellen evangelischen Glauben der bürgerlichen Schichten angegriffen
und der lutherischen Sünden- und Rechtfertigungslehre den Boden der theologischen Begründung entzogen. Wie stark auch Nichttheologen auf das Buch von
Strauß reagierten, wird aus den Briefen Sophie Schwabs an Kerner deutlich
(S. 238). Natürlich lehnte auch die katholische Theologie das Buch von Strauß
entschieden ab.

Strauß litt unter den Angriffen mehr, als man bei seinen mutigen Attacken
vermuten mußte. Als Antwort auf die öffentlichen Angriffe zog er sich 1836 als
Privatgelehrter nach Stuttgart zurück, wo er bald darauf seine spätere Frau traf,
die damals berühmte Opernsängerin Agnese Schebest. Während der Zeit in
Stuttgart arbeitete Strauß an der 3. und 4. Auflage seines Buches über Jesus und
bereitete sein zweites theologisches Werk „Die christliche Glaubenslehre" (1840)
vor. Im Jahr 1839 erhielt Strauß eine Berufung nach Zürich auf den Lehrstuhl für

---

[441] Brief an Märklin, 15. Nov. 1831

Theologie. Diese Berufung wurde durch den Bürgermeister Hizig besonders gefördert, der zur Freisinnigen Partei in Zürich gehörte. Die Berufung des umstrittenen Theologen löste jedoch eine so starke Protestbewegung aus, daß die Züricher Fakultät unter dem Druck der orthodoxen Theologen und der Züricher Bürger, die ihre traditionelle, reformierte Glaubenslehre in Gefahr sahen, dem neuberufenen Strauß das Lehramt wieder absprechen mußte. Dies brachte Strauß für den Rest des Lebens ein halbes Professorengehalt als Pension ein. Bürgermeister Hizig und seine Regierung mußten über diesen Fall ihre Ämter niederlegen; eine Wirkung der Theologie, die heute nur sehr schwer nachempfunden werden kann.

Nach der wenig erfreulichen Erfahrung in Zürich blieb David Friedrich Strauß weiterhin in Stuttgart und arbeitete an den Verteidigungsschriften seiner Theologie, die er in den „Charakteristiken und Kritiken" und den „Friedlichen Blättern" zuammenfaßte und 1839 herausgab. Agnese Schebest, die auf Strauß mit dem „strengen klassischen Styl ihrer Schönheit" sowie mit „dem künstlerisch Durchgearbeiteten ihrer Form und Bewegung einen gewaltigen Eindruck" machte, erwiderte die Zuneigung des Gelehrten und entschloß sich sehr bald Strauß zuliebe zur Aufgabe ihrer glänzenden Karriere als Sängerin. Anläßlich eines Konzertes von ihr in Heilbronn besuchte sie mit Strauß das Kernerhaus „. . . Eine sehr liebe, rechtschaffene Person, die wir wahrhaft verehren und ich hoffe, sie würde auf Strauß's Inneres gut einwirken . . ." schrieb Kerner an Sophie Schwab[442]. Er war von Agnese Schebest sehr beeindruckt. Nach dem Konzert in Heilbronn schrieb er für sie das Gedicht „Der Singenden":

> „Fee des Gesangs! Nimm unseren Dank
> Für deine Zaubernähe, deine Lieder!
> Herzen, die noch so alt, die noch so krank,
> Schlugen bei dir ihn frischer Jugend wieder . . ."

Justinus Kerner lehnte natürlich die mythenfeindliche Theologie des jungen Aufklärers ab. Im Frühjahr 1841 diskutierten die beiden wiederholt über die Unsterblichkeit: „Bei Kerner also war ich sehr heiter. Er, unerwartet vom besten Humor. Ich rückte auch sehr offen mit unseren Ansichten, namentlich über Unsterblichkeit, heraus und wunderte mich, wie frei er das aufnahm. Er trägt im Grund doch alle Zweifel in sich, wenn auch sorgfältig wie eine Menagerie in Kisten verschlossen. Auch die Frau war bei solchen Gesprächen gegenwärtig und benahm sich sehr verständig und freundlich"[443].

Justinus und Friederike Kerner kamen zur Hochzeit von Strauß im September 1842 nach Horkheim, und Kerner verfaßte ein Stegreifgedicht, das später unter dem Titel „Bei der Hochzeit eines Ungläubigen" erschien („Winterblüthen" 1859). Er schloß die agnostische Theologie des Bräutigams mit ein:

---

[442] Br. II, 566
[443] Brief von Strauß an Rapp, 24. Mai 1841

„Strauß' Glaube kommt dem Ehestande ganz zugut:
Denn ist es, wie er wähnet, nichts mit drüben,
Wenn nach dem Tode alles Lieben ruht,
So muß man hier für Ewigkeiten lieben . . ."

Kerners gute Wünsche waren vergeblich. Die Ehe von Agnese Schebest mit
dem schwierigen Strauß wurde in wenigen Jahren recht problematisch. Theobald Kerner hat wohl recht, wenn er die kleinbürgerliche charakterliche Enge des
geistig so bedeutenden Strauß kritisierte und die Entwicklung seiner Ehe auch
auf die Einwirkung des sozialen Umfeldes auf den unsicheren Mann zurückführte:

*„Durch sein Werk: „Das Leben Jesu", hatte David Strauß unter Pietisten und andern
kurz angelegten Leuten sich viele Feinde zugezogen, die ihm gerne offen entgegengetreten
wären, hätten sie nicht seine scharfe Dialektik und seine spitze Feder gefürchtet; jetzt aber
fanden sie einen wunden Punkt an ihm, wo sie ihm leicht wehe thun konnten. Er, der Got-
tesleugner, hatte auch noch das Verbrechen begangen, eine Schauspielerin zu heiraten.
Sängerin, Schauspielerin, leichtfertige Person waren ihrem blöden Sinne gleichbedeutend
und nun hatten Lüge, Spott, Verdächtigungen, Verleumdung ein weites Feld, Trauer
und Unfriede in die Ehe zu bringen, und auch die Weiber dieser Dunkelmänner beteiligten
sich an der Verfolgung. Von allen Seiten flogen die Krähen herbei, um auf die arme Nachtigall einzuhacken. Strauß, der die trüben Quellen, aus diesen all dieser böse Klatsch floß,
kannte und von dem unantastbaren Wert seiner Frau überzeugt sein mußte, hätte von diesen Anfeindungen sich nicht wankend machen lassen sollen, und die bösen Zungen wären
bald erlahmt, wenn nicht dieser verächtlichen Rotte von einer Seite, wo man es am wenigsten hätte erwarten sollen, Verbündete sich zugesellt hätten, und das waren die sogenannten Freunde von Strauß, die Straußianer, wie sie sich selbst mit Stolz nannten . . . Wie
kam er, dieser stramme Vorkämpfer der neuen Lehre, dazu, sich, ohne sie vorher zu befragen, so idyllisch zu verlieben, und sich eine Frau, nicht aus einem ehrbaren Pfarrhaus oder
einer soliden Beamtenwohnung, nein, vom Theater weg zu nehmen? . . ."*[444].

Strauß wurde wegen der heftigen Angriffe, denen er von allen Seiten ausgesetzt war – von den „Frommen" im Lande ebenso wie von seinen theologischen
Kollegen – immer unsicherer. Trotz der guten Kernerschen Wünsche scheint
diese Situation die Ehe in wenigen Jahren zerstört zu haben, wobei sich Strauß
wenig vorbildlich verhielt. Agnese Schebest zog schließlich mit ihren Kindern
nach Stuttgart, wo sie sich mühsam durch Gesangstunden ernährte. Ihr Mann
führte danach eine unstete „Gartenhausexistenz". Er wurde 1848 als Abgeordneter seiner Heimatstadt Ludwigsburg in den württembergischen Landtag
gewählt, legte jedoch im Dezember 1848 sein Mandat nieder. Ununterbrochen
arbeitend führte er ein äußerlich unruhiges Leben, war zeitweilig in Weimar, in
Köln, wo sein Bruder Fabrikant war, und dann in Heidelberg. Kurze Zeit hielt er
sich auch in Berlin auf, wo Albrecht von Graefe ihn wegen eines Augenleidens
operierte. Im Herbst 1860 kam Strauß nach Heilbronn zurück. Dort führte ihm seine
inzwischen erwachsene Tochter den Haushalt. Nach ihrer Verheiratung zog er

---

[444] KH, S. 265/266

1865 nach Darmstadt, dann nach München und wieder zurück nach Darmstadt. Schließlich kehrte er 1872 in seine Heimatstadt Ludwigsburg zurück, wo er 1874 starb. Trotz der äußeren Unstetigkeit arbeitete er ununterbrochen und mit zunehmender öffentlicher Resonanz an theologischen, philosophischen und geistesgeschichtlichen Themen. Er wurde immer bekannter, und seine entmythologisierte Theologie wurde allmählich an einzelnen theologischen Fakultäten ernsthaft diskutiert.

Kerners Verhältnis zu dem jüngeren Theologen – für Varnhagen von Ense war Strauß der „Luther seiner Zeit" – war über Jahre recht gespannt. Gelegentlich ärgerte sich Kerner etwas überempfindlich über die spitzen Bemerkungen von Strauß oder seine Rezensionen, doch gab er die positive Beurteilung des Jüngeren nie ganz auf und hoffte wohl immer, daß Strauß einmal seine atheistische Position aufgeben und zurück zum Glauben an Kerners Jenseits finden würde. Als Strauß von dem älteren Freund forderte, daß das Kernerhaus den Kontakt zu seiner Frau abbreche, lehnte Kerner dies natürlich ab:

> „In den ersten Jahren des ehelichen Zwiespalts, als Agnese Schebest mit ihren Kindern von Strauß getrennt in Heilbronn lebte, kam sie öfters, das Wägelchen mit den Kindern die Strecke von einer Stunde von Heilbronn nach Weinsberg selbst ziehend, zu meinem Vater, um dort Trost und Erheiterung zu finden. Strauß, der dies erfuhr, verlangte von meinem Vater, er solle sich jeden Besuch dieser Frau verbitten, ihr keinerlei Gastfreundschaft mehr angedeihen lassen. Mein Vater antwortete ihm: „Was gehen mich eure ehelichen Händel an; ich hoffe, ihr versöhnt euch bald wieder! Ich liebe und verehre euch beide und werde immer jedes von euch freundlich bei mir begrüßen"[445].

Strauß brach für einige Jahre seine Beziehung zu Kerner ab, er erkannte jedoch später den Vorzug von Kerners nobler und gütiger Haltung im Gegensatz zu seiner eigenen kleinlichen Rechthaberei. Kerner sah die Diskrepanz zwischen der geistigen Bedeutung von David Friedrich Strauß und seiner charakterlichen Enge, die nach seiner Meinung Ursache des Mißlingens der Ehe war. Er bat u. a. seine Freundin Emma von Suckow (Niendorf) 1847 in Stuttgart, sich um Agnese Schebest zu kümmern, von der er den „jammervollsten Brief" erhalten hatte: „. . . nehme dich mit Ernst der Verlassenen an".

Strauß hat – wohl auch von Friederike ermuntert – später von Heidelberg und von Heilbronn aus das Kernerhaus wieder besucht, und Kerners Kontakt mit dem störrischen Intellektuellen normalisierte sich allmählich wieder. Dem Bericht von Theobald Kerner zufolge[446] erhielt Justinus Kerner 1861 von Strauß zwei Gedichte geschickt. Eines der beiden zeige, so meinte Theobald, in welch unsteten, freudlosen Seelenzustand Strauß durch seine lange Vereinsamung getrieben wurde. Dieses Gedicht, das er dem ihm wieder väterlich gewogenen Kerner widmete, zeigt in der Tat die Lebenszweifel dieses bedeutenden, in seiner Zeit fremden Theologen:

---

445 KH, S. 267
446 KH, S. 269

Westöstlich

„Ich wollte Reisen, nun verreis' ich nicht,
Doch ob ich bleiben werde, weiß ich nicht.
Daß ich hier in der Fremde bin, ist sicher;
Wo meine Heimat sei, das weiß ich nicht.

Ich mein', ich hatt' einmal zwei liebe Kinder,
Ob dies nicht bloß ein Traum sei, weiß ich nicht.
Ein Weib verstieß ich, ob zu Haß die Liebe,
Ob Haß zu Liebe wurde, weiß ich nicht.

Sie sagen, Bücher hätt' ich einst geschrieben,
Ob's Wahrheit oder Spott ist, weiß ich nicht,
Ungläubig, hör' ich, nennen mich die Leute,
Ob ich nicht eher fromm bin, weiß ich nicht.

Nie hab' ich vor dem Tode mich gefürchtet,
Ob ich nicht längst gestorben, weiß ich nicht."

Das Leben von Lenau und Graf Alexander wurde durch Krankheit gefährdet, allmählich ruiniert und schließlich völlig zerstört. Bei David Strauß war es das große Mißverhältnis zwischen seinem intellektuellen Mut, seiner geistigen Dynamik und seinem schwierigen Charakter, das diesem, für die protestantische Theologie des 19. Jahrhunderts so wichtigen Mann, ein emotional unausgeglichenes und wenig befriedigendes Leben bescherte. Sein philosophisch-theologisches Werk erhielt erst in der Generation nach ihm die verdiente Würdigung. Über Kerner hat Strauß zwei wertvolle, von kritischer Distanz und gleichzeitiger Zuneigung geprägte Kurzbiographien geschrieben (1839/1847, 1862).

Bemerkenswert ist, wie der selbst psychisch labile und immer wieder depressive Kerner seinen drei so verschiedenen, hoch begabten jungen Freunden letztlich immer Zuflucht und Vertrauensperson blieb; der Zauber seiner Persönlichkeit wirkte über die Grenzen des Altersunterschiedes, der Lebenshaltung, der gesellschaftlichen Klassen und des religiösen Glaubens hinweg.

XVI

„Die Nacht der Augen wollt' ich noch ertragen, aber mein Gemüt wird immer dunkler, kränker . . ."
– Die letzten Jahre –

Durch Theobalds revolutionäre Aktivität und spätere Verurteilung zu Festungshaft auf dem Hohenasperg verlor Kerner seinen Sohn als Assistenten in der Praxis. Der sicher ungerechtfertigte und übermäßige Ärger über Theobald verstärkte Kerners Depressionen, er litt vermehrt unter körperlichen Beschwerden und entschloß sich schließlich Anfang 1850, den Antrag auf Pensionierung zu stellen:

„Ich lebe gegenwärtig unsäglich traurig und krank. Mein Augenleiden nimmt reißend zu und es ist mir unmöglich, mehr Sektionen zu machen, Akten zu lesen, Tabellen zu schreiben, so daß ich um meine Pensionierung bat, die freilich bei einem Oberamtsarzte, hatte er auch 34 Jahre gedient, nicht der Lohn eines Bedienten ist, – aber es kann eben nicht mehr sein, es wäre gewissenlos, ich that es mit Thränen, aber ich mußte es thun. Die Nacht der Augen wollt' ich noch ertragen, aber mein Gemüt wird immer dunkler, kränker, und ich weiß mir fast nicht mehr zu helfen . . ." [447].

Wilhelm I. von Württemberg willigte in Kerners Antrag ein und verlieh ihm mit der Versetzung in den Ruhestand am 27. März 1850 „in Anerkennung seines verdienstlichen Wirkens, das Ritterkreuz des Ordens der württembergischen Krone" [448]. *„Sie gaben mir beim Scheiden den Orden, und es ist nur mein Trost, daß es auf einstimmigen Antrag des Medicinalcollegiums geschah, wie mich Köstlin in einem Brief tröstend versichert"* [449]. Diese Ehrung gab Kerner die Berechtigung, den persönlichen Adelstitel zu führen. Gelegentlich unterschrieb er ab 1850 seine Briefe „offiziell" mit Justinus v. Kerner.

Im Frühjahr 1850 erkrankte Friederike und Kerner fürchtete das Schlimmste. Sie erholte sich jedoch soweit wieder, daß das Ehepaar im Sommer 1850 eine Einladung des Freiherrn von Laßberg (1770–1855) auf die Meersburg annehmen konnte. Joseph von Laßberg war der Schwager von Annette von Droste-Hülshoff und mit Uhland seit langem befreundet. Er hatte sich nach einer Tätigkeit als Landesforstmeister des Fürsten Karl Egon zu Fürstenberg auf der Meersburg zur Ruhe gesetzt und beschäftigte sich mit naturhistorischen Studien und der Altertumsforschung. Der gebildete alte Herr von Laßberg war von Kerner beeindruckt und hielt durch Briefe den Kontakt mit ihm aufrecht, bis ihn Kerner

---

[447] Br. II, 67
[448] Medicinisches Correspondenzblatt *20*, 112, 1850
[449] Brief an Karl Mayer, 4. April 1850

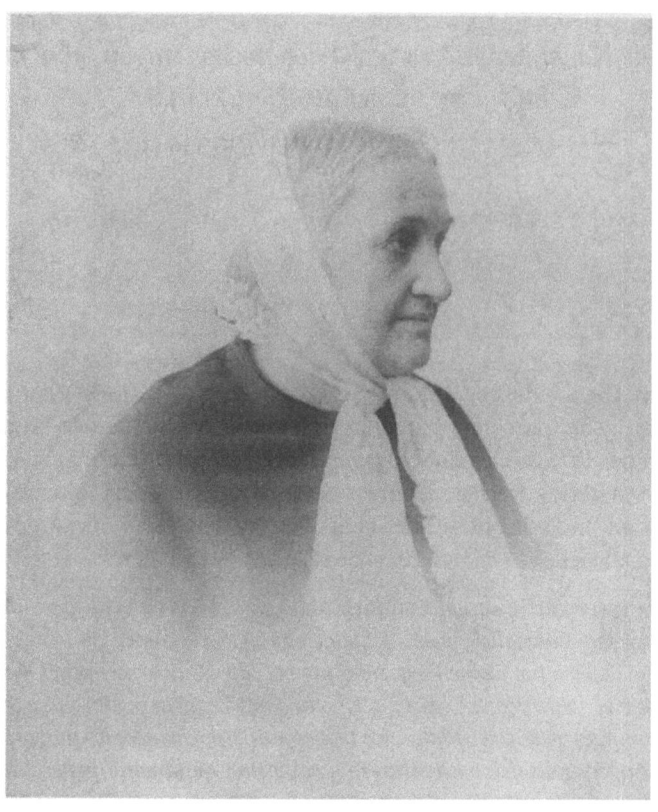

a

Abb. 33. a Photographie von Friederike Kerner im Alter (DLM), *b* Altersbildnis von Justinus
Kerner (KH)

erneut mit seiner Tochter Rosa Maria im Sommer 1854 nochmals in Meersburg
besuchte.

Nach 1850 ging Kerner noch wiederholt mit seiner Frau auf kürzere Reisen
und besuchte wie auch schon früher wegen ihrer und seiner körperlichen Leiden
die Bäder in Badenweiler und Lichtenthal. Die Reise nach München im Jahr 1852
wurde oben schon erwähnt (S. 272). 1853 besuchte das Ehepaar Kerner anläßlich
der Tagung der Gesellschaft der Deutschen Naturforscher und Ärzte die
Freunde in Tübingen. Friederikes Gesundheitszustand verschlechterte sich
jedoch rasch. Wie Theobald Kerner berichtete, fühlte sie im Frühjahr 1854 das
Nahen ihres Todes und *„sah ihm mit Ruhe in vollster Geistesgegenwart entgegen, es
kam keine Klage über ihre Lippen, all ihr Denken war nur darauf gerichtet, den armen
Vater zu trösten"*. Der Tod Friederikes am 16. April 1854 bedeutete den größten
Einschnitt in Kerners Leben. Er verfiel nach dem Tod seiner Frau immer mehr in
Melancholie, obgleich die Tochter Rosa Maria, die seit dem Tod ihres Mannes
mit ihren Kindern im Kernerhaus lebte, sich der Pflege des alten Mannes
annahm. Ihre Töchter bekamen vom Großvater die Briefe diktiert und lasen diesem die erhaltenen Briefe vor, so daß er immer noch im Kontakt mit seinen alten

314

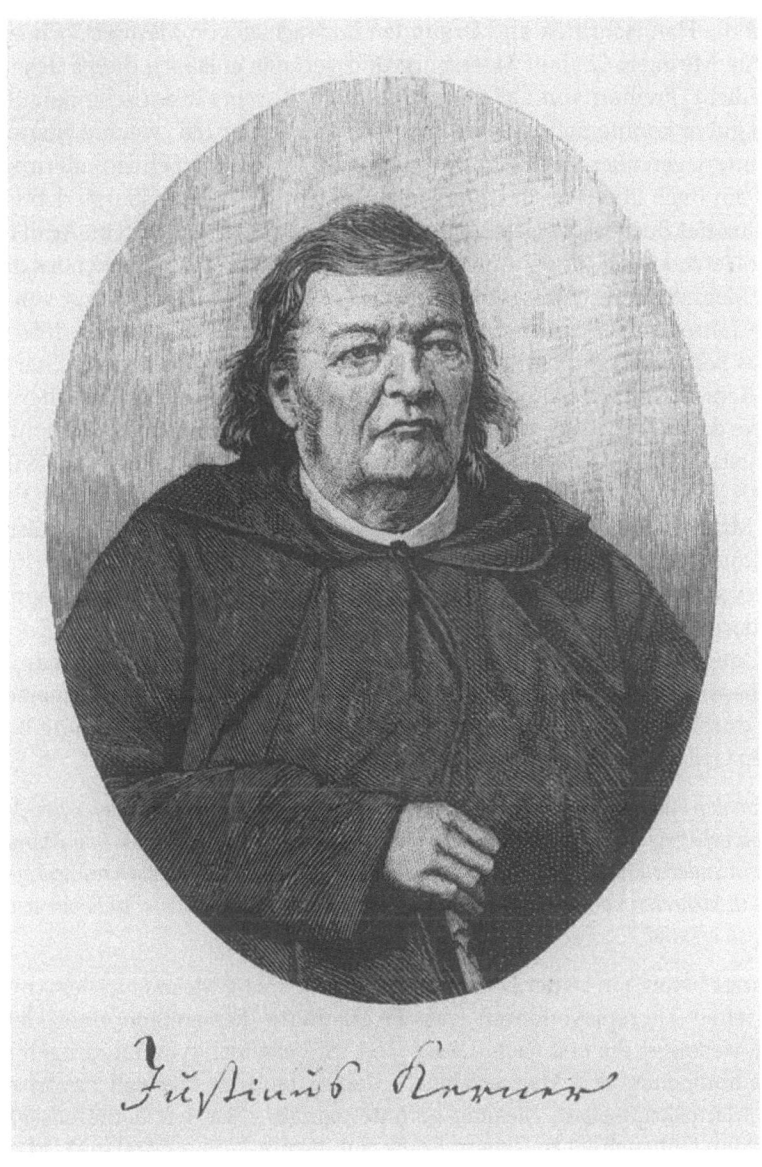

b

Freunden bleiben konnte. Die Enkelin Anna ernannte er für diese Hilfe zu seinem „Hofrath und ersten Sekretär".

Nach mehrfacher Einladung von Freiherr von Laßberg verbrachte Kerner
schließlich im Sommer 1854 mit Rosa Maria einige Wochen in Meersburg, wo er
sich intensiv um den z. T. noch erhaltenen Nachlaß von Mesmer kümmerte und
mit der Niederschrift des Buches über Mesmer begann. Die Behinderung seines
Sehens durch den grauen Star war offenbar wesentlich weniger weit fortge-

schritten, als man aus seinen Selbstschilderungen vermuten muß. Kerner konnte die Handschriften und Urkunden im Nachlaß von Mesmer noch lesen, besuchte Mesmers Grab in Meersburg und verfaßte anläßlich dieses Besuches ein Gedicht. Freiherr von Laßberg unterstützte Kerners historische Bemühungen so gut er konnte und schickte ihm noch im Februar 1855 weitere biographische Unterlagen über Mesmer[450]. Kerner setzte trotz seiner Sehbehinderung die Arbeit am Buch über Mesmer zügig fort. Der Gönner in Meersburg erlebte den Abschluß des Buches jedoch nicht mehr; Joseph von Laßberg starb im April 1855. Kerners letztes Buch „Franz Anton Mesmer aus Schwaben. Entdecker des thierischen Magnetismus. Erinnerungen an denselben nebst Nachrichten von den letzten Jahren seines Lebens zu Meersburg am Bodensee" erschien 1856 und stellte – berücksichtigt man Kerners Behinderung durch den grauen Star und seine depressiven Zustände – eine bemerkenswerte Leistung des alternden Dichters dar. Kerner, der schon 1850 im „Magikon" über Mesmer veröffentlicht hatte, gelang es, den Lebenslauf und die theoretischen Konzepte Mesmers übersichtlich und klar darzustellen. Er beschrieb Mesmers 27 „Lehrsätze" des „thierischen Magnetismus", die Mesmer im Jahre 1775 an alle wichtigen europäischen Akademien geschickt hatte und die ihm so viel Ärger eingebracht hatten. In diesen Lehrsätzen wird kurz und prägnant die Theorie des „thierischen Magnetismus" dargelegt.

Bei der Schilderung von Mesmers Leben durch Kerner erkennt man, wie stark dieser sich mit Mesmer identifizierte und die Ablehnung der Mesmerschen Lehre durch dessen Zeitgenossen ähnlich deutete, wie die Ablehnung seiner eigenen Geistertheorie durch die Aufklärer seiner Zeit:

„Von der Wahrheit seiner Lehre so tief im Innersten überzeugt, muß den edlen Mann die so oft erlittene Mißkennung und der Hohn tief kränken, den er selbst von Männern, die ihm in anderer Hinsicht werth waren, erfahren mußte. Dieses sein bitteres Leid spricht er auch in mehreren von seiner Hand geschriebenen Fragmenten aus, die ich mir von seinen Erben erstand"(S. 54).

Kerner betonte in seiner Darstellung, wie vorsichtig Mesmer in der Anwendung seiner Therapieverfahren war. Er erläuterte dies anhand einer kleinen Schrift Mesmers, die erst nach dessen Tod 1812 erschien: „Erläuterungen über Somnambulismus und Magnetismus". Kerner fand im Nachlaß davon noch einige Manuskriptseiten. Mesmer betonte damals – wie wir heute wissen zu recht – den Unterschied zwischen „Somnambulismus" (Hypnose) und „Magnetismus" (einfache Suggestionstherapie) und betonte, wie wichtig es sei, somnambule Zustände während der Therapie nach Möglichkeit zu vermeiden.

Kerner behandelte in seinem Buch auch die Rezeptionsgeschichte der Lehre Mesmers in Deutschland, für die der Einfluß von Puysegur, dem Schüler Mesmers in Straßburg, wichtig war. Puysegur hatte nach Kerners Meinung dem Somnambulismus eine zu große Bedeutung zugeschrieben. Er habe *„dadurch den Magnetismus ohne alles Verschulden Mesmers auf eine mehr mystische und religiöse Seite gezogen und . . . dadurch . . . dem wohlfeilen Spotte des Unglaubens und der*

[450] Br. II, 756

Unwissenheit" ausgesetzt. Ob diese Bemerkung nicht auch eine Kritik an Eschenmayer war? Besondere Verdienste der Verbreitung des Mesmerismus kamen nach Kerners Meinung Lavater zu. Dieser setzte sich, wie später auch Kerner, für eine naturwissenschaftliche Begründung des „thierischen Magnetismus" ein und forderte alle Anhänger dieser Therapiemethode auf, die Phänomene vorurteilsfrei und genau zu untersuchen.

Die Verurteilung der Mesmerschen Lehre durch die französische Akademie der Wissenschaften, die

„Mesmers Erfindung für ein Produkt exaltirter Phantasie erklärte, trug auch in Deutschland vieles zu ihrem Verruf bei; denn Deutschland, das besonders auch damals sehr gerne der Affe Frankreichs nicht nur in der französischen Kleidermode, sondern auch in seinem wissenschaftlichen und geistigen Denken und Glauben war, hielt den Ausspruch einer französischen Akademie, einer Versammlung hochgelehrter Männer, die nach damaligem Vermeinen mit ihrem Geist und Wissen die ganze Natur umfaßte, für einen unumstößlichen Orakelspruch . . ." (S. 97).

Dies war nochmals eine typisch Kernersche Distanzierung vom Rationalismus der Aufklärergeneration Autenrieths.

In seiner historischen Darstellung betonte Kerner die Bedeutung von Eberhard Gmelin – seinem ehemaligen Therapeuten – für die Verbreitung der Kenntnisse über den „thierischen Magnetismus". Kerner hat sechs Bücher von Gmelin über den „thierischen Magnetismus" gründlich studiert und kannte auch weitere Kommentare Gmelins: *„. . . bei allen, die ich aus seiner eigenen Bibliothek aus Heilbronn habe, befinden sich oft viele Bogen lange Zusätze und Erläuterungen von seiner eigenen Hand"* (S. 99). In der Generation Kerners waren es vor allem K.E. Schelling, W. Hufeland, F. Hufeland, Kluge, Wolfarth und Nasse, die neben Schubert, Carus, Kieser, Eschenmayer, Passavant und Ennemoser, dem „Lebensmagnetismus" zur Anerkennung verholfen hatten. Kerner versuchte schließlich, in seiner Schrift einen Zusammenhang zwischen dem „thierischen Magnetismus" und den elektrischen Phänomenen bei der Signalübertragung durch das periphere Nervensystem herzustellen, die seit den Untersuchungen von Alexander von Humboldt immer besser bekannt wurden. Der alternde Kerner hatte allerdings die damals gerade bekannten ersten naturwissenschaftlichen Ansätze einer systematischen Elektrophysiologie des Nervensystems[451] nicht mehr zur Kenntnis genommen. Alexander von Humboldts Werk, das er zitierte, lag mehr als 50 Jahre zurück.

Die konzentrierte und disziplinierte Arbeit bei der Niederschrift des kleinen Buches über Mesmer halfen Kerner über seine Depressionen nach dem Tod von Friederike hinweg. Allmählich wurde es jedoch um den alten Dichter immer stiller. Der Tod riß immer größere Lücken in das Netz der Freundschaft. Kerner, der vermutlich schon lange gegen seine Schlafstörungen und depressiven Zustände Morphium genommen hatte, griff offensichtlich immer häufiger zu diesem Medikament, was Theobald etwas verschleiernd schilderte: *„Die letzte Lebenszeit war ihm durch Kankheit sehr erschwert; er litt besonders durch Mangel an Schlaf, er nahm*

---

[451] DuBois-Reymond 1848

daher zu künstlichen Schlafmitteln seine Zuflucht, aber dadurch wurde er „nervös erregt""[452]. Die Morphiumsucht beschleunigte auch den körperlichen Zerfall Kerners, oft verließ er tagelang nicht mehr das Bett. Aus zwei Briefen von David Friedrich Strauß, der trotz der heftigen Auseinandersetzungen, die beide wegen Kerners Geistertheorie und wegen der „rationalen Theologie" von Strauß und dessen Deutung des Neuen Testamentes geführt hatten, Kerner immer wieder besuchte, geht dieser Verfall deutlich hervor. Strauß schrieb an seinen Freund Rapp am 23. Juli 1858:

„Von Oehringen fuhr ich mit Georgine früh 6 Uhr ab und als wir um 9 Uhr gegen Kerners Haus hinkamen, ließ ich halten und wir gingen hinauf. Kerner lag noch im Bett und sah so alt und verfallen aus, daß mich der Anblick sehr erschütterte. Mein Besuch freute ihn sehr und auch ich bin froh, daß ich ihn gemacht habe. Es ist Zeit, das Letztvergangene zu vergessen und sich an die bessere Erinnerung früherer Jahre zu halten, in denen ich eben doch dem Alten viel schuldig geworden bin"[453].

Ende Oktober und am 24. November 1861 besuchte Strauß nochmals Kerner und berichtete darüber an Rapp:

„Vor 8 Tagen war ich mit den Kindern bei Kerner. Sein elender Zustand, namentlich die Schlaflosigkeit, drückt ihn sehr darnieder, so daß er oft weint. Als er uns alleine hatte (es war ein anderer Besuch dagewesen), thaute er auf, erzählte von den Besessenen und das so komisch, daß Alle lachten und er mit. Den Kindern ist das sehr merkwürdig und sie gehen gerne mit mir hin. Auch an anderen jungen Leuten habe ich das bemerkt, und es zeigte natürlich den Sinn der Jugend für das Poetische. Denn eine poetische Natur wird Kerner bis zum letzten Hauch bleiben".

„Gestern wieder mit Fritz in Weinsberg gewesen bei Kerner. Er hatte tags vorher Morphium genommen und schlief. Nachher kamen wir doch vor. Er ist recht leidend, besonders durch Mangel an Schlaf und künstliche Schlafmittel nervös erregt. Er sprach vom Jenseits, von der ungeheuren Sternenwelt, von deren Bestimmung wir nichts wüßten. „Dagegen" sagte er „sind all Astronomen und alle Philosophen nur Dreck", bat dann mich um Verzeihung, das er mich mit dem „Dreck" nicht gemeint habe. Letzthin habe er nachts beim Erwachen geglaubt, er sei 4 Apotheker und seine Wärterin Alles verschimpft, als sie ihm versicherte, daß er vielmehr Ein Doktor sei"[454].

Man sieht aus diesen Bemerkungen von Strauß, daß auch noch in der Phase des körperlichen Abbaues und des, durch den chronischen Morphiumgebrauch bedingten, beginnenden geistigen Zerfalls der „Zauber" von Kerners Persönlichkeit erhalten blieb. In der Qual dieser letzten Jahre wurde Kerner nicht nur durch Besuche und die Fürsorge der Familie getröstet, sondern fand selbst auch Trost in neuen Versen wie dem 1861 im „Morgenblatt" erschienenen Gedicht:

---

[452] Br. II, S. 427
[453] E. Zeller, 1895, S. 395
[454] Zeller 1895, S. 438–439

Sursum!

„Du schwarze Nacht, du stumme Nacht,
Ihr Träume ohne Licht,
Du Herz, aus dem kein Freudenruf,
Nur Ruf des Schmerzens bricht!"

So rief ich in die bange Nacht;
Drauf sich ein Stern erhebt,
Aus dem ein Bild, ein Frauenbild,
Stets näher zu mir schwebt.

Ich flüsterte: „Ich kenne dich,
Mein weggerißnes Herz!
Ich blieb in Nacht, dich aber trug,
Ein Engel himmelwärts. "

Da lispelt es wie Melodie:
„Nicht ist die Nacht mehr fern,
Wo ich dich trag' ans Herz gedrückt
In meinen lichten Stern. "

Fort schwebte sie, als blieb ihr Licht
Es schwanden meine Wehn
Und einen Stern in Kreuzesform
Sah ich am Himmel stehn. "

Kerner fand auch während der letzten Jahre Trost im Briefwechsel. Besonders mit der alten Freundin Julie Hartmann („Schilli") und mit der 30 Jahre jüngeren Dichterin Ottilie Wildermuth (1817–1877) wechselte er im letzten Lebensjahrzehnt zahlreiche Briefe. Während der Briefwechsel mit Julie Hartmann noch
nicht literarisch aufgearbeitet ist, wurde Kerners Briefwechsel mit Ottilie Wildermuth (1853–1862) veröffentlicht[455]. Kerner kannte Ottilie Wildermuths Mann,
den Philologen Dr. Johann David Wildermuth, aus dem Jahr 1834, als dieser die
kleine „besessene" Patientin, Rosine Dingler aus Pleidelsheim, zur Behandlung
nach Weinsberg brachte (S. 225). Ottilie war die Tochter von Kerners Studienfreund, dem späteren Kriminalrat und Amtsrichter Gottlob Christian Rooschüz.
Sie wuchs in Marbach a.N. auf, hatte 1843 Wildermuth geheiratet und war nach
Tübingen gezogen, wo ihr Mann Gymnasialprofessor war. Sie begann auf Rat
ihres Ehemannes 1847 mit ihren ersten schriftstellerischen Versuchen, fand gute
Resonanz und wurde die wichtigste schwäbische Schriftstellerin ihrer Zeit[456].
Am bekanntesten wurde ihr Buch „Schwäbische Pfarrhäuser". Ihr Kontakt mit
Justinus Kerner begann 1853, nachdem Kerner in einem Artikel in einer Frauen-
zeitung sich gegen dichtende Frauen ausgesprochen hatte – die beste Art zu
dichten sei für die Frau die mit Nadel und Häkelnadel – nur einer Mitarbeiterin

---

[455] A. Wildermuth 1927
[456] R. Wildermuth 1986

die Frauenzeitung wolle er wegen ihrer „Schwäbischen Bilder" das Schreiben zugestehen. Diese Bemerkung bezog sich auf Ottilie Wildermuth, die Kerner mit einem etwas ironischen Gedicht einlud, bei ihr auch die eigene Küche zu versuchen. Kerner antwortete postwendend „Ja, ja,! – ich werd dich bald besuchen! Dann back mir einen – Pfannenkuchen . . .". Damit begann ein zehnjähriger Briefwechsel, in dem Ottilie überwiegend aus Tübingen erzählte, von Kerners Freunden Uhland und Karl Mayer, von Wanderungen mit ihrem Mann, von ihren Kindern und von gemeinsamen Bekannten. Einiges an Tratsch aus dem Universitätsstädtchen erreichte so das Kernerhaus. Kerner antwortete seiner „herzlieben Freundin" mit ähnlichen Berichten über die Familie und Freunde, er fügte seinen Briefen gelegentlich Gedichte bei, und auch Ottilie antwortete manchmal mit Gereimtem. Kerner hatte in der geduldigen Ottilie Wildermuh eine weitere Briefpartnerin, bei der er ungehemmt jammern durfte. Häufig unterschrieb er die Briefe mit „Dein unglücklicher J. Kerner". Seine Enkeltochter Anna, die die Briefe nach Diktat schrieb, wurde von Ottilie nach Tübingen eingeladen. Selten behandelte der Briefwechsel auch literarische Fragen, und natürlich waren den Briefen auch einige der Klecksographien (s.u.) beigefügt. Der Briefwechsel mit der als Schriftstellerin immer bekannter werdenden Ottilie Wildermuth war für Kerner ein emotional wichtiger Kontakt mit einer Welt, die ihn allmählich zu vergessen schien. Ottilie Wildermuth schrieb in ihren Briefen unbekümmert und liebevoll vorwiegend über Alltägliches, aber dies war es wohl, was Kerner an dem Briefwechsel besonders liebte.

In der Einsamkeit des letzten Lebensjahrzehnts kam Kerner auf den Einfall, sich trotz der abnehmenden Sehschärfe, mit einfachsten graphischen Spielereien zu befassen, den „Klecksographien". Er erinnerte sich, wie er schon in frühester Jugend solche Klecksographien herstellte:

„Die Zunahme meiner halben Erblindung war die Ursache, daß ich es in diesem jugendlichen Spiel weiterbrachte; denn dadurch fielen mir, wenn ich schrieb, sehr oft Tintentropfen aufs Papier. Manchmal bemerkte ich diese nicht und legte das Papier, ohne sie zu trocknen, zusammen. Zog ich es nun wieder voneinander, so sah ich, besonders wenn diese Tropfen nahe an einen Falz des Papiers gekommen waren, wie sich manchmal symmetrische Zeichnungen gebildet hatten, namentlich Arabesken, Tier- und Menschenbilder. Dies brachte mich auf den Gedanken, diese Erscheinungen durch Übung zu etwas größerer Ausbildung zu bringen . . . Tintenkleckse (schwäbisch Tintensäue), die auf der Seite des Falzes (auf dessen rechter oder linker Seite, aber nie auf beiden) eines zusammengelegten Papiers gemacht werden, geben (nachdem man das Papier über dieselben legt und sie dann mit dem Ballen oder dem Finger der Hand bestreicht), kraft ihrer Doppelbildung, die sie durch ihr Zerfließen und Abdruck auf dem Raume der anderen Seite der Linie erhalten, der Phantasie Spielraum lassende Gebilde der verschiedensten Art . . . wie z.B. Götzenbilder, Urnen, Mumien usw. Das Menschenbild wie das Tierbild tritt da in den verschiedensten Gestalten aus diesen Klecksen hervor . . ." [457].

Kerner stellte zahlreiche, z.T. einfarbige, z.T. mehrfarbige Klecksographien her. Er gab seinen Assoziationen dazu Versform. Ein Beispiel dieser „Hades-Verse" sei erwähnt:

---

[457] Vorwort zu der ersten, 1890 veröffentlichten Ausgabe; verfaßt im Februar 1857

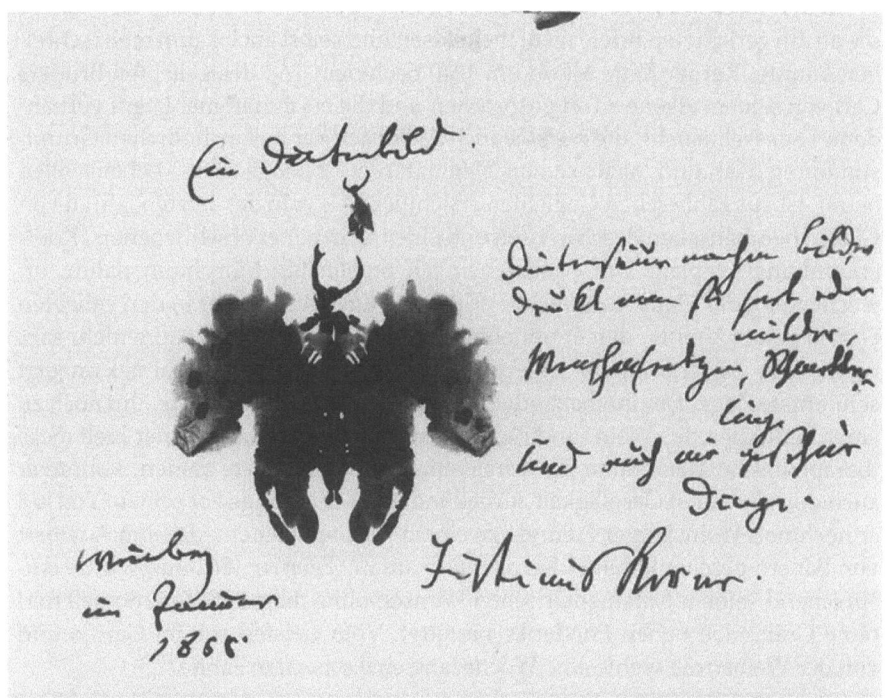

Abb. 34. „Ein Dintenbild". Klecksographie von Justinus Kerner 1855. Bayerische Nationalbibliothek München. Der Text lautet: „Dintensäue machen Bilder, / drukt man sie fest oder milder, / Menschenfratzen, Schmetterlinge / und auch nie gesehne Dinge"

> „Die Bilder aus dem Hades
> Alle schwarz und schauerlich;
> (Geister sind's, sehr niedern Grades)
> Haben selbst gebildet sich
> Ohn' mein Zuthun, mir zum Schrecken
> Einzig nur – aus Tintenflecken
> Habe stets dabei gedacht
> Überall wo's schwarz und Nacht.
> Spuket die gespenst'ge Rasse
> Darum auch im Tintenfasse . . ."

Klecksographien dieser Art wurden vor einigen Jahrzehnten zu einem systematischen psychologischen Test entwickelt (Rorschach, Zulliger), von dem manche Psychologen noch heute glauben, daß man aus den Antworten der Versuchspersonen Rückschlüsse auf ihren Charakter ziehen könne. Für Kerner waren die Klecksographien in der Einsamkeit seines Alters unterhaltende Projektionsfiguren seiner melancholischen Tagträume und seiner Phantasien über die Geisterwelt. Kerner liebte es, die sonderlichen Gebilde seinen Briefen nebst einigen gereimten Zeilen beizulegen (Abb. 34).

321

In den letzten Lebensjahren schritt Kerners grauer Star so stark fort, daß er die an ihn gerichteten Briefe nicht mehr lesen und selbst auch kaum mehr schreiben konnte. Kerner hatte schon um 1840 nach dem Tod des geliebten Bruders Carl von seinem eigenen Tod gesprochen und die bei ihm immer latent vorhandene Todessehnsucht, die meist jedoch Ausdruck der melancholischen Grundstimmung war und nicht seinen elementaren, „biologischen" Lebenswillen betraf, ist aus zahlreichen Gedichten ersichtlich. Als er in den letzten Jahren von Gicht, rheumatischen Beschwerden und einer nicht näher beschriebenen „Kopferkrankung" geplagt war, wahrscheinlich regelmäßig Morphium nahm, oft wochenlang das Haus nicht mehr verließ und auch nicht mehr in den geliebten Garten gehen konnte, den er ohnehin wegen des grauen Stars kaum mehr sah, wurde sein Zustand immer schlechter, und seine Todessehnsucht bekam jetzt sehr ernste Züge. Der ihn behandelnde ärztliche Kollege versuchte, ihn noch zu einer Reduktion des Wein- und Bierkonsums zu überreden – Kerner hielt diese therapeutische Maßnahme für wenig sinnvoll. Wenn Gäste kamen, konnte er auch noch zur alten Geselligkeit zurückfinden. Wenige Tage vor seinem Tod lud er nochmals Weinsberger Freunde zu einem Fäßchen Bier ein, das ihm Adalbert von Bayern geschenkt hatte. Kerner starb am 21. Februar 1862 und wurde entsprechend seinem testamentarischen Wunsch ohne religiöses Zeremoniell und ohne Grabreden neben Friederike bestattet. Vom Geisterturm im Garten und von der Weibertreu wehte eine Woche lang eine schwarze Fahne[458].

---

[458] KH, S. 374

XVII

Kerners romantische Synthese

Die folgenden Überlegungen gehen von der hier nicht weiter zu begründenden Annahme aus, daß das menschliche Verhalten nicht nur von der Gesellschaft, der Geschichte, der „lokalen" und familiären Tradition, der Erziehung und den ökonomischen Bedingungen bestimmt wird, sondern daß die soziale Ordnung und Dynamik ebenso wie das Verhalten des Einzelnen auch von Faktoren abhängen, die durch biologische Strukturen und Regeln vorgegeben sind. Die Perioden der menschlichen Geschichte, so unterschiedlich sie sein mögen, sind durch die begrenzte Mannigfaltigkeit eines biologischen „Repertoirs" eingeschränkt. Sie sind, vereinfacht gesprochen, Variationen *eines* Themas, dessen Grenzen durch die biologische Entwicklungsgeschichte bestimmt werden. Wird durch gesellschaftliche Zielvorstellungen und ökonomische Faktoren das menschliche Verhalten in die Nähe der Grenzen des biologisch Zulässigen gebracht, so entstehen individuelle und/oder gesellschaftliche Gegenregulationen, die diese extreme „Auslenkung"auf ein dynamisches Gleichgewicht zurückführen. Die „biohistorische" Kompensation kann dabei in eine zum Gleichgewichtszustand entgegengesetzte Richtung abweichen. Was für gesellschaftliche Strukturen gilt, läßt sich auch – in einem kleineren Rahmen – für den Einzelnen behaupten. Auch das individuelle Dasein vollzieht sich im Spannungsfeld von vorgegebenen allgemeinen und individuellen (d.h. genetisch determinierten) biologischen Grenzen einerseits und den sozialen und gesellschaftlichen Randbedingungen andererseits.

Die Verschränkung von Vernunft und Emotion

Die Wahrnehmung der Gegenstände und Sachverhalte unserer Welt sowie aller bewußt oder unbewußt ausgeführten Aktionen des wachen Organismus sind merklich oder unmerklich von *emotionalen Reaktionen* begleitet. Diese durch genaue Selbstbeobachtung oder durch Beobachtung des Verhaltens anderer Menschen schon im Alltag zu machende Erfahrung wird durch *Messungen* der modernen Sinnes- und Neurophysiologie bestätigt. Die *materiellen Grundlagen* der Verschränkung von Wahrnehmen, Handeln und Emotion sind in den Verbindungen der Sinnessysteme und der motorischen Systeme des Gehirns mit dem sogenannten *limbischen System* zu suchen. Zu diesem gehören mehrere entwicklungsgeschichtlich alte Strukturen des Großhirns, darunter ein Teil des

Schläfenlappens in der Großhirnrinde, der Hippocampus, der Fornix, der Mandelkern (N. amygdalae), die Corpora mammillaria und das Septum pellucidum. Neben der emotionalen Steuerung kommt dem limbischen System auch eine wichtige Aufgabe bei der *Gedächtnisbildung* zu. Die jedem bekannte Verknüpfung von Emotion, Gedächtnis und Erinnerung ist materiell durch diese funktionelle Überlappung im limbischen System begründet. Das limbische System hat wechselseitige Verbindungen mit dem *Hypothalamus* des Zwischenhirns, wodurch eine Koppelung von Instinkt, vitalen körperlichen Funktionen, emotionaler Steuerung und früheren Erfahrungen entsteht, die bei der Bewältigung der Aufgaben des Alltags hilfreich ist.

Die Verschränkung von Wahrnehmung und emotionaler Wirkung wird auch in einigen Wortbildungen unserer Sprache behauptet, z.B. in der mehrfachen Bedeutung der Wörter „Empfinden" und „Fühlen": „Empfindung" bedeutet eine elementare Komponente komplexer Wahrnehmung, „empfindsam" oder „empfindlich" verweisen dagegen auf eine mögliche Wirkung des Wahrgenommenen auf das Gemüt des Wahrnehmenden. Ähnliches gilt für das Wort „Fühlen", das die Fähigkeit zur Berührungswahrnehmung bezeichnet, mit „Gefühl" aber nicht nur diese Fähigkeit, sondern auch die emotionalen Begleiterscheinungen des Wahrnehmens meinen kann. Jeder Leser weiß aus eigener Erfahrung, daß die emotionale Grundstimmung und die Gestimmtheit des Augenblicks beim Wahrnehmen eine wichtige Rolle spielen und das Handeln mindestens so stark wie die jeweils wahrgenommenen Objekte und Sachverhalte bestimmen können.

Beim Menschen und anderen höheren Tieren kann die Verschränkung von Emotion, Cognition und Aktion durch Lernen modifiziert werden. Durch entsprechende Schulung und Erfahrung in der Kindheit und Jugendzeit kann der Mensch für bestimmte Bereiche der Lebensbewältigung die emotionalen Komponenten zurückdrängen und eine „Versachlichung" der Entscheidungen und des Verhaltens erreichen. In anderen Bereichen kann durch Erziehung das Gegenteil bewirkt werden: die emotionalen Komponenten werden besonders gefördert, Vernunft und sachliche Analyse treten zurück, das Verhalten wird von Gefühl und Glauben bestimmt. In der modernen Welt der Industrie, der Technik, Wissenschaft, staatlichen und privaten Planung, wird eine Versachlichung des menschlichen Verhaltens notwendig gefordert. Jeder in dieser Welt erfolgreiche mußte lernen, mit den „Sachzwängen" zurechtzukommen und die subjektiven, emotionalen Faktoren klein zu halten, weil sie den „sachgemäßen" Ablauf des berechenbaren menschlichen Handelns stören könnten. Auf der anderen Seite sind *kontrollierte* Emotionen wichtiger Antrieb für hohe Leistungen – auch in der technischen und industriellen Welt. Während der Lehrjahre der Kindheit und Jugendzeit lernt der Mensch unserer Gesellschaft, seine „offenen" Emotionen bestimmten Bereichen zuzuordnen, in denen sie „zulässig" oder sogar besonders gepflegt werden: Musik, Spiel, Theater, Tanz, darstellende Kunst, Sport, Karneval und politische Massenveranstaltungen sind solche Bereiche der menschlichen Kultur, in denen Emotionen „am Platz" sind und durch die Tätigkeit von dafür besonders ausgebildeten Menschen gefördert werden.

Die sich während der zweiten Hälfte des 18. Jahrhunderts allmählich durchsetzende bürgerliche Aufklärung begründete die *moderne*, rationale und wissenschaftliche Erfassung der Welt und der menschlichen Gesellschaft. Sie schuf damit die Voraussetzungen für die Entwicklung der Naturwissenschaften und der Technik der Gegenwart. Wie in der Einleitung (S. 1) schon erwähnt wurde, war dieser Prozeß der Aufklärung, die „Befreiung des Menschen aus seiner selbstverschuldeten Unmündigkeit", wiederholt in der Geschichte des Abendlandes versucht worden, erreichte eine größere Breitenwirkung jedoch erst während jener Zeit, die später mit Recht den Namen „Aufklärungszeit" erhielt. Die Aufklärung veränderte ganz erheblich das Bewußtsein aller Gebildeten der bürgerlichen Schichten und war durch den *Glauben an die Vernunft des Menschen* gekennzeichnet. In diesem Glauben wurde optimistisch angenommen, daß durch rationale Analyse immer die „richtigen", d.h. angemessenen oder sogar optimalen Lösungen für individuelle, gesellschaftliche oder materielle Probleme gefunden werden können. In ihrem Optimismus glaubten die Aufklärer des 18. Jahrhunderts vermutlich auch, daß es ohne Schwierigkeiten möglich sei, die *biologisch* vorgegebene Verschränkung von Wahrnehmen, Handeln, Fühlen und Empfinden durch Erziehung so zu verändern, daß alles Emotionale und Irrationale, unbenannte Gefühle, Ahnung, Angst, Zu- oder Abneigungen, triebbedingte Verhaltensweisen, religiöses Wähnen oder Glauben und andere undeutlichen, ideologischen Vorstellungen, vom Menschen ferngehalten werden könnten oder wenigstens zur unwichtigen Privatsache würden. Justinus Kerner hat diese Hoffnung der Aufklärer in der Beschreibung der Bemühungen seines Lehrers C.Ph. Conz karikiert, der verhindern wollte, daß sein kleiner Sohn jemals den Namen des Teufels höre (S. 54). Der freie, vernünftige, sich und seiner Gesellschaft verantwortliche, stets selbstbewußte und einem rationalen System verpflichtete Mensch war das Ideal dieser Zeit, die Forderung nach der Entwicklung einer bürgerlich-demokratischen Ordnung freier Staaten und freier Menschen die politische Konsequenz dieses Ideals.

Stimmt man der oben formulierten „biologischen" Konzeption elementarer Grundlagen des menschlichen Verhaltens bei, so versteht man, warum bei einer einseitigen Betonung der Vernunft die Aufklärungszeit notwendigerweise eine mächtige Gegenbewegung hervorrufen mußte, wie sie sich im Lebensgefühl der Romantik zum Anfang des 19. Jahrhunderts ausdrückte. Die romantische Lebenshaltung war ein Protest gegen die „reine" Vernunft der Aufklärung und ein Versuch, der Empfindung und dem Gemüt jenen Platz im Verhalten des Menschen zu sichern, der durch die biologische Integration von Emotion, Cognition und Verhalten angemessen ist. Wie engagiert die jungen Romantiker gegen die „Plattisten" der Aufklärung fochten, ist aus Kerners „Reiseschatten" ersichtlich. Daß die Romantik in der Ablehnung der Rationalität und der Vernunft ebenfalls übertrieb und daher in manchen ihrer Ansichten wirklichkeitsfremd wurde, ist historisch augenscheinlich. Von diesen Überlegungen ausgehend, möchte ich in diesem letzten Kapitel untersuchen, wie Kerner die „romantische Synthese" von Vernunft und Gefühl gelang und wie er aus dieser Synthese eine kreative Lebenshaltung erreichte.

Die literarische und kulturelle Romantik

Die europäische Romantik in der ersten Hälfte des 19. Jahrhunderts war nicht nur durch die starke Betonung emotionaler Komponenten gekennzeichnet, sondern auch durch eine nach rückwärts gewendete, nach den historischen „Wurzeln" fragende Haltung, durch überwiegend konservative politische Wertvorstellungen, durch Technikfeindlichkeit oder wenigstens eine unrealistische Beurteilung der Technik. Justinus Kerner betrachtete jeden technischen Fortschritt mit tiefer Skepsis, obgleich er die dadurch mögliche Verbesserung der Lebensbedingungen durchaus sah und begrüßte. Er ahnte jedoch, daß die *Erlebnisfähigkeit* des Menschen mit der Entwicklung der Technik nicht Schritt halten würde. In mehreren Gedichten kommt diese Meinung zum Ausdruck, so z.B. in dem Gedicht (ca. 1850):

Im Eisenbahnhofe

„Hört Ihr den Pfiff, den wilden, gellen?
Es schnaubt, es rüstet sich das Tier,
Das eiserne, zum Zug, zum schnellen,
Herbraust's wie ein Gewitter schier.

In seinem Bauche schafft es Feuer,
Das schwarzen Qualm zum Himmel treibt;
Ein Bild scheint's von dem Ungeheuer,
Von dem die Offenbarung schreibt.
. . .

Kein Postzug nimmt mit lust'gem Knallen
Bald durch die Stadt mehr seinen Lauf,
Und wecket mit des Posthorns Schallen
Zum Mondenschein den Städter auf.
. . .

Kein Wandrer bald auf hoher Stelle,
Zu schauen Gottes Welt, mehr weilt,
Bald alles mit des Blitzes schnelle
An der Natur vorübereilt.
. . .

Fahr' zu, oh Mensch! Treib's auf die Spitze,
Vom Dampfschiff bis zum Schiff der Luft!
Flieg' mit dem Aar, flieg' mit dem Blitze!
Kommst weiter nicht, als bis zur Gruft".

Die deutsche Romantik zeichnete sich auch im religiösen Bereich durch die Entfaltung antirationaler Bewegungen aus, mit denen sie der drohenden Gefahr des Verlustes von Gemüt und Empfindung entgegenwirkte, die sich in der Aufklärerphilosophie zeigte. Sie schuf Ausdrucksformen des Emotionalen in allen

Bereichen des menschlichen Daseins als Antwort auf eine teilweise formalistische Erstarrung während der Aufklärungszeit. Bei diesen Bemühungen fanden Dichtung, darstellende Kunst und Musik Formen, die uns auch heute noch verständlich und einfühlbar erscheinen und die daher auch noch heute wirksam sind. Kerners lyrische Gedichte blieben in den Vertonungen Schumanns seit 150 Jahren lebendiges Zeugnis jener Epoche unserer kulturellen Vergangenheit.

In der praktischen und theoretischen Medizin und den Vorstellungen von der Beziehung zwischen Leib und Seele haben die deutschen „medizinischen Romantiker" einen entscheidenden Anstoß zur Beachtung psychischer Faktoren bei der Entstehung von Krankheiten gegeben. Obgleich manche von ihnen die Bedeutung der psychosomatischen Faktoren und der Psychogenese bei der Entstehung von Krankheiten stark übertrieben, sind die psychotherapeutischen Ansätze jener Zeit Wurzeln der Psychotherapie der Gegenwart. Dies läßt sich z.B. aus der Nähe der Gedanken von Kerners großem Zeitgenossen und Kollegen Carl Gustav Carus (1789–1869) mit jenen von Sigmund Freud zeigen. Kerner hat in seiner sonderlichen Geistertheorie der „Besessenheit" einen extremen, aber entschiedenen Standpunkt in der Diskussion zur Somato- oder Psychogenese von Geisteskrankheiten eingenommen.

Bei der Suche nach den oft regional begrenzten Traditionen und Voraussetzungen der Kultur, aber auch nach den nationalen Gemeinsamkeiten kultureller Tradition, veränderten die Romantiker nicht nur die allgemeine Geschichtsschreibung, sondern auch die Themenstellung der Literaturgeschichte und der Literaturwissenschaften. Auch die Entwicklung der Nationalstaaten und des Nationalismus in Europa hat einen Teil ihrer emotionalen Wurzeln in den romantischen Konzepten zu Beginn des 19. Jahrhunderts. Aus dieser Entwicklung entstand eine auch heute noch vorhandene Bedrohung der Universalität und „Internationalität" des menschlichen Geistes, die von den gebildeten Menschen des Westens seit der Renaissance fast als selbstverständlich angenommen wurden.

Blickt man heute auf die Zeit zwischen 1789 und 1848 zurück, so erkennt man, daß trotz einer langen Nachwirkung der romantischen Naturphilosophie und des romantischen Lebensgefühls in unserem Land, sich in weiten Gebieten die durch Rationalität, Planung und Wissenschaft begründeten Vorstellungen der Aufklärungszeit gegen die romantischen Deutungen der Welt durchgesetzt haben. Die Romantiker haben die Wirklichkeit der sich entwickelnden Naturwissenschaften, der Technik und der Industrialisierung nicht mit eigenen Konzepten in Frage gestellt, sondern die Aufgaben und Probleme des neuen Zeitalters durch einen resignierenden Rückzug auf „Innerlichkeit" ungelöst gelassen.

Nach 1820 haben viele, in ihrer Jugend tief romantische Menschen, erhebliche Kompromisse schließen müssen, um in ihrer Welt nicht zu scheitern. In den verschiedenen Gesellschaften Mitteleuropas konnte man sich im 19. Jahrhundert als „totaler Aufklärer" durchsetzen, während eine „totale" romantische Lebenshaltung, die den Sinn der Lebensphilosophie jener Epoche voll erfüllt hätte, nur wenigen, persönlich begüterten und begabten Menschen möglich war. Alexander Graf von Württemberg und Nikolaus Lenau sind solche seltenen Beispiele. Die meisten romantischen Dichter mußten mit den durch die Entwicklung von Wissenschaft, Technik und Industrie sich verändernden Lebensbedingungen ihrer Zeit fertig werden. Sie waren gezwungen, von ihren romantischen Idealen Abstriche zu machen und mußten eine Synthese von Vernunft und Gefühl in ihrer Lebenshaltung finden, die in der Regel immer stärker zur Vernunft neigte, je mehr sich die Zeit der bürgerlichen Revolution von 1848/49 näherte. Die Romantiker aus dem ersten Viertel des 19. Jahrhunderts erlebten, wie sich Gefühl und Gemüt allmählich aus bestimmten Bereichen des Lebens zurückzuziehen hatten. Die romantische Lebenshaltung ihrer Jugendzeit wurde, wie man an den Lebensgeschichten der Mitglieder des Tübinger Uhland-Kerner-Kreises sehen kann, bald ein verblassender, aber stets geliebter Jugendtraum.

Melancholie und Weltschmerz

Bei Justinus Kerner hat die romantische Lebenshaltung seiner Studentenzeit nachhaltig das ganze weitere Leben bestimmt. Dies war durch das Zusammenwirken des Zeitgeistes mit Kerners innerer Disposition zu melancholisch-sensitiven Reaktionen und einer endogen bedingten periodischen Schwankung seiner Grundgestimmtheit bedingt. Bei ihm vereinte sich der romantische „Weltschmerz" als modische Lebenshaltung mit einer sehr viel tieferen, aus vitalen Quellen stammenden Depression. „Schmerz als Grundton der Natur" betraf bei Kerner zu manchen Zeiten auch den vitalen Bereich seiner Existenz. Seine Neigung zur Melancholie wurde noch durch einige lebensgeschichtliche Faktoren seiner Kindheit begünstigt. Er hatte jedoch in seiner Jugend auch gelernt, daß Lebensprobleme durch zielgerichtetes Handeln und Arbeit als Gegengewichte zu Traum und Phantasie erleichtert werden können und setzte diese „therapeutischen Verfahren" immer wieder zur Bewältigung seiner depressiven Phasen ein.

Kerner war als Kind einer privilegierten bürgerlichen Schicht in einer noch feudalistischen Gesellschaftsordnung aufgewachsen. Als er seine Welt wahrzunehmen begann, gehörte eine aufgeklärte Haltung zum guten Ton der bürgerlichen Kreise, und die wichtigsten Menschen, die den intellektuellen Bereich seiner Kindheit und Jugendzeit prägten, sein Vater, seine Brüder Georg und Carl, Carl Philipp Conz und der Chemiker Staudenmayer, waren typische Vertreter der gemäßigten oder der radikalen schwäbischen Aufklärergeneration. Gleiches gilt für die meisten seiner Tübinger Professoren, besonders für Froriep, Kielmeyer, Autenrieth, Plouquet und Gmelin. Aus den Söhnen der bürgerlichen Familien vernünftige und gebildete Männer zu machen, die ihr Tagwerk und ihre sozialen Pflichten mit rationaler Kompetenz und Selbstbewußtsein erfüllten, war das Ziel der familiären und der „offiziellen" Erziehungsversuche, die auf Justinus Kerner einwirkten. Das Ergebnis dieser Entwicklung war, daß er bei aller Neigung zu leichter Verletzlichkeit, Melancholie und depressiver Reaktion immer in der täglichen Pflichterfüllung einen „äußeren" Halt finden konnte. Obgleich er als Literat die Aufklärung verspottete – am deutlichsten in den „Reiseschatten" – hatte er doch in seiner Jugend soviel von aufgeklärter Lebenshaltung in sich aufgenommen, wie er zur erfolgreichen Bewältigung seiner Aufgaben als Arzt benötigte.

Kerner war nicht nur durch die Erziehungsversuche der Aufklärer, sondern auch durch eine zweite Art der Zuwendung in der Kindheit und Jugendzeit geformt worden, er, der empfindliche, zu neurotischen Reaktionen und leichter Verletzlichkeit neigende Junge, der sich gern in die Stille des einsamen Maultrommelspiels zurückzog. Es war die Zuneigung und die Liebe der Mutter und der älteren Schwester, die auf den früh vaterlosen Jungen einen prägenden Einfluß hatten. Justinus Kerner hatte in seiner Jugendzeit keine Möglichkeit, sich in der Auseinandersetzung mit der väterlichen Autorität „härtere" Konturen seines Charakters zu erwerben. Er wurde nach dem frühen Tod des Vaters als jüngstes Kind und einziger noch in der Familie lebender Sohn ein von allen verwöhntes „Mutterkind". Diese lebensgeschichtliche Konstellation mag seine erblich bedingte Neigung zu Depressionen verstärkt haben. Sie förderte andererseits die Entwicklung eines gemütvollen, stets die Zuneigung und Freundschaft der anderen suchenden Menschen, die eine ungeschützte, den zwischenmenschlichen Kontakt erleichternde Offenheit seines Verhaltens auszeichnete.

Da Kerner schon in seiner Jugendzeit eine recht bedeutende sprachlich-dichterische Begabung entwickelte und auch eine gute Beobachtungsgabe für die Natur erlernte, standen ihm bei aller romantischer Weltdeutung hinreichend Möglichkeiten zur Verfügung, die ihm einen, die „romantische Synthese" von Emotion und Vernunft suchenden Lebensweg wiesen. So entfaltete Kerner einerseits die „typischen" Merkmale eines Romantikers, andererseits hielt er die Aufklärertradition seiner Erziehung immer dann hoch, wenn genaue Naturbeobachtung gefragt war. Es sei hier auch nochmals betont, daß Kerner im Gegensatz zu der durch die Familie stilisierten Tradition und der ihr folgenden schwäbischen Literaturgeschichtsschreibung kein weltfremder, von der Lebenswirklichkeit entfernter und verträumter Mensch war. Er stand – sieht man von den Phasen schwererer Depressionen ab – mit beiden Beinen sicher auf dem holprigen Boden eines schwäbischen Landstädtchens. Die tägliche Verantwortung seiner ärztlichen Wirklichkeit erforderte alles andere als einen realitätsfremden Menschen. Kerner hat auch seine materiellen Interessen, die finanzielle Honorierung des ärztlichen Berufes und seiner Bücher und Gedichte mit lebenskluger Vernunft wahrgenommen. Wirklichkeitssinn vertrat im Kernerhaus nicht nur die kluge und gut planende Friederike (S. 152 f., 161).

Natur und Seele

Die in der Jugend eingeübte Fähigkeit zum nüchternen und genauen Beobachten prägte auch in späteren Zeiten Kerners Lebenshaltung, wenn es um „Natur" ging. Dieser Bereich umfaßte für Kerner Verhaltensbeobachtungen an Ameisenlöwen, Schmetterlingen, Vögeln oder Säugetieren (Abb. 28c), den Obst-, Blumen- und Gemüseanbau, die Wurstgiftexperimente, die genaue Beschreibung der Symptome organischer Erkrankungen, Obduktionsbefunde, die Suche nach neuen therapeutischen Möglichkeiten und das Studium von Mißbildungen. Zur „Natur" gehörten für ihn auch die Aussagen seiner an Dämmerzuständen leidenden Patienten und seine eigenen, z.T. halluzinatorischen Erlebnisse. „Geister" waren für ihn Naturerscheinungen und gleichzeitig Phänomene der Seele. Im Reden über „Dämonen" oder über „Besessenheit" blieb Kerners Ausdrucksweise häufig in der Schwebe; er ließ offen, ob er „nur" Psychisches meinte oder Phänomene, die auch unabhängig vom Beobachter existierten. So verwischte sich in Kerners Weltbild die Grenze von Materiellem und Seelischem. Er entwarf – hierbei durchaus im Sinne der zeitgenössischen Naturphilosophie – Vorstellungen, in denen Seelisches als Teil der *Natur* begriffen wurde, nicht anders als die materiellen Objekte derselben. Konsequenterweise vertrat Kerner dann stets den Standpunkt, daß seine „Geistertheorie" das Ergebnis naturforscherischer Beobachtung sei und kein Produkt der Phantasie oder der abstrakten Spekulation. Exakte erkenntnistheoretische Überlegungen, wie sie eine Generation zuvor Kant angestellt hatte, blieben Kerner fremd. Seine Weltdeutung folgte einem naiven, an den Phänomenen orientierten Realismus.

Kerner erlebte in der Natur die *Einheit von Materie und Seele* und glaubte daher schon als junger Landarzt, daß der Tod „die innigste Vereinigung mit dem Geist der Natur" sei. Er wußte sich eingebunden in einen größeren magischen Zusammenhang, in dem der Mensch dem *„Geist der Natur, einem Allgemeinleben, dem Leben der Geister und der Gestirne näherkommt, befreundeter wird . . ."* (S. 202). Dies war eine für die romantische Philosophie und Lebensanschauung typische Auffassung. Was Schelling in seinen naturphilosophischen Systemen nur *erdachte, erlebte* Kerner *unmittelbar.* Aus einer Reihe von Äußerungen in seinen Briefen können wir entnehmen, daß er sich, besonders während seiner depressiven Phasen, von Geistern Verstorbener umgeben fühlte oder gar im Dunkeln „Geister" sah oder hörte. Während die meisten seiner romantischen Dichterkollegen Kobolde, Teufel, Geister, Elfen und andere magische Figuren in ihren Märchen und Geschichten phantasievoll erfanden, war ein Teil dieser Phantasiewelt für Kerner unmittelbare Realität seines eigenen Lebens. Gelegentlich versuchte er, sich von dieser erlebten Welt kritisch zu distanzieren. Als Kerner während der Dämmerzustände einiger seiner Patienten Phänomene aufzeichnete, die durch die damalige „rationelle" Medizin nicht gedeutet werden konnten, glaubte er seine magische Lebenstheorie bestätigt. Es gab für ihn einen gedanklich direkten Weg von den Beobachtungen an „Besessenen" und seinem, durch depressive Phasen geprägten eigenen Erleben zum „Mittelreich der Geister", an das er als ein naturforscherisch erfaßbares Phänomen glaubte. Hier war Kerners romantische Synthese deutlich von seinem eigenen, abnormen Erleben geprägt.

Mystizismus und ärztliche Wirklichkeit

Kerners Haltung zur Natur im allgemeinen und zu seinen Patienten im besonderen war jedoch keineswegs überwiegend magisch-mystisch. Wie in den Kapiteln über seine ärztliche Tätigkeit dargestellt wurde, war er ein hervorragender Natur- und Menschenbeobachter und stets bereit, alles, was er durch die Denkmodelle der damaligen medizinischen und biologischen Wissenschaft erklären konnte, auch durch diese zu erklären, selbst wenn ihm eine weitere Deutungsmöglichkeit durch seine „Geistertheorien" zur Verfügung stand. Er liebte das „Schweben" der Erklärungen zwischen zwei Deutungsmöglichkeiten. Kerner hat sich keineswegs als ein fanatischer Außenseiter gegen die „rationelle" Medizin seiner akademischen Lehrer und zahlreicher Kollegen im Lande gewandt, sondern diese, wie seine Rezepte und ärztlichen Gutachten zeigen, immer dann eingesetzt, wenn er sich davon Erfolg erhoffte. In seinen Briefen an die ärztlichen Kollegen und Freunde ist das Bemühen zu lesen, nicht den Anschluß an die „offizielle Medizin" seiner Zeit und seines Landes zu verlieren. Kerner suchte auch in den Wissenschaften und im Beruf das Versöhnliche und Verbindende, obgleich er gelegentlich auch grob antworten konnte, wenn er sich gegen unzulängliche Beurteilung oder Eingriffe in seine ärztliche Tätigkeit wehrte (S. 109, 154).

Kerner hat sein theoretisches Konzept der „Besessenheit" gegen die Angriffe der Aufklärer oder der jüngeren, naturwissenschaftlich orientierten Ärzte immer temperamentvoll verteidigt, weil er seine Theorie durch Beobachtungen begründet glaubte, für die er sonst keine befriedigende Erklärung fand. Daß Kerner bei seinen Beobachtungen wegen mangelhafter methodischer Kriterien immer wieder in die Irre geführt wurde, ist *heute* leicht zu sagen. Zur Zeit Kerners fehlten weitgehend methodenkritische Überlegungen, um Irrtümer oder Fehldeutungen auszuschließen. Obgleich Kerner an verschiedenen Kongressen der Gesellschaft Deutscher Naturforscher und Ärzte teilnahm (zuletzt 1853), hat er die Entwicklung der modernen Naturwissenschaften seiner Zeit nach 1830 kaum mehr zur Kenntnis genommen oder wenigstens nicht in seine Lebensphilosophie mit einbezogen. Dies war vermutlich durch das stets in der Wissenschaft bestehende Generationenproblem bedingt.

Kerner hat sich trotz seiner Neigung zum Mystizismus in der Beschreibung der ärztlichen Wirklichkeit immer wieder gegen dogmatische Theorien gewandt und hat eine für das Wohl seiner Patienten sicher nützliche, *pragmatische Haltung* vertreten. Er hat an die therapeutische Wirkung von Amuletten und magischen Handlungen geglaubt, die über die unmittelbare psychische Einwirkung des „heilenden Arztes" hinausging, weil sein Weltbild magisch-mystische Komponenten enthielt. Er war jedoch bereit, diese magisch-mystischen Komponenten als eine *mögliche* Deutung und nicht als Gewißheit anzusehen (S. 224). Kerner konnte den Einsatz seiner psychotherapeutischen Verfahren auch ohne dieses, seinen jüngeren und „moderneren" ärztlichen Kollegen und Freunden fremde Weltbild begründen, wobei er einfach argumentierte, daß *psychogene* Erkrankungen durch *psychische* Methoden zu therapieren seien. Da der Erfolg ihm häufig recht gab, hatte er keinen Grund, diese Haltung zu ändern.

In diesen Auseinandersetzungen war Kerner in der Regel sehr viel mehr Empiriker als seine Gegner. In deren, durch die Aufklärung und die sich gerade entwickelnde moderne naturwissenschaftliche Medizin geprägtem Weltbild kam Magisches nicht vor. Jedoch wurden auch die psychogenen Komponenten organischer Erkrankungen, wie auch psychogene (hysterische oder neurotische) Erkrankungen nicht oder nicht hinreichend diagnostisch eingeordnet und hatten keinen „sicheren Ort" im Denkschema der rationellen Medizin jener Tage, obgleich sie von allen klugen Klinikern erkannt wurden (S. 194). Kerners theoretische Konstrukte erscheinen uns heute unnötig oder gar als „romantische Schnörkel"; dennoch hatte seine pragmatische ärztliche Haltung mehr von der Wirklichkeit der Welt der Kranken und der Krankheiten erfaßt als die Vertreter einer einseitigen rationalen Medizin. Die oben kurz geschilderte Auseinandersetzung wegen der Amulettrezeptur bei dem schwer lungenkranken Patienten Kachel ist ein typisches Beispiel, das diese Behauptung belegt (S. 238 f.).

Kerner folgte bei seinen diagnostischen Überlegungen dem von Gmelin und Autenrieth den Studenten vermittelten Konzept, daß der „Conflux" von somatischen und psychischen Faktoren zur Krankheitsentstehung führen würde. Damit gelang es ihm, trotz seiner romantischen Naturphilosophie, trotz seiner Neigung zum globalen und ungenauen theoretischen Denken, für die Wirklichkeitsbewältigung seiner ärztlichen Praxis die von der Aufklärung geförderte Haltung empirischer Beobachtung besser zu verwirklichen als manchem Vertreter einer „reinen", rationalen Medizin. Sein Erfolg bei der Erforschung des Botulismus sind Beleg für die Auffassung, daß er die Methoden der „naturwissenschaftlichen" Medizin in der Forschung glänzend anzuwenden verstand. Mit dieser Leistung, die nach meiner Einschätzung viel zu wenig in den biographischen Beschreibungen Kerners gewürdigt wird, hatte er die Grenze der gängigen Naturphilosophie seiner Zeit verlassen und eine wichtige, in die Zukunft weisende naturwissenschaftliche Leistung vollbracht, auch wenn er sich in der Vermutung über die chemische Zusammensetzung des „Wurstgiftes" irrte.

Der Einzelne und die Gesellschaft

Die Romantiker träumten nicht nur von der Einheit von Seele und Materie, von Geist und Natur, sondern suchten auch nach der Einheit von Individuum und Gesellschaft. Diese fanden sie im „Volk", bei den einfachen Leuten, denen sie in der Regel nach ihrer eigenen gesellschaftlichen Herkunft ferne standen. Justinus Kerner konnte diesen typisch romantischen Zug der Zuwendung zum „Volk" leichter verwirklichen als viele seiner Dichterkollegen. Er hatte in seiner Kindheit und Jugendzeit enge Kontakte mit Menschen außerhalb seiner gesellschaftlichen Klasse, wie z.B. mit dem naturkundigen und klugen Kutscher Matthias oder dem tüchtigen Tuchscherermeister Kübler (S. 18, 26), die für ihn wichtige Lehrer wurden. Im Gegensatz zu den meisten seiner ärztlichen Kollegen kannte er die Not der Menschen aus den unteren Schichten nicht nur aus der Distanz ärztlichen Wirkens. Er lernte den Lebensstil und die Sorgen der Arbeiter und Angestellten des beginnenden Industriezeitalters während seiner Lehrlingszeit in der staatlichen Tuchfabrik kennen, die in Ludwigsburg zum gleichen Gebäudekomplex gehörte wie das Zucht- und Arbeitshaus, dem auch das „Tollhaus" angeschlossen war. Als Kerner Landarzt in Dürrmenz, Wildbad, im Welzheimer Wald, im Kochertal und im Oberamt Weinsberg war, sprach er ohne Mühe die Sprache der einfachen Leute und schaute dem Volk nicht nur aufs Maul, sondern auch auf die Hände, auf die harten Lebensbedingungen und den kärglichen Lebensunterhalt der Kleinbauern und Häusler.

Kerner suchte bei den einfachen Leuten wie seine romantischen Dichterfreunde nach alten Liedern, Märchen und Sagen, er suchte aber auch nach den Überlieferungen der Volksmedizin. Alte bewährte Volksrezepte waren für ihn ebenso wichtig wie ein stets sich wiederholender Aberglaube. Beide Traditionen galten ihm als „Extrakt" aus der Erfahrung vieler Jahrhunderte im Umgang mit

Krankheit und Natur. Da in seinem naturphilosophischen Konzept die einfachen Menschen und nicht die Intellektuellen, die „Glasköpfe", dem „Allgemeinleben" und vitalen Grund des Seins näher standen, war Kerner der Meinung, daß die Volksmedizin eine wichtige Ergänzung der Universitätsmedizin sei, eine Ergänzung, die auf der Erfahrung längst vergangener Generationen beruhte.

Eine weitere Folge der romantischen Hinwendung zum „Volk" war Kerners politischer „Populismus" und sein Engagement für eine „Koalition" zwischen König und einfachem Volk im Rahmen der Umgestaltung des Königreiches Württemberg. Mit dieser politischen Haltung hat sich Kerner unter seinen romantischen Dichterkollegen isoliert. Er glaubte recht naiv, daß sich aus diesem Bündnis – einer typisch romantischen Konstellation – ein effektives Instrument zur Verbesserung der Lebensbedingungen der ärmeren Volksschichten entwickeln könnte, das zur Abschaffung des etablierten Feudalsystems, der „Schreiberwillkür" und der Privilegien der wohlhabenden Bürger nützlich sei. Kerner traute den bürgerlichen Demokraten und Anhängern des „alten Rechtes" in Württemberg eine grundlegende Reform des Kasten- und Schreibersystems nicht zu, weil das alte System die Privilegien der wohlhabenderen bürgerlichen Klasse sicherte. Kerners politische Reformvorstellungen blieben zeitlebens in diesem „romantischen" Umfeld. Sozialistische Utopien, die besonders nach der bürgerlichen Revolution 1848/49 entstanden und diskutiert wurden, hat er – vermutlich wegen seiner zu dieser Zeit deutlich konservativ werdenden politischen Grundhaltung – nicht mehr beachtet. Kerners Vorstellungen von der politischen Verantwortung des Einzelnen für die Gesellschaft und vom „idealen Staat" waren während der Reformjahre 1815/19 weitgehend von einer Überschätzung der Bedeutung des Königs geprägt, als einem vor allem für das Volk lebenden Herrscher. Dies war eine romantische Wunschvorstellung, die nicht zwischen persönlicher Wertschätzung und der politischen Funktion unterschied, und die in der Wirklichkeit der um die Erhaltung und Sicherung ihrer Macht kämpfenden württembergischen Könige Friedrich I. und Wilhelm I. keine Entsprechung haben konnte. Im Alter bekannte Kerner ganz offen, daß er ein schlechter Politiker gewesen sei und wenig Begabung für diesen Bereich seines Lebens gehabt hätte („An Gewisse"):

„. . .
Die Politik trieb in mir schwache Triebe
Gedeiht nicht in poetischer Natur,
Gehuldigt hab' ich einzig nur – der Liebe –
War schuldvoll ich – verklagt bei Gott mich nur. –"

Frau und Urmutter

Da Kerner mit anderen romantischen Dichtern seiner Zeit glaubte, daß das „Weib schon immer inniger als der Mann in Verbindung mit der Natur", in „inniger Verbindung mit den Gestirnen, dem Mond usw." sei und somit „größere Ahnungsfähigkeit als der Mann" habe, war sein Glaube an die Vorhersagen und

Rezepturen seiner somnambulen Patientinnen auch theoretisch begründet. Man kann in dieser Neigung Kerners einen romantischen Zug zur „Urmutter" sehen, die dem Urgrund alles Seienden näher stehend geglaubt wurde. Diese typisch romantische Variante einer Seinsdeutung, die später durch Bachofen zu einem historischen Entwurf früher matriarchalischer Kultur gestaltet wurde, verstärkte sich bei Kerner durch seine eigene Lebenserfahrung in der Kindheit. Als verwöhntes „Mutterkind" suchte er auch in seinen privaten Begegnungen mit Frauen bevorzugt die mütterliche Komponente.

Die in Kerners Lebensgeschichte dominierende Rolle der Mutter hat sich in seinen späteren Beziehungen zu Frauen, besonders zu Friederike, prägend ausgewirkt. Kerner erlebte allerdings auch eine elementare, vital-sexuelle Reaktion in der Begegnung mit seiner Schwägerin Johanna Friederike (S. 83 f.), die gleichzeitig auch dem zweiten Frauentyp entsprach, der ihm für sein weiteres Leben wichtig wurde: die intelligente, ihn als Dichter bewundernde Gesprächspartnerin, wie es später Julie Hartmann, Sophie Schwab, Therese Huber und Ottilie Wildermuth wurden, die man als Nachfolgerinnen von Rosa Maria Varnhagen (Assing) und Amalie Weise (Schoppe) betrachten kann, mit denen Kerner seit seiner Hamburger Zeit eine jugendlich-romantische, überschwengliche Freundschaft verband.

> „Was wär' die Erde ohne Frauen?
> Das fühlt das Herz, ist's Auge blind
> Ein Garten wär' sie anzuschauen
> In welchem keine Blumen sind . . ."

Neben diesem Frauentypus suchte und träumte Kerner zeitlebens von einem dritten, typisch romantischen Frauentyp, der leidenden, entsagenden Jungfrau, die er nur aus der Ferne sah, unerreichbar wie ein „Geist"; ein Mädchen, das er in seinen Gedichten besang, jedoch nie gewinnen zu können glaubte, weil sie z.B. ins Kloster ging oder einsam starb, während der Geliebte in der Ferne weilte. Dieses Mädchenbild, das schon in den Jugendgedichten von „Gustav Waldthal" anklingt (S. 24 f.), projizierte Kerner zeitweilig auch auf seine Braut Friederike während ihrer Zeit in Augsburg. Ein typisches Beispiel dieser romantischen Verklärung des unerreichbaren Mädchens ist in dem von Schumann vertonten Lied „Stirb, Lieb und Freud!" („Zu Augsburg steht ein hohes Haus . . .") geschildert. Das Mädchen dieses Gedichtes weiht ihr Leben vor dem Altar der Jungfrau Maria:

> „. . . Gott, gib, daß dieses Mägdlein
> Ihr Kränzlein friedlich trag,
> Es ist die Herzallerliebste mein,
> Bleibt's bis zum jüngsten Tag.
> Sie weiß es nicht,
> Mein Herz zerbricht,
> Stirb Lieb und Licht!"

Hinwendung zum Katholizismus

Vom „Urmutter"-Glauben und von der Idealisierung einer jungfräulichen Nonne führt ein direkter Weg zu Kerners Marienverehrung, in der Jungfrau und Mutter psychisch verschmolzen sind. Kerner hat es zeitlebens bedauert, daß in dem, ihm aus dem Elternhaus und dem Konfirmandenunterricht bei C.Ph. Conz vertrauten, protestantischen Glauben die mütterliche Komponente der Marienverehrung fehlte. Der mystische Zug zur Urmutter, der im Marienkult sich psychologisch verwirklicht, stand Kerners Jungfrau/Mutterbild sehr nahe. Die Neigung zum Katholizismus teilte Kerner mit mehreren Romantikern. Seine Lebenshaltung wurde in seiner Jugend allerdings zunächst durch den strengen, württembergischen Protestantismus geprägt; er blieb daher der katholischen Glaubenslehre und Lebenshaltung gegenüber während seiner jüngeren Jahren recht distanziert. Man bemerkt diese Distanz aus den leicht ironischen Tönen in den Briefen aus Wien, in denen er das Wirken des Hauskaplans beschrieb, der bei dem konvertierten Ehepaar Dorothea und Friedrich Schlegel ein- und ausging. Kerner besuchte den Berichten seines Sohnes Theobald zufolge kaum die evangelische Kirche in Weinsberg, hatte jedoch auch nicht im Sinn, zur katholischen Kirche überzutreten, obgleich er immer mehr Ähnlichkeiten zwischen seiner, wie er meinte, auf Naturforschung beruhenden Geistertheorie und der Glaubenslehre der katholischen Kirche erkannte und im Laufe seines Lebens immer mehr vom katholischen Glauben beeindruckt wurde. Als 1850 und 1851 Jesuitenprediger durch Württemberg zogen, hörte sich Kerner ein oder mehrere Male deren Predigten oder Vorträge an. Er war von diesen so beeindruckt, daß er in einem Brief an Maximilian II. das in Bayern geltende Verbot des Jesuitenordens kritisierte. Den Exorzismus, den die katholischen Priester damals noch wesentlich häufiger als heute praktizierten, hat Kerner natürlich voll unterstützt. Diese Tradition des katholischen Geister- und Seelenwanderungsglaubens war für ihn Bestätigung seiner Vorstellungen vom „Mittelreich der Geister".

Bei Kerners Neigung zum Katholizismus war es nicht überraschend, daß er im Jahr 1834 den Auftrag eines „ghostwriters" für einen katholischen Prälaten übernahm, für Alexander Fürst von Hohenlohe-Waldenburg-Schillingsfürst, Prälat in Großwardein, Ungarn. Dieser bat Kerner, sechs Fastenpredigten für eine Predigtreihe zu verfassen, die er ab Aschermittwoch 1835 in Wien zu halten hatte. Kerner schrieb nach einem nur in ganz groben Umrissen vorgegebenen Konzept (1. „Von der Trägheit, 2. vom Neide, 3. vom Geize, 4. Frass und Völlerei in Gefolge des Zorns, 5. von der Unkeuschheit, 6. die Hoffart"[459]). Liest man diese sonderlichsten Produkte aus Kerners Feder, die er – „die Bibel neben sich" – verfaßte[460], so ist man zunächst überrascht, daß der (wahrscheinlich gut bezahlte) „ghostwriter" keineswegs von ganzen Heerscharen von Geistern predigte, sondern sechs recht nüchterne, überwiegend durch Vernunft und Lebensklugheit geprägte moralische Betrachtungen entwarf, die gar nicht so weit von der Meinung der von Kerner so verspotteten, protestantischen „Stock-

[459] Br. II, 435
[460] KH, S. 337

bibelpastoren" entfernt waren. Kerner zeigte in diesen Predigten, die dann 1836 nicht unter seinem Namen, sondern unter dem des Auftraggebers erschienen – der sich im übrigen ebenfalls dem Exorzismus widmete –, daß er den Hörern und Lesern dieser Fastenpredigten Kluges zu religiösen und praktischen Problemen des Lebens sagen konnte und nicht vom Geisterreich predigen wollte.

Trauer, Ironie und Gelegenheit

Liebe, Leid, Trauer, Verzagtheit und Angst sind in den Dichtungen aller Perioden, neben dem Versinken in der Natur, dem erhebenden Pathos des Kampfes, dem Heldenmythos und der Verherrlichung der Ahnen, der Natur und der Religion, die wichtigsten Quellen der Dichtung. In Lyrik und Prosa der deutschen Romantik spielen neben dem „Weltschmerz" die Ironie und vitale Lebensfreude eine nicht unerhebliche Rolle. In den Gedichten von Justinus Kerner ist der „Schmerz als Grundton der Natur", eine über die zeitgenössische romantische Gestimmtheit hinausgehende, sehr individuelle Komponente, die aus der Verschränkung seiner Dichtung mit den melancholischen Phasen einer periodischen endogenen Depression entstand. Man findet bei ihm jedoch auch Lebensfreude und besonders in den frühen Jahren Ironie als Quelle seiner Dichtung. Viele seiner kurzen lyrischen Gedichte sind allerdings Gelegenheitsdichtung. Kerner blieb letztlich ein „Gelegenheitsdichter", ein durch seinen Beruf als Arzt geprägter und voll in Anspruch genommener Mensch, der seine besten Gedichte zur „Selbsttherapie" verfaßte. Da ihm dieses Ziel auch ohne stilistische Feinarbeit gelang, hat er sich wenig um die Gestaltung der formalen Strukturen seiner Gedichte gekümmert. Er hat kaum korrigiert und auch solche Unebenheiten in den Reimen stehen lassen, die leicht zu beheben gewesen wären. Nur in den ersten Jahren seiner lyrischen Dichtung hat er Ludwig Uhland zuliebe an den Versen gefeilt und verbessert oder Uhlands Korrekturen dankbar angenommen. Trotz mancher formaler Mängel traf Kerner für mehrere Jahrzehnte mit seinen lyrischen Naturgedichten, den z.T. bizarren romantischen Balladen und seinen melancholischen Liedern wie auch mit manchen, dem unmittelbaren Lebensbereich gewidmeten Gelegenheitsgedichten, das Bedürfnis einer aufnahmebereiten Leserschaft des Biedermeier. Wenn Heinrich Heine später Kerners Lyrik wegen ihrer inhaltlichen Enge und z.T. formalen Gebrechlichkeit verspottete, so mußte dies für Justinus Kerner recht unverständlich bleiben, denn seine Lieder waren für ihn allzumal „Gebrauchslyrik":

„Nach ihm (Schwab) kommt der Doktor Justinus Kerner, welcher Geister und vergiftete Blutwürste sieht und einmal dem Publikum aufs ernsthafteste erzählt hat, daß ein Paar Schuhe, ganz allein, ohne menschliche Hülfe, langsam durch das Zimmer gegangen sind, bis zum Bette der Seherin von Prevorst. Das fehlt noch, daß man seine Stiefel des Abends festbinden muss, damit sie einem nicht des Nachts trab! trab! vors Bett kommen und mit lederner Gespensterstimme die Gedichte des Herrn Justinus Kerner vordeklamieren! Letztere sind nicht ganz und gar schlecht, der Mann ist überhaupt nicht ohne Verdienst und von ihm möchte ich dasselbe sagen, was Napoleon von Morat gesagt hat, nämlich: „er ist ein großer Narr, aber der beste General der Kavalerie." Ich sehe schon, wie sämtliche Insassen von Weinsberg über dieses Urteil den Kopfe schütteln und mit Befrem-

den mir entgegnen: unser teurer Landsmann, Herr Justinus, ist freilich ein großer Narr, aber keineswegs der beste General der Kavalerie! Nun, wie ihr wollt, ich will euch gern einräumen, daß er kein vorzüglicher Kavaleriegeneral ist" [461].

Trotz der Neigung Kerners zum Spott, Humor und zur Ironie blieb ihm der Weg Heines fremd, als Dichter stets eine zweite Wirklichkeitsebene ironischer Projektion zu suchen. Dazu war die Quelle seiner eigenen Dichtung, der Schmerz seiner depressiven Phasen, zu sehr subjektive Wirklichkeit, die auch durch „schwarzen Humor", der bei Kerner nur gelegentlich anklingt, nicht zu bewältigen war. Als ihm im fortgeschrittenen Alter nach dem Tod seiner Frau Friederike der dichterische Ausdruck melancholischer Verzagtheit und depressiven Leids nicht mehr oder nur noch selten gelang, blieb ihm nur noch die Flucht zur Droge Morphium, zu der er als Arzt leichten Zugang hatte. Dieser Teil von Kerners mißlungener Lebensbewältigung im höheren Alter ist uns nur in Andeutungen überliefert (S. 317 f.).

Die anderen Künste

Ein weiteres typisch romantisches Ideal, der Entwurf eines „Gesamtkunstwerkes", wirkt noch bis in unsere Gegenwart nach. Die Vereinigung von darstellender Kunst, Dichtung und Musik, blieb für Justinus Kerner recht unwichtig. Dafür war z.T. auch die abgeschiedene Lage von Weinsberg verantwortlich, die ihm den Besuch von Konzerten, Opernaufführungen oder den Ateliers von bedeutenden Künstlern seiner Zeit schwierig machte. Er liebte Gemälde, sammelte jedoch keineswegs zeitgenössische Kunst, sondern bevorzugte die Originale der Gotik, für die er zeitlebens, wie viele romantische Dichter und Maler, eine besondere Vorliebe hatte. Von den Gemälden der Gotik liebte er besonders die Mariendarstellungen. Kerner wurde vielfach portraitiert, war aber kaum mit dem Ergebnis zufrieden. Unter ein lithographiertes Bild von sich schrieb er einmal selbstironisch [462]:

> „Es treibt Natur mit nichts so viel
> Als mit dem Menschenbild ihr Spiel
> Wenn man ein Laub, ein Brod zerbricht,
> Entsteht ein Menschenangesicht
> Und manche Kürbispflanze trug
> Auch mein Gesicht schon Zug für Zug."

Gelegentlich hörte Kerner die Vertonungen seiner Gedichte, wenn z.B. Agnese Schebest zeitgenössische Lieder sang oder ein ihn in Weinsberg besuchender Gesangsverein Silchers mehrstimmige Liedsätze erklingen ließ. Er war davon – wie auch von guten Klavierabenden – berührt, was aus den bei solchen Gelegenheiten entstandenen Gedichten hervorgeht. Aus Briefen an Friedrich Silcher wissen wir, daß Kerner an den Vertonungen seiner Gedichte sehr interessiert war. Das Spiel auf der Maultrommel pflegte Kerner bis ins hohe Alter. Ein

---

[461] Heine, Schwabenspiegel 1838
[462] DLM

337

musikalisch begabter junger Mann aus Heilbronn, Karl Eulenstein (1802–1890), lernte als Handlungsgehilfe auf Anregung Kerners die Maultrommel spielen und wurde später ein bekannter Virtuose auf diesem Instrument[463]. Obgleich Justinus Kerner als Junge Zeichen- und Malunterricht bekommen hatte (S. 23), hat er – im Gegensatz z.B. zu seinem Dichterkollegen Mörike – seine Welt nur selten mit dem Zeichenstift beobachtet. Die späten „Klecksographien" sind kaum als künstlerische Produkte anzusehen. Kerner versuchte mit ihnen, im hohen Alter Ablenkung von seiner depressiven Gestimmtheit zu finden. Die Klecksographien waren für ihn Anregungen zu Versen des Augenblicks und den „Hadesbildern" und nicht Ausdruck eigenen darstellerischen Gestaltens.

Vergangenheit und Zukunft

In der romantischen Weltschau war vieles aus einem, nach rückwärts in die Vergangenheit gerichteten Blick entstanden. Größere Entwürfe für die Gestaltung der Zukunft, systematisierte politische, literarische, geistes- oder naturwissenschaftliche Utopien und Zukunftsentwürfe fehlten dem typischen Romantiker. Kerner litt daher nicht, wenn er von sich glaubte, daß er nur sehr „flüchtig im Gedicht" weiterleben würde. Viel wichtiger war für ihn, daß er im „Netz der Freundschaft" in der Gegenwart anerkannt und geborgen leben konnte.

Friederike und Justinus Kerner hatten sich durch den Weinsberger Baumeister Hildt ein zweckmäßiges Haus bauen lassen, das im Stil wohlhabender Landbürgerlichkeit einfach aber geschmackvoll eingerichtet war. Es war ein Ort der Begegnung der schwäbischen Romantiker und zahlreicher Besucher, ein Ort, an dem unablässig am „Netz der Freundschaft" weiter gewebt wurde, wozu nicht nur Friederikes und Justinus Kerners große Gastfreundschaft, sondern auch die Neigung von beiden zu überschwenglicher und vertrauensseliger Freundschaft, eine ausgeprägte Kontaktbereitschaft und offenen Haltung anderer Menschen gegenüber, wesentlich beitrugen. Für Kerner war die Mannigfaltigkeit seiner freundschaftlichen Beziehungen nicht nur Bestätigung seiner eigenen Existenz. Er sah in diesen Freundschaften auch eine über sein eigenes Leben hinausweisende Rolle. Dafür spricht die sorgfältige Sammlung tausender von Briefen, die er erhalten hatte, wobei selbst kleinste Notizen aufbewahrt wurden. Kerner ließ diese Briefsammlung, Dokumente seiner Lebensgeschichte, nach Jahren geordnet binden und gab sie immer wieder – auch Jahrzehnte später – den zahlreichen Besuchern seines Hauses zum Lesen. Er hatte zwar Karl Mayer, als dieser Lenaus Gedichte herausgab, einmal untersagt, ebenso mit seinen Briefen zu verfahren. Ganz ernst konnte Kerner dies nicht gemeint haben, dazu ging er zu sorgfältig mit den Zeugnissen seiner eigenen Lebensgeschichte um. Man kann vermuten, daß er trotz einer romantischen, der Vergangenheit zugewandten Haltung, gleichzeitig auch für die unmittelbare Zukunft seines württembergischen Heimatlandes arbeiten wollte.

Kerner erscheint uns heute als konsequenter Romantiker, andererseits verlor er trotz seiner sonderlichen „Geistertheorien" nie den Boden der Lebenswirklichkeit unter seinen Füßen, auf den sein Lehrer Autenrieth so großen Wert legte

---

[463] KH, S. 118

(s. S. 208). Es gelang ihm in einer beeindruckenden Weise, eine „romantische
Synthese" von Gemüt, Phantasie, Vernunft und Wirklichkeit, die sein dichterisches Schaffen antrieb, und ihm die Bewältigung seiner periodisch auftretenden
endogenen depressiven Phasen möglich machte. Kerner gehörte als Dichter
nicht zur führenden Gruppe seiner Zeit, dennoch hat er Bleibendes geschaffen.
Als Arzt und Naturforscher hat er – fast im „Alleingang" – mit seinen Arbeiten
zum Botulismus ein wichtiges medizinisches Problem seiner Zeit erfolgreich mit
den damals zur Verfügung stehenden naturwissenschaftlichen Methoden bearbeitet. Als ein anregender, vermittelnder, fördernder und Freundschaft über
alles bewahrender Mensch, machte er sein Haus zu einem wichtigen Zentrum
der süddeutschen Romantik. Dadurch trug er wesentlich zur geistigen Entfaltung seines engeren Heimatlandes bei. Seine gelungene romantische Synthese
ist besonders eindrucksvoll in der Breite seiner ärztlichen Tätigkeit erkennbar, in
seinem Versuch, organisch begründete Erkrankungen mit organischen Mitteln
zu heilen, psychische Komponenten dieser Erkrankungen immer zu berücksichtigen und psychogene Erkrankungen durch psychotherapeutische Methoden zu
behandeln. Er entwickelte hierbei eine der Naturphilosophie und dem allgemeinen „Glaubensgrund" der Romantik angemessene Theorie psychischer und
psychopathologischer Phänomene. Diese Theorie erscheint uns zwar heute sehr
eigenartig oder sogar abwegig. Sie war in sich selbst jedoch schlüssig und reprä-
sentierte eine der frühen Varianten psychotherapeutischer Verfahren in der
Geschichte der modernen Medizin. Kerner war kein abstrakte Theorien lieben-
der Intellektueller, er nahm aus der Naturphilosophie seiner Zeit jedoch so viel
Theorie auf, wie zur Begründung seiner Vorstellungen notwendig war. Die
Gedanken, die er sich zur Deutung der Phänomene machte, die er während der
Dämmerzustände seiner Patienten beobachtete, waren nicht einfache Projektio-
nen eines phantastischen Glaubenssystems, auch wenn uns dies heute so
erscheinen mag. Es waren Versuche, mit den Erkenntnismitteln seiner Zeit
Erscheinungen zu deuten, deren theoretische Einordnung der Medizin seiner
Zeit nicht gelang. Seine uns heute phantastisch erscheinende Theorie eines
„Mittelreiches der Geister" zeigt nicht das Mißlingen der Bewältigung dieser
Probleme im ärztlichen Alltag an. Kerner besaß genügend Wirklichkeitssinn, um
einen Realitätsverlust auch in der schwierigen Behandlung solcher „besessener"
Patienten zu vermeiden. Seine „Geistertheorie" ist zeitbedingter, theoretischer
Überbau der genauen Beobachtungen eines Romantikers. Seine Deutungen der
Phänomene sagen heute fast nichts mehr über seine Beobachtungen aus. Dafür
lehren sie uns umso mehr über den Schöpfer dieser Theorien, den originellen,
vielfach begabten, einfallsreichen schwäbischen Landarzt, „der auch Lieder
sang", mit denen er heute noch gehört wird.

XVIII

Anhang

A1. Hölderlins Erkrankung bis zur Behandlung in Tübingen

Ende Juni 1802 war Friedrich Hölderlin in äußerlich verwahrlostem Zustand und psychisch verändert aus Bordeaux zu seiner Mutter in Nürtingen zurückgekehrt. Er hatte in Bordeaux vom 28. Januar bis 10. Mai 1802 eine Hauslehrerstelle bei dem dortigen Hamburger Konsul Meyer und war plötzlich abgereist. Bertaux (1978) vermutete, daß Hölderlin zunächst nach Paris fuhr, um dort das neu eröffnete Museum zu besichtigen, denn erst am 7. Juni 1802 wurde sein Paß am Rheinübergang in Straßburg mit dem Vermerk versehen, daß er die Rheinbrücke benützen könne. Bisher ist nicht nur unklar, warum er von Bordeaux bis Straßburg fast 4 Wochen benötigte, sondern auch, wo er sich zwischen dem 7. und 30. Juni 1802 aufhielt. Hölderlin kam erst Ende Juni oder Anfang Juli bei der ihm befreundeten Familie Landauer in Stuttgart an. Dort hatte er schon einmal (1800) für 6 Monate als Gast gelebt und an seinen Dichtungen gearbeitet. Bertaux will die plötzliche Abreise aus Bordeaux mit der Annahme erklären, daß Hölderlin einen Brief von seiner Frankfurter Geliebten Susette Gontard erhalten habe, in dem sie ihn über ihren schlechten Gesundheitszustand (sie litt an einer Lungentuberkulose) informierte. Diese Vermutung wurde auch von Hölderlins Halbbruder Karl Gok geäußert. Unklar bleibt bei der Annahme allerdings, warum Hölderlin nicht direkt von Bordeaux nach Frankfurt eilte, wozu er bei den damaligen Reisebedingungen auch im ungünstigsten Falle kaum mehr als 15 bis 18 Tage gebraucht hätte. Bertaux nimmt an, daß Hölderlin von Straßburg aus nach Frankfurt reiste und dort Susette Gontards letzte Lebenstage miterlebte. Sie war Anfang Juli an einer Rötelninfektion erkrankt, die sie wegen ihres geschwächten Gesundheitszustandes nicht überlebte. Sie starb – ärztlich betreut von Hölderlins Freund J.G. Ebel – am 22. Juli 1802. Als Hölderlin bei Landauers in Stuttgart auftauchte, machte er einen psychisch schwer veränderten Eindruck. Er erhielt Anfang Juli einen Brief von Sinclair, in dem dieser ihm den Tod von Susette mitteilte. Sinclair hatte das Schreiben nach Bordeaux adressiert, es jedoch über Landauer geschickt, der es an Hölderlin weiterleiten sollte. Es ist nicht bekannt, wie Hölderlin auf die für ihn erschütternde Nachricht in diesem Brief reagierte, so daß wir nicht wissen, ob die Nachricht von Susette Gontards Tod für ihn neu war. Bertaux' Hypothese kann falsch sein – sie ist nicht unmöglich, aber durch keine Dokumente belegt. [463a] Hölderlins tiefe Verstimmung, mit der er Anfang Juli bei der Mutter in Nürtingen eintraf, läßt keinen Rückschluß darauf zu, *wann* er die Nachricht vom Tod der Geliebten erhielt. Nicht erklärt ist

340

mit dieser Nachricht der Zustand äußerlicher Verwahrlosung Hölderlins bei der Ankunft in Nürtingen bzw. Stuttgart. In Nürtingen gab es sofort eine dramatische Zuspitzung, denn die Mutter hatte einen Koffer geöffnet, den Hölderlin aus Bordeaux oder Straßburg nach Hause geschickt hatte, und Briefe gelesen, die Susette ihm (nach Bordeaux?) geschrieben hatte. Hölderlins heftiger Wutanfall unmittelbar nach der Rückkehr nach Nürtingen hatte also verständliche Gründe. Hölderlins vorher wohl noch leidlich erhaltenes Vertrauen zur Mutter war danach sehr gestört. Trotz dieses Bruches blieb Hölderlin noch fast 2 Jahre in Nürtingen, während derer er überwiegend an den sprachlich schwierigen Sophokles-Übersetzungen arbeitete, die 1804 erschienen. *„Ich glaube durchaus gegen die exzentrische Begeisterung geschrieben zu haben und so die griechische Einfalt erreicht . . ."* schrieb er dazu an den Verleger Friedrich Wilmans im April 1804.

Nach allen überlieferten Dokumenten wirkte sein Verhalten in Nürtingen auf die Umwelt absonderlich und verstört. Sein Neffe Friedrich Breunlin berichtete später, daß Hölderlin einmal während der Privatstunden, die er und seine ältere Schwester Heinrike von Hölderlin erhielten, die beiden Schüler zum Fenster hinauswerfen wollte, und diese sich nur durch die Flucht retten konnten[464]. Im Herbst 1802 schien sich Hölderlins seelischer Zustand gebessert zu haben. Auf Einladung Sinclairs reiste er im September nach Regensburg, wo Sinclair als Vertreter des Landgrafen von Hessen-Homburg am Reichstag teilnahm. Nach Sinclairs Meinung befand sich Hölderlin damals für einige Zeit in „ruhiger Fassung", wofür auch der Brief vom 2. Dezember 1802 an Boehlendorff spricht[465]. Im Frühjahr 1803 hat sich sein Zustand wahrscheinlich wieder verschlechtert. Im Juni wanderte Hölderlin von Nürtingen nach Murrhardt, wo er den Jugend- und Studienfreund F.G.W. Schelling besuchte, dessen Vater dort Prälat war. Schelliong hielt sich damals anläßlich seiner Hochzeit mit Karoline Schlegel (geb. Michaelis) in Murrhardt auf, von wo er kurz danach an G.W.F. Hegel nach Jena schrieb[466]:

„Der traurigste Anblick, den ich während meines hiesigen Aufenthalts gehabt habe, war der von Hölderlin. Seit einer Reise nach Frankreich, wohin er auf eine Empfehlung von Professor Ströhlin mit ganz falschen Vorstellungen von dem, was er bei seiner Stelle zu thun hätte, gegangen war und woher er sogleich wider zurückkehrte, da man Forderungen an ihn gemacht zu haben scheint, die er zu erfüllen theils unfähig war, theils mit seiner Empfindlichkeit nicht vereinen konnte – seit dieser fatalen Reise ist er am Geist ganz zerrüttet, und obgleich noch einiger Arbeiten, z.B. des Übersetzens aus dem Griechischen bis zu einem gewissen Puncte fähig, doch übrigens in einer vollkommenen Geistesabwesenheit. Sein Anblick war für mich erschütternd: er vernachlässigte sein Äußeres bis zum Ekelhaften, und hat, da seine Reden weniger auf Verrückung hindeuten, ganz die äußeren Manieren solcher, die in diesem Zustande sind, angenommen. Hier zu Lande ist keine Hoffnung ihn herzustellen. Ich dachte Dich zu fragen, ob Du Dich seiner annehmen wolltest, wenn er etwa nach Jena käme, wozu er Lust hatte. Er bedarf ruhige Umgebung und wäre durch eine suivirte Behandlung wahrscheinlich zurecht zu bringen . . .".

[463a] Der Inhalt des Briefes von Sinclair spricht m.E. gegen die Hypothese von Bertaux
[464] Michel 1940, S. 461
[465] StA 6, 240
[466] StA 7/2, S. 261

Auf diesen Plan ging Hegel jedoch nicht ein; Hölderlin blieb in Nürtingen, bis im Juni 1804 sein Freund Sinclair mit ihm nach Homburg im Taunus reiste, wo auf Vermittlung von Sinclair der Landgraf von Hessen-Homburg ihm eine Stelle als Hofbibliothekar angeboten hatte. Homburg war Hölderlin wohlvertraut, da er dort auch nach seiner Trennung vom Hause Gontard vom Herbst 1798 bis zum Sommer 1800 gelebt hatte, um der Geliebten nahe zu sein. Sinclair war auf der Reise mit Hölderlin im Juni 1804 in Stuttgart mit württembergischen Demokraten, u.a. dem Bürgermeister Baz von Ludwigsburg, von Seckendorf und Weishaar zusammengekommen, wo anläßlich eines Essens Umsturzpläne mit jakobinischer Begründung besprochen wurden. Ob Hölderlin an einer solchen Zusammenkunft teilgenommen hat, erscheint mir nach den Aktenunterlagen fraglich. Im Januar 1805 wurde Sinclair durch seinen Bekannten Blankenstein, der ebenfalls an der Stuttgarter Reise teilgenommen hatte, beim Kurfürsten Friedrich von Württemberg angezeigt. In einem seiner Denunziationsschreiben berichtete Blankenstein über Hölderlins Verhalten in Homburg: *„Sein Cammerad Friderich Hölderlin von Nürtingen, der von der ganzen Sache ebenfalls unterrichtet war, ist in eine Art Wahnsinn verfallen, schimpft beständig auf Sinclair und die Jakobiner und ruft zu nicht geringem Erstaunen für hiesige Einwohner in einem fort: Ich will kein Jakobiner bleiben"* [467].

Sinclair wurde verhaftet und mit Baz und Leo von Seckendorf auf der Solitude bei Stuttgart festgehalten, in einem Hochverratsprozeß angeklagt und schließlich mangels hinreichender Beweise freigesprochen. In den Entscheidungsgründen steht: *„Dass der Regierungsrath von Sinclair seine Freunde in Stuttgart besuchte u. unter diesen den gemüthskranken Magister Hölderlin mit sich nahm, ist so wenig ein Verdachtsgrund für strafbare Absichten als seine dortigen Zusammenkünfte mit Batz, von Seckendorf u. Weishaar . . ."* [468]. Hölderlin geriet zunächst in die Gefahr, ebenfalls in diesen Prozeß verwickelt zu werden, jedoch verzichtete die Stuttgarter Regierung auf eine weitere Verfolgung Hölderlins, weil sowohl von dem behandelnden Arzt in Homburg (Dr. Müller) als auch vom Bürgermeister Volz, dem Oberamtsphysicus Planck und dem Dekan Denk aus Nürtingen Berichte eingingen, die auf die „Verwirrung seines Gemüts" hinwiesen. Dr. Müller, der Hölderlin schon 1799 wegen einer „Hypochondrie" in Homburg behandelte, schrieb über den Zustand seines Patienten im April 1805:

„. . . Wie erschrake ich aber als ich den armen Menschen so zerrüttet fande, kein vernünftiges Wort war mit ihm zu sprechen, und er ohnausgesetzt in der heftigsten Bewegung. Meine Besuche wiederholte ich einigemal, fande den Kranken aber jedesmal schlimmer, und seine Reden unverständlicher, Und nun ist er, so weit daß sein Wahnsinn in Raserey übergegangen ist, und daß man sein Reden, das halb deutsch, halb griechisch und halb Lateinisch zu lauten scheint, schlechterdings nicht mehr versteht" [468a].

Im Juli 1805 wurde Isaac von Sinclair aus der Stuttgarter Haft entlassen und hielt sich danach zunächst in Berlin auf, da er in Homburg wegen seines Hochverratsprozesses politische und persönliche Schwierigkeiten bekam. Nachdem

---

[467] Hauptstaatsarch. Stuttgart, A12 Bü 53
[468] A12 Bü 53
[468a] StA 7/2, 337

im Juni 1806 das Land Hessen-Homburg im Rahmen der napoleonischen Mediatisierung in das Großherzogtum Hessen-Darmstadt eingegliedert wurde, verloren sowohl Sinclair als auch Hölderlin ihre Stellen, weshalb Sinclair in einem Brief vom 3. August 1806 Hölderlins Mutter bat, den Sohn wieder zurückzunehmen:

„. . . Es ist daher nicht mehr möglich, dass mein unglücklicher Freund, dessen Wahnsinn eine sehr hohe Stufe erreicht hat, länger eine Besoldung beziehe und hier in Homburg bleibe, und ich bin beauftragt Sie zu ersuchen, ihn dahier abhohlen zu lassen. Seine Irrungen haben den Pöbel dahier so sehr gegen ihn aufgebracht, daß bei meiner Abwesenheit die ärgsten Mishandlungen seiner Person zu befürchten stünden, und daß seine längere Freiheit selbst dem Publikum gefährlich werden könnte, und, da keine solche Anstalten im hiesigen Land sind, es die öffentliche Vorsorge erfodert, ihn von hier zu entfernen . . ."[469].

Am 11. September 1806 wurde Hölderlin mit Gewalt in einer Kutsche nach Württemberg transportiert. Er wehrte sich dagegen und glaubte offenbar, daß er, wie Sinclair das Jahr zuvor, verhaftet würde. Am 15. September 1806 kam die Kutsche im Autenriethschen Klinikum in Tübingen an, das vermutlich Sinclair und der Mutter als eine besonders moderne Klinik empfohlen wurde. An diesem oder am folgenden Tag hat Justinus Kerner Hölderlin erstmals persönlich getroffen; einige seiner Gedichte kannte er schon vorher.

Nach der Eintragung der Mutter Hölderlins in ihr Ausgabenbuch, das pedantisch geführt wurde, kann man vermuten, daß Hölderlins Reise direkt von Homburg nach Tübingen ging. Sie entrichtete dafür am 16. September 137 Gulden Reisekosten; eine erhebliche Summe. Am Morgen nach der Aufnahme ins Klinikum begann die Behandlung Hölderlins durch Autenrieth, die im Abschnitt „Kerner und Hölderlin" (S. 71 f.) beschrieben ist. Der weitere Verlauf der Erkrankung Hölderlins ist hinreichend dokumentiert[470], um eine einigermaßen sichere psychiatrische Diagnose möglich zu machen.

In jüngerer Zeit wurde wiederholt die Meinung vertreten, daß die spätestens im Sommer 1802 aufgetretene Psychose Hölderlins zunächst durch die tiefe Erschütterung über Susette Gontards Tod ausgelöst worden sei, und die psychotischen Symptome Hölderlins in der Homburger Zeit überwiegend eine psychogene Schutzreaktion oder gar eine bewußte Simulation gewesen seien, um der politischen Verfolgung als Jakobiner zu entgehen. Besonders gründlich wurde ein solcher „Versuch einer psychologischen (nicht pathologischen) Deutung des Falles Hölderlin" von dem französischen Hölderlin-Forscher Pierre Bertaux gemacht (1981). Mit souveräner Übersicht dokumentierte Bertaux Hölderlins biographische Entwicklung, z.T. noch über die Genauigkeit der großen Stuttgarter Hölderlin-Ausgabe[471] hinaus. In den vergangenen Jahren wurde ein z.T. auch in der Öffentlichkeit mit einiger Resonanz aufgenommener Streit um die Erkrankung Hölderlins geführt, der in der Behauptung gipfelte, Hölderlin hätte eine Geisteskrankheit simuliert, um sich politischer Verfolgung zu entziehen. Es

---

[469] StA 7/2
[470] Stuttgarter Hölderlin-Ausgabe, Band VII/2, VII/3; Hölderlin-Ausgabe von Sattler, Band 9; Bertaux 1981; Peters 1982
[471] Beissner/Beck

ist nach meiner Einschätzung gerade Bertauxs genauer Dokumentation zu verdanken, daß von psychiatrischer Seite heute die diagnostische Feststellung des Tübinger Psychiaters Wilhelm Lange (1909) wesentlich besser als zu dessen Zeit belegbar ist: Friedrich Hölderlin war an einer schizophrenen Psychose erkrankt. Lange ordnete Hölderlins Erkrankung in die Gruppe der Katatonien ein, was bei der heutigen diagnostischen Unterteilung der schizophrenen Psychosen m.E. nicht mehr zutrifft, da bei Hölderlin kein längerer katatoner Stupor aufgetreten war und darüber hinaus die lebensgefährliche Form einer febrilen Katatonie mit hoher Wahrscheinlichkeit nie entstand. Lange glaubte, in Hölderlins Dichtung und Handschriften aus den Jahren 1799 bis 1801 schon Spuren der späteren Erkrankung feststellen zu können. Ohne die Kenntnis der Entwicklung der Erkrankung Hölderlins und unter Berücksichtigung der sozialen und individuellen Verhaltensmuster seiner Zeit, kann ein Psychiater aus den Dokumenten der Zeit vor 1802 keine *sicheren* Zeichen einer schizophrenen Psychose entdecken. Weiß man jedoch um den weiteren Verlauf von Hölderlins Erkrankung, so kann man für die Zeit nach 1796 immer wieder Hinweise finden, die dem Psychiater vertraut sind, wenn er – wie es Conrad (1958) in seinem Buch „Die beginnende Schizophrenie" getan hat – einzelnen Sonderlichkeiten der vorpsychotischen, „apophänen" Phase nachgeht. Außer der schon erwähnten, von Dr. Müller in Homburg beobachteten hypochondrischen Verstimmung 1799, gehört im Leben Hölderlins dazu wohl auch die von seinem Freund Magenau an Neuffer in einem Brief vom 24.11.1796 beschriebene Verhaltensstörung bei Hölderlin[472]: *„. . . Hölderlin habe ich voriges Jahr bei meinen Eltern gesprochen, gesehen wollt' ich sagen, denn er konnte nicht mehr sprechen, er war abgestorben allem Mitgefühl mit seines Gleichen, ein lebender Todter!*

Er sprach viel fantastisches Zeug von einer Reise nach Rom, wo gewöhnlich die Guten Deutschen sich die Seele verkälten . . .".

Obgleich Hölderlin durch das Mißlingen seiner Beziehung zu Susette Gontard in einen Zustand emotionaler Auswegslosigkeit geriet, so kann man trotz des noch sehr lückenhaften Wissens um die Entstehung und den Verlauf schizophrener Psychosen heute die Meinung nicht mehr akzeptieren, eine so schwere und lange dauernde Psychose sei psychogen bedingt gewesen. Noch abwegiger ist es, die schwere Erkrankung Hölderlins als Simulation zu deuten.

Der weitere Verlauf der Erkrankung Hölderlins mit Phasen der Erregbarkeit, starker Zerfahrenheit, Manirismen, Grimassieren, Personenverkennung, eventuell akustischen Halluzinationen (s. S. 75) und einer ausgeprägten schizophasischen Störung der gesprochenen und teilweise auch der geschriebenen Sprache, lassen diagnostisch kaum Zweifel aufkommen. Besonders hilfreich für eine psychiatrische Beurteilung erscheint mir der Bericht von Conz in einem Brief an Justinus Kerner[473]:

„Seit einem Jahr fast habe ich H. nicht mehr gesehen. Er kam sonst des Sommers je und je in meinen Garten, sprach einige halb vernünftige Worte, verirrte sich aber bald ins S.

---

[472] Sattler, Band 9, S. 237
[473] DLM Z 1774

gewöhnlichen Galimathias – von halb französischen, halb deutschen Ausdrücken und Komplimenten w. Ihr Gnaden, Ihr Durchlaucht, unter Begleitung der verschwebten Blicke und der Mien' und Mundverzerrungen, die Sie an ihm kennen. Er soll seit einiger Zeit ganz ruhig seyn, geht aber, wozu er ehmals Lust hatte, nicht mehr aus, ausser in den Hof hinter seinem Erkerlogis. Vielleicht besuche ich ihn diesen Frühling einmal. –"

Warum Bertaux und andere Literaturhistoriker die Geisteskrankheit Hölderlins schlicht bestreiten, ist mir einigermaßen rätselhaft. Offenbar haben Bertaux und seine Anhänger eine von der Wirklichkeit psychotischen Lebens und Erlebens weit abweichende Vorstellung von Geisteskrankheiten. Mir scheint, daß Bertaux gegen die Karikatur eines „verblödeten Verrückten" ankämpft und dabei mit Akribie genau jene Dokumente vorlegt, die dem literaturhistorisch nicht erfahrenen Psychiater die Beurteilung leichter machen. Ich hätte mir gewünscht, daß Bertaux sich die Mühe gemacht hätte, vielleicht unter Anleitung eines literarisch gebildeten Psychiaters, für kurze Zeit mit schizophrenen Menschen zusammenzuleben. Er hätte dann erfahren, daß es – wie schon Autenrieth wußte – wesentlich milder verlaufende Erkrankungsformen der Schizophrenie gibt als die Hölderlins und daß auch bei noch schwereren Formen von Schizophrenie viele Patienten zwischen den akuten Schüben der Erkrankung ein sinnerfülltes und kreatives Dasein führen können, sofern ihnen dies schon vor der Erkrankung möglich war. Es ist für den Psychiater überhaupt nicht überraschend, daß Hölderlin in den ersten Jahren seiner Erkrankung weiterhin als Dichter schöpferisch aktiv blieb und hierbei auch über seine seelische Veränderung reflektierte, wovon einiges in den Gedichten und Briefen nach 1802 zu spüren ist. Daß nach Jahren der Erkrankung und der krankheitsbedingten sozialen Isolierung diese dann auch von einem genial begabten Dichter ihren Tribut forderte, ist nicht ungewöhnlich. In den Dichtungen Hölderlins nach 1804 klingt das Diotima-Erlebnis und der Tod Susette Gontards selten an (z.B. im Gedicht „Wenn aus der Ferne . . ."). Hölderlins Schweigen ist kein Argument für ein Pro oder Contra der psychotischen Erkrankung. Es war seine eigenste Erfahrung, die er nach außen, den anderen gegenüber abgrenzte.

Weiß man, wie schizophrene Menschen sich im Nicht-Sagen mitteilen, so mag man darüber nachdenken, ob dies nicht auch für den Vierzeiler Hölderlins aus dem Jahr 1811 gilt:

> „Das Angenehme dieser Welt hab ich genossen,
> Die Jugendstunden sind, wie lang! verflossen,
> April und Mai und Julius sind ferne,
> Ich bin nichts mehr, ich lebe nicht mehr gerne!"

Zeigt die Auslassung, daß der Juni 1802, der Todesmonat von Susette Gontard, ihm immer noch sehr nahe war?

Von den verschiedenen medizinischen Fachdisziplinen war in den vergangenen Jahren besonders die Psychiatrie jenes Fach, in dem viele Laien glaubten, ohne die notwendige Erfahrung und Einsicht sachverständig mitreden zu können. Das Spektrum dieses Besserwissens wurde mit der Kathederautorität von

Philosophieprofessoren, der sprachlichen Leere politischer Äußerungen oder der geradeheraus formulierten Überzeugung des Schreibers vorgetragen, der in großen Lettern auf die Wand des Hölderlin-Turmes in Tübingen sein Credo malte: „Der Hölderlin isch et veruckt gwä" (Abb. 7). Gelegentlich erreichen die Diskussionen um Hölderlins Geisteskrankheit ein Niveau, bei dem nur noch Peinlichkeit bleibt. So wurde in einer jüngst veröffentlichten Diskussion[473a] von Hölderlin-Experten mit dem Hinweis auf eine angeblich von Autenrieth diagnostizierte „Krätze" (wo hat er denn diese Diagnose geäußert?) erörtert, ob Hölderlins Verwirrtheitszustände auf eine luetische Späterkrankung seines Gehirns (progressive Paralyse?, Gefäßlues?) zurückzuführen seien. Da der bekannte Sektionsbericht des Gehirns Hölderlins außer einer etwa daumenbreiten Zyste des Septum pellucidum einen altersgemäßen Befund beschreibt, wozu auch die „festen Wände" des Septum pellucidum und des Fornix gehören, widersprechen solche Spekulationen nicht nur dem Krankheitsverlauf und den beschriebenen Symptomen, sondern sind Vermutungen gegen alle materielle Evidenz.

Ich erwarte nicht, daß ich mit diesen Bemerkungen die Meinung jener beeinflussen werde, deren mehr oder weniger komplizierte Argumente in der lapidaren Wandschrift am Hölderlin-Turm zusammengefaßt sind. Ich hielt es jedoch für erforderlich, mit U.H. Peters „Wider die These vom edlen Simulanten" Stellung zu nehmen[474]. Peters hat die wichtigsten Dokumente über Hölderlins Leben unter dem Gesichtspunkt der modernen Psychopathologie ausgewertet. Sein diagnostisches Urteil faßt meines Erachtens zusammen, was ein Psychiater, der hinreichend lange die Wirklichkeit psychotischer Erkrankungen beobachten konnte, heute zum „Fall Hölderlin" sagen kann. Bei dieser diagnostischen Übereinstimmung ist es keineswegs erforderlich, daß man die Überlegungen von Peters zur Pathogenese teilen muß. Ich kann seinen Überlegungen nicht immer folgen – davon vielleicht an anderer Stelle mehr.

A2. Der Schattenbrief von der Donaufahrt

Im folgenden sei als Beispiel einer der Kernerschen „Schattenbriefe" wiedergegeben, den Kerner an Rosa Maria Varnhagen (bzw. Ludwig Uhland) geschrieben hat[475]. Er wurde nur z.T. für die „Reiseschatten" benützt und zeigt sehr schön, wie Kerner den unmittelbaren Eindruck der Schiffahrt und des Abends wiedergibt und sich dann in der Phantasie verliert, wobei Erinnerungen aus der Kindheit – die „verschlossene Kammer" – erscheinen. Es handelt sich hierbei wahrscheinlich um das, den Kindern im Ludwigsburger Elternhaus verschlossene, „Freimaurerzimmer".

Kerner hat einige Abschnitte aus diesem Schattenbrief in die „Reiseschatten" übernommen[476].

[473a]Zimmermann 1984, Protokoll einer Diskussion nach einem Vortrag von D. Uffhausen (S. 54 f.)
[474] Peters 1982
[475] DLM, KN 9310
[476] 3. Schattenreihe, 3., 4. und 7. Vorstellung

(„Schatten auf der Donau")

1.

„Wolkenlos und blau ligt der Himmel, wellenlos und grün wie die Au ist die Donau. Der Schiffer rudert nicht, das Schiff gleitet von selbst dahin. Rings biß zur weitesten Entfernung hohe blaue Berge, hier kleine Dörfchen, einsame Kapellen, dort Felsen mit zerfallenen Burgen. Vögel sinken hernieder und spielen mit dem Wasser, Fische springen aus der Fluth und spielen mit der Luft: denn es ist Himmel und Wasser eins. Ringsum die aller buntesten, hellsten Farben! Dunkelgrün der Fluß, hellgrün das Ufer, heller die entferntesten Berge und am hellsten der klare blaue Himmel. Jeder Baum hat wieder eine andere Farbe. Dunkelgrün die Tannen, gelb die Birken, gluthroth wie gesunkene Abendwolken die Buchen und golden wie aufsteigende Morgenwolken die Erlen.

Es ist im Herbst recht als hätte sich der Himmel auf der Erde vertheilt! Das Morgengold, das Abendroth, das Azurblau, das Silber der Mittagswolken ligt auf der Welt zerstreut. Weil von der Erde aufwärts der Himmel uns jezt anblikt, scheint uns das Firmament so kalt.

2.

Die Häuser so da an der Donau stehen sind wie die meisten in den Donaustädten ohne Dächer nach italiänischer Art. Durch diese Bauart geht viele romantische Erinnerung verloren. Das Wesen eines Daches giebt einem als Kind eine eigene Empfindung die biß in das Alter bleibt.

Da oben gukt der Kaminfeger heraus und geht einsam die Katze hin und her, die schon ins Reich der Geister gehört oder mit geheimen Mächte im Bunde steht. Oft sieht man auch in stürmender Nacht wenn die Wetterfahnen klagend knarren und Mond und Wolken eilend dahinziehen ein altes Weib auf einem Besen über das Dach hinfahren. Dann fallen die Ziegel rasselnd hernieder und weken den Wachthund im Hof. Oft sezt sich auch ein Käuzlein auf das Dach und sein Klaggeschrey hallt schauerlich durch die Nacht. Dann fliegt ein Sarg auf ausgebreitetem Leichentuch über das Dach hin und bald sieht man dann aus dem Hause viele Männer in schwarzen Mänteln wallen. Die tragen den Herrn des Hauses zu Grabe.

Auf der Bühne da unter dem Dache da steht eine Truche darauf liegt ein schwarzer Pudel und bewacht einen Schaz in ihr: denn er ist des Schazes Geist.

In einer verschlossenen Kammer da unter dem Dache, sieh! blik durch das Schlüsselloch! Da siehst du ein wunderbares gemaltes Bild, es ist eine schneeweiß gekleidete Frau mit hellem gelbem Angesicht, ihre Augen sind so schreklich! – Auch der Vater weiß nicht woher diß Bild kam, es ist schon ururural und sprach die Großmutter auf dem Todenbette von ihm. Der Vater wagt nicht die Kammer zu ötnen — wir sollen es nicht sehn – aber ich schleiche mich oft leis und langsam die Treppen herauf und schaue das Bild an biß es mir angst wird dann spring ich eilend die Treppe hinab und halte den Athem an. Einesmal war mir als winkte mir das Bild, es wollte auch sprechen aber konnte nicht – hu! wie flog ich hinunter. – Es wird einem so wunderlich da oben zu Muthe aber ich bin doch gerne da. Sieh! da hängt auch noch ein Kleid vom Urgroßvater und große Stiefel mit Sporen und ein langes Schwerd! —

3.

Die Sonne ist gesunken, die Berge verschwinden im Nebelduft. Statt ihrer erscheinen dort gen Abend die Sterne. Ruhig und düstern ligt der Fluß vor mir, hinter mir aber ist Himmel und Wasser *ein* Feuerstrom. Brennende Abendwolken schweben durch den Himmel und vom Ruder gepeitscht wogt der Strom in unzählich feurigen Kreißen.

Mitten in der Donau erhebt sich hier ein schmaler Felsen. Auf ihm soll sich einst eine Jungfrau in weißem glänzenden Kleide gezeigt haben als viele Leute an dem Ufer giengen. Die trug ein Kind auf ihren Armen und hob es dreymal über die blaue Fläche hin. Da trat die Donau aus ihren Ufern, und befruchtete die ausgetrokneten Felder. Darum hat man dem Felsen gegenüber der heiligen Jungfrau eine Kapelle errichtet.

Dazumal sangen die Schiffer folgendes:

(was sie sangen, das mußt Du Uhland oder Rosa machen)"

Dem Schattenbrief ist noch das folgende Gedicht beigefügt, das in den „Reiseschatten" nicht erscheint.

(„Nach Rosas Lied, an Rosa . . .")

> „In das ferne Land zu ziehen
> Dacht ich unter tausend Weh'n
> Doch ich zog und zog bald singend
> Also ist es mir gescheh'n:
>
> Kam auf unbekanntem Wege
> An ein Kreuz im grünen Thal
> Ließ da all mein Kreuz zurüke
> Dachte einzig seiner Qual.
>
> Kam auf unbekanntem Wege
> An ein hohes goldnes Schloß,
> Warf da alle Sorg' zu Thale
> Dacht' mich König reich und groß.
>
> Kam auf unbekanntem Wege
> An den blüthenreichsten See,
> Nahm ihm alle seine Blumen,
> Gab dafür ihm all mein Weh.

Sieh! und eine Rose sproßte
Plötzlich aus des Sees Rand,
Diese pflüg ich, Dein gedenkend
Und zog – singend durch das Land."

A3. Pathophysiologische Anmerkungen zum Botulismus

Die Symptome des Botulismus (s. S. 131 f.) entstehen, wenn der Mensch
Nahrungsmittel ißt, in denen sich *Clostridium botulinum* entwickelt hat. Diese
Mikroben produzieren ein Gift, das *Botulinumtoxin* (BoTx, früher Botulinustoxin
genannt), das zu den giftigsten Substanzen gehört, die wir kennen[477]. Es ist ein
neuroparalytisches Toxin. Die tödliche Dosis liegt in der Größenordnung von
1.10^{-9}g/kg Körpergewicht. Der Botulismus ist also keine Infektionskrankheit,
sondern eine Vergiftung. *Clostridium botulinum* entwickelt sich nur unter anaeroben Bedingungen, also in einem Medium ohne Sauerstoffzufuhr. Es ist ein spo-
renbildender, stäbchenförmiger, grampositiver Bazillus, der in mindestens sieben immunologisch unterscheidbaren Typen vorkommt. Das Exotoxin wird
durch Autolyse von Clostridium freigesetzt. Etwa 10 Minuten langes Kochen
zerstört das Toxin und macht es unwirksam. Von den verschiedenen Clostri-
dium-Typen ist der Typ B in Europa am häufigsten. Sporen von Clostridium
sind in normaler Garten- oder Ackererde vorhanden. Die Erkrankungsrate an
Botulismus ist außerordentlich niedrig. Sie hat jedoch in den vergangenen Jahren vermutlich zugenommen. Botulinumvergiftungen entstehen heute vorwiegend durch den Genuß des infizierten Inhalts von Konserven (Fleisch, Fisch,
Gemüse, besonders Bohnen).

Den von Kerner beobachteten klinischen Symptomen des Botulismus ist
kaum etwas hinzuzufügen[478]. Durch die Untersuchung des Augenhintergrun-
des, einer Methode, die erst nach der Erfindung des Augenspiegels durch Helmholtz (1851) und Ruete (1852) möglich wurde[479], weiß man, daß beim Botulismus
gelegentlich auch eine *Papilloretinitis* mit einer Vergrößerung des blinden Flecks
auftreten kann, die von einer Photophobie (Lichtscheu) begleitet ist.

Die Therapie der Erkrankung beschränkt sich heute nicht nur auf symptoma-
tische Maßnahmen, sondern auf die rasche Gabe von typenspezifischem Anti-
serum. In den USA tritt Botulismus vom Typ A und C, in England, Schottland
und Deutschland bevorzugt vom Typ B, in Japan bevorzugt vom Typ E auf. Das
sporentragende *Clostridium botulinum* wurde erstmals 1897 durch van Ermengen
in Ghent isoliert, nachdem in einem belgischen Dorf eine Botulismusepidemie
aufgetreten war. *Clostridium botulinum* kann in geeigneten Nährmedien gezüch-
tet werden, so daß nach entsprechender Reinigung eine Reindarstellung des
Toxins möglich ist. Kurz nach Ende des Zweiten Weltkrieges gelang die Reindarstellung und Kristallisierung des BoTx durch Lamanna[480]. Während des Zweiten

---

[477] Lamanna 1959
[478] z.B. Meyer 1928; Tyler 1963; Reploh 1969; Scheid 1980; Berlett et al. 1983; Wirth und Gloxhuber 1985
[479] Jaeger 1977
[480] Lamanna et al. 1946

Weltkrieges hat sich die Forschung über das BoTx intensiviert, da es schon damals zu den potentiellen C-Waffen zählte. Inzwischen wurde es aufgrund seiner hohen Toxizität in das Arsenal der C-Waffen aufgenommen. Nach der oben angegebenen tödlichen Dosis ergibt sich, daß 1 Gramm Botulinumtoxin ausreicht, um 10 Millionen Menschen zu vergiften. Man kann davon ausgehen, daß über die Struktur des Moleküls in den C-Waffenlaboratorien mehr bekannt ist, als veröffentlicht wurde. Es handelt sich um ein großes Proteinmolekül, dessen Molekulargewicht in der Größenordnung von 150.000–180.000 liegt. Durch geeignete Behandlung kann es in kleinere Untereinheiten zerteilt werden, die immer noch toxisch sind[481]. Es ist anzunehmen, daß ein Proteinteil mit einem Molekulargewicht in der Größenordnung von 10.000 bis 18.000 die eigentliche toxische Substanz ist. BoTx ist für wissenschaftliche Untersuchungen erhältlich. Seine Wirkung bei der synaptischen Signalübertragung im peripheren Nervensystem ist schon gut bekannt und in Abb. 35 schematisch dargestellt:

Bei der synaptischen Signalübertragung an den Ganglien des peripheren sympathischen Nervensystems, an den Neuronen der Endorgane des parasympathischen Nervensystems (d.h. den inneren Organen) und an den motorischen Endplatten der quergestreiften Muskeln, d.h. an den synaptischen Kontakten zwischen den motorischen Nerven und der Willkürmuskulatur, ist *Acetylcholin* (ACh) die synaptische Transmittersubstanz. Innerhalb der synaptischen Endstrukturen befindet sich das Acetylcholin in kleinen, einige hundert Angström großen *synaptischen Bläschen,* die in den „cholinergen" Nervenendigungen konzentriert sind. Die Signalübertragung durch die Axone der peripheren Nerven erfolgt durch *Aktionspotentiale,* das sind kurze, 0.8 bis 1.5 ms dauernde elektrische Spannungsänderungen der Axonmembran (Nervenfasermembran) von 80–100 mV Amplitude. Der Erregungszustand eines Neurons (Nervenzelle mit Axon) ist durch die Frequenz der Aktionspotentiale charakterisiert. Die Aktionspotentiale werden mit einer Leitungsgeschwindigkeit zwischen 0.6 m/s und 120 m/s – abhängig von der Dicke der Axone – auf den Axonen geleitet und erreichen die Membran der synaptischen Kontakte. Dort bewirkt jedes Aktionspotential einen kurzen Einstrom von *Calciumionen.* Die Calciumionen bewirken eine Fusion der mit dem Acetylcholin gefüllten synaptischen Bläschen mit der Zellmembran der Synapsen im Bereich der „aktiven Zonen". Der durch jedes Aktionspotential ausgelöste Calciumeinstrom bringt darüber hinaus eine bestimmte Menge von jenen synaptischen Bläschen zum Platzen, die mit der Zellmembran verschmolzen sind. Dadurch entleert sich ihr Inhalt in den ca. 200 Å breiten Spalt zwischen präsynaptischer und postsynaptischer Membran (Abb. 35, „Exocytose"). Das so frei gesetzte Acetylcholin diffundiert durch den synaptischen Spalt zur *postsynaptischen Membran* und tritt dort in Interaktion mit *spezifischen Molekularrezeptoren.* Diese Interaktion führt zu einer kurzfristigen Leitwertänderung der postsynaptischen Membran für kleine Ionen, insbesondere für Natriumionen. Natriumionen strömen aus dem extrazellulären Spalt durch die subsynaptische Membran und bewirken eine Depolarisation derselben und schließlich die Entstehung eines Aktionspotentials der postsynapti-

---

[481] z.B. Boroff u. Dasgupta 1971; Simpson 1981

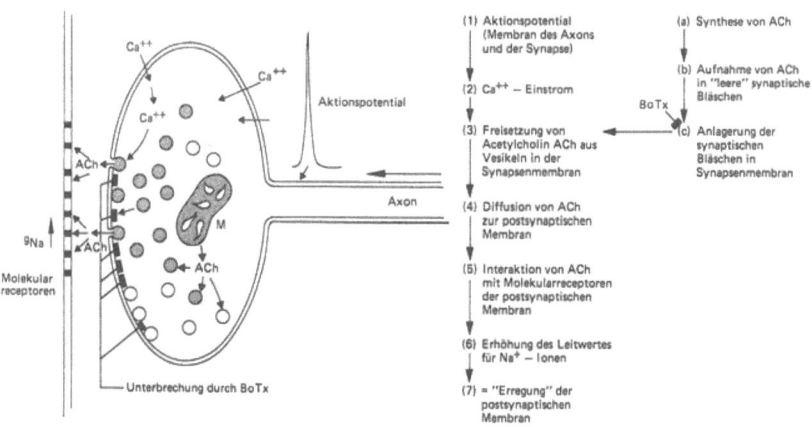

Abb. 35. Schematische Darstellung der Wirkung von Botulinumtoxin *(BoTx)* an einer cholinergen Synapse. Die synaptischen Bläschen sind mit Acetylcholin *(ACh)* gefüllt. Zur Synthese von
ACh in den Mitochondrien *(M)* werden energiereiche Phosphate (z.B. Adenosin-tri-phosphat)
benötigt. Ein Teil der synaptischen Bläschen lagert sich an die Membran der synaptischen Endstrukturen an (präsynaptische Membran). Diese Bläschen werden durch eine erhöhte Calcium-
Konzentration in den synaptischen Endigungen zum Platzen gebracht, so daß sich das Acetylcholin in den subsynaptischen Spalt entleert. Die Calcium-Konzentration steigt in der Synapse
an, wenn während des Aktionspotentials vermehrt Calcium aus dem extrazellulären in den
intrazellulären Raum eingeströmt. Das in den subsynaptischen Spalt freigesetzte Acetylcholin
diffundiert zur postsynaptischen Membran der nachgeschalteten Zelle, tritt dort in Wechselwirkung mit bestimmten Molekularreceptoren, wodurch eine Erhöhung des Natriumleitwer-
tes (g_{Na}) zustandekommt. Dadurch wird die Erregung übertragen. BoTx unterbricht die Anla-
gerung der synaptischen Bläschen an die Synapsenmembran. Dann kann kein Acetylcholin
mehr abgegeben werden und die Synapse ist blockiert. Auf der rechten Seite der Abbildungen
sind schematisch die verschiedenen Prozesse vom Aktionspotential an der Axonmembran bis
zur Erregung der postsynaptischen Membran aufgeführt. Unterbrechung durch BoTx
bei *(3), (c)*

schen Membran. Im Fall der sympathischen Ganglienzellen wird dieses Aktionspotential dann auf den peripheren sympathischen Nervenfasern zu den Endor-
gangen weitergeleitet. Im Fall der parasympathischen Neurone in den Wänden
der inneren Organe und der motorischen Axone bewirkt das Aktionspotential
einen Calciumeinstrom in die Muskelfasern und über eine Kette biochemisch
recht gut bekannter schneller Prozesse schließlich die *Kontraktion* der glatten
bzw. quergestreiften Muskelfasern.

Botulinumtoxin unterbricht wahrscheinlich die Verschmelzung der mit Acetylcholin gefüllten synaptischen Bläschen mit der Membran der synaptischen
Endstrukturen. Dadurch wird die Signalübertragung an diesen Synapsen völlig
blockiert, da keine synaptische Transmittersubstanz (Acetylcholin) mehr abgegeben werden kann. Wie neurophysiologische Untersuchungen der vergangenen Jahre gezeigt haben[402], verändert BoTx weder die Aktionspotentiale auf den
Axonen und an der Membran der synaptischen Endstrukturen, noch den Calci-

---

[482] Zusammenfassung s. Sellin 1985

umeinstrom, die Synthese von Acetylcholin, die Bildung der synaptischen Bläschen und ihre Auffüllung mit Acetylcholin. Wie das BoTx die Verschmelzung der Bläschen mit der Synapsenmembran verhindert, ist noch unbekannt. Man vermutet, daß es ein für diesen Vorgang notwendiges Enzym („Synapsin") hemmt. Wird BoTx vom Typ A in einen Muskel injiziert, so wird dieser aufgrund des dargestellten Mechanismus für 15 bis 30 Tage gelähmt, während die Toxine vom Typ B, E und F im Tierexperiment nur wenige Tage wirksam sind.

Außer der Form des Botulismus, wie er durch Kerner beschrieben wurde, gibt es noch außerordentlich selten Botulismus durch Wundinfektionen (ähnlich wie beim Tetanus). Neuerdings wird vermutet, daß bei Säuglingen (und nur bei diesen) *Clostridium botulinum* auch im Darm sich entwickeln kann, wenn die Sporen aufgenommen wurden. Das dann durch Autolyse der Mikroben freigesetzte BoTx soll für den plötzlichen Säuglingstod verantwortlich sein[483].

---

[483] Sellin 1984

Literatur

Ackermann, O. (1939): Schwabentum und Romantik. Geistesgeschichtliche Untersuchung über J. Kerner und L. Uhland. Breslau: Priebatsch, 131 p.

Ackerknecht, E.H. (1977): Geschichte der Medizin. 3. Aufl. Stuttgart: Enke, 235 p.

Ackerknecht, E.H. (1985): Kurze Geschichte der Psychiatrie. 3. Aufl. Stuttgart: Enke, 108 p.

Ahlenstiel, H., Meyer, J.E., Hrsg. (1967): Friedrich Krauß: „Nothschrei eines Magnetisch-Vergifteten" (1852) „Notgedrungene Fortsetzung meines Nothschrei« (1867) Leverkusen: Bayer, Pharmazeutisch-Wissenschaftl. Abteilung, 110 p.

Amtliche Schreiben des Medicinal-Collegiums. (1820–21): Department des Innern. Stuttgart: DLM

Angerbauer, W. (1969): Das Kanzleramt an der Universität Tübingen. Tübingen: Attempto 33/34, 105–119

Archiv für den thierischen Magnetismus (1817–1824): Hrsg.: Eschenmayer, Kieser und Nasse, 12 Bände

Arnim, A. von, Brentano, C. (1806/1808): Des Knaben Wunderhorn. Alte deutsche Lieder. Nachdruck: 3 Bd. München: DTV, 1984

Autenrieth, B. (1985): Familienbildnisse Autenrieth. Tübingen: Universitätsarchiv, 65 p.

Autenrieth, H. (1935): Johann Heinrich Ferdinand von Autenrieth. Münch. Med. Wochenschr. 81, 793–794

Autenrieth, H.F. (1833): Über das Gift der Fische mit vergleichender Berücksichtigung des Giftes von Muscheln, Käse, Gehirn, Fleisch, Fett und Würsten sowie der sogenannten mechanischen Gifte. Tübingen: Osiander, 287 p.

Autenrieth, J.H.F. (1801/1802): Handbuch der empirischen menschlichen Physiologie zum Gebrauche seiner Vorlesungen herausgegeben. Tübingen: J.F. Heerbrandt, Teil 1 (1801) 360 p. Teil 2 u. 3 (1802) 364 p. u. 396 p.

Autenrieth, J.H.F. (1803): Materialien zur Vorlesung über die venerische Krankheit. Tübingen: Universitätsbibliothek Mh II 90

Autenrieth, J.H.F. (1805–1807): Krankengeschichten aus dem Klinikum. Tübingen: Universitätsbibliothek, Handschriftenabt. Md 415, 3 Bände

Autenrieth, J.H.F. (1807): Versuche über die praktische Heilkunde aus den clinischen Anstalten von Tübingen. Tübingen: Cotta, Band I, Heft 1, 228 p.

Autenrieth, J.H.F. (1807): Briefentwurf an Johann Christian Reil. Stuttgart: Familienarchiv Autenrieth, zit. nach Fichtner 1980

Autenrieth, J.H.F. (1808): Versuche über die praktische Heilkunde aus den clinischen Anstalten von Tübingen. Tübingen: Cotta, I. Band, Heft 2, p. 229–506

Autenrieth, J.H.F. (1808): Einzelne Gegenstände der Semiotik. Vorlesungsnachschrift von Ch.K. Müller. Tübingen: Universitätsbibliothek Mh II 87a

Autenrieth, J.H.F. (1809/1810): Autenrieth und Kerner. Beobachtungen über die Function einzelner Theile des Gehörs. Reil's Arch. f. Physiol. 9, 313–376

Autenrieth, J.H.F. (1809–1829): Briefe an Justinus Kerner. DLM: KN 72, 73; Z 1773–1775

Autenrieth, J.H.F. (1811): Schreiben an den Kanzler der Universität Tübingen, Christian Friedrich Schnurrer Tübingen: Universitätsarchiv 65/1e, 201

Autenrieth, J.H.F. (1817/18): Allgemeine Pathologie und Semiotik. Vorlesungsnachschrift. Tübingen: Universitätsbibliothek Mh II 87

Autenrieth, J.H.F. (1820): Schreiben an das Königl. Ministerium des Inneren. Plan für Heilanstalten für Gemüts- und Geisteskranke. StAL E 163 Bü 812

Autenrieth, J.H.F. (1825): Über den Menschen und seine Hoffnung einer Fortdauer vom Standpunkt der Naturforscher aus. Tübingen: Laupp, 121 p.

Autenrieth, J.H.F. (1826): Über das Verlegen der Universität in die Residenz und das der Universität Tübingen nach Stuttgart insbesondere. Tübingen: Osiander

Autenrieth, J.H.F. von (1834): Gründliche Anleitung zur Brodzubereitung aus Holz. 2. Aufl. (1. Aufl. 1817). Tübingen: Osiander, 35 p.

Autenrieth, J.H.F. von (1836): Ansichten über Natur- und Seelenleben. H.F. Autenrieth (Hrsg.) Stuttgart, Augsburg: Cotta, 552 p.

Autenrieth, J.H.F. von (1838): Handbuch der speziellen Nosologie und Therapie. Nach seinen Vorlesungen herausgegeben von C.L. Reinhard. Vol. 1 und 2. Würzburg: Etlinger, 487 p. und 530 p.

Autenrieth, J.H.F. (o.J.): Vorlesungen über Nervenkrankheiten. Abschrift und Nachschrift. 660 p. Tübingen: Universitätsbibliothek Mh II 91

Autorenkollektiv (Leitung K. Böttcher, 1980): Romantik. 4. Aufl. Berlin: Volk und Wissen, Volkseigener Verlag, 668 p.

Baader, F. von (1835): Bemerkungen bei Lesung der „Geschichten Besessener neuerer Zeit" in einer Zuschrift an Justinus Kerner. Blätter aus Prevorst 6, 72–82

Baader, F. von (1837): Brief an Justinus Kerner. DLM: KN 83

Bachofen, J.J. (1897): Das Mutterrecht. 2. Aufl. Basel

Bantel, O. (1962): Ein romantischer Dichter-Arzt: Justinus Kerner (1786–1862). Hippokrates 21, 892–895

Bauer, E. (1984): Franz Anton Mesmer und die Geschichte des Mesmerismus. Bericht über ein internat. wissensch. Symposion in Meersburg. Z. Parapsych. u. Grenzgeb. Psychol. 26, 117–122

Becker, P.J., Brandis, T., Stolzenberg, I.: Friedrich Nicolai. Leben und Werk. Ausstellung zum 250. Geburtstag. Berlin: Staatsbibliothek Preussischer Kulturbesitz, 148 p.

Becker, R. (1970): David Friedrich Strauß und Justinus Kerner. – Eine Freundschaft zwischen Ungleichen. Mitteilungen des Justinus-Kerner-Vereins 7, 10–23

Berger-Fix, A. (1986): Justinus Kerner, Nur wenn man von Geistern spricht. Briefe und Klecksographien. Stuttgart; Edition Erdmann, 240 p.

Bergold, A., Salchow, J., Scheffler, W. (1980): Kerner, Uhland, Mörike. Ständige Ausstellung des Schiller-Nationalmuseums und des Deutschen Literatur-Archivs Marbach am Neckar. München: Kösel, 207 p.

Berlett, H., Quadbeck, G., Ule, G. (1983): Chemische Krankheitsursachen und Nervensystem. In: Doerr, W., Seiffert, G.: Spezielle pathologische Anatomie. Band 13/2: Pathologie des Nervensystems II Hrsg.: G. Ule, Heidelberg, New York: Springer

Bertaux, P. (1981): Friedrich Hölderlin. Frankfurt a. M., Suhrkamp, 727 p. (1. Aufl. 1978)

Binder, R. (1899/1900): Das Tollhaus zu Ludwigsburg, seine Gründung und die ersten 10 Jahre seines Bestehens. Medicinisches Korrespondenz-Blatt des Württembergischen ärztlichen Landesvereins 69, 599–602, 623–626 und 70, 28–32, 54–58, 101–106, 128–134

Bittel, K. (1939): Der berühmte Hr. Doc. Mesmer 1734–1815. Auf seinen Spuren am Bodensee, im Thurgau und in der Markgrafschaft Baden mit einigen neuen Beiträgen zur Mesmer-Forschung. Überlingen: Feyel, 40 p.

Blume, R. (1913): Justinus Kerner und das Schattentheater. Jahresbericht des Justinus-Kerner-Vereins 9, 22–42

Blumenbach, J.F. (1780): Handbuch der Naturgeschichte. 12. Auflage 1830

Blumhardt, Ch.: Brief an Justinus Kerner vom 26.4.1842. DLM: KN 464, 150

Bodamer, J. (1948): Zur Phänomenologie des geschichtlichen Geistes der Psychiatrie. Der Nervenarzt 19, 299–310

Bodamer, J. (1953): Zur Entstehung der Psychiatrie als Wissenschaft im 19. Jahrhundert. Fortschr. Neurol. Psychiat. 21, 511–535

Boelcke, W.A. (1985): Das Haus Württemberg und die Wirtschaftsentwicklung des Landes. In: Uhland, R.: 900 Jahre Haus Württemberg, Kohlhammer: Stuttgart, Berlin, p. 636–662

Boroff, D.A., Dasgupta, B.R. (1971): Botulinum toxin. In: Kadis, S., Monti, Th.C., Ayle, S.J.: Microbial toxins. Vol. II A: Bacterial protein toxins. New York, London: Academic Press, p. 1–68

Borst, O. (1969): Lenau und der Seracher Dichterkreis. Lenau-Forum 1, 3–11

Borst, O. (1979): Schule des Schwabenlands. Geschichte der Universität Stuttgart Stuttgart: Deutsche Verlagsanstalt, 511 p.

Borst, O. (1981): Justius Kerner's Wirklichkeit. Zum schwäbischen Öffentlichkeits- und sozialen Verständnis im Vormärz. Beiträge zur schwäbischen Literatur und Geistesgeschichte 1, 9–23

Breslau, H. (1808–1848): Briefe an Justinus Kerner. DLM: Z 1770, 1773, KN 509, KN 510

Broca, P. (1863): Localisation des fonctions cerebrales: Siege des language article. Bulletin de la Societe d'Anthropologie 4, 200–203

Brugsch, H.G. (1964): Doctors affield. Justinus Kerner (A Romantic Physician). New England Journal of Medicine 270, 729–730

Büttiker, H. (1952): Justinus Kerner. Ein Beitrag zur Geschichte der Spätromantik. Dissertationsschrift Philosophische Fakultät Zürich Zürich: Ruegg, 227 p.

Burger, H.O. (1928): Schwäbische Romantik. Studie zur Charakteristik des Uhland-Kreises. Tübinger Germanistische Arbeiten, Band 6 Stuttgart: Kohlhammer, 181 p.

Burger, H.O. (1929): Aus dem Kreise der Schwäbischen Romantik. Unveröffentlichte Briefe von Justinus Kerner. Euphorion 30, 332–365

Calwer Verlags-Verein (Hrsg) (1884): Geschichte von Württemberg. Calw und Stuttgart: Verlag der Vereinsbuchhandlung, 339 p.

Camerer, R., Krimmel, E. (1912): Geschichte der königl. württ. Heilanstalt Zwiefalten 1812–1912, Stuttgart: Greiner und Pfeiffer

Carus, C.G. (1861): Natur und Idee oder das Werdende und sein Gesetz. Grundlage für die specielle Naturwissenschaft. Wien: W. Braumüller, 492 p. Nachdruck: Olms, Braunschweig 1975

Carus, C.G. (1866): Lebenserinnerungen und Denkwürdigkeiten. Weimar (zit. nach Genschorek 1983)

Castle, M. (1844): Phrenologische Analyse des Charakters des Herrn Dr. Justinus Kerner. Mit einem Bericht des Herrn Dr. Kerner über das Werk an den Verfasser und einem Vorwort von Dr. Gustav Scheve. Heidelberg: Groos, 74 p.

Chamisso, A. von (1809, 1832, 1837): Briefe an Justinus Kerner. Staatsbibliothek Berlin (Ost)

Chamisso, A. von (1842): Briefe. s. Hitzig 1842

Cleß, G. (1913): Der schwäbische Dichter Karl Philipp Conz 1762–1827. Tübingen: Öhlschläger, 60 p.

Conrad, K. (1958): Die beginnende Schizphrenie. 1. Aufl. Stuttgart: Thieme

Consignation der im Tollhauss zu Ludwigsburg auf Georgii 1762 befindlichen Leuthe. Abgedruckt in Fichtner (1980) p. 23. Stuttgart: Hauptstaatsarchiv A 244 Bü 303

Conz,. C.Ph. (1785): Schilderreihen aus Griechenland. Reutlingen: Fleischhauer

Conz, C.Ph. (1821): Brief an Justinus Kerner (9. April). DLM: Z 1774

Cox, J.M. (1811): Praktische Bemerkungen über Geisteszerrüttung. Mit Beilagen über die Ausstellung von Zeugnissen und Gutachten in Fällen von Wahnsinn. Aus dem Englischen übersetzt und mit Anmerkungen versehen. Nebst Anhang über die Organisation der Versorgungsanstalten für unheilbare Irrende (J.Ch. Reil). Halle: Renger (London 1804)

Cullen, W. (1800): Nosology: Or, a Systematic Arrangement of Diseases, by Classes, Orders, Genera, and Species. Edinburgh

Cuvier, G. von (1821): Das Thierreich eingetheilt nach dem Bau der Thiere als Grundlage ihrer Naturgeschichte und der vergleichenden Anatomie. Übers. R.H. Schinz; 4 Bände Stuttgart, Tübingen: Cotta

Darwin, E. (1794/1796): Zoonomia; Or the Laws of Organic Life. Vol. 1 and 2 London: J. Johnson, 568 p. und 722 p. Nachdruck: New York AMS Press 1974

Decker-Hauff, H.; Setzler, W. (1977): Die Universität Tübingen von 1477–1977 in Bildern und Dokumenten. Tübingen: Attempto, 316 p.

Dehio, G. (1964): Handbuch der deutschen Kunstdenkmäler. Baden-Württemberg, bearbeitet von F. Piel. Darmstadt: Wissenschaftliche Buchgesellschaft, 591 p.

Department des Inneren, Section des Medicinalwesens, Stuttgart (1815–1856): Schriftwechsel mit Justinus Kerner., DLM: Z 1772

Diarium des Medicinal-Collegiums, Nr. 624 (1823): Auszug aus einem Ministerial-Decret über Wurstvergiftungen. StAL E 162 I

Diepgen, P. (1951): Geschichte der Medizin. Bd. II/1: Von der Medizin der Aufklärung bis zur Begründung der Zellularpathologie. Berlin: de Gruyter, 271 p.

Dreyer, A. (1907): Justinus Kerners Briefwechsel mit Franz von Kobell. Studien zur vergleichenden Literaturgeschichte 7 (4), 439–455

DuBois-Reymond, E. (1848): Über die Lebenskraft. Vorrede zu den Untersuchungen über tierische Elektrizität 1848. In: „Reden", Hrsg. E. DuBois-Reymond, Bd. 1 Leipzig: Veit, p. 1–26 (1912).

DuBois-Reymond, E. (1888): Adalbert von Chamisso als Naturforscher. Rede in der Leibniz-Sitzung der Akademie der Wissenschaften zu Berlin am 28. Juli 1888. In: DuBois-Reymond, E.: Reden Bd. 2, p. 353–389

Du Prel, C. (1886): Justinus Kerner und die Seherin von Prevorst. Leipzig: Grieben, 37 p.

Elias, O.-H. (1985): König Wilhelm I. (1816–1864). In: Uhland, R.: 900 Jahre Haus Württemberg, Stuttgart, Berlin: Kohlhammer, p. 306–327

Elser, Dr. (1825): Bericht des Irrenhausarztes Dr. Elser in Zwiefalten über die Irrenanstalt „Sonnenstein" bei Pirna/Elbe, Sachsen. StAL E 163 Bü 778

Elser, Dr. (1826): Ärztlicher Bericht über den Geistes- und Gemütszustand der Irren im Königl. Irreninstitut zu Zwiefalten. StAL E 163 Bü 778

Engel, E. (1906): Die Geschichte der deutschen Literatur. 2 Bände, Leipzig: G. Freytag

Engelhardt, K. (1972): Die Dissertation des Christian Andreas Justinus Kerner „Observata de functione singular(i)-um partium auris". Tübingen 1808 Med. Diss., Univ. Erlangen-Nürnberg, 265 p.

Ennemoser, J. (1844): Geschichte des thierischen Magnetismus. Teil 1 und 2, 2. Aufl. Leipzig

Ennemoser, J. (1851): Brief an Justinus Kerner vom 17. Jan. DLM: KN 1074

Erbe, W. (1962): Ludwig Uhland als Politiker. Kleine Tübinger Schriften, Heft 5, 17 p. Tübingen

Eschenmayer, A.C.A. (1827–1850): 352 Briefe an Justinus Kerner. DLM: KN 1102–1159, . . . 53.986

Eschenmayer, C.A. (1797): Säze aus der Natur-Metaphysik auf chemische und medicinische Gegenstände angewandt. Tübingen: Heerbrandt

Eschenmayer, C.A. (1798): Versuch, die Geseze magnetischer Erscheinungen aus Säzen der Naturmetaphysik, mithin a priori, zu entwickeln. Tübingen: Heerbrandt, 271 p.

Eschenmayer, C.A. (1801): Spontaneität = Weltseele oder das höchste Princip der Naturphilosophie. Zeitschrift für spekulative Physik 2, 1–68

Eschenmayer, C.A. (1803): Die Philosophie in ihrem Uebergang zur Nicht-Philosphie. Erlangen: Walther, 107 p.

Eschenmayer, C.A. (1816): Versuch, die scheinbare Magie des thierischen Magnetismus aus physiologischen und psychischen Gesezen zu erklären. Stuttgart und Tübingen: Cotta, 180 p.

Eschenmayer, C.A. (1817a): Psychologie in drei Theilen als empirische, reine und angewandte. Zum Gebrauch seiner Zuhörer. Stuttgart und Tübingen: Cotta, 567 p. (Nachdruck Frankfurt: Ullstein 1982)

Eschenmayer, C.A. (1817b): Allgemeine Reflexionen über den Thierischen Magnetismus und den organischen Aether. Archiv für den Thierischen Magnetismus 1, 11–34

Eschenmayer, C.A. (1817c): Merkwürdige und eingetroffene Vorhersagung zweyer Somnambülen auf das Ende des Oktobers 1816. Archiv für den Thierischen Magnetismus 1, 35–53

Eschenmayer, C.A. (1818): System der Moralphilosophie. Stuttgart und Tübingen: Cotta, 629 p.

Eschenmayer, C.A. (1821a) (Kritik der Schrift:) Untersuchungen über den Lebensmagnetismus und das Hellsehen, von Johann Carl Passavant. Archiv für den Thierischen Magnetismus 9, 293–310

Eschenmayer, C.A. (1821b): Über Gaßners Heilmethode. Archiv für den Thierischen Magnetismus 8, 86–135

Eschenmayer, C.A. (1821c): Nachtrag zu der Ansicht der Gaßner'schen Heilmethode. Archiv für den Thierischen Magnetismus 8, 1–41

Eschenmayer, C.A. (1822): Psychiatrie-Vorlesung. Nachschrift von stud. phil. A. Frick. Tübingen: Universitätsbibliothek, Handschriftenabt. Mh II 327

Eschenmayer, C.A. (1830a): Grundriss der Psychiatrie in ihrem theoretischen und praktischen Theil. Jahrbücher für Anthropologie und zur Pathologie und Therapie des Irreseyns 1, 46–105

Eschenmayer, C.A. (1830b): Mysterien des inneren Lebens, erläutert aus der Geschichte der Seherin von Prevorst, mit Berücksichtigung der bisher erschienenen Kritiken. Tübingen: Zu Guttenberg, 176 p.

Eschenmayer, C.A. (1832): Grundriss der Naturphilosophie. Tübingen: H. Laupp, 337 p.

Eschenmayer, C.A. (1834): Allöopathie und Homöopathie, verglichen in ihren Principien. Tübingen: Fues, 134 p.

Eschenmayer, C.A. (1835): Der Ischariothismus unserer Tage. Tübingen: L.F. Fues, 104 p.

Eschenmayer, C.A. (1837): Conflict zwischen Himmel und Hölle an dem Dämon eines besessenen Mädchens beobachtet. Tübingen, Leipzig: Guttenberg, 215 p.

Eschenmayer, C.A. (1838): Karakteristik des Unglaubens, Halbglaubens und Vollglaubens in Beziehung auf die neuere Geschichte besessener Personen. Tübingen

Eschenmayer, J.C.A. (1852): Grundriß der Naturphilosophie. Tübingen: Laupp, 301 p.

Esquirol, J.E.E. (1838): Des maladies mentales. Deutsch von Bernhard (Die Geisteskrankheiten in Beziehung zur Medizin u. Staatsarzneikunde) Berlin

Felzmann, F., Grafenauer, J. (1970): Nikolaus Lenaus Leben und Sterben in ärztlicher Sicht. Lenau-Forum (1,2), 19–39

Fichtner, G., Brecht, M. (1972): Psychiatrie zur Zeit Hölderlins. Katalog der Ausstellung anläßl. d. 12. Jahresvers. der Hölderlin-Gesellschaft in Tübingen Tübingen: 61 p.

Fichtner, G. (1977): Der Fall Hölderlin. Psychiatrie zu Beginn des 19. Jh. und die Problematik der Pathographie. In: Becker-Hauff, H.M., Fichtner, G., Schreiner, K.: Beiträge zur Geschichte der Universität Tübingen. Tübingen: Attempto, p. 497–514

356

Fichtner, G. (1980): Psychiatrie zur Zeit Hölderlins. Katalog der Ausstellung anläßl. d. 63. Jahrestagung d. Deutschen Gesellschaft für Geschichte d. Medizin, der Naturwissenschaften und Technik in Tübingen Tübingen: Universitätsbibliothek, 99 p.

Fischer, F. (1804): Einige Beobachtungen über thierischen Magnetismus und Somnabulismus. Reil's Arch. f. Physiol. 6, 264–282

Fischer, H. (1882a): Johann Georg Kerner. In: Allg. Deutsche Biographie Vol. 15, p. 640–643

Fischer, H. (1882b): Justinus Andreas Christian Kerner. In: Allg. Deutsche Biographie Vol. 15, p. 643–645

Fischer, H. (1886): Schwab, G.B.S. (1792–1850). In: Allg. Deutsche Biographie Vol. 33, p. 153–155

Fischer, H. (1891): Beiträge zur Literaturgeschichte Schwabens. Bd. 1. Tübingen: Laupp, 246 p.

Fischer, H. (1911): Die schwäbische Literatur im 18. und 19. Jahrhundert. Tübingen: Laupp, 191 p.

Fischer, M. (1921): Christian Friedrich Wilhelm Roller In: Kirchhoff, Th. (Hrsg.): Deutsche Irrenärzte, Einzelbilder ihres Lebens und Wirkens, Vol. 1, Berlin: Springer, p. 189–201

Fischer, W. (1960): Ein Dichter-Arzt der Romantik. Justinus Kerner. Wissenschaftliche Zeitschrift der Friedrich Schiller Universität Jena 9, 491–499

Fischer, W., Albrecht, R. (1964): Observata de functione singularum partium auris von Ch. Andreas Justinus Kerner 1808. Die Doktor-Dissertation eines Arztes und Dichters der Romantik. Z. Laryngol., Rhinol. u. Otol. 43, 395–403

Freund, W. (1981): Das Phantastische in Justinus Kerner's Balladen. Beiträge zur schwäbischen Literatur- und Geistesgeschichte 1, 27–43

Fries, J.F. (1820/21): Handbuch der psychischen Anthropologie oder der Lehre von der Natur des menschlichen Geistes. Jena: Cröker, Bd. 1, 295 p; Bd. 2, 238 p.

Froeschle, H. (1972): Justinus Kerner und Ludwig Uhland. Geschichte einer Dichterfreundschaft. Göppinger Arbeiten zur Germanistik, 66 Göppingen: Kümmerle, 160 p.

Froeschle, H. (1982): Justinus-Kerner-Bibliographie 1945–1980. Beiträge zur schwäbischen Literatur- und Geistesgeschichte, 2, 165–176

Froreich, W. von (1973): Eberhard Gmelin – Zwischen Kerner und Kleist. Mitteilungen des Justinus-Kerner-Vereins 10, 9–21

Froriep, L.F. (1802): Darstellung der neuen, auf Untersuchungen der Verrichtungen des Gehirns gegründeten Theorie der Physiognomik des Herrn Dr. Gall in Wien. 3. Aufl. Weimar: Verlag des Landes-Industrie-Comptoirs, 80 p.

Froriep, L.F. von (1811): Über die anatomischen Anstalten zu Tübingen. Weimar: Verlag des Landes-Industrie-Comptoirs, 18 p.

Froriep, L.F. von (1814): Theoretisch-praktisches Handbuch der Geburtshülfe. 5. Aufl. Weimar: Verlag des Landes-Industrie-Comptoirs, 518 p.

Gaiser, K. (1940): Christian Friedrich Daniel Schubart. Musiker, Dichter und Publizist, 1739–1791 In: Haering, H., Hohenstatt, O. (Hrsg.): Schwäbische Lebensbilder, Bd. 1 Stuttgart: Kohlhammer, p. 492–507

Gaismaier, J. (1899/1900): Über Justinus Kerners „Reiseschatten". Ein Beitrag zur Geschichte der Romantik. Zeitschrift f. vergleichende Literaturgeschichte N.F. 13, 492–513, 14, 76–148

Gaismaier, J. (1906): Vorwort zu Kerner, J.: Sämtliche poetischen Werke, 4 Bd. Leipzig: Hesse und Becker

Galvani, A. (1791): Abhandlung über die Kräfte der Elektrizität bei der Muskelbewegung. Bologna (In Ostwalds Klassiker der exakten Wissenschaften 52, Leipzig 1894)

Gaupp, R. (1900): Die Entwicklung der Psychiatrie im 19. Jahrhundert. Zeitschrift für Pädagogische Psychologie und Pathologie 2, 209–226

Gaupp, R. (1921): Ferdinand Autenrieth 1772–1835. In Kirchhoff, Th. (Hrs.): Deutsche Irrenärzte, Bd. 1. Berlin: Springer, p. 55–58

Gaupp, R. (1940): Albert Zeller. Obermedizinalrat und Direktor der Heilanstalt Winnental, 1804-1877. In: Haering, H.; Hohenstatt, O.: Schwäbische Lebensbilder, Vol. 1 Stuttgart: Kohlhammer, p. 574–582

Gehrts, H. (1961/62): Justinus Kerners Forschungsgegenstand. Neue Wissenschaft 10, 130–143

Gehrts, H. (1962): Der Oberamtsarzt und der Aberglaube. Zum 100. Todestag des Arztes und Dichters Justinus Kerner. In: Hie gut Württemberg. Menschen, Gedichte und Landschaft unserer Heimat. Beilage zur Ludwigsburger Kreiszeitung 13, 2, 3 p.

Gehrts, H. (1966): Das Mädchen von Orlach. Erlebnisse einer Besessenen. Stuttgart: Klett, 302 p.

Gehrts, H. (1982): Der Oberamtsarzt unter Verdacht. Eine Veröffentlichung aus den Akten des Medicinalcollegiums. Beiträge zur schwäbischen Literatur- und Geistesgeschichte, 2, 44–60

Geiger, L. (1900): Briefe von Justinus Kerner an Varnhagen von Ense. Nord und Süd 92, (4), 51–80

Geiger, L. (1909): Politische Briefe Justinus Kerners an Varnhagen von Ense. Studien zur vergleichenden Literaturgeschichte 9 (1), 1–21

Genschorek, W. (1983): Carl Gustav Carus. Arzt, Künstler, Naturforscher. Leipzig:; Hirzel, 266 p.

Geyer, A. (1910): Eduard Mörike und Justinus Kerner. 6. Jahresber. Justinus-Kerner-Verein Weinsberg: p. 13–20

Glaus, A. (1957): Justinus Kerner und die Psychiatrie. Beiträge zur Geschichte der Psychiatrie u. Hirnanatomie, p. 79–93 Basel, New York

Gmelin, E. (1787): Ueber thierischen Magnetismus. In einem Brief an Herrn Geheimen Rath Hoffmann in Mainz. Tübingen: Heerbrandt, 134 p.

Gmelin, E. (1789): Fortgesetzte Untersuchungen über den thierischen Magnetismus. Tübingen: J.G. Cotta, 694 p.

Gmelin, F.G. (1805): Mineralogie. Vorlesungen im Sommersemester Tübingen 1805. Nachschrift von J. Kerner DLM 39498

Gmelin, F.G. (1813): Allgemeine Pathologie des menschlichen Körpers. Stuttgart und Tübingen: Cotta, 403 p.

Gmelin, F.G. von (1834–1841): Briefe an Justinus Kerner. DLM: KN 1513–1534, Z1767, Z1821

Gmelin, F.G. (1835): Critik der Principien der Homöopathie. Tübingen: Osiander

Gmelin, H. (1808): Brief an Justinus Kerner vom 5. Oktober 1808. DLM: Z1773

Goethe, J.W. (1888): Werke, III, Abt. Bd. 2 Weimar: Böhlau, p. 128ff

Grauer, K.-J. (1960): Wilhelm I., König von Württemberg. Stuttgart: Schwabenverlag

Gregor, A. (1921a): Johann Christian August Heinroth. In: Kirchhoff, Th. (Hrsg.): Deutsche Irrenärzte, Einzelbilder ihres Lebens und Wirkens, Vol. 1, Berlin: Springer, p. 58–75

Gregor, A. (1921b): Johann Christian Reil. In: Kirchhoff, Th. (Hrsg.): Deutsche Irrenärzte, Einzelbilder ihres Lebens und Wirkens, Vol. 1, Berlin: Springer, p. 28–42

Grell, B. (1939): Medizingeschichtliches bei Justinus Kerner. Ein Beitrag zur Geschichte der Medizin der Romantik. Diss. Würzburg: Universität, Med. Fak., 42 p.

Griesinger, W. (1845): Die Pathologie und Therapie der psychischen Krankheiten. Stuttgart: A. Krabbe, 1. Aufl. 402 p., 2 Aufl. 1867, 538 p.

Griesinger, W. (1868/69): Über Irrenanstalten und deren Weiterentwicklung in Deutschland. Arch. Psychiat. u. Nervenkr. 1, 8–43

Griesinger, W. (1868/69): Vorwort zum 1. Band des Archivs für Psychiatrie und Nervenkrankheiten. In: Arch. Psychiat. u. Nervenkr. 1, 3–8

Grimm, G. (1981): Nachwort zu Kerner, J.: Ausgewählte Werke. Stuttgart: Reclam, 575 p.

Grüsser, O.-J. (1984): J.E. Purkyně's contributions to the physiology of the visual, the vestibular and the oculomotor systems. Human Neurobiol. 3, 129–144

Grüsser, O.-J. (1985): Gesichtssinn und Oculomotorik. In: Schmidt, R.F., Thews, G.: Physiologie des Menschen. 22. Aufl. Berlin, Heidelberg: Springer, p. 256–299

Grüsser, O.-J. (1986a): Die ersten systematischen Beschreibungen und tierexperimentellen Untersuchungen des Botulismus. Zum 200. Geburtstag von Justinus Kerner am 18. September 1986. Sudhoffs Arch. 70: 167–187

Grüsser, O.-J. (1986b): Der Wurstkerner. Justinus Kerners Beitrag zur Erforschung des Botulismus. Kerner-Symposion, Weinsberg 1986

Grüsser, O.-J. (1986c): Justinus Kerner und Hölderlin, Begegnung zwischen Ungleichen. Kerner-Symposion Weinsberg 1986

Grüsser, O.-J. (1987): Vom Tollhaus in Ludwigsburg zur Königlichen Heilanstalt Winnenthal. In: Katalog zur Ausstellung: Baden-Württemberg im Zeitalter Napoleons. Band 2, Württ. Landesmuseum Stuttgart (im Druck)

Güntter, O. (1916/17): Um die Seherin von Prevorst. 21. Rechenschaftsbericht d. Schwäbischen Schillervereins. Marbach-Stuttgart p. 62–96

Güntter, O. (1927/28): Justinus Kerners Jugendgedichte. Rechenschaftsbericht d. Schwäb. Schillervereins 32, p. 75–98

Güntter, O. (1937): Zur schwäbischen Romantik: Zwei Briefe von Kerner an Uhland. Dichtung und Volkstum 38, 225–242

Haering, H. (1940): Karl Friedrich Kielmeyer. In: H. Haering, D. Hohenstatt (Hrsg.), Schwäbische Lebensbilder, Bd. 1 Stuttgart: Kohlhammer, p. 313–322

Hagen, W. (1963a): Drei unbekannte Dokumente von Justinus Kerner aus den Jahren 1850/51. Ludwigsburger Geschichtsblätter 15, 107–113

Hagen, W. (1963b): Justinus Kerner, Leben und Werk. Zum 100. Todestag des Dichters. Ludwigsburger Geschichtsblätter 15, 79–106

Hagen, W. (1963c): Justinus Kerner. Arzt und Dichter 1786–1862. In: Miller, M., Uhland, R.: Lebensbilder aus Schwaben und Franken. Bd. 9. Stuttgart: Kohlhammer, p. 144–173

Hagen, W. (1964): Justinus Kerner als Ludwigsburger im politischen Geschehen der Jahre 1817 und 1848. Ludwigsburger Geschichtsblätter *16*, 127–134

Hagner, M. (1984): Schelling und die romantische Medizin. Referat, Freie Universität Berlin, Manuskript, 25 p.

Haller, A. von (1788): Grundriß der Physiologie für Vorlesungen. Nach der 4. lat. Ausgabe von Elementa physiologiae corporis humani, Lausanne 1757–1766. Berlin

Hamberger, G.Ch., Meusel, F.G. (1966): Das gelehrte Teutschland. Bd. 15. Nachdruck: G. Olms, Hildesheim

Hartmann, J. (1882): Kerner, Carl Friedrich. Allg. Deutsche Biographie *15*, 646

Hauffe, F. (1825). Schreibbuch 1825. DLM, KN 2206

Hayner, R. (1818): Über einige mechanische Vorrichtungen, welche in Irrenanstalten mit Nutzen gebraucht werden können. Z. für psych. Aerzte *3*, 339–366

Heichen, W. (o.J.): Justinus Kerners Leben in „Justinus Kerner". Sämtliche Werke, Band 1. Berlin: Weichert, p. 5–27

Heine, H. (1836): Die romantische Schule. Hamburg: Hoffmann und Campe

Heine, H. (1838/1974): Der Schwabenspiegel. In: Heine, H.: Sämtl. Schriften, Bd. 5. Darmstadt: Wiss. Buchgesellschaft, p. 56

Heinroth, J.C.A. (1818): Lehrbuch der Störungen des Seelenlebens oder der Seelenstörungen und ihre Behandlung. Vom rationalen Standpunkt aus entworfen. 2 Theile. Leipzig: Vogel, 322 p.

Heinroth, J.C.A. (1830): Geschichte und Kritik des Mysticismus aller bekannten Völker und Zeiten. Ein Beitrag zur Seelenheilkunde. Leipzig: Hartmann, 532 p.

Heinzmann, F. (1908): Justinus Kerner als Romantiker. Tübingen: Laupp, 131 p.

Helmholtz, H. von (1851): Beschreibung eines Augen-Spiegels zur Untersuchung der Netzhaut im lebenden Auge. Berlin: A. Förstner, 43 p.

Helmholtz, H. von (1863): Lehre von den Tonempfindungen. Braunschweig: Vieweg

Henning, R. (1982/83): Das „Geräthe der Entzückung". Die Maultrommel in der deutschen Romantik. Beiträge zur schwäbischen Literatur- und Geistesgeschichte *2*, 100–137

Herting, H. (1921): Maximilian Jacobi (1775–1858). In: Kirchhoff, Th. (Hrsg.): Deutsche Irrenärzte Bd. 1. Berlin: Springer, p. 83–94

Heuss, Th. (1967): Justinus Kerner. In: „Schwaben, Farben zu einem Portrait", Tübingen: Wunderlich, p. 97–99

Heuss, Th. (1967): Georg Rapp In: „Schwaben, Farben zu einem Portrait". Tübingen: Wunderlich p. 33–46

Hirsch, A. (1879): Eberhard Gmelin. Allgemeine Deutsche Biographie. Bd. 9. Leipzig

Hirsch, A. (1884): Wilhelm Gottfried Ploucquet. In: Allg. Deutsche Biographie, Bd. 26, p. 520–521

Hitzig, J.E., (Hrsg.) (1842): Chamisso, Adalbert von: Leben und Briefe. Leipzig: Weidmann

Hochstetter, Dr., Medicinalrath (1821–1844): 5 Briefe an Justinus Kerner. DLM: Z 2057

Hölderlin, F. (1826): Gedichte Stuttgart, Tübingen: Cotta, J.G.

Hölderlin, F. (1959): Sämtliche Werke. Bd. 6. Hrsg. F. Beissner, A. Beck, Stuttgart: Kohlhammer, 647 p.

Hölderlin, F. (1792–1822/1972): „Briefe" in: Sämtliche Werke Bd. 7/2. Hrsg. A. Beck, Stuttgart: Kohlhammer 1972

Hölzle, E. (1937): Württemberg im Zeitalter Napoleons und der deutschen Erhebung. Eine deutsche Geschichte der Wendezeit im einzelstaatlichen Raum. Stuttgart: Kohlhammer, 283 p.

Hoffmann, R. (1967): Justinus Kerner – Zum 180. Geburtstag. Berlin: Wiss. Z. Humboldt-Univ., Math.-Nat. R. *16*, 848-851

Hohenlohe-Waldenburg-Schillingsfürst, A.v. (1844): Das entstellte Ebenbild Gottes in dem Menschen durch die Sünde. Dargestellt in einer Folge von Predigten zur heiligen Fastenzeit. 2. Aufl. (1. Auflage 1836). Regensburg: Manz, 169 p.

Holler, F.-H. (1940): Karl Friedrich Kielmeyer. Staatsrat, Professor der Naturwissenschaften, Direktor der wiss. Sammlungen in Stuttgart. 1765–1844. In: Haering, H., Hohenstatt, O.: Schwäbische Lebensbilder. Bd. 1, Stuttgart: Kohlhammer, p. 313–323

Holstein, K. (1979): Die Psychiatrie K.A. Eschenmayers (1769–1852). Ein Beitrag zur Entstehungsgeschichte der Psychiatrie in Deutschland. Mit einer Edition des ersten Teils der Vorlesung von 1822. Frankfurt a.M., Bern, Las Vegas: Lang, 181 p.

Hopf, Ch.G. (1803): Kurze Übersicht der wichtigen Vorfälle, welche während des 6. und 7. Cursus in dem Clinikum Ambulatorium vorgekommen, seinen Herrn Zuhörern mitgetheilt. Tübingen: W.H. Schramm, 48 p.

Hopf, Ch.G. (1816): Versuch eines Umrisses der Hauptgattungen des Schlagflusses und ihre Behandlung. Stuttgart: J.D. Sattler, 96 p.

359

Hoppe, B. (1967): Polarität, Stufung und Metamorphose in der spekulativen Biologie der Romantik. Naturwiss. Rundschau *20*, 380–383

Horn, E. (1818): Beschreibung der in der Irrenanstalt des Königlichen Charitékrankenhauses zu Berlin gebräuchlichen Drehmaschinen, ihrer Wirkung und Anwendung bei Geisteskranken. Z. für psych. Aerzte *1*, 219–230

Horn, E. (1818): Öffentliche Rechenschaft über meine zwölfjährige Dienstführung als zweiter Arzt des Königl. Charitékrankenhauses zu Berlin, nebst Erfahrungen über Krankenhäuser und Irrenanstalten. Berlin

Huber, E.R. (1968): Deutsche Verfassungsgeschichte seit 1789. Bd. 1, Reform und Restauration 1789–1830. Stuttgart: Kohlhammer, p. 330–334

Huber, E.R. (1973): Dokumente zur deutschen Verfassungsgeschichte. Bd. 1, Deutsche Verfassungsdokumente 1803–1850, 3. Aufl. Verfassungsurkunde für das Königreich Württemberg vom 25. Sept. 1819 Stuttgart: Kohlhammer, p. 187–221

Huch, R. (1916): Die Romantik, Bd. 1: Blütezeit der Romantik. Leipzig: Haessel, 391 p.

Hufeland, F. (1804): Außerordentliche Erhöhung der Sensibilität. Ein Beitrag zu den Erfahrungen über Somnambulismus und thierischen Magnetismus. Reil's Arch. f. Physiol. *5*, 225–263

Hufeland, F. (1811): Ueber Sympathie. Weimar: Verl. d. Landes-Industrie-Comptoirs, 228 p.

Humboldt, F.A. von (1797): Versuche über die gereizte Muskel- und Nervenfaser nebst Vermuthungen über den chemischen Prozess des Lebens in der Thier- und Pflanzenwelt. Bd. 1 Posen, Berlin

Ideler, K.W. (1835, 1838): Grundriß der Seelenheilkunde. Bd. 1 und 2 Berlin: Enslin, J.G.F., 809 p. u. 975 p.

Immermann, K. (1843): Münchhausen, I, II. In: Immermanns Werke, Hrsg. W. Deetjen, Deutsches Verlagshaus Bong & Co., Berlin o.J. Bd. 1: Poltergeister in und um Weinsberg, p. 311–359

Jaeger, G.F. (1807): Über die Wirkungen des Arseniks auf verschiedene Organismen (lat.). Med. Diss.: Tübingen

Jaeger, G.F. (1811–1861): Briefe an Justinus Kerner, DLM Z 1768, 1769, Kn 2561 u.a.

Jaeger, W. (1977): Die Erfindung der Ophthalmoskopie dargestellt in den Originalbeschreibungen der Augenspiegel von Helmholtz, Ruete und Giraud-Teulon. Heidelberg: Braus

Jamme, Ch., Pöggeler, O. (1981): Homburg vor der Höhe in der Deutschen Geschichte. Studien zum Freundeskreis um Hegel und Hölderlin. Stuttgart: Klett-Cotta, 337 p.

Jaspers, K. (1952): Allgemeine Psychopathologie. Berlin, Göttingen, Heidelberg: Springer, 6. Aufl., 748 p.

Jedrzejewski, F. (1913): Justinus und Theobald Kerner und das Kernerhaus in Weinsberg. 2. Aufl. Leipzig

Jennings, L.B. (1966): Justinus Kerner und die Geisterwelt. Neue Wissenschaft *14*, 75–95

Jennings, L.B. (1968/69): Der aufgespießte Schmetterling: Justinus Kerner und die Frage der psychischen Entwicklung. Antaios *10*, 100–131

Jennings, L.B. (1968/69): Probleme um Kerners „Seherin von Prevorst". Antaios *10*, 132–138

Jennings, L.B. (1975): Neues über den Geiger zu Gmünd. Mitteilungen des Justinus-Kerner-Vereins *12*, 33–38

Jennings, L.B. (1975): Die Köpfung zu Weinsberg. Mitteilungen des Justinus-Kerner-Vereins *12*, 35–37

Jennings, L.B. (1975): Das Wams-Rezept. Mitteilungen des Justinus-Kerner-Vereins *12*, 38

Jennings, L.B. (1982): Justinus Kerners Weg nach Weinsberg 1809–1819. Die Entpolitisierung eines Romantikers. Columbia, S.C.: Cambden House. Studies in German Literature, Linguistics and Culture Vol. *3*, 133 p.

Jens, W. (1977): Eine deutsche Universität. 500 Jahre Tübinger Gelehrtenrepublik. Taschenbuchausgabe 1981 München: DTV, 418 p.

Jenssen, Ch. (1947): Friederike Kerner. In: Der stille Ruhm. 12 Frauenbildnisse. p. 153–175 Lübeck

Jenssen, Ch. (1953): Friederike Kerner. In: Lob der Frauen. Schicksalsgefährtinnen großer Männer. Hamburg: p. 209–231

Jung, R. (1953): Das Elektroencephalogramm. In: Handbuch der inneren Medizin, 4. Aufl., Bd. V/1 Berlin-Göttingen-Heidelberg: Springer 1953

Käpplinger, Ch. (1881): Beschreibungen über das Wesen der Gottheit, der menschlichen Natur und der christlichen Religionen. Gewidmet allen christlich gesinnten Freunden unserer Zeit. Teil 1 und 2. (2. Auflage). Kronstadt: Römer u. Kamner, 260 p. u. 108 p.

Kaiser, W., Mocek, R. (1979): Johann Christian Reil. Leipzig: Teubner, 96 p.

Kammerer, R. Dr. (1836): Briefe an Justinus Kerner. DLM: KN 2832–2637

Kant, I. (1784): Beantwortung der Frage „Was ist Aufklärung?" In: Werke, Hrsg. W. Weische-del, Bd. 9. Darmstadt: Wissenschaftliche Buchgesellschaft 1964, p. 53–61
Kant, I. (1798): Über die Macht des Gemüths durch den bloßen Vorsatz seiner krankhaften Gefühle Meister zu seyn. C.W. Hufelands Journal. d. practischen Heilkunde. 5, 701–751
Keppler, U. (1966): Franziska von Hohenheim. Gemahlin Herzog Carl Eugens von Württem-berg 1748–1811. In: Miller, M., Uhland, R. (Hrsg.): Lebensbilder aus Schwaben und Fran-ken, Bd. 7 Stuttgart: Kohlhammer, p. 157–183
Kerner, C. von (1812–1840): Briefe an Justinus Kerner, DLM, Z1774
Kerner, E. (1967): Aus meinem Leben. Erinnerungen nach Tagebuchblättern. Weinsberg: Justi-nus-Kerner-Verein und Frauenverein, 53 p.
Kerner, F. geb. Ehemann (1850): Notizbuch mit Reisebeschreibung. DLM: Z2263
Kerner, F. (1814–1824): Briefe an J. Kerner. DLM: Z1769; 1772; 1775
Kerner, (J.) G. (1797–98): Briefe über Frankreich, die Niederlande und Deutschland. Altona
Kerner, G. (1791–1799): Tagebuch, Reisetagebuch, Briefe, württembergische Notizen, Schrift über Adam Lux u.a. (fascicel A bis I). Berlin (Ost): Staatsbibliothek, Handschriftenabtei-lung, Cod. hans. IV. 46
Kerner, G. (1803): Reise über den Sund. Tübingen: Cotta, 334 p.
Kerner, G. (1803): Tabellen über Vaccinationen in und um Hamburg. DLM: Z2873
Kerner, G. (o. J.): Lebenserinnerungen. DLM: Z3110
Kerner, G. (1825): An den Ufern des Anio im Jahre 1798. Morgenblatt Nr. 260 v. 31. Okt. 1825
Kerner, G. (1890): Die Chronik der Familie Kerner. 1. Heft Frankfurt: Mallau, A., 45 p.
Kerner, G. (1978): Jakobiner und Armenarzt. Reisebriefe, Berichte, Lebenszeugnisse Hedwig Voegt (Hrsg.) Berlin: Rütten + Loening (aus dem Archiv der Staatsbibliothek Hamburg, 1903/2037 und IV, 46 fol.), 576 p.
Kerner, G.S. (1783–86): Beschreibung und Abbildung der Bäume und Gesträuche, welche im Herzogtum Wirtemberg wild wachsen. Stuttgart: Cotta
Kerner, G.S. (1786): Giftige und eßbare Schwämme, welche sowohl im Herzogtum Wirtemberg als auch im übrigen Teutschland wachsen. Stuttgart: Cotta
Kerner, G.S. (1786–91): Abbildungen aller oekonomischen Pflanzen. Bd. 1–4 Tübingen: Cotta
Kerner, Johanna F., geb. Duncker (1805–1858): Briefe an Justinus Kerner. DLM: Z 1773
Kerner, J. (1800): Gedichte von Gustav Waldthal nebst einer kurzen Nachricht von dessen Leben und Tod 1800. DLM: 48734
Kerner, J. (1805a): Vergleichende Anatomie nach Prof. Kielmeyer. Kollegnachschrift Tübingen DLM: Z2075
Kerner, J (1805b): Herrn Prof. Kielmeyers Vorlesungen über die Botanik im Frühling 1805. 101 p. Kollegnachschrift (Tübingen), DLM: 9117
Kerner, J. (1805c). Materia medica. Vorgetragen von Prof. Gmelin, Winter 1805, Kollegnach-schrift, 161 p. DLM: Z2246
Kerner, J. (ab 1805): Briefe an Johanna Friederike Kerner geb. Duncker. DLM
Kerner, J. (1806): Augenkrankheiten. Nachschrift eines Kollegs von Prof. Gmelin, Tübingen. DLM: Z2074, 195 p.
Kerner, J. (1807a): Briefentwürfe und Notizen; im Tagebuch, Tübingen. DLM: Z2077
Kerner, J. (1807b): Über chronische Krankheiten. Kollegnachschrift (Autenrieth), Tübingen. DLM: Z2071
Kerner, J. (1807c): Miscellen aus dem Klinikum. Tübingen DLM: Z2073
Kerner, J. (1807d): Eintragungen in einen Schreibkalender von 1797. DLM: 2077
Kerner, J. (1807–1808): Tagebuch. DLM: Z2076
Kerner, J. (1808a): Kollegnachschrift ohne Titel (Hirnkrankheiten u.a.) Tübingen (Autenrieth). DLM: Z2072
Kerner, Ch.A.J. (1808b): Observata de functione singularum partium auris. Tübingen: Hopfer, 136 p.
Kerner, J. (1809): Ein Wort über die Mundharmonika oder die Maultrommel. Morgenblatt für gebildete Stände. Tübingen: Cotta, Nr. 59
Kerner, J. (1809, 1837): Briefe an Chamisso. Berlin (Ost): Staatsbibliothek, Handschriftenabtei-lung
Kerner, J. (1810a): Approbationsurkunde Stuttgart. DLM: Z2155
Kerner, J. (1810b): Einige Bemerkungen über Wien im Winter 1810. Nordische Miszellen 30, (12.08.1810), 121–128, 30 (19.08.1810), 141–148
Kerner, J. (ab 1810): Briefe an Rosa Maria Assing (geb. Varnhagen), darin enthalten einige „Schattenbriefe". DLM: KN 9305, 9308, 9310, 9329 u.a.
Kerner, J. (1811a): Reiseschatten. Von dem Schattenspieler Luchs. Heidelberg: Braun, 268 p.
Kerner, J. (1811b): Briefe an C.F.K. von Kölle vom 18.10.1811 und 21.6.1811. DLM: 35 336, 35 337

Kerner, J. (Hrsg.), (1813): Deutscher Dichterwald. Tübingen: Heerbrandt

Kerner, J. (1813): Das Wildbad im Königreich Württemberg. Tübingen: Heerbrandt, 99 p.

Kerner, J. (1814): Erinnerungen an Sigmund von Birken. Morgenblatt, Nr. 257–258

Kerner, J. (1815): Melchior Lang. Morgenblatt, Nr. 295

Kerner, J. (1815–1850): Amtliche Schreiben, ärztliche Berichte etc. DLM: KN 222; 5080; Z 1769, 1771, 1772, 1774; 2090

Kerner, J. (1816a): Die Heimatlosen. Morgenblatt, Nr. 113–115, 118–121

Kerner, J. (1816b): Die Kirche auf dem Heerberge. Morgenblatt, Nr. 3

Kerner, J. (1816c): Einige Bemerkungen über den Welzheimer Wald, einem im Königreich Württemberg liegenden Waldgebiet. Morgenblatt Nr. 203

Kerner, J. (1816d): Amtsärztlicher Bericht aus Gaildorf vom 6.1.1816. DLM: 33931, Z 2068

Kerner, J. (1817a): Über das Wurstgift. Tübinger Bätter für Naturwissenschaften und Arzneykunde 3, 1–25

Kerner, J. (1817b): Über die Besetzung der Physikate durch Wahlen der Amtsversammlungen. „Für und Wider". Eine politische Zeitschrift für Württemberg in zwanglosen Heften. Stuttgart u. Tübingen: Cotta: Heft 6, p. 121–134

Kerner, J. (1817c): Der rasende Sandler. Ein politisches, dramatisches Impromptu, mit Marionetten aufzuführen. Stuttgart: Cotta. Nachdruck in Jennings (1982)

Kerner, J. (1818): Schüsse aus einem deutschen Schlüssel an taube Ohren von Gotthelf Mohrenbleicher. Stuttgart: Volksfreund aus Schwaben, 4. März 1818

Kerner, J. (1819): Über die Kirche zu Weinsberg. Stuttgart: Cotta, Morgenblatt, Nr. 206

Kerner, J. (Hrsg.) (1819): Gedichte des Leinewebers Johannes Lämmerer vom Lämmershof bei Gschwend. Gmünd: Ritter, 64 p.

Kerner, J. (1819–1855): Eigenhändige und diktierte amtsärztliche Berichte, Schreiben, Bescheinigungen, medizinische Aufzeichnungen, Rezepte, etc. aus den Jahren 1819–1855 DLM: KN 9358–9373, Z 1767, Z 2088.

Kerner, J. (1820a): Neue Beobachtungen über die in Würtemberg so häufig vorfallenden tödlichen Vergiftungen durch den Genuss geräucherter Würste. Tübingen: Osiander, 120 p.

Kerner, J. (1820b): Einige Bemerkungen über Cretinismus, durch Erscheinungen bey diesen Vergiftungen veranlasst. Anhang von Kerner 1820a, p. 93–105

Kerner, J. (1820c): Die Bestürmung der württembergischen Stadt Weinsberg durch den hellen christlichen Haufen im Jahre 1525 und deren Folgen für diese Stadt. Aus handschriftl. Überlieferungen dargestellt. Morgenblatt 1820, Nr. 274–278

Kerner, J. (1822): Das Fettgift oder die Fettsäure und ihre Wirkungen auf den thierischen Organismus, ein Beytrag zur Untersuchung des in verdorbenen Würsten giftig wirkenden Stoffes. Stuttgart und Tübingen: Cotta, 368 p.

Kerner, J. (1823–1849): Briefe an Gustav und Sophie Schwab. Tübingen: Universitätsbibliothek Md. 755

Kerner, J. (1824): Geschichte zweyer Somnambülen nebst einigen anderen Denkwürdigkeiten aus dem Gebiete der magischen Heilkunde und der Psychologie. Karlsruhe: Braun, 452 p.

Kerner, J. (1825): Brief vom 16. Februar 1825 an J.H.F. Autenrieth. Landesbibliothek Stuttgart

Kerner, J. (1829a): Die Seherin von Prevorst. Eröffnungen über das innere Leben des Menschen und über das Hereinragen einer Geisterwelt in die unsere. 2 Teile. Stuttgart und Tübingen: Cotta, 329 p. u. 267 p.

Kerner, J. (1829b): Geschichte einer tödtlichen Vergiftung durch basisches salpetersaures Wismuth. Heidelb. Klin. Annalen 5 (3), 348–359

Kerner, J. (1829c): Eine tödliche Vergiftung durch weißes Quecksilberpräcipitat. Zur Berichtigung eines Irrthums. Heidelb. Klin. Annalen 6, 348–360

Kerner, J. (1829e): Bericht ohne Titel. Journal der praktischen Heilkunde 68, St. VI, p. 78–84

Kerner, J. (1829–1851): Briefe an Heinrich (von) Breslau. DLM

Kerner, J. (1830): Brief an Albert Zeller vom 3.4.1830. DLM: KN 9337

Kerner, J. (1830): Brief an die Naturforschende Gesellschaft in Görlitz (3. April). DLM: KN 8084

Kerner, J. (1830): Zur Geschichte des Geistersehens der Seherin von Prevorst. In: Eschenmayer, C.A.: „Mysterien des inneren Lebens", p. 84–97.

Kerner, J. (1831a). Sendschreiben an die Bürger des Oberamtes Weinsberg in Betreff der uns drohenden Cholera. Heilbronn: Schell, 17 p.

Kerner, J. (1831b): Des ungarischen Arztes Harst, eines Württembergers, erprobte Behandlung der Cholera seinen Landsleuten zugesandt und mit einem Vorwort begleitet. Heilbronn: K. Drechsler

Kerner, J. (1831–1839): Blätter aus Prevorst. 12 Teile. Karlsruhe: Braun u. Stuttgart: Brodhag/ Ebner u. Seubert

Kerner, J. (1834a): Geschichte Bessessener neuerer Zeit. Beobachtungen aus dem Gebiet kakodämonisch-magnetischer Erscheinungen nebst Reflexionen von C.A. Eschenmayer. Karlsruhe: Braun, 198 p.

Kerner, J. (1834b): Die Geschichte des Mädchens von Orlach. Schwäbisch Hall: W. German

Kerner, J. (1834–41): Einnahmebuch. DLM: Z2070

Kerner, J. (1835): Gesichter des Thomas Ignatz Martin, Landmann zu Gallardon über Frankreich und dessen Zukunft. Heilbronn

Kerner, J. (1836a): Brief an Kielmeyer. DLM: KN 5041, 50.44

Kerner, J. (1836b): Eine Erscheinung aus dem Nachtgebiete der Natur durch eine Reihe von Zeugen gerichtlich bestätigt den Naturforschern zum Bedenken mitgeteilt. Stuttgart und Tübingen: Cotta, 309 p.

Kerner, J. (1836c): Herrn Dr. Rampolds Ansicht von der Schädlichkeit der bisherigen Wirthstafeln in unsern Badeanstalten. Medicinisches Correspondenz-Blatt des Württembergischen Ärztlichen Vereins. 6, 413–414

Kerner, J. (1836d): Nachricht von dem Vorkommen des Besessenseyns eines dämonischmagnetischen Leidens und seiner schon im Alterthum bekannten Heilung durch magischmagnetisches Einwirken, ein Sendschreiben an den Herrn Obermedicinalrath Dr. Schelling in Stuttgart. Stuttgart: Cotta, 70 p.

Kerner, J. (1836–1862): Briefe an Staatsrat Rümelin und seine Frau. Tübingen: Universitätsbibliothek Mh 893

Kerner, J. (1837): Der Bärenhäuter im Salzbade. Ein Fastnachtsspiel. In: Lenaus Frühlingsalmanach auf das Jahr 1835. Stuttgart: Brodhag

Kerner, J. (1838): Vorwort zu Baxter, R.: Geschichten aus der Geisterwelt als Beweis für das Dasein einer solchen.

Kerner, J. (1839a): Einige Notizen über den Cretinismus im Roth- und Kocherthal Oberamts Gaildorf. Medicinisches Correspondenz-Blatt des Württembergischen Ärztlichen Vereins 9, 202–205

Kerner, J. (1839b): Die Flores pruni padi. Medicinisches Correspondenz-Blatt des Württembergischen Ärztlichen Vereins 9, 21–22

Kerner, J. (1839c): Das Wildbad im Königreich Württemberg. Nebst Nachrichten über die benachbarten Heilquellen Liebenzell und Teinach und das Kloster Hirsau. Tübingen: Osiander, 4. Aufl., 215 p.

Kerner, J. (1842): Zu den Vergiftungen durch verdorbene Würste. Medicinisches Correspondenz-Blatt des Württembergischen Ärztlichen Vereins 12, 39–40

Kerner, J. (1843): Heilung durch Sympathie. Medicinisches Correspondenz-Blatt des Württembergischen Ärztlichen Vereins 13, 109–116

Kerner, J. (1843): Brief an Amalie Schoppe. Berlin (Ost): Staatsbibliothek

Kerner, J. (1843): Strafbescheid, Amtsgericht Heilbronn, 11.12.1843. DLM: Z2140

Kerner, J. (1844a): Behandlung der chronischen Wassersucht. Medicinisches Correspondenz-Blatt des Württembergischen Ärztlichen Vereins 14, 188

Kerner, J. (1844b): Folge der äußerlichen Anwendung des Saftes von Euphorbia. Medicinisches Correspondenz-Blatt des Württembergischen Ärztlichen Vereins 14, 188

Kerner, J. (1846): Von dem Materialismus der Aerzte von L. Magikon 3, 316–319

Kerner, J. (1847a): Einige Worte über die Wirkung des Rieslings auf das Nervensystem. Beilage zu den Protokollen der Weinbau-Section, Heilbronn: Landherr, p. 163–169

Kerner, J. (1847b): Ueber das Besessenseyn. Heilbronn: Drechsler, 116 p.

Kerner, J. (1847): Über die außergewöhnlichen Erscheinungen, welche an bestimmten Orten und Häusern haften. Jahresheft des Vereins für Vaterländische Naturkunde in Württemberg 3, 178–184

Kerner, J. (1849): Das Bilderbuch aus meiner Kindheit. Erinnerungen aus den Jahren 1786–1804. Frankfurt a.O.

Kerner, J. (1851): Brief an Obertribunalrat Pfaff 22.4. 1851 DLM: 32181

Kerner, J. (ca. 1820–1850): Krankheitsberichte von Fremden an ihn. Ca. 50 Blätter, DLM: KN 56, 7877, Z1774; 2098

Kerner, J. (1850): Notiz über Kerners Versetzung in den Ruhestand und Verleihung des Ritterkreuzes des Ordens der Württembergischen Krone am 22.3.1850. Medicinisches Correspondenz-Blatt des Württembergischen Ärztlichen Vereins 20, 112

Kerner, J. (1850–1855): Briefe an J. von Lassberg. DLM: 11411, 11418

Kerner, J. (1850): Reisepass vom 08.07.1850.

Kerner, J. (1851): Brief an F. Autenrieth vom 10.4.1851. DLM: KN 3416

Kerner, J. (1853): Karl August von Eschenmayer. Magikon 5, 383–422

Kerner, J. (1853): Die somnambülen Tische. Zur Geschichte und Erklärung dieser Erscheinung. Stuttgart: Ebner und Seubert, 64 p.

Kerner, J. (1853): Die Wünschelrute und die kreisenden Tische. Belletristische Beilage zum Heilbronner Tageblatt Nr. 50 v. 1. Mai 1853

Kerner, J. (ab 1853): Briefe an Pfistermeister (München) München: Bayrische Staatsbibliothek, Pfistermeisteriana III

Kerner, J. (1853): Brief an C.G. Carus vom 1.5.1853. DLM: 45165

Kerner, J. (1856): Franz Anton Mesmer aus Schwaben. Entdecker des thierischen Magnetismus. Erinnerungen an denselben nebst Nachrichten von letzten Jahren seines Lebens zu Meersburg am Bodensee. Frankfurt a.M.: Rütten, 212 p.

Kerner, J. (1862): Notiz über Kerners Tod am 21.2.1862 und Nachruf. Medicinisches Correspondenz-Blatt des Württembergischen Ärztlichen Vereins 32, p. 204–206, p. 213–216, p. 221–223, p. 228–232, p. 238–240, p. 244–247

Kerner-Fest in Weinsberg (1886): Vollständiger Abdruck der hierbei gehaltenen Reden, Toaste, etc. Weinsberg: G. Kohler

Kerner, J. (1890): Kleksographien. Stuttgart: Deutsche Verlagsanstalt, 79 p.

Kerner, J. (1916): Sämtliche poetischen Werke in 4 Bänden. Leipzig: Hesse & Becker, Hrsg. J. Gaismaier

Kerner, J. (1927): Briefwechsel zwischen Justinus Kerner und Ottilie Wildermuth 1853–1862. Hrsg. v. A. Wildermuth Heilbronn: Salzer, 261 p.

Kerner, J. (1964): Die Reiseschatten. Eingel. u. mit Textvarianten und Anmerkungen hrsg. v. Scheffler, W.P. Stuttgart: Steinkopf, 244 p.

Kerner, J., Niethammer, M. (geb. Kerner) (1967): Das Leben des Justinus Kerner. Erzählt von ihm und seiner Tochter Marie. Hrsg. von Karl Pörnbacher, München (Lebensläufe, Biographien, Erinnerungen, Briefe 11)

Kerner, J. (o.J., vor 1850): Eigenhändige Rezepte. DLM: 288469; Z 2069; 288466, 49.299–331

Kerner, J. (o.J.): Das Mädchen von Orlach. Reutlingen: Fischhaber, 64 p.

Kerner, J. (o.J.): Eigenhändige und diktierte amtsärztliche Berichte und Aufzeichnungen. DLM: KN 9358–9373, 71767; Z2088, Z2141

Kerner, J. (o.J.): Vorgedruckte Diplome, 9 Bl. DLM: Z2149

Kerner, Th. (1856): Galvanismus und Magnetismus als Heilkraft. 2. Aufl. Cannstadt: Bosheuyer, 22 p.

Kerner, Th. (1879): Die Dichtungen. Hamburg: Grädener, 487 p.

Kerner, Th. (1897): Das Kerner-Haus und seine Gäste. 2. Aufl. Stuttgart: Deutsche Verlagsanstalt. 396 p.

Kerner, Th. (Hrsg., 1897): Justinus Kerners Briefwechsel mit seinen Freunden. 2 Bände, Stuttgart und Leipzig: Deutsche Verlagsanstalt, 584 p. u. 554 p.

Kielmeyer, C.F. (1793/1814): Über die Verhältniße der organischen Kräfte untereinander in der Reihe der verschiedenen Organisationen, die Gesetze und Folgen dieser Verhältniße. Tübingen: Osiander, 48 p.

Kielmeyer, C.F. (1807): Über Kant und die deutsche Naturphilosophie. In: Kielmeyer, C.F. von: Gesammelte Schriften Hrsg. von F.H. Holler (1938). Berlin: W. Keiper, p. 235–254

Kielmeyer, C.F. von (1822): Brief an Justinus Kerner. DLM: Z 1769

Kielmeyer, C.F. Kielmeyer's Zoologie. Tom I. Vorlesungsnachschrift. Tübingen: Universitätsbibliothek Mh. 263

Kieser, D.G. (1817): Rhapsodien aus dem Gebiete des Thierischen Magnetismus. In: Archiv für den Thierischen Magnetismus, Bd. 2, 2. St., 63–147

Kieser, D.G. (1821): J.C. Lavaters bisher ungedruckte Briefe und Aufsätze über den Thierischen Magnetismus. In: Archiv für den Thierischen Magnetismus 8, 1–59

Kieser, D.G. (1831): Ueber die eigenthümliche Seelenstörung der sogenannten „Seherin von Prevorst". Nach der lat. Originalschrift übers. Berlin: Vereinsbuchhandlung, 52 p.

Kilian, H.F. (1828): Die Universitäten Deutschlands in medizinisch-naturwissenschaftlicher Hinsicht. Heidelberg, Leipzig: Gross, 404 p.

King-Hele, D. (1977): Doctor of Revolution; The Life and Genius of Erasmus Darwin. London: Farber and Farber

Kirchhoff, J. (1982): Friedrich Joseph von Schelling. Reinbek: Rowohlt, 156 p.

Kirchhoff, Th. (1912): Geschichte der Psychiatrie. In: Handbuch der Psychiatrie, Allgem. Teil, 4. Apt. Leipzig: Deuticke, p. 1–48

Kirchhoff, Th. (1921a): Carl Wilhelm Ideler. In: Kirchhoff, Th. (Hrsg.): Deutsche Irrenärzte. Bd. 1. Berlin: Springer, p. 152–157

Kirchhoff, Th. (1921b): Franz Joseph Gall. In: Kirchhoff, Th. (Hrsg.): Deutsche Irrenärzte. Bd. 1 Berlin: Springer, p. 22–54

Kirchhoff, Th. (1922): Wilhelm Griesinger. In: Kirchhoff, Th. (Hrsg.): Deutsche Irrenärzte. Einzelbilder ihres Lebens und Wirkens. Bd. 2. Berlin: Springer, p. 1–14

Klenke, H. (1840): Wie müssen Dämonenglauben, Besessensein und Kerner-Eschenmayer-'sche Gespenstererscheinungen nach dem heutigen Standpunkte der Physiologie und Psychologie erklärt werden? Leipzig: Kollmann, 108 p.

364

Klinke, R. (1985): Physiologie des Gleichgewichtssinnes, des Hörens und des Sprechens. In: Schmidt, R.F., Thews, G.: Physiologie des Menschen, 22. Aufl. Berlin, Heidelberg: Springer, p. 300–327

Koch, J.L.A. (1879/80): Geschichte des Irrenwesens in Württemberg. Heilbronn: Schell, 18 p.

Köhler, R. (1862): Die Psychiatrie als Gegenstand des medizinischen Unterrichts in Deutschland, im besonderen in Württemberg. Medicinisches Correspondenzblatt 32, 289–293 u. 297–299

König, A. (1986): Justinus Kerner – Oberamtsarzt zu Gaildorf am Kocher. Rundschau Gaildorf. Sonderausgabe 15. Nov. 1986, p. 2–11

König, K. (1962): Justinus Kerner. Arzt und Dichter. Beiträge zu einer Erweiterung der Heilkunst nach geisteswissenschaftlichen Erkenntnissen 15, 217–235

Königliches Kabinett, Stuttgart (1812–1869): Schreiben an J. Kerner DLM: KN 2903, 2905–2909, 2911, 4408, 5085, 7305, 7306, Z1771, Z1777, Z1891

Koenig-Warthausen, G. von (1941): Alexander Graf von Württemberg. In: Haering, H., Hohenstatt, O.: Schwäbische Lebensbilder. Bd. II., Stuttgart: Kohlhammer, p. 511–521

Köstlin, A. (ab 1811): Briefe an Justinus Kerner. 6 Mappen DLM: KN 2943–2994; Z1768, 1773, 1774

Köstlin, H. (1845): Photographie einer verschollenen Handzeichnung von Karl von Müller Marbach: Schiller Nationalmuseum. Veröffentlicht in Fichtner (1980)

Köstlin, H. (1808–1859): Briefe an Justinus Kerner. DLM: Z1768–1773, KN2943–94

Köstlin, H (1829): Gutachten über eine in Winnenthal zu errichtende Irrenanstalt (gemeinsam mit F. Etzel und A.F. Köstlin). StAL E163 Bü 612

Kraepelin, E. (1918): 100 Jahre Psychiatrie. Zeitschrift f. die gesamte Neurologie und Psychiatrie 38, 161–275

Krankenberichte von Fremden an Justinus Kerner. DLM: KN 56, 78770, 71774; 2089

Krauß, F. (1852): Nothschrei eines Magnetisch-Vergifteten. Stuttgart: Selbstverlag 1003 p.

Krauß, F. (1867): Nothgedrungene Fortsetzung meines Nothschrei gegen meine Vergiftung mit concentrirtem Lebensäther. Stuttgart: Selbstverlag

Krauß, P. (1957): Medizinalrat Dr. med. Heinrich Landerer. 1814–1877. In: Miller, M., Uhland, R.: Schwäbische Lebensbilder, Bd. 6, Stuttgart: Kohlhammer, p. 337–349

Krauß, P. (1980): Gustav Werner. Theologe und christlicher Unternehmer, Gründer des Brüderhauses in Reutlingen. 1809–1887. In: Uhland, R.: „Lebensbilder aus Schwaben und Franken". Bd. 14. Stuttgart: Kohlhammer, p. 255–287

Krauß, R. (1899): Schwäbische Literaturgeschichte, 2. Bd. Die württembergische Literatur im 19. Jahrhundert. Freiburg i.B.: Mohr, J.C.B., 425 p.

Kretschmer, W. (1968): Rationale und mystische Züge bei Justinus Kerner. Zum Problem der romantischen Synthese. Antaios 10, 139–154

Kreuser, F. (1885): Die königliche Heil- und Pflegeanstalt Winnenthal. 50jähriger Anstaltsbericht. Tübingen: L.F. Fues, 101 p.

Kreuser, F. (1902): Geschichtlicher Überblick über die Entwicklung des Irrenwesens. Medizinisches Korrespondenzblatt 72, 749

Lachenmeyer, H (1911): Justinus Kerner und Lenau. 7. Jahresbericht des Justinus-Kerner-Vereins Weinsberg: p. 20–45

Lämmerer, J. (1816–1823): Briefe an Justinus Kerner. DLM: Z1776

Lämmerer, J. (1819): Gedichte des Leinewebers Johannes Lämmerer vom Lämmerhof bei Gschwend zum Druck besorgt durch J. Kerner. Gmünd: Ritter, 64 p.

Lämmle, A. (1956): Friedrich Silcher. Sein Leben und seine Lieder. Mühlacker: Stieglitz, 136 p.

Lamanna, C. (1959): The most poisonous poison. Science 130, 763–772

Lamanna, C., McElroy, D.E., Ecklund, H.W. (1946): The purification and crystallization of Clostridium botulinum A toxin. Science 103: 613–614

Lang, R. (1983): Neues zur Seherin von Prevorst. Innsbruck: Resch, 58 p.

Lange, W. (1909): Hölderlin. Eine Pathographie. Stuttgart: Enke, 223 p.

Leibbrand, W. (1956): Die spekulative Medizin der Romantik. Hamburg: Claassen, 324 p.

Lenau, N. (1971): Sämtliche Werke und Briefe in 2 Bänden. Dietze, W. (Hrsg.) Frankfurt a.M: Insel, 1.140 p. und 1.310 p.

Lenau, N.: Werke in einem Band. Dietze, W. (Hrsg.) Berlin, Weimar: Aufbau-Verlag

Lenkner, G. (1941): Woher stammt Justinus Kerners's Ahn M. Michael Kerner? Archiv f. Sippenforschung 18, 202–207

Lesky, E. (1979): Franz Joseph Gall: 1758–1828, Naturforscher und Anthropologe. Bern, Stuttgart, Wien: Huber, 217 p.

Leube, W. (1825): Bericht über die zu Paris bestehende öffentliche und Privatanstalten zur Behandlung und Versorgung der Geisteskranken. Ludwigsburg: Staatsarchiv, E 163 Bü 30

Leube, W. (1827): Reisebericht von Dr. Leube von Tübingen über die Irrenanstalt in den Niederlanden und in Paris. Ludwigsburg: Württ. Staatsarchiv (E 163/30)

Leube, W. (1829): Brief an Robert von Mohl, 8. Okt. 1829 Über seinen Plan zur Errichtung einer Irrenanstalt in Tübingen. Tübingen: Universitätsbibliothek, Handschriftenabt. Md 613/513

Levi, R. (1902): Bibliothek des schwäbischen Dichters Justinus Kerner 1786–1862. Stuttgart: Antiquariatskatalog 143 p.

List, A. (1913): Der Kampf ums gute alte Recht (1815–1819) nach seiner ideen- und parteigeschichtlichen Seite. Tübingen

Löffler, P. (1939): Aus Justinus Kerner's Leben und seiner Tübinger Studentenzeit. Tübinger Blätter 30, 33–36

Losch, F. (1903): Kräuterbuch. Esslingen: J.F. Schreiber, 209 p.

Magikon, Archiv für Beobachtungen aus dem Gebiet der Geisterkunde und des magnetischen und magischen Lebens nebst anderen Zugaben für Freunde des Inneren. Hrsg. J. Kerner, Band 1–5, 1840–1853, Stuttgart: Ebner und Seuber

Marquart, R. (1977): Karl Friedrich Reinhard, Diplomat u. Schriftsteller 1761–1837. In: Uhland R. (Hrsg.): Lebensbilder aus Schwaben und Franken. Bd. 13 Stuttgart: Kohlhammer, p. 144–189

Martini, F. (1949): Deutsche Literaturgeschichte. Stuttgart: Kröner, 596 p.

Martius, K.F.P. von (1845): Denkrede auf Carl Friedrich von Kielmayer. Separatdruck aus den Gelehrten Anzeigen von 1845 Nr. 106–109

Matuszynski, J. (1832–1840): Briefe an Justinus Kerner. DLM: KN4377, 4401, 4407

Mayer, K. (1839): Gedichte. 2. Auflage. Stuttgart, Tübingen: Cotta, 464 p.

Mayer, K (1856): Das Sonntagsblatt. Eine Erinnerung aus der romantischen Litteraturperiode. In: Weimarisches Jahrbuch für Deutsche Sprache, Litteratur und Kunst. Bd. 5, p. 33–51

Mayer, K. (1867): Ludwig Uhland. Seine Freunde und Zeitgenossen. 2 Bände. Stuttgart: A. Krabbe, 274 p. u. 271 p.

Meißner, L. (1917): Friederike Kerner und ihr Justinus. Jahresbericht des Justinus-Kerner-Vereins 13, 9–26

Meißner, R. (1925): Über Justinus Kerners Stellung zur Natur. Jahresbericht des Justinus-Kerner-Vereins 21, 9–22

Menzl, W. (1829): Besprechung der „Seherin von Prevorst": Literaturblatt 91/92, 361–367

Mesmer, F.A. (1814): Mesmerismus oder System der Wechselwirkungen, Theorie und Anwendung des thierischen Magnetismus als die allgemeine Heilkunde zur Erhaltung des Menschen. Berlin: Hrsg. von Karl Christian Wolfart Nachdruck: E. J. Bonset, Amsterdam 1966, 356 p.

Meyer, H. (1940): Friedrich Weißer, Oberfinanzrat, Schriftsteller und Dichter. 1761–1836 In: Haering, H., Hohenstatt, O. (Hrsg.): Schwäbische Lebensbilder, Bd. 1, Stuttgart: Kohlhammer, p. 553–562

Meyer, H. (1955): Eduard Mörike. Pfarrer in Cleversulzbach, Professor am Katharinenstift in Stuttgart, Dichter, 1804–1875. In: Uhland, R., Haering, H.: Schwäbische Lebensbilder Bd. 6, p. 230–265, Stuttgart: Kohlhammer

Meyer, J.F. von (1818): Blätter für höhere Wahrheit. Frankfurt: Brönner

Meyer, K.F. (1928): Über Botulismus. In: Handbuch der pathogenen Mikroorganismen. (Hrsg. W. Kolle, R. Kraus, B. Uhlenhut) Jena: Fischer, 4. Aufl., p. 1269ff

Meyer-Mickeleit, R. (1954): Die Dämmerattacken als charakteristischer Anfallstyp der temporalen Epilepsie (psychomotorische Anfälle, Äquivalente, Automatismen). Nervenarzt 24, 331–346

Michel, W. (1940): Das Leben Friedrich Hölderlins. (Nachdruck) Darmstadt: Wissenschaftl. Buchgesellschaft 1963, 580 p.

Mörike, E. (1957): Werke. 2 Bd. Hrsg.: G. Baumann Stuttgart: Europ. Buchclub, 1014 p. und 790 p.

Mörike, K.D., Ott, H.H., Seybold, P. (1985): Ärztliche Stellungnahme zu Eduard Mörikes Krankheiten 1833–1839. Manuskript, 3 u. 7 Seiten, DLM

Mück, H.-D., Blum, D. (1980): Dichter im Kreis Esslingen. Esslingen: Bechtle, 168 p.

Müller, A.W. (1810): Beytrag zum thierischen Magnetismus. Reil's Arch. Physiol. 10, 1–41

Müller, G.F.K.: Gutachten des Hofrats Dr. Müller in Homburg über Hölderlins Zustand. Stuttgart: Hauptstaatsarchiv A 202 Bü3283 Abgedruckt in Fichtner (1980), p. 51

Müller, J. (1826): Ueber die phantastischen Gesichtserscheinungen. Coblenz: Hölscher Nachdruck in: Ebbecke, U.: Johannes Müller, der große rheinische Physiologe Hannover: Schmorl, von Seefeld Nachf. 1951, 187 p.

Müller-Seidel, W. (1981): Hölderlin in Homburg. Sein Spätwerk im Kontext seiner Krankheit. In: Jamme, Ch., Pöggeler, O.: Homburg vor der Höhe in der Deutschen Geistesgeschichte. Stuttgart: Klett-Cotta, p. 161–188

Nasse, Ch. F. (1818): Vorbericht (zur Zeitschrift für psychische Aerzte). Z. für psych. Aerzte 1, 1–16

Nasse, Ch.F. (1818): Ueber die Benennung und die vorläufige Entheilung des psychischen Krankseyns. Z. für psych. Aerzte 1, 17–48

Nasse, Ch.F. (1821): Wohin mit unseren Irren? Ein Vorschlag. Z. für psych. Aerzte 4, 101–106

Nasse, Ch.F. (1823): Von der Beziehung der Hauptrichtungen der Seele zu denen des Leibes. Z. für die Anthropologie, 1, 58–128

Naujoks, E. (1968): Theobald Kerner und die 48er Revolution. In: Jahrbuch für die Stadt Weinsberg, p. 143–152

Niendorf, E. (1840): Villeggiatur in Weinsberg. In: Reisescenen in Bayern, Tyrol und Schwaben, p. 221–276 Stuttgart

Niendorf, E. (1853): Lenau in Schwaben. Aus dem letzten Jahrzehnt seines Lebens. Leipzig: Herbig, 327 p.

Niethammer, H., Reinert, E. (1940): Karl Freiherr von Kerner. In: H. Haering und O. Hohenstatt (Hrsg,), Schwäbische Lebensbilder, Bd. 1 Stuttgart: Kohlhammer, p. 303–312

Niethammer, M. (1877): Justinus Kerners Jugendliebe und sein Vaterhaus. Nach Briefen und eigenenen Erinnerungen. Stuttgart: Nachdruck Pörnbacher, K: Das Leben des Justinus Kerner. München: Kösel (1967), p. 245–383

Ninck, J. (1939): Das Rickele (Friederike Kerner). Ein Frauenbild der schwäbischen Romantik. Leipzig, Hamburg: G. Schloeßmann Verlagsbuchhandlung

Noorden, W. von (1936): Christian Friedrich Nasse, ein Vorkämpfer und Wegbereiter des deutschen Arzttums. Abhandlungen zur Geschichte der Medizin und der Naturwissenschaften, Band 13 Berlin: Ebering, 424 p.

Notter, F. (1842): Die schwäbische Dichterschule. In: Ludwig Bauer: Schwaben wie es war und ist. Karlsruhe: Macklot

Notter, F. (1875): Justinus Kerner. In: F. Notter, Eduard Mörike u. andere Essays. Hrsg. von Walter Hagen Marbach a.N.: Turmhahn-Bücherei N.F.8, 1966, p. 5–17

Oken, L. (1830): Lehrbuch der Naturphilosophie. 3. Aufl. Göttingen

Osborne, J. (1971): Romantik. Handbuch der Deutschen Literaturgeschichte Abteil. 2, Bibliographien, Bd. 8 Bern, München: p. 118 ff

Ott, U., Pfäfflin, F., Tgahrt, H. (Hrsg. 1986): Justinus Kerner, Dichter und Arzt 1786–1862. Marbacher Magazin 19. Marbach, Deutsche Schillergesellschaft, 112 p.

Passavant, J.C. (1837): Untersuchungen über den Lebensmagnetismus und das Hellsehen. Frankfurt a.M.: 2. Aufl.

Peek, S. (1966): Cottas „Morgenblatt für gebildete Stände" Archiv f. Geschichte d. Buchwesens 6, Spalte 1427–1659

Peters, U.H. (1982): Hölderlin. Wider die These vom edlen Simulanten. Hamburg: Rowohlt, 239 p.

Petty, C.S. (1965): Botulism: The disease and the toxin. Amer. J. med. Sci. 249, 345–359

Pezold, D. (1797): Versuche mit dem thierischen Magnetismus. Reil's Arch. f. Physiol. 2, 1–18

Pfistermeister (1855): Briefe an Justinus Kerner. DLM Z1967

Pinel, Ph. (1801): Philosophisch-medizinische Abhandlungen über Geistesverwirrungen oder Manie. Wien

Pinel, S. (1821): Untersuchungen über einige Verhältnisse des Irreseyns. Z. für psych. Aerzte 4, 141–196

Ploucquet, W.G. (1771): Anweisungen, wie man ohne Früchten mit geringen Kosten sich dennoch ernähren könne. Tübingen: Fues, 24 p.

Ploucquet, W.G. (1779): Ueber die physischen Erfordernisse der Erbfähigkeit der Kinder. Tübingen: Heerbrandt, 168 p.

Ploucquet, W.G. (1779): Vom menschlichen Alter und den davon abhängenden Rechten. Tübingen: Heerbrandt, 76 p.

Ploucquet, W.G. (1797): Der Arzt oder über die Ausbildung, die Studien, Pflichten, Sitten und die Klugheit des Arztes. Tübingen: Cotta, 208 p.

Ploucquet, W.G. (1797): System der Nosologie im Umrisse. Tübingen: Heerbrandt, 284 p.

Ploucquet, W.G. (1798): Pathologie mit allgemeiner Heilkunde in Verbindung gesezt. Tübingen: Heerbrandt, 324 p.

Ploucquet, W.G. (1793–1800): Initia bibliothecae medico-practicae realis, sive Repertorium med. Practicum et chirurgicum reale; 12 Bd.

Ploucquet, W.G. (1800): Skizze der Lehre von der menschlichen Natur. Tübingen

Ploucquet, W.G. (1805): Beschreibung eines sicheren bequemen und eleganten Schwimmgürtels. Tübingen

Ploucquet, W.G. (o.J.): Abhandlungen über die gewaltsamen Todesarten, nebst einem Anhang von dem geflissentlichen Mißgebähren als ein Beytrag zu der medicinischen Rechtsgelahrtheit. Tübingen: Berger o.J., 204 p.

Plumpe, G. (1982): Die württembergische Eisenindustrie im 19. Jahrhundert. Wiesbaden: Steiner, 473 p.

Pocci, F. (1928): Justinus Kerner und sein Münchener Freundeskreis. Leipzig: Insel, 399 p.

Posse, E. (1929): Lola Montez, Metternich und der Weinsberger Geisterturm. Historische Zeitschrift *140*, 348–354

Preiser, A. (1977): Schwaben sehen Schwaben. Bildnisse 1760–1940 aus dem Besitz der Staatsgalerie Stuttgart: Ausstellungskatalog, 147 p.

Protokoll des städtischen Polizeikommissariats Heilbronn vom 11. Dezember 1843, DLM: Z2140

Rapp, A. (1957): David Friedrich Strauß. Der kritische Theologe 1808–1874. In: Miller, M., Uhland, R. (Hrsg.): Schwäbische Lebensbilder, Bd. 6 Stuttgart: Kohlhammer, p. 286–324

Reil, J.Ch. (1794): Über das Gemeingefühl. In: Reil, J.C., Kleine Schriften, Halle: Curt, p. 34–112

Reil, J.Ch. (1796): Von der Lebenskraft. Reil's Arch. f. Physiol. *1*, 8–162

Reil, J.Ch. (Herausg. 1796–1815): Archiv für die Physiologie. Bd. 1–12 (ab Bd. 7 Hrsg. von Reil, J.Ch. und Autenrieth, J.H.F.) Halle

Reil, J.Ch. (1803): Rhapsodien über die Anwendung der psychischen Curmethode auf Geisteszerrüttungen. Dem Herrn Prediger Wagnitz zugeeignet. Halle

Reil, J.Ch. (1807): Brief an J.H.F. Autenrieth, Halle 22. Febr. 1807 Stuttgart: Landesbibliothek, Handschriften Abt. Cod. Hist. 4 grad 413 (zit. nach Fichtner 1980).

Reil, J.Ch. (1807): Über die Eigenschaften des Ganglien-Systems und sein Verhältnis zum Cerebral-System. Reil's Archiv f. Physiologie *7*, 189–254

Reil, J.Ch. (1808): Einige Parallelen zwischen Seele und Leib, somatischen und pneumatischen Kopf-, Gehirn- und Denkvermögen, behufs der Diagnosis der Asthenie des letztern. Beyträge zur Beförderung einer Kurmethode auf psychischem Wege *1*, 33–54

Reil, J.Ch. (1808–1812): Beyträge zur Beförderung einer Kurmethode auf psychischem Wege. Hrsg. Reil, J.Ch. u. Hoffbauer, J.Ch. Halle

Reil, J.Ch. (1811): Beiträge zur Organisation der Versorgungsanstalten für unheilbare Irrende. Als Anhang zu Cox'ens Bemerkungen über Geisteszerrüttung (s. Cox 1811).

Reinhard, A. (1862/1886): Justinus Kerner und das Kerner-Haus zu Weinsberg, 2. Aufl. Tübingen: Osiander, 172 p.

Reploh, H. (1969): Der Botulismus. In: Grumbach, A., Bonin, O.: Die Infektionskrankheiten des Menschen. Vol. II Stuttgart: Thieme, p. 1069–1092

Rezeptbuch des Tübinger Klinikums mit Verordnungen für Hölderlin (1806): Stuttgart: Landesbibliothek, Handschriftenabt. Cod. med. 8 Grad 37 (Zit. nach Fichtner 1980)

Rhode, G. (1965): Kleine Geschichte Polens. Darmstadt: Wiss. Buchgesellschaft, 543 p.

Ritter, J.W. (1808): Der Siderismus. Tübingen Roller, Ch.F.W. (1831): Die Irrenanstalt nach allen ihren Beziehungen. Karlsruhe

Roos, H. (1958): Die Tübinger Romantik und die Polen. Tübinger Blätter *45*, 33–54

Rothschuh, K.E. (1953): Geschichte der Physiologie. Berlin, Heidelberg: Springer, 249 p.

Rothschuh, K.E. (1958): Vom Spiritus animalis zum Nervenaktionsstrom. Ciba-Zeitschr. *89*, 2949–2980

Rudolphi, C.A. (1799): Etwas über die sensible Atmosphäre des Nerven. Reil's Arch. f. Physiol. *2*, 188–200

Ruete, C.G.Th. (1852): Der Augenspiegel und das Optometer für practische Aerzte. Göttingen: Dieterich, 32 p.

Sauer, P. (1985): König Friedrich I. (1797–1816) In: Uhland, R. (Hrsg.): 900 Jahre Haus Württemberg, Stuttgart, Berlin: Kohlhammer, p. 280–350

Schäfer, V. (1970): Zu Hölderlins Aufenthalt im Tübinger Klinikum 1806/07. Heimatkundl. Blätter f.d. Kreis Tübingen, Neue Folge *38*, 1, 2

Schäfer, V. (1984): Tübinger Studenten in Hölderlins Umfeld. In: Bausteine zur Tübinger Universitätsgeschichte Folge 2, p. 107–121

Schäfer, V. (1984/1985): Zu Hölderlins Gratial. Hölderlin Jahrbuch, p. 283–305

Schaeffer, K. (1832): Mittheilungen über Wesen und Einrichtung der Irrenanstalten in England, Frankreich und Teutschland als Reisebericht vorgelegt von Dr. Karl Schaeffer aus Stuttgart (22. Nov.) Stuttgart: Württ. Staatsarchiv, Beilage zu den Akten E 163 Bü 828

Scheid, W. (1980): Der Botulismus. In: Lehrbuch der Neurologie Stuttgart: Thieme, p. 988–990

Schellenberg, K., Kreiskott, H., Schumann, F., Linsenmayer, O. (1986): Justinus Kerner. Schriften zur Weingeschichte *78*, Wiesbaden: Gesellschaft für Geschichte des Weines e.V., 63 p.

Schelling, F.W.J. (1799a): Erster Entwurf eines Systems der Naturphilosophie. In: Schriften von 1799–1801. Darmstadt: Wiss. Buchgesellschaft, 1982, p. 1–269

Schelling, F.W.J. (1799b): Einleitung zu dem Entwurf eines Systems der Naturphilosophie. In: Schriften von 1799–1801. Darmstadt: Wiss. Buchgesellschaft, 1982, p. 269–326

Schelling, F.W.J. (1801): Anhang zu dem Aufsatz des Herrn Eschenmayer betreffend den wahren Begriff der Naturphilosophie und die richtige Art, ihre Probleme aufzulösen. Zeitschrift f. spekulative Physik 2, 109–146

Schelling, F.W.J. (1802): Über das Verhältnis der Naturphilosophie zur Philosophie überhaupt. In: Schriften von 1801–1804. Darmstadt: Wiss. Buchgesellschaft, 1981, p. 422–440

Schelling, F.W.J. (1804): System der gesamten Philosophie und der Naturphilosophie insbesondere. In: Schriften von 1801–1804. Darmstadt: Wiss. Buchgesellschaft 1981, p. 657–738

Schelling, F.W.J. (1806): Vorläufige Bezeichnung des Standpunktes der Medizin nach Grundsätzen der Naturphilosophie. In: Jahrbücher der Medizin als Wissenschaft, Tübingen: Marcus, A.E. und Schelling, F.W.J. (Hrsg.), Bd. 1, p. 165

Schelling, F.W.J. (1810): Stuttgarter Privatvorlesungen. In: Schriften von 1806–1813. Darmstadt: Wiss. Buchgesellschaft, 1983, p. 361–428

Schiller, H. (1942): Johann Friedrich Cotta. Verleger, Politiker, Staatsmann und Unternehmer. 1764–1832. In: Haering, H., Hohenstatt, O. (Hrsg.): Schwäbische Lebensbilder, Bd. 3 Stuttgart: Kohlhammer, p. 72–174

Schlichting, R. (1975): Einleitung zu Lenaus Werken. Berlin, Weimar: Aufbau-Verlag

Schmidt, F. von (1880): Graf Alexander von Württemberg. Biographische Skizze in: Alexander, Graf von Württemberg. Sämtliche Gedichte Leipzig: Reclam, 291 p.

Schmidt-Degenhard, M. (1983): Melancholie und Depression. Stuttgart: Kohlhammer, 169 p.

Schmidgall, G. (1940): Karl Philipp Conz. Dichter, Philolog. 1762–1827 In: H. Haering (Hrsg.): Schwäbische Lebensbilder, Band 1, Stuttgart: Kohlhammer, p. 107–116

Schmierer, W. (1985): Das Haus Württemberg und sein Einfluß auf die sozialpolitische Entwicklung des Landes im 19. Jahrhundert. In: Uhland, R. (Hrsg.): 900 Jahre Haus Württemberg, Stuttgart, Berlin: Kohlhammer, p. 500–520

Schoder, G.: Brief an Immanuel Hoch aus der Krankenstube des Stifts. Stuttgart: Württ. Staatsarchiv E 31, Bü 1283 (zit. nach Fichtner 1980)

Schott, H. (1984): Franz Anton Mesmer zum 250. Geburtstag. Medizinhistorische Anmerkungen zum Heilungskonzept des „thierischen Magnetismus". Bodenseehefte 35, 26–29

Schott, H. (Hrsg. 1985): Franz Anton Mesmer und die Geschichte des Mesmerismus. Stuttgart: Steiner

Schott, H. (Hrsg., 1987): Medizin und Romantik: Justinus Kerner (1786–1862) als Arzt und Psychologe. Vorträge auf dem Kerner-Symposium 1986 in Weinsberg. Publikation in Vorbereitung

Schreber, D.P. (1903): Denkwürdigkeit eines Nervenkranken. Leipzig: Mutze 1903. Nachdruck in: Bürgerliche Wahnwelt um 1900. Wiesbaden: Focus 1973, 384 p.

Schreiner, K. (1985): Das Haus Württemberg und die Hohen Schulen des Landes. In: Uhland, R. (Hrsg.): 900 Jahre Haus Württemberg, Stuttgart, Berlin: Kohlhammer, p. 593–622

Schubart, C.F.D. (1965): Werke. Berlin (Ost): Aufbau-Verlag

Schubert, G.H. (1818): Ansichten von der Nachtseite der Naturwissenschaft. Dresden: Arnold, 410 p. (neu bearbeitet)

Schubert, G.H. (1830): Die Geschichte der Seele. Stuttgart, Tübingen: Cotta, 2 Bd., 898 p.

Schubert, G.H. (1833): Altes und Neues aus dem Gebiet der inneren Seelenkunde, 3 Bände Erlangen

Schultz, J.H. (1952): Hypnose-Technik. Praktische Anleitung zum Hypnotisieren für Ärzte. Stuttgart: Piscator, 81 p.

Schulz, H.U. (1962): Aegrotorum solatium. Zum 100. Todestag des Dichters und Arztes Justinus Kerner. Stuttgart: Ärztl. Sammelblätter 51, 177–185

Schumacher, T. (1901): Was ich als Kind erlebt. Stuttgart, Leipzig: Deutsche Verlagsanstalt, p. 276–295

Schurz, A.X. (1855): Lenau's Leben, großentheils aus des Dichters eigenen Briefen. 2 Bd. Stuttgart, Augsburg: Cotta

Schwab, G. (1840): Schillers Leben.

Scott, A.B. (1981): Botulinum Toxin Injection of Eye Muscles to Correct Strabism. Tr. Am. Ophth. Soc. 79, 734–770

Scott, A.B., Kennedy, R.H., Stubbs, H.A. (1985): Botulinum A Toxin Injection as a Treatment for Blepharospasm. Arch. Ophthalmol. 103, 347–350

Seckendorff, L. von (1806–1808): Briefe an Justinus Kerner. DLM: Z1773

Seeber, K. (1962): Justinus Kerner 1786–1862. Gedenkschrift zum 100. Todestag des Dichterarztes. Heilbronn, Justinus Kerner-Verein

Seeber, K. (1966): Führer durch das Kernerhaus in Weinsberg. Weinsberg: Justinus-Kerner-Verein und Frauenverein, 51 p.

Seeber, K. (1967): Vorwort zu Kerner, E. (1967).

Seeber, K. (1975). Eduard Mörike und Justinus Kerner. In: Schwaben und Franken. 21. Jg. Nr. 12. Dez. 1975

369

Seeber, K. (1978/79): Die rote Fahne auf dem Geisterturm. Groteske Geschichten aus Kerners Briefwechsel. Mitteilungen des Justinus-Kerner-Vereins 16, 24–27

Seeber, K. (1986): Justinus Kerner's Rickele. In: Schwaben und Franken, heimatgeschichtliche Beilage der „Heilbronner Stimme", p. 1–3

Sellin, L.C. (1985): The pharmacological mechanism of botulism. TIPS (Br 85), 80–82

Sengle, F. (1972): Biedermeierzeit. Deutsche Literatur im Spannungsfeld zwischen Restauration u. Revolution 1815–1848, Bd. II Stuttgart: J.B. Metzler, 1152 p.

Sieberts, P. (1957): Ferdinand Steinbeis, Hüttenwerkstechniker und Präsident der Württembergischen Zentralstelle für Gewerbe und Handel. 1807–1893. In: Miller, M., Uhland, R. (Hrsg.): Schwäbische Lebensbilder, Bd. 6 Stuttgart: Kohlhammer

Silbermann, A. (ca. 1910): Lebensbild. In: Uhlands Werke I. Berlin: Bong u. Co., p. VII–XCVI

Simpson, L.L. (1981): Botulinum toxin. Pharmacological Review 33, 155–188

Sioli, G. (1921): Friedrich Nasse. In: Kirchhoff, Th. (Hrsg.): Deutsche Irrenärzte, Einzelbilder ihres Lebens u. Wirkens, Vol. 1, Berlin: Springer, p. 105–117

Statistik der an der Universität Tübingen immatrikulierten Studierenden ab 1760. Tübingen: Universitätsarchiv

Staudenmaier, L. (1912): Die Magie als experimentelle Naturwissenschaft. Leipzig: Akademische Verlagsgesellschaft

Staudenmayer, U.B. (1969): Christian Friedrich Daniel Schubart – ein schwäbischer Rebell. Heidenheim: Verlagsanstalt, 162 p.

Steig, R. (1896): Justinus Kerners Beziehungen zum Wunderhorn. Euphorion, 3, 426–430

Stein, N. (1985): Das Haus Württemberg, sein Musik- und Theaterwesen. In: Uhland, R. (Hrsg.): 900 Jahre Haus Württemberg, Stuttgart, Berlin: Kohlhammer, p. 554–573

Steinbuch, J.G. (1811): Beytrag zur Physiologie der Sinne. Nürnberg: J.L. Schrag 252 p.

Steinbuch, J.G. (1817): Vergiftung durch verdorbene Würste. Tübinger Blätter für Naturwissenschaften und Arzneykunde 3, 26–45

Stern, L. (1911): Die Varnhagen von Ense'sche Sammlung in der Königlichen Bibliothek Berlin. Berlin: Behrend & Co., 933 p.

Sticker, G. (1939): Wunderlich, Roser, Griesinger, die drei schwäbischen Reformatoren der Medizin. Sudhoffs Arch. f. Geschichte der Medizin u. d. Naturwissenschaften 32, 174–217

Sticker, G. (1940): Wilhelm Griesinger. Arzt, Professor an der Charite in Berlin 1817–1868. In: Haering, H., Hohenstatt, O.: Schwäbische Lebensbilder, Bd. 1 Stuttgart: Kohlhammer, p. 215–226

Storz, G. (1967): Schwäbische Romantik. Dichter und Dichterkreise im alten Württemberg. Stuttgart: Kohlhammer

Storz, G. (1985): Herzog Carl Eugen (1737–1793). In: Uhland, R. (Hrsg.): 900 Jahre Haus Württemberg, Stuttgart, Berlin: Kohlhammer, p. 237–266

Strack, F. (1983): Sömmerings Seelenorgan und die deutschen Dichter. In: Jamme, Ch., Pöggeler, O.: Frankfurt aber ist der Nabel dieser Erde. Stuttgart: Klett-Cotta, p. 185–205

Straumann, H. (1928): Justinus Kerner und der Okkultismus in der deutschen Romantik. Horgen-Zürich: 143 p.

Strauß, D.F. (1832): Vorlesung über die Geschichte der Philosophie mit besonderer Rücksicht auf die Entwicklungsgeschichte der neueren Philosophie. Vorlesungsnachschrift (Wintersemester) Tübingen: Universitätsbibliothek Mh II, 127

Strauß, D.F. (1837): Das Leben Jesu. 2 Bd., 2. Aufl. Tübingen: Osiander, 800 p. und 758 p. 1. Aufl. 1835

Strauß, D.F. (1862): Justinus Kerner. Nekrolog. (s. Strauß 1954)

Strauß, D.F. (1872): Der alte und der neue Glaube. Ein Bekenntnis. Leipzig: Hirzel, 373 p.

Strauß, D.F. (1876): Justinus Kerner. Bonn: E. Strauss, p. 121–173

Strauß, D.F. (1895): Ausgewählte Briefe. Hrsg. und erläutert v. Eduard Zeller, 585 p. Bonn: E. Strauss, 585 p.

Strauss, D.F. (1954): Justinus Kerner. Zwei Lebensbilder aus den Jahren 1839 und 1862. Eräuterungen und Nachwort von Herman Niethammer. Marbach: Schiller Nationalmuseum, 98 p.

Ströhmfeld, G. (1932): Zwei Dichter-Lebensbilder vom Welzheimer Wald: Justinus Kerner, Johannes Lämmerer. Stuttgart u. Welzheim: Südd. Buchdruckerei und Verlagsges.

Stübler, E. (1940): Johann Heinrich Ferdinand Autenrieth. Prof. der Medizin und Kanzler der Universität Tübingen 1772–1835. In. H. Haering, O. Hohenstatt (Hrsg.): Schwäbische Lebensbilder Bd. 1, Stuttgart: Kohlhammer, p. 149–160

Stübler, E. (1948a): Johann Heinrich Ferdinand von Autenrieth, Professor der Medizin und Kanzler der Universität Tübingen. Stuttgart: Schröder, 128 p.

Stübler, E. (1948b): Christian Friedrich Jäger. Professor der Medizin und Leibarzt. In: Schwäbische Lebensbilder, Bd. 4 Stuttgart: Kohlhammer, p. 43–53

Sudhoff, K. (1913): Johann Christian Reil im Befreiungsjahr 1813. Münchner Med. Wochenschr. 60, 2578–2582
Supprian, U. (1974): Schizophrenie und Sprache bei Hölderlin. Fortschr. Neurol. Psychiat. 42, 615–634
Surkamp Sammlung. Ahnentafel von Justinus Kerner. Stuttgart: E. Surkamp, o.J.
Thiele R. (1956): Wilhelm Griesinger. In: Kolle, K. (Hrsg.): Große Nervenärzte, Bd. 1, p. 113–127
Tritschler, J. (1810–1834): Briefe an Justinus Kerner. DLM: Z1770
Tübingen, Universität (1804–1809): Auszug des Vorlesungsverzeichnisses 1804–1809. Medizinische Fakultät. Tübingen: Universitätsbibliothek
Tumarkin, A. (1898): Zur Charakteristik J. Kerners. Preussische Jahrbücher 93, 101–122
Tyler, H.R. (1963): Botulism. Arch. Neurol. (Chicago) 9, 652–660
Uhland, L. (1898): Tagebuch 1810 bis 1820. Stuttgart: J. Hartmann (Hrsg.), 2. Aufl.
Uhland, L. (1911–1916): Briefwechsel. J. Hartmann (Hrsg.), 4 Bd. Stuttgart: Cotta
Uhland, L. (o.J.): Werke in drei Teilen. Hrsg. von A. Silbermann. Berlin: Deutsches Verlagshaus 495 p., 289 p., 721 p.
Uhland, L. (1962): Bilder aus seinem Leben. Landesanstalt für Erziehung und Unterricht, Stuttgart (Hrsg.)
Uhland, R. (1953): Geschichte der Hohen Karlsschule in Stuttgart. Stuttgart: Kohlhammer, 366 p.
Uhland, R. (1977): Karl Freiherr von Kerner. Offizier, Techniker, Erneuerer des württembergischen Berg- und Hüttenwesens. Ludwigsburger Geschichtsbl. 29, 5–68
Uhland, R. (1985): Herzog Friedrich Eugen (1795–1797). In: Uhland, R. (Hrsg.): 900 Jahre Haus Württemberg. Stuttgart: Kohlhammer, p. 267–279
Varnhagen von Ense, K.A. (1922): Denkwürdigkeiten des eigenen Lebens. Vol I. 1785–1810 Hrsg. J. Kühn, Berlin: Wegweiser-Verlag, 375 p.
Varnhagen von Ense, K.A. (1986): Journal einer Revolution. Tagesblätter 1848/49. Nördlingen: Greno 1986
Vischer, F.Th. (1907): Justinus Kerner. Süddeutsche Monatshefte 4, 641–667
Voegt, H. (1978): Georg Kerner. Jacobiner und Armenarzt. Reisebriefe, Berichte, Lebenszeugnisse. Berlin: Rütten & Loening, 576 p
Volke, W. (1962): Die Handschriften des Schiller-Nationalmuseums. Teil 5: Justinus Kerner und Ludwig Uhland. Jahrbuch der deutschen Schillergesellschaft 6, 554–592
Volke, W. (1970): Hölderlin zum 200. Geburtstag. Eine Ausstellung des Schiller Nationalmuseums Marbach a.N. München: Kösel, 336 p.
Volke, W. (1978): Hölderlin in Tübingen. Marbacher Magazin 11, 78 p.
Walter K. (1919): Justinus Kerner als Arzt in Dürrmenz-Mühlacker. Jahresbericht des Justinus-Kerner-Vereins 15, 29–36
Walter, K. (1971): Theobald Kerner als politischer Flüchtling. Südwest-Merkur 27, 4
Wandel, U.J., Schäfer, V. (1975): Familienarchiv Autenrieth (1716–1917). Werkschriften d. Universitätsarch. Tübingen, Reihe 2, Repertorien und Kataloge, Heft 5, 52 p. Tübingen
Wandel, U.J. (1977): Zit. nach Fichtner 1980
Wangenheim, K.A. von (1817–1846): Briefe an Justinus Kerner. DLM: Z1776 ff.
Warth, M. (1885): Georg Friedrich Jaeger 1785–1866. Arzt und Naturwissenschaftler. Manuskript a. Vortrags beim Historischen Verein Ludwigsburg am 14. Febr., 19 p.
Weiss, Dr. (1824): Die neuesten Vergiftungen durch verdorbene Würste beobachtet an Menschen in und um Murhardt (Württ.) nebst dem Versuche einer physiologisch-pathologischen Darstellung der Einwirkung dieses Giftes auf den Menschen. Mit Vorrede und Anhang v. Justinus Kerner. Karlsruhe: G. Braun, 248 p.
Weller, K. und A. (1972): Württembergische Geschichte im südwestdeutschen Raum. 6. Aufl. Stuttgart, Aalen: Theiss, 400 p.
Wernicke, C. (1874): Der aphasische Symptomenkomplex. Breslau: Cohn u. Weigert
Wiese, B. von (1978): Eduard Mörike, ein romantischer Dichter. München: Heyne, 334 p.
Wildermuth, A. (1927): Briefwechsel zwischen Justinus Kerner und Ottilie Wildermuth, 1853–1862. Heilbronn: Salzer, 261 p.
Wildermuth, O. (1862): Eine Erinnerung aus Kerners letzten Jahren. Freya, Blätter für die gebildete Welt 2, 239–247
Wildermuth, R. (1978/79): Die Geschichte eines besessenen Kindes. 4 unveröffentlichte Briefe. Mitteilungen des Justinus-Kerner-Vereins 16, 7–16
Wildermuth, R. (1986): Ottilie Wildermuth. Ausstellungskatalog, Schiller Nationalmuseum, Marbacher Magazin 37. 80 p.
Willoughby, L.A. (1938): Letters of Justinus Kerner to Graf Alexander von Württemberg. Publications of the English Goethe-Society N.F. Vol. 13 London: Dawson 1966, 135 p.; Cambridge, reprint

371

Winkler, B. (1970): Tübinger Psychiatrie im 19. Jahrhundert. Tübingen: Med. Diss., 119 p.
Winter, E. (1978): Das Dekanatsbuch der Tübinger Medizinischen Fakultät 1808–1858. Teil 1: 1808–1816. Tübingen: Universitätsverlag Tübingen, 221 p.
Wirth, W., Gloxhuber, Ch. (1985): Toxikologie. Stuttgart: Thieme, 414 p.
Wohlwill, A. (1882): Johann Georg Kerner. In: Allgemeine Deutsche Biographie Vol. 15, p. 640–643
Wohlwill, A. (1886): Georg Kerner, ein deutsches Lebensbild aus dem Zeitalter der französischen Revolution. Hamburg: Voss, 192 p.
Wolfarth, K. (1921): Justinus Kerner in Welzheim und Gaildorf. Der Schwabenspiegel 15, 49–50
Wolfart, K.C. (1814): Mesmerismus oder System der Wechselwirkungen. Theorie und Anwendung des thierischen Magnetismus. Berlin. Nachdruck: E.J. Bonset, Amsterdam 1966, 356 p.
Württemberg, A. Graf von (1880): Sämtliche Gedichte. F. von Schmidt (Hrsg.) Leipzig: Reclam, 291 p.
Württ. Staatsarchiv Ludwigsburg E 162 I Bü 458 Unterlagen des Medicinal-Collegiums über das Oberamt Welzheim/Lorch
Württ. Staatsarchiv Ludwigsburg E 162 I Bü 1297 Vergiftungen, soweit sie nicht durch Würste erfolgten.
Württ. Staatsarchiv Ludwigsburg E 162 I Bü 1976 Akten des Medicinal-Collegiums. Unterlagen zur Cholera-Epidemie 1831.
Württ. Staatsarchiv Ludwigsburg E 162 I Bü 2121 Akten über „Somnambule" 1812–1837.
Württ. Staatsarchiv Ludwigsburg E 163 Bü 673 Irrenpflegeanstalt Zwiefalten. Allgemeines 1814–1842
Württ. Staatsarchiv Ludwigsburg E 163 Bü 828 Bericht d. Medicinal-Collegiums über die später abgelehnten Pläne, eine Irrenanstalt im Gutleut-Haus in Tübingen zu errichten (W. Leube 1823–1832)
Württ. Staatsarchiv Ludwigsburg E 163 Bü 1812 Plan d. Vizekanzlers v. Autenrieth für Heilanstalten für Gemüts- und Geisteskranke sowie Berichte der Irrenanstalt Zwiefalten über Veränderungen ihrer inneren und äusseren Einrichtung u. tabellarische Übersicht des jährl. Zu- und Abgangs v. Kranken v. 1817–1821.
Württ. Staatsarchiv Ludwigsburg E 163 Bü 1977 Verwaltung der Staatskrankenanstalten (1811–1929) bearbeitet von Biemann u. Birkle
Wunder, G. (1959): Magister Michael Kerner (* 1576), „Der Halquell". Beilage d. Haller Tagblatts 11, Nr. 7
Wuttke, W. (1972): Materialien zu Leben und Werk Adolf Karl August von Eschenmayers. Sudhoffs Archiv 56, 255–296
Zeller, A. (1830): Das verschleierte Bild zu Sais, oder die Wunder des Magnetismus. Eine Beleuchtung der Kerner'schen Seherin von Prevorst und ihre Eröffnungen über das innere Leben des Menschen und über das Hereinragen einer Geisterwelt in die unsere. Von einem Freunde der Wahrheit. Leipzig: Weitmann, 169 p.
Zeller, A. (1830–1856): 9 Briefe an Justinus Kerner. DLM: KN 7803–7813
Zeller, A. Bericht über die Wirksamkeit der Heilanstalt Winnenthal von ihrer Eröffnung 1. März 1834 bis zum 28. Febr. 1837. Beilage zum Med. Correspondenzblat d. Württ. ärztl. Vereins, Bd. 7, 11, Nr. 30 Ludwigsburg: Württ. Staatsarchiv, Akten d. Medicinal-Collegiums E 163, Bü 612, Heilanstalt Winnenthal
Zeller, A. (1879): Blätter der Erinnerung von G.M. Stuttgart: Steinkopf, 24 p.
Zeller, A. (1882): Lieder des Leids. 7. Aufl. Berlin: G. Reimer
Zeller, B. (1961): Das Sonntagsblatt für gebildete Stände. Marbach: Turmhahnbücherei NF, 2, 180 p.
Zeller, B. (1970): Hölderlin zum 200. Geburtstag. Ausstellungskatalog d. Schiller-Nationalmuseums Marbach a. N. München: Kösel, 335 p.
Zeller, B. (1978): Lenau und Württembergs Poeten. Lenau-Almanach 1976/1978 Wien: Braumüller, p. 67–82
Zeller, B. (1985): Graf Alexander und sein Dichterkreis. In: Uhland, R. (Hrsg.) 900 Jahre Haus Württemberg, Stuttgart, Berlin: Kohlhammer, p. 390–396
Zeller, B., Scheffler, W., Simon, H.-U., Hofmann, A., Konz, A., Salchow, J. (1975): Eduard Mörike, Gedenkausstellung zum 100. Todestag. Marbach a.N.: Schiller Nationalmuseum, 528 p.
Zeller, E. (1895): Ausgewählte Briefe von David Friedrich Strauß. Bonn: E. Strauß, 585 p.
Zeller, E. (1921): Ernst Albert Zeller 1804–1877. In: Kirchhoff, Th. (Hrsg.): Deutsche Irrenärzte, Bd. 1 Berlin: Springer, p. 208–218
Zentner, W. (1962): Justinus Kerner auf der Meersburg. Bodensee-Hefte 13, 59–61
Ziemann, J. (1970): Mesmer und die Musik, Medizinischer Monatsspiegel, p. 108–113

Zimmermann, H.D. (Hrsg.) (1984): Le pauvre Holterling. Protokoll einer Diskussion über Hölderlin in Tübingen 1806. Frankfurt a. M.: Roter Stern, Nr. 7, p. 55–68

Zipperlen, V. (1940): Gottfried Ph. Ploucquet, der Ältere. Ein Beitrag zur Geschichte der Universität. Tübinger Blätter *31*, 34–35

Zyrcher, N. (1982): Das Dekanatsbuch der Tübinger Medizinischen Fakultät 1808–1858. Teil 5: 1826–1829 Tübingen: Attempo-Verlag, 288 p.

Personenverzeichnis

375

378

Orts- und Sachverzeichnis

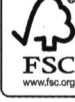

MIX
Papier aus verantwortungsvollen Quellen
Paper from responsible sources
FSC® C105338

If you have any concerns about our products,
you can contact us on
ProductSafety@springernature.com

In case Publisher is established outside the EU,
the EU authorized representative is:
Springer Nature Customer Service Center GmbH
Europaplatz 3, 69115 Heidelberg, Germany

Printed by Libri Plureos GmbH
in Hamburg, Germany